U0266757

老年睡眠医学

Geriatric Sleep Medicine

主 编 刘 霖 吕东升

科学出版社

北 京

内 容 简 介

本书共分两篇，重点对老年睡眠医学基础理论、睡眠障碍特点，以及睡眠与常见躯体疾病的关系等内容进行详细介绍。基础篇主要阐述了老年人睡眠相关的生理特点、老年睡眠医学领域近年来的新研究成果与新进展。临床篇主要介绍了老年人各种类型睡眠障碍的特点及其与老年常见系统性疾病的关系，以及临床实际的治疗方法和药物使用的注意事项、禁忌证及不良反应。本书内容丰富，具有实用性、创新性。

本书适用于睡眠医学、临床各专科医师及临床医学生阅读参考。

图书在版编目（CIP）数据

老年睡眠医学/刘霖，吕东升主编.—北京：科学出版社，2022.11
ISBN 978-7-03-073240-8

Ⅰ.①老⋯ Ⅱ.①刘⋯②吕⋯ Ⅲ.①老年人－睡眠障碍－防治 Ⅳ.
①R749.7

中国版本图书馆CIP数据核字（2022）第176908号

责任编辑：郝文娜 / 责任校对：张 娟
责任印制：赵 博 / 封面设计：吴朝洪

科 学 出 版 社 出版
北京东黄城根北街 16 号
邮政编码：100717
http://www.sciencep.com

北京画中画印刷有限公司 印刷
科学出版社发行 各地新华书店经销

*

2022 年 11 月第 一 版 开本：787×1092 1/16
2022 年 11 月第一次印刷 印张：19
字数：430 000
定价：138.00 元
（如有印装质量问题，我社负责调换）

主编简介

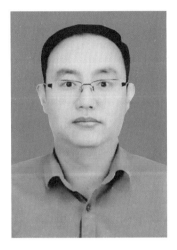

　　刘霖，副主任医师、副教授、硕士研究生导师，现任中国人民解放军总医院第二医学中心呼吸与危重症医学科副主任，擅长重症肺炎、慢性阻塞性肺疾病急性加重（AECOPD）、呼吸衰竭、哮喘、肺癌等方面诊治，尤其在睡眠呼吸暂停诊治方面有较丰富的临床经验。作为主要负责人承担省部级课题多项。以第一及通信作者发表论文 20 余篇，其中 SCI 收录 13 篇，卓越期刊 4 篇。担任中国老年医学学会理事，中国研究型医院学会睡眠医学专业委员会常务委员兼秘书长、青年委员会主任委员，中国老年医学学会睡眠医学分会常务委员兼总干事，中国老年医学学会呼吸病学分会委员，北京医师协会睡眠医学专业委员会委员等职务，任《中国临床保健杂志》编委、《中国研究型医院》杂志编委、《中国医药导刊》等杂志审稿人。

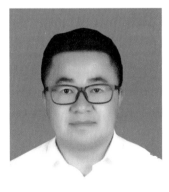

　　吕东升，医学博士、副主任医师、硕士研究生导师，现任内蒙古自治区第三医院睡眠医学中心主任、科研部部长。主持和参与内蒙古自治区自然科学基金项目、科技计划项目及国家自然科学基金项目 11 项，发表论文 10 余篇，其中 SCI 收录 7 篇，参编书籍 4 部。2017 年获得内蒙古自治区卫生健康委员会"有为青年"称号，2018 年获得内蒙古自治区直属机关工委"有为青年"称号。目前担任中国睡眠研究会理事、中国睡眠研究会西部睡眠工作委员会常务委员、中国研究型医院学会睡眠医学专业委员会常务委员兼副秘书长、中国医师协会睡眠专业委员会委员、中华医学会精神医学分会睡眠障碍研究协作组委员、内蒙古睡眠医学学会会长、内蒙古睡眠医学学会心理与睡眠专业委员会主任委员，以及《国际医药研究前沿》杂志编委和《国际脑科学前沿》杂志编委。

编者名单

主　　审　韩　芳

主　　编　刘　霖　吕东升

副 主 编　钱小顺　陈开兵　高莹卉　冯　霞

编　　者（以姓氏笔画为序）

王小军　延安大学附属医院

王月梅　内蒙古自治区第三医院

王欢欢　延安大学医学院

王志燕　中国人民解放军总医院

王丽娜　内蒙古自治区第三医院

王灵玉　内蒙古自治区第三医院

王国芳　延安大学附属医院

王晓成　榆林市第二医院

乌仁其木格　内蒙古自治区第三医院

孔珊珊　甘肃中医药大学附属医院

申淑侠　榆林市第二医院

田青鸽　延安大学附属医院

史雅婷　内蒙古自治区第三医院

代　婵　延安大学附属医院

白宗鹭　内蒙古自治区第三医院

白美娇　内蒙古自治区第三医院

白彩琴　榆林市第二医院

冯　霞　贵州省第二人民医院

吕东升　内蒙古自治区第三医院

吕娅宁　甘肃中医药大学附属医院

刘　霖　中国人民解放军总医院

刘小婷　西安交通大学第二附属医院

刘东利　延安大学附属医院

刘婷婷　内蒙古自治区第三医院

苏小凤　延安大学医学院

杜延玲　延安大学附属医院

李　雪　榆林市第二医院

李建华　中国人民解放军总医院

李俊枝　内蒙古自治区第三医院

李雪燕　甘肃中医药大学

杨　宁　延安大学附属医院

杨　佳　内蒙古自治区第三医院

杨春艳　榆林市第二医院

杨春斌　金昌市人民医院

张　星　内蒙古自治区第三医院

张宇祥　延安大学附属医院

张志强　内蒙古自治区第三医院

张彩莲　延安大学附属医院

陈开兵　甘肃中医药大学附属医院

陈彦超　内蒙古自治区第三医院

赵　茸　榆林市第二医院

赵　炫　延安大学附属医院

赵　哲　中国人民解放军总医院

赵　瑞　内蒙古自治区第三医院

赵力博　中国人民解放军总医院

郝　军　榆林市第二医院

郝文东　延安大学附属医院

钱　昆　中国人民解放军北京老干部活动中心

钱小顺　中国人民解放军总医院

徐伟豪　中国人民解放军总医院

栾强强　延安大学附属医院

高建全　延安大学附属医院

高莹卉　北京大学国际医院

郭治国　内蒙古自治区第三医院

常小红　延安大学附属医院

常虎飞　榆林市第二医院

康　睿　延安大学附属医院

董西林　西安交通大学第二附属医院

韩子亮　内蒙古自治区第三医院

温若胂　甘肃中医药大学

薛　鑫　延安大学附属医院

薛世民　榆林市第二医院

编写秘书　韩子亮　张志强　赵力博

序

    人口老龄化是社会发展的必然趋势，也是今后较长一段时期我国的基本国情。当前我国老龄化问题日益严重，老年人的健康问题愈发凸显。人到老年，身体机能逐渐衰退，生理上主要表现为神经系统、循环系统、呼吸系统、消化系统等多个系统的功能减退。此外，老年人在社会家庭交往中角色地位的改变往往会导致负性的心理情感变化，容易引发消极的情绪及情感。身心状况的变化会对老年人的睡眠产生巨大的不良影响，使得老年人睡眠疾病高发，成为亟待解决的社会问题之一。在此形势之下，《老年睡眠医学》一书的编写顺应学科发展和广大睡眠医学从业人员的需要，有利于推动我国老年睡眠医学事业的蓬勃发展。

    老年睡眠医学是一门研究老年睡眠疾病病因、发病机制、临床表现、预防、治疗及康复的临床医学。睡眠疾病的产生和发展遵从生物 - 心理 - 社会医学模式，疾病的诊疗方式也纷繁复杂。该书提供了多种睡眠疾病的诊疗思路，可很好地帮助临床医师扩展新思路，以更好地服务于广大老年患者。

    该书的编委主要由全国知名医疗机构睡眠医学和精神心理学领域的一线专家构成，他们有着丰富的临床经验和很高的学术造诣，对所从事专业领域的学科发展有着准确的研判，合力完成了《老年睡眠医学》一书的编写工作，力求使该书内容丰富且通俗易懂，适合不同专业背景的学者阅读学习。

    该书共 18 章，对老年睡眠医学发展史，多种睡眠疾病的病因及发病机制、诊断评估及康复治疗进行了系统阐述。全书内容深入浅出、明朗易懂，既可以作为医学生学习的参考书，也可以作为睡眠医学从业者和精神科医师的工具书，同时也能作为普通人群的医学读物。真诚地感谢所有为该书顺利编写和出版做出贡献的同道们。

教授

北京大学人民医院

2022 年 1 月

前　言

近年来，随着生活节奏的加快和社会压力的增加，罹患睡眠障碍的人群日益增加。《2015年中国睡眠指数报告》显示：我国约有 31.2% 的人存在严重的睡眠问题。长期睡眠紊乱，不仅会给个人和社会造成巨大的经济负担，还会引发各种躯体和精神疾病，如心血管疾病、代谢性疾病、免疫功能紊乱、抑郁障碍、焦虑障碍、物质滥用、自杀等。人口老龄化是我国社会发展的重要趋势，是较长期的重要国情。2021 年 5 月 11 日，国家统计局公布的第七次全国人口普查结果显示，我国 60 岁及以上人口占总人口数的 18.70%。因此，老年人群的睡眠问题值得关注。睡眠医学作为一门交叉学科，随着我国政府重视程度及财政投入的增加，在科学研究及临床实践方面均得到了全面快速发展。伴随形势的发展，提供一本关于老年睡眠医学的参考教材供睡眠医学临床工作者使用成为迫切需要。为此，我们组织全国知名医疗机构相关领域专家编写了《老年睡眠医学》。

本书在参考了近年来国内外睡眠医学研究成果和优秀教科书的基础上，重点对老年睡眠医学基础理论、睡眠障碍特点，以及与常见躯体疾病的关系等内容进行介绍，具有实用性、创新性。全书分两篇，共 18 章，第一篇为基础篇（第 1 章至第 8 章），主要介绍了老年人睡眠相关的生理特点。第二篇为临床篇（第 9 章至第 18 章），主要介绍了老年人各种类型睡眠障碍的特点及其与老年常见系统性疾病的关系。内容尽可能反映老年睡眠医学领域近年来的新进展，做到与时俱进。需要注意的是，对于本书中推荐的治疗方法及药物，医师在使用时应结合临床实际情况，并注意其禁忌证及不良反应。

本书中的睡眠疾病名称与诊断主要参考美国睡眠医学会的《睡眠障碍国际分类》第 3版（ICSD-3）；精神疾病的名称与诊断标准主要参考美国精神病学会的《精神障碍诊断与统计手册》（第 5 版）（DSM-5）；其他系统性疾病诊断名称主要参考世界卫生组织《国际疾病分类》第 10 版（ICD-10）。

本书主要供临床医学生及睡眠医学从业者阅读参考。参加本书编写的人员是来自不同专业，活跃在睡眠医学一线的具有丰富临床、科研经验的专家学者，各位编委在撰写过程中竭尽全力，不断沟通交流，为本书的顺利完成做出了重要贡献。在此致谢。韩芳教授亲自为本书作序并审稿在此表示致谢。

鉴于编者学识水平有限，本书难免有疏漏和遗憾，希望读者积极反馈，提出宝贵意见，以便再版时修正和完善。

刘　霖　吕东升
2022 年 1 月

目　录

基　础　篇

1

基 础 篇

第1章 衰老与昼夜节律

第一节 概 述

睡眠对人体的生命活动和生长发育起着重要的作用,人的一生中有 1/3 的时间是在睡眠中度过的。睡眠是生物进化过程中最基本的生命程序,睡眠与觉醒维系生命现象的规律性变化。较高的睡眠质量不仅可以促进神经细胞功能恢复,还可以增加神经细胞之间的联系。

根据第七次全国人口普查结果,全国 60 岁及以上人口占 18.70%,其中 65 岁及以上人口占 13.50%。与 2010 年第六次全国人口普查相比,60 岁及以上人口的比重上升 5.44 个百分点,65 岁及以上人口的比重上升 4.63 个百分点。除西藏外,其他 30 个省份 65 岁及以上老年人口比重均超过 7%,其中,12 个省份 65 岁及以上老年人口比重超过 14%。我国人口老龄化程度进一步加深,未来一段时期将持续面临人口均衡发展的长期压力。如何保障老年人的健康水平、提高老年人的生活质量已经成为国家公共卫生事业的重要内容。有研究表明,中国普通人群睡眠障碍检出率为 15.0%,中国老年人睡眠障碍患病率为 35.9%。睡眠障碍对老年人健康危害很大,有研究显示轻度的睡眠障碍可使人产生焦虑、烦躁等负面情绪,持续进展则会引发糖尿病、心血管疾病、癌症等病理改变,或加重原有疾病。同时,睡眠障碍与抑郁症等精神疾病有关,有研究表明,61.8% 的抑郁症患者首发临床症状是睡眠障碍,睡眠障碍还可导致多方面的认知功能损害。此外,流行病学研究显示,长时间睡眠-觉醒系统异常可增加脑白质疏松、阿尔茨海默病等神经退行性疾病的患病率。

睡眠常可分为两期:一是快速眼动(REM)睡眠期,一是非快速眼动(NREM)睡眠期。其中 NREM 在过去被分为一期、二期、三期、四期,现合为一期,称为三期或睡眠期。老年睡眠的主要特征:夜间总睡眠时间减少、睡眠潜伏期延长、早睡早起、慢波睡眠(深睡眠)减少、快速眼动睡眠减少、睡眠唤醒阈值降低、觉醒增多、睡眠片段化、白天嗜睡。

昼夜节律是睡眠调节的重要因素,因此,我们有必要了解昼夜节律及其影响因素,以及老年人昼夜节律的调节机制。

一、昼夜节律及其影响因素

昼夜节律是存在于所有生命体中,可调适的,接近 24 小时的内源性生物节律,又称为生物钟(biological clock)。通常,昼夜节律可通过控制机体睡眠-觉醒周期及组织新陈代谢来调控日常生理活动,因此,稳定的节律在机体适应环境和应对病理生理信号中发挥

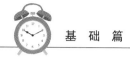

重要作用。

机体的多种行为和生理指标或功能都呈现出明显的昼夜节律现象，如睡眠、觉醒、摄食等自主活动及血压、血脂、凝血 - 纤溶平衡、心率、体温、激素水平、细胞代谢、细胞增殖、免疫调节等。流行病学调查显示，经常从事倒班工作的人患肿瘤、心血管疾病和代谢性疾病的风险大大增加，表明昼夜节律的紊乱会引起一些疾病的发生。昼夜节律的产生、维持和调控在整体水平依赖于生物钟系统、昼夜节律输入系统和昼夜节律输出系统的协同作用，在细胞水平依赖于内源性生物钟基因网络的精密调控，任何整体水平或细胞水平的异常都可导致昼夜节律的紊乱。

有许多动物实验及睡眠 - 觉醒周期紊乱患者的病例研究已证实昼夜节律过程主要发生于下丘脑前区的视交叉上核（suprachiasmatic nucleus，SCN）及其邻近结构，如室旁核（paraventricular nucleus，PVN）、亚室旁带（subparaventricular zone，SPZ）和下丘脑内侧核（medial hypothalamic nucleus），这些核团的传入、传出通路构成了哺乳动物最主要的昼夜节律中枢。昼夜节律信号从 SCN 传到多个睡眠与觉醒脑区，调控睡眠与觉醒位相的转换及睡眠阶段的位相转换（主要通过感受外界光线的明暗变化），该过程在昼夜节律的调控中起主导作用。

外周生物钟存在于心、肝、肾、脾等组织中，它们作为生物钟系统的次级起搏点，一方面受中枢生物钟调控下的各种神经、体液及其他信号因子直接或间接调节和控制，另一方面又可独立于 SCN 控制而自主运行，调控与各组织特异性功能相关的基因表达。

光照、温度、进食时间、营养物质、代谢相关因子等多种内源性和外源性"授时因子"都可作用于机体生物钟网络，并在维持昼夜节律稳态中发挥重要作用。在外界光刺激下，生物钟通过 PVN 环路调控松果体，可抑制褪黑素（又称松果体素）分泌，促进觉醒。反之，亦可促进褪黑素分泌，从而促进睡眠。

生物钟受到一系列基因及其蛋白所构成的复杂网络的调控，从而编排了机体活动这一乐章的基调，同时它也会随内外环境因素等（如年龄）的变化而改变。

二、衰老与昼夜节律的调节

目前大量研究认为随衰老而出现的昼夜节律的失调与褪黑素水平的下降及 SCN 的退化性改变有关。SCN 主要调节激素和行为的昼夜节律，通常用节律的周期、振幅和时相三个参数描述昼夜节律。在人体的内在生物节律中，睡眠与觉醒、静息与活动中表现出最明显的昼夜周期性。大量研究表明，SCN 中昼夜节律在进入老年期后，除了 SCN 本身结构发生了改变之外，环境输入信号"授时因子"的应答性也随着衰老而下降。昼夜振幅是评价昼夜节律性的一个重要和敏感的指标。衰老中昼夜节律振幅的减小可能是昼夜节律功能性衰退的表现。

（一）衰老与褪黑素昼夜节律的改变

血浆褪黑素浓度随年龄增长而变化，出生后短期内即出现少量褪黑素，之后其浓度迅速增加，在 3 ～ 5 岁时达到最高峰，然后逐步下降到成人水平。老年人褪黑素分泌水平进行性下降的机制尚不清楚，可能与老年人褪黑素合成酶基因的活性减弱及支配松果体的交感神经节后纤维支配减少有关。衰老机体褪黑素分泌减少的机制尚不清楚。目前关注最多的是褪黑素昼夜节律的振幅改变。大量研究已经证实，在衰老进程中褪黑素昼夜节律的振幅明显减小，而昼夜振幅在褪黑素节律中起着关键性的作用。它是评价昼夜节律性的一个敏感指标。衰老进程中，褪黑素昼夜节律振幅的减小可能标志着昼夜节律功能性衰退。昼夜节律功能性恢复并延缓衰老是否通过抵制褪黑素昼夜振幅的减小而实现，目前尚无定论。

（二）衰老与静息 - 活动昼夜节律的改变

在老年人群中，我们经常会发现他们频繁地出现日间嗜睡和（或）夜间觉醒次数增多等现象，这种现象在许多系统性疾病或慢性病患者中也很常见，如阿尔茨海默病患者。一种普遍的认识是，老年人或者这些病患人群伴有睡眠障碍，而新近的研究逐渐表明这些人群中也出现了普遍的生物钟调控退化现象。大量的研究已发现，随着衰老昼夜活动振幅逐渐减小，这是机体昼夜节律衰退的重要表现之一。一些研究认为昼夜活动振幅即日间活动水平是协调昼夜节律系统与光暗周期同步的授时因子之一，增大昼夜活动振幅在改善紊乱的昼夜节律中起着显著的作用，但目前对于静息 - 活动昼夜节律的稳定性和变异性的报道很少。有研究发现老年人的节律稳定指数和变异指数无明显改变，而阿尔茨海默病患者的静息 - 活动昼夜节律稳定指数显著下降，节律变异指数明显增大。老年人的节律振幅减小，夜间活动水平显著升高。但也有研究使用静息 - 活动监测仪发现健康老年人的静息 - 活动节律振幅与青年人相比无显著减小，还有报道老年人的静息 - 活动节律振幅相对增大。因此到目前为止，静息 - 活动昼夜节律在衰老中的改变仍然不明确。

（三）衰老与睡眠 - 觉醒昼夜节律

老年人随着衰老出现睡眠结构紊乱，觉醒和夜惊的次数增多，睡眠时相的稳定性降低，且睡眠效率下降，较难维持一个理想的睡眠状态。睡眠 - 觉醒节律紊乱的老年人可能受外界光线照射减少，导致 SCN 接受外界光刺激的输入信号即授时因子减少。目前，动物实验已证实通过增加外界光线照射可使衰老鼠下降的精氨酸升压素（arginine vasopressin，AVP）神经元数目恢复正常水平。精氨酸升压素，又称为血管升压素、抗利尿激素。这种物质由下丘脑细胞分泌，具有调节颅内压、调节脑组织代谢，以及抗利尿、增强记忆、参与体温和免疫调节等生理功能。通过调节体温可进一步调节睡眠 - 觉醒昼夜节律。绝大多数人的体温是在下午稍高，入夜后渐渐下降，在体温开始下降时上床就寝，不但入睡快，而且睡眠时间也会相对长一些。因此，睡眠安排在体温刚刚下降的阶段最为理想，而觉醒则多在体温回升的初始阶段。研究已证实，对于人类，增加外界光照射时间和强度能改善健康老年人和阿尔茨海默病患者的睡眠与觉醒、静息与活动等昼夜节律性。

（四）褪黑素昼夜节律与睡眠 - 觉醒昼夜节律的相关性

许多研究发现昼夜节律调节系统控制着睡眠与觉醒周期和睡眠时相结构昼夜节律调节系统。老年人群会出现血浆褪黑素分泌水平明显下降，从而导致高发性的失眠。尽管失眠是一种多因素的综合症状，但老年人的失眠与其褪黑素昼夜节律的改变有关。有一些研究发现褪黑素昼夜节律的时相发生改变，同时睡眠 - 觉醒周期的时相也发生相应改变，提示褪黑素昼夜节律时相的改变也是造成老年人睡眠 - 觉醒昼夜节律改变的原因之一。但最近的一些研究发现昼夜节律调节系统与睡眠 - 觉醒相对时相差随着衰老逐渐增加。因而推测这一改变可能是造成老年人睡眠障碍的原因之一。但也有研究报道褪黑素分泌水平并没有随着衰老而逐渐下降。老年人夜间褪黑素分泌浓度与年轻人无显著差异。同时褪黑素分泌也没有随着衰老发生显著变化。因此，这些研究显示褪黑素分泌昼夜节律与睡眠 - 觉醒周期之间无显著内在联系。到目前为止，褪黑素昼夜节律与睡眠 - 觉醒周期的关系，以及它对睡眠 - 觉醒周期的影响还不明确。因此，深入研究昼夜节律系统在衰老中的改变及其对睡眠 - 觉醒昼夜节律的调控机制是非常必要的。

（五）褪黑素对睡眠 - 觉醒昼夜节律的影响

在昼夜倒班人员或跨时区旅行产生时差的人中，褪黑素如仍按原来的光暗周期分泌，其振幅和时相会发生改变，因而导致失眠率增高。而定时给予褪黑素可以调整生物钟以适应新的时间环境并减少时差反应。随着机体的衰老，松果体功能衰退和睡眠障碍的发生率增加。研究发现临床给予正常人群褪黑素，可显著影响睡眠 - 觉醒，它不但改善了老年人的睡眠质量，延长了实际睡眠时间，还缩短了入睡潜伏期。在不能接受同步光暗周期授时因子的老年盲人及睡眠时相延迟的失眠患者中，给予外源性褪黑素可以诱导机体产生正常的褪黑素昼夜节律。还有一些研究认为虽然睡眠障碍与褪黑素分泌水平降低无关，但与褪黑素昼夜节律的时相及与睡眠 - 觉醒节律的时相差有密切关系。然而，也有一些研究没有发现褪黑素治疗对睡眠质量、入睡潜伏期、睡眠持续时间等有显著影响。因此，褪黑素昼夜节律对睡眠的影响机制目前仍不清楚。褪黑素分泌的昼夜节律和时相对睡眠质量和结构的影响仍须进一步研究。

第二节　老年睡眠节律的特点

随着年龄的增长，睡眠节律也在变化，老年人很难保持良好的睡眠质量和充足的睡眠时间，包括浅表睡眠总时长与效率的降低、睡眠片段化的增加及入睡困难、REM 睡眠与慢波睡眠（slow wave sleep，SWS）时长的减少。有研究发现，近 25% 的老年人罹患失眠或失眠综合征。近 50% 老年人（≥ 55 岁）报告有入睡及睡眠维持困难的问题。睡眠 - 觉醒昼夜节律随着衰老发生改变可能是造成老年人入睡困难和早醒的主要原因。多导睡眠图（polysomnography，PSG）显示，老年人每晚 90 ～ 100 分钟的睡眠周期可相当稳定地出现，但实际上仅有少量的 N3 期睡眠。老年人整日的睡眠期略多于年轻人，每日 9 ～ 10 小时，非快速眼动（non-rapid eye movement，NREM）睡眠期较成人缩短 15%，1 期和 2 期睡眠明显长于成人，3 期睡眠缩短，REM 睡眠期也较成人缩短 10% 左右。老年人白天或夜间维持清醒时间逐渐延长，倾向于打瞌睡，直至整个 24 小时内睡眠表现为一系列短暂的瞌睡，但睡眠整体数量未明显减少。老年睡眠节律障碍一般常见以下两种类型。

一、不规律睡眠 - 清醒节律障碍

不规律睡眠 - 清醒节律障碍在普通人群中的发病率尚不清楚，任何人群均可发病，而老年人更常见，无性别差异，但最常见于年龄相关的神经系统疾病如痴呆患者，也可见于脑外伤和精神发育迟滞患者。其发病主要与负责昼夜节律产生的中枢功能异常、环境信号暴露减少及不规律的睡眠与觉醒模式有关和（或）由 SCN 生物钟的解剖结构及功能异常引起。典型表现是无主要的睡眠时期，患者甚至表现出在 24 小时的周期中有 3 个甚至更多的不同长度的睡眠。诊断这种障碍需要在 24 小时的周期中伴有多个不规则睡眠发作或打瞌睡的失眠和（或）过度嗜睡的主诉。尽管有不规则和多个片段的睡眠发作，但每 24 小时周期的全部睡眠时间相对个人的年龄来说一般是正常的。

二、睡眠 – 觉醒时相前移障碍

睡眠 - 觉醒时相前移障碍是指入睡和觉醒时间比传统的作息时间显著提前的睡眠障碍。一项对中老年人群（40 ~ 64 岁）的大型调查研究显示，睡眠 - 觉醒时相前移障碍的人群患病率约为 1%，并随着年龄增长而增加，但无性别差异。在一项包含 9000 名 65 岁以上老年人的多中心调查中发现其中 20% 的老年人存在早醒。相比于年轻人群，老年人昼夜节律提前更明显，皮质醇、促甲状腺激素、褪黑素、核心体温节律均提前。由于老年人较少暴露于强光，尤其是夜晚，在昏暗的环境下减少了使时相后移的夜间光照的暴露，却增加了使睡眠时相前移的晨间光照的暴露，从而引起睡眠时相前移。早醒又进一步增加了晨起光照的暴露，同时日间午睡减少了夜间睡眠压力，从而使老年人出现睡眠 - 觉醒时相前移障碍。

第三节　结　　论

人类是唯一会因行为生活模式而发生生物钟偏移并产生疾病的物种。随着近 50 年研究者对时间医学的重视和挖掘，基础研究如生物钟运转的分子机制、相应解剖结构及对生命过程的调控机制已渐渐清晰并得到广泛关注。然而，毕竟现代医学才刚刚开始认识到许多疾病与生物钟息息相关，因此需要更多的研究来了解其背后的发生机制并开发相应的治疗方法。可喜的是，关于昼夜节律系统与睡眠医学的联系已备受双方领域学者的关注，如不规律睡眠 - 清醒节律障碍、睡眠 - 觉醒时相前移障碍等。无论是慢性昼夜节律的失调，还是慢性睡眠的不足，患者的心理和生活都会受到不同程度的影响，这很有可能提示昼夜节律紊乱相关疾病与衰老有关。现阶段，由于衰老与昼夜节律的相关机制尚不明确，需要进一步研究加以阐明。总之，随着年龄的增长，昼夜节律会发生相应的改变。现已发现许多昼夜节律的小分子调节剂，如针对隐花色素（cryptochrome，CRY）的小分子调节剂及靶向激酶和表观遗传蛋白的调节剂等，均对昼夜节律相关疾病有潜在的治疗作用。未来该领域需加强昼夜节律紊乱与衰老的关系研究，以明确目前昼夜节律紊乱治疗方法的有效性及作用机制或者行为调节机制，同时该领域亦急需有效的调节昼夜节律的相关药物。

（白美娇　郭治国）

参考文献

国家统计局，2021. 国家统计局发布第七次全国人口普查公报（第五号）[EB/OL].[2021-06-23]. http://www.stats.gov.cn/tjsj/tjgb/rkpcgb/qgrkpcgb/202106/t20210628_1818824.html.

黄永璐，周江宁，刘荣玉，2003. 睡眠觉醒、静息活动昼夜节律在衰老中的改变及其与褪黑素昼夜节律间的关系 [J]. 安徽医科大学学报，38(4):311.

赵忠新，2016. 睡眠医学 [M]. 北京：人民卫生出版社 .

Alnaji A, Law G R, Scott E M, 2016. The role of sleep duration in diabetes and glucose control[J].Proc Nutr Soc, 75(4):512-520.

Ashbrook L H, Krystal A D, Fu Y H, et al, 2020. Genetics of the human circadian clock and sleep homeostat[J]. Neuropsychopharmacology, 45(1):45-54.

Brzecka A, Leszek J, Ashraf G M, et al, 2018. Sleep disorders associated with alzheimer's disease:a perspective[J]. front neurosci, 12:330.

Buijs R M, Kalsbeek A, 2001. Hypothalamic integration of central and peripheral clocks[J]. Nature Rev Neurosci, 2(7):521-526.

Cao X L, Wang S B, Zhong B L, et al, 2017.The prevalence of insomnia in the general population in China:a meta-analysis[J].PLoS One, 12(2):e0170772.

Czeisler C A, 2016. SLEEP. Measuring the passage of brain time[J].Science, 353(6300):648-649.

Demyttenaere K, Bruffaerts R, Posada-Villa J, et al, 2004. Prevalence, severity, and unmet need for treatment of mental disorders in the World Health Organization World Mental Health Surveys[J]. JAMA, 291(21):2581-2590.

Hayley A C, Williams L J, Venugopal K, et al, 2015. The relationships between insomnia, sleep apnoea and depression:findings from the American National Health and Nutrition Examination Survey, 2005—2008[J]. Aust N Z J Psychiatry, 49(2):156-170.

Leng Y, Musiek E S, Hu K, et al, 2019. Association between circadian rhythms and neurodegenerative diseases[J]. Lancet Neurol, 18(3):307-318.

Lu L, Wang S B, Rao W W, et al, 2018. The prevalence of sleep disturbances and sleep quality in older Chinese adults:a comprehensive meta-analysis[J]. Behav Sleep Med, 17(6):683-697.

Mcmullan C J, Curhan G C, Forman J P. 2016. Association of short sleep duration and rapid decline in renal function[J]. Kidney Int, 89(6):1324-1330.

Mohawk J A, Green C B, Takahashi J S, 2012. Central and peripheral circadian clocks in mammals[J]. Annu Rev Neurosci, 35:445-462.

Moore R Y, Klein D C, 1974. Visual pathways and the central neural control of a circadian rhythm in pineal serotonin N-acetyltransferase activity[J]. Brain Res, 71(1):17-33.

Potter G D M, Skene D J, Arendt J, et al, 2016. Circadian rhythm and sleep disruption:causes, metabolic consequences and Countermeasures[J]. Endocr Rev, 37(6):584-608.

Rusak B, Zucker I, 1979. Neural regulation of circadian rhythm[J]. Physiol Rev, 59(3):449-526.

Wang D M, Li W Z, Cui X Q, et al, 2016. Sleep duration and risk of coronary heart disease:a systematic review and Meta-analysis of prospective cohort studies[J]. Int J Cardiol, 219:231-239.

Watling J, Pawlik B, ScoR K, et al, 2017. Sleep loss and affective functioning:more than just mood[J]. Behav Sleep Med, 15(5):394-409.

Zhao H Y, Wu H J, He J L, et al, 2017. Chronic sleep restriction induces cognitive deficits and cortical beta-amyloid deposition in mice via BACE1-antisense activation[J].CNS Neurosci Ther, 23(3):233-240.

第2章 绝经过渡期和绝经后期的睡眠

第一节 概　　述

一、绝经过渡期和绝经后期的概念

　　绝经过渡期是指绝经前的 4 ～ 6 年，内分泌学、生物学和临床特征开始接近绝经。绝经过渡期开始的中位年龄为 47 岁，最后一次月经的中位年龄为 51.4 岁。绝经后期是指最后一次月经后到生命终结的时期。生殖衰老分期研讨会（Stages of Reproductive Aging Workshop，STRAW）2011 年更新了女性生殖老化阶段的标准，将其分为三期（生殖期、绝经过渡期和绝经后期），并根据月经出血标准和激素水平进一步细分（图 2-1）。在此标准公布之前，围绝经期是一个常用术语，用来描述绝经过渡期和绝经后第 1 年，平均持续 4 年。

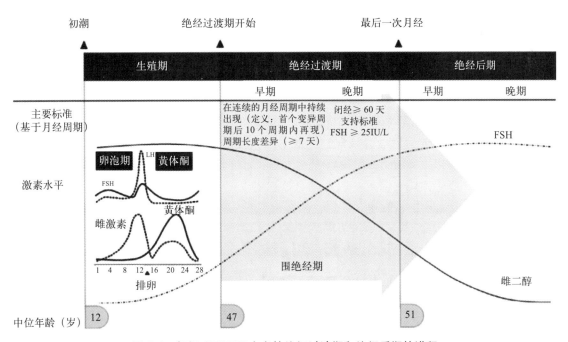

图 2-1　根据 STRAW 定义的绝经过渡期和绝经后期的进程

在整个绝经过渡期激素水平有很大波动，卵泡刺激素和雌二醇（采样于卵泡期）的变化是基于 STRAW 的标准叠加后的效果。插图部分显示了月经周期相关的激素波动。FSH：卵泡刺激素；LH：黄体生成素。数据来源：Soules MR, Sherman S, Parrott E, et al. Executive summary:stages of Reproductive Aging Workshop(STRAW). Fertil Steril, 2001,76(5):874-878

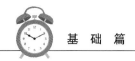

二、绝经过渡期和绝经后期的激素变化

绝经过渡早期的标志是持续出现 ≥ 7 天的月经周期差异。绝经过渡晚期的标志是月经周期长度的变异性加剧及出现 ≥ 60 天的闭经。卵泡刺激素（follicle-stimulating hormone，FSH）的变化与这些阶段大致相关，但并非呈线性相关。在绝经过渡期早期，FSH 水平（在月经周期中的卵泡早期测量）升高，但变化不定。因为此时月经周期中大部分时间（80%）是排卵期，所以月经周期相关的激素变化叠加在绝经过渡期的变化上——在绝经过渡期的任何一个排卵周期中，卵泡期的雌二醇（estradiol，E_2）水平都有降低的趋势，而黄体期的 E_2 水平都有升高的趋势，并且黄体期的黄体酮水平低于育龄妇女。绝经过渡晚期激素的特征变化为 FSH ≥ 25IU/L。绝经后早期（最后一次月经后的 1 ～ 6 年）的特征是 FSH 水平持续上升，E_2 水平下降，尤其是最后一次月经后的前 2 年，此后 FSH 水平逐渐稳定。

三、绝经过渡期和绝经后期的睡眠特点

绝经过渡期和绝经后期的中年女性很有可能出现睡眠困难，主观报告有睡眠困难的患病率为 40% ～ 56%。在主观报告的睡眠困难中，易醒是绝经过渡期女性最常见的症状，而入睡困难则是绝经后期女性最常见的症状。绝经后期的女性和绝经过渡期的女性相比，昼夜节律稳定性丧失，更容易早起，且对睡眠的满意度更低。

基于多导睡眠图（PSG）的客观数据提示，相比于生殖期女性，绝经过渡期和绝经后期女性的总睡眠时间与慢波睡眠时间减少，觉醒增多，睡眠效率降低。然而，绝经本身可能对睡眠结构并没有绝对的影响，并非所有绝经过渡期女性都会经历睡眠中断，只是某些类型，如潮热症状较重或有失眠障碍的女性更加易感。相反，绝经后期女性相对于绝经过渡期女性的总睡眠时间和慢波睡眠时间延长。但这种现象可能是睡眠片段化和睡眠质量下降的代偿反应。

绝经过渡期和绝经后期女性本身就受到衰老对睡眠的影响——昼夜节律紊乱、睡眠效率降低、睡眠潜伏期变长、REM 睡眠潜伏期变短、睡眠碎片化、睡眠变浅、慢波睡眠和 REM 睡眠减少、入睡后清醒时间（wake after sleep onset，WASO）增加、睡眠阶段的转换增多等。除此之外，关于绝经过渡期和绝经后期女性睡眠困难影响因素的研究层出不穷，主要集中于激素变化、血管舒缩症状、精神心理活动、生活习惯、炎症反应、疼痛、自主神经功能、生物节律调控等因素。此外，与睡眠相关的呼吸和运动障碍也随着女性年龄的增长而增加。这些因素也可能相互作用，使得问题更加复杂。

第二节　绝经过渡期和绝经后期的
内分泌系统对睡眠的影响

一、雌激素对睡眠的影响

雌激素对睡眠结构有着广泛的潜在影响，可以增加 REM 周期数量和延长总睡眠时间，缩短入睡时间，减少入睡后清醒次数。

雌激素可以通过影响中枢去甲肾上腺素及 5- 羟色胺的应答和摄取来发挥抗抑郁作用——5- 羟色胺能突触在不同水平上受到雌激素的调控。雌激素还会抑制 5- 羟色胺被单胺氧化酶降解，并抑制 5- 羟色胺的再摄取，从而导致突触间隙 5- 羟色胺浓度维持高水平状态。此外，雌激素在基因表达层面促进 5- 羟色胺受体增加，并诱导 5- 羟色胺与 5- 羟色胺受体结合增多。雌激素水平的急剧下降使得食欲肽系统过度活跃，导致潮热、失眠和焦虑等症状，还会导致睡眠呼吸暂停和与之相关的氧化应激风险增加。

综上，绝经过渡期和绝经后期雌激素对女性睡眠的影响既可能是该激素水平下降的直接影响，也可能是通过影响情绪、睡眠呼吸而产生的间接影响。

二、黄体酮对睡眠的影响

黄体酮刺激苯二氮䓬受体，反过来又刺激 NREM 睡眠相关的 γ- 氨基丁酸（gamma-aminobutyric acid，GABA）受体的产生，可以改善慢波睡眠。黄体酮，特别是其代谢产物四氢孕酮，还可以通过激活 GABA-A 受体增强 GABA 能突触活性，增加 GABA 门控的氯通道的开放，从而抑制突触传递。这个过程类似于苯二氮䓬受体激动剂作用。因此黄体酮具有镇静、抗焦虑的作用。此外，黄体酮可增加颏舌肌的活动，扩张上呼吸道，具有呼吸兴奋剂作用。绝经过渡期妇女的睡眠呼吸暂停发生率低可能与这一时期的黄体酮水平较高有关。

三、FSH

绝经过渡期和绝经后期女性的总睡眠时间延长及慢波睡眠比例和 WASO 增加可能与 FSH 水平升高相关，然而患有失眠症的女性 WASO 与 FSH 并无关联。

四、褪黑素

褪黑素是一种主要由松果体、视网膜、皮肤和胃肠道产生的激素，与昼夜节律的维持相关。雌激素和黄体酮（在较小程度上）对褪黑素的合成及分泌有直接和间接的调节作用。内源性褪黑素分泌随年龄增长而减少，在女性中，绝经过渡期和绝经后期褪黑素水平显著降低，因此影响昼夜节律。

第三节　绝经过渡期和绝经后期的心血管系统对睡眠的影响

一、潮热对睡眠的影响

（一）潮热的概念

潮热（又称为血管舒缩症状）是一种突然出现的持续 3 ～ 10 分钟的发热、出汗、焦虑和发冷的感觉。其主要是一种以散热反应为特征的体温调节现象：周围血管舒张，引起散热增加，出汗增多，引起蒸发冷却。潮热是绝经过渡期的一个标志性症状，可以发生在白天，也可以发生在晚上（盗汗），通常出现在生殖期的晚期或绝经过渡期的早期，在绝经过渡期的晚期和绝经后期的前 2 年达到高峰，绝经后晚期（最后一次月经的 6 年后）减少，

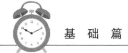

其持续时间的中位数为 7.4 年。高达 80% 的女性报告了潮热的症状。

（二）潮热的机制

潮热的病理生理机制尚不清楚。虽然潮热是在雌激素水平下降时出现的，雌激素受体 α（estrogen receptor α，ESR1）甲基化水平增高会引起潮热加重，但其机制比单纯的雌激素撤退更复杂。并不是所有的女性都会出现潮热（尽管在绝经期 E_2 水平会下降），而出现潮热的女性，其严重程度、频率和持续时间也各不相同。只有敏感女性的神经系统可能会发生改变，从而使她们对雌激素波动的影响更敏感。

目前有一种假说认为，在绝经过渡期体温调节机制发生变化，导致体温调节的"热中性"阈值（舒适的基础温度范围，即没有出汗 / 发抖症状）缩小了，而且对核心体温细微的变化异常敏感，因此温度稍有升高就会诱发潮热，而去甲肾上腺素联合雌激素的刺激可能诱发了该体温调节机制的变化。另一种假说认为潮热受下丘脑 - 垂体 - 肾上腺轴的调控，因为有证据表明皮质醇失调与更频繁、更严重的潮热有关。还有研究提示下丘脑神经元神经激肽 B（neurokinin B，NKB）及其受体神经激肽 3 受体（neurokinin 3 receptor，NK3R；由 TACR3 编码）也可能参与潮热的病理生理学过程。

（三）潮热对主观及客观睡眠的影响

绝经过渡期和绝经后期女性主观报告的睡眠质量差、睡眠效率低和慢性失眠总是和潮热相关。有中到重度潮热（2 周内有 6 ~ 14 天存在潮热）的女性报告夜间频繁醒来的可能性几乎是没有潮热的女性的 3 倍。通过激素治疗改善潮热从而改善睡眠也间接证明了潮热对睡眠质量的影响。

然而，除非潮热发生在前半夜，否则利用 PSG、胸骨皮肤电导（通过出汗引起的胸骨皮肤导电率的突然升高识别出潮热，这种反应随着出汗的减少而消失，这是目前测量潮热的金标准）等"客观"方法进行的研究与主观报告的潮热与睡眠困难之间的关系并不一致。这可能与主观报告的潮热和客观监测的潮热（特别是夜间潮热）一致性很差有关，因为第 2 天早上回顾夜里发生的潮热可能并不准确，而且这种判断会被疲劳和情绪影响，还需要在潮热发生时醒来记住（大多数潮热不能使人完全清醒，但伴有盗汗时，因汗液蒸发引起颤抖，进一步延长了潮热的时间，让人感觉更加紧张和不适，从而更容易清醒，有关潮热的记忆才有足够长的时间被巩固）。此外，这种现象还提示潮热对睡眠的影响可能与所处的睡眠阶段有关，大多数潮热发生在 NREM 睡眠期。但可以肯定的是，只有在潮热引起女性有意识的觉醒时才会被报告，因此主观报告的潮热才是真正与夜间觉醒相关的。相反，并不是所有客观记录的潮热都与觉醒相关。

总之，虽然并非所有的潮热都与睡眠紊乱有关，也并非所有的觉醒都与潮热有关，但潮热与睡眠质量差密切相关，主要影响睡眠的连续性，而且许多潮热的发生与 PSG 监测到的觉醒密切相关。潮热与觉醒时间高度重合的现象提示，它们可能有共同的调控机制，即中枢神经系统对波动的雌激素水平的反应，但具体机制尚不清楚。

二、其他心血管系统问题对睡眠的影响

其他关于心血管系统问题对绝经过渡期和绝经后期女性睡眠影响的研究相对较少。现有研究发现颈动脉粥样硬化的增加是独立于潮热之外的绝经过渡期和绝经后期妇女主观睡眠质量差和睡眠时间缩短的危险因素之一，睡眠效率低与静息状态下收缩压和舒张压的升

高有关。但上述观点尚未得到广泛认可。

<h1 style="text-align:center">第四节　绝经过渡期和绝经后期的心理
社会因素对睡眠的影响</h1>

一、焦虑情绪对睡眠的影响

绝经过渡期和绝经后期女性生活质量较低,其中生理领域维度得分最低,身体不适增多,焦虑、疲惫等症状都严重影响女性的日常生活质量。焦虑情绪、睡眠障碍与生活质量有显著相关性。焦虑情绪对于绝经过渡期和绝经后期的睡眠及生活质量有部分中介效应,调节焦虑情绪可缓解睡眠障碍,提升生活质量。同时进一步采用 Bootstrap 法证明焦虑情绪的中介效应占比约 32.4%。回归分析显示,睡眠障碍、焦虑情绪可以负向预测绝经过渡期和绝经后期女性的生活质量。绝经期女性睡眠障碍、焦虑情绪越严重,生活质量越差。情绪波动较大,使女性心理更为敏感,心理问题发生率较高,而绝经过渡期综合征相关的症状及慢性躯体疾病也可以增加女性焦虑情绪的发生风险。尤其一些女性不了解绝经过渡期综合征,未对该病给予重视或者过度疑病更会引发焦虑。如此,应对方式在绝经过渡期和绝经后期女性的睡眠状况与生活质量之间起部分中介效应。睡眠状况不仅可以直接影响绝经过渡期和绝经后期女性生活质量,还可以通过应对方式这一中介变量间接影响其生活质量,且中介效应占总效应的 31.06%(25.0% ～ 80.5%)。

二、抑郁情绪对睡眠的影响

(一)心理症状、躯体症状和睡眠障碍

绝经过渡期睡眠障碍最直接的原因不在于这一时期本身的生理变化。生理变化只是绝经过渡期最直接的影响因素。在整个绝经过渡期和绝经后期导致睡眠障碍的危险因素是一致和稳定的,如心理症状(抑郁情绪)和躯体症状(血管舒缩症状),但这些危险因素导致的睡眠障碍在妇女从绝经前、绝经过渡期到绝经后期的表现程度并不一致,且绝经过渡期经常失眠的女性在绝经后期往往更容易经历程度更高的失眠,绝经过渡期的失眠同样与绝经前的睡眠障碍相关,且睡眠质量的变化常发生在绝经过渡期。研究显示,在临床环境中,绝经过渡期和绝经后期女性失眠,与心理症状(抑郁情绪)的相关性比躯体症状(血管舒缩症状)更强,且入睡困难(difficulty in initiating sleep,DIS)与焦虑密切相关,而非恢复性睡眠(non-restorative sleep,NRS)与抑郁密切相关。报告有 DIS 或 NRS 的绝经过渡期和绝经后期女性很可能也分别患有焦虑或抑郁障碍,这表明对这些障碍的治疗可以改善该人群相应的失眠症状。睡眠障碍的类型可能因抑郁情绪的不同而有所不同,睡眠和抑郁情绪之间的联系可能会随着生理层面激素水平的变化而改变,但具体联系尚不明确。

(二)人格因素和睡眠障碍

人格因素,特别是神经质和强迫症人格,与女性在绝经过渡期睡眠障碍的经历有关。在大五人格测评量表(neuroticism extraversion openness five-factor inventory,NEO-FFI)中,失眠症女性表现出较高的神经质、较低的宜人性和较低的责任心。此外,在美国《精神障碍诊断与统计手册》(第 5 版)(*the Diagnostic and Statistical Manual of Mental Disorders*, fourth edition，DSM-5）的结构化访谈中，失眠女性更有可能达到 DSM-5 的 C 类人格障碍标准，特别是强迫症人格障碍。失眠症患者更可能曾有抑郁发作和严重的经前躯体不适，如盗汗、潮热。回归分析的结果显示，即使排除抑郁病史影响后，较高的神经质和潮热的干扰也与失眠分类有关，提示对潮热的敏感性和更高程度的神经质是确定绝经过渡期女性最有可能出现睡眠问题的独立因素。由此得出结论：人格因素，特别是神经质和强迫症人格，与女性在绝经过渡期失眠的经历有关。绝经过渡期失眠的女性比没有失眠的女性对更年期症状（如盗汗、潮热和抑郁）更敏感。此外，与没有失眠的女性相比，绝经过渡期出现失眠的女性具有更高的神经质程度、更高的人格缺陷患病率及对严重的经前症状更敏感的病史。

建议对绝经前期、绝经过渡期和绝经后期的女性进行检查及治疗，以防出现持续的抑郁情绪，从而降低睡眠障碍的发生率。

三、压力对睡眠的影响

压力是一个公认的导致睡眠障碍的因素，与失眠的病理生理学均相关，然而压力对绝经过渡期和绝经后期女性的睡眠质量和睡眠结构的影响仍不清楚。有研究采用急性实验性应激（特里尔社会应激任务）刺激绝经过渡期和绝经后期女性，观察其睡前皮质醇和自主觉醒的变化，评估其睡眠的宏观和微观结构及睡眠时的自主功能。结果表明，睡眠前应激对伴有或不伴有失眠的围绝经期妇女的自主神经系统功能均有影响，导致其唾液皮质醇水平升高，患者会感觉紧张，心率加快，迷走神经活动减少。而患失眠症女性在整个压力之夜的睡眠宏观结构基本上没有受到压力的影响（除了两组的 REM 睡眠延迟）。对 NREM 睡眠微观结构的定量分析显示，失眠组在 β1 范围（15 ～ 23Hz）内的脑电图（electroencephalogram，EEG）功率更大，显示在压力之夜，与基线相比，失眠组在睡眠期间的 EEG 唤醒增加，迷走神经活动缺乏恢复，反映出其对压力更敏感，而压力对其的影响持续时间同样会更长。

第五节　绝经过渡期和绝经后期
其他因素对睡眠的影响

一、细胞因子

绝经过渡期和绝经后期中国女性的睡眠障碍与血液循环中各种细胞因子、蛋白有关。睡眠效率降低和睡眠开始后清醒时间延长与血管性假血友病因子（von willebrand factor，vWF）水平升高独立相关。睡眠效率降低与循环中白介素（interleukin，IL）-6 水平升高有关。总之，睡眠障碍越严重，睡眠效率越低，绝经过渡期和绝经后期女性的炎症指标循环水平越高。这些发现表明，绝经过渡期和绝经后期女性的睡眠障碍与血液循环紊乱有关。

对非裔美国女性、中国和高加索女性进行为期 3 天的家庭 PSG 监测，并测量了其 C 反应蛋白（C-reactive protein，CRP）和凝血指标。结果显示，在这些种族的女性中，炎症和促凝过程可能是连接睡眠呼吸紊乱和心脏代谢紊乱的一个重要途径，而在非裔美国女性中，炎症更是尤为重要的一个途径。在多变量模型中，非裔美国女性中 CRP 水平较高者

PSG 总睡眠时间较短，且纤维蛋白原水平较高的女性睡眠效率较低。

二、生活习惯

（一）戒烟

研究表明，抑郁情绪、年龄和围绝经期生活方式是导致睡眠障碍的主要因素。与睡眠时间和睡眠效率相比，床上清醒时间与围绝经期症状和其他因素的相关性更强，是衡量睡眠质量的一个有代表性的主观指标。由此得出结论：睡眠效率与年龄、围绝经期和绝经后状态、性兴趣丧失、潮热和抑郁情绪呈负相关。床上清醒时间与抑郁情绪、吸烟、围绝经期状态和年龄呈正相关。戒烟可以改善围绝经期女性的睡眠质量，同激素治疗和夜间助眠药的使用一样可以有效缓解这一人群的睡眠障碍。

（二）有氧训练

睡眠障碍作为围绝经期女性面临的一个重要难题，与年龄和生育阶段无关。找出影响睡眠的显著因素，如围绝经期转换前的夜尿症、围绝经期转换早期潮热及血清热休克蛋白70（heat shock protein 70，HSP70）水平升高引起的血氧含量降低，将为制定有针对性的干预策略以改善睡眠和生活质量提供指导。研究显示，有氧训练可以改善围绝经期女性的睡眠质量，降低与睡眠障碍有关的血清 HSP70 水平。

三、其他

近年有研究显示绝经后妇女早晨唾液皮质醇水平较低。睡眠质量差与绝经前期、绝经过渡期和绝经后期的骨密度低有关，尤其是绝经前期和绝经过渡期。这些发现提高了目前对骨质疏松症预防的认识。今后的研究应探讨睡眠质量干预是否能改善绝经前期和绝经过渡期中年妇女的骨健康，并验证这一时期的预防是否能预防老年骨质疏松症。

另外，围绝经期、睡眠和持续性疼痛综合征，如纤维肌痛症（fibromyalgia，FM）之间存在着已证实的联系。更年期激素缺乏引起的症状及精神压力和情绪波动可能导致睡眠中断，并可能是 FM 相关症状发展或恶化的原因之一。治疗持续性疼痛的医学专家应该意识到激素缺乏会影响患者的身体或心理健康，因此应该调查其更年期状况。此外，一种多学科的治疗模式，包括风湿病学、妇科学、心理学和其他非药理学的方法，应该作为这一类疼痛患者和睡眠障碍的围绝经期患者的新型治疗模式。

第六节　绝经过渡期和绝经后期的睡眠相关障碍

一、睡眠呼吸障碍

在未经选择的中老年人群中，睡眠呼吸障碍（SDB）的患病率因性别和妇女的更年期状况而异。SDB 严重程度与男性和绝经前与绝经后女性各种共病之间存在显著相关性。这些发现强调了在调查和治疗 SDB 时考虑性别和妇女更年期状况的重要性。可以认为，围绝经期是 SDB 的危险因素之一，与年龄和生活习惯无关。绝经后期和绝经时间均与高的呼吸暂停低通气指数（AHI）相关，提示绝经后进一步进展与 SDB 严重程度之间存在暴露 - 反应关系。与绝经前妇女相比，围绝经期妇女的 AHI 高 21%（95%CI，4% ～ 54%），绝经后妇女的 AHI 高 31%（95%CI，2% ~ 68%），不能区分绝经期和绝经后妇女的 AHI 高41%（95%CI，8% ~ 82%）。在开始围绝经期的妇女中，绝经期每增加一年，AHI 升高 4%（95%CI，2% ~ 6%）。

阻塞性睡眠呼吸暂停低通气综合征（obstructive sleep apnea syndrome，OSAS）作为SDB 的具体疾病之一，绝经后妇女也更有可能筛查出 OSAS 阳性。进一步探讨发现，除了较高的体重指数（body mass index，BMI）和年龄外，低 E_2 水平可能与围绝经期和绝经后抑郁妇女 OSAS 风险增加有关，绝经过渡期和绝经后期年龄增长导致的 E_2 戒断可能会影响女性对 OSAS 的易感性。可能原因在于，雌激素在预防 OSAS 的发展及减少相关的共病方面具有有益的作用。雌激素介导的 P38 促分裂素原活化的蛋白激酶（mitogen-activated protein kinase，MAPK）的激活可能抑制缺氧诱导因子 -1（hypoxia inducible factor 1，HIF-1）以减轻肺部炎症，而 HIF-1 可能抑制迷走神经 C 类纤维的激活以减轻支气管收缩和防止睡眠时的阻塞。此外，雌激素介导的硫氧还蛋白和核呼吸因子 2(nuclear respiratory factor 2，NRF-2）的增加也可能有助于增加抗氧化防御和减轻炎症。

综上，一般来说，女性更容易经历抑郁，情绪障碍是未诊断的 OSAS 的一种症状，体现了抑郁患者筛查 OSAS 的重要性，尤其是遇到中年抑郁妇女可能有或可能没有其他 OSAS 特征（如嗜睡），或对传统的抑郁干预措施无反应时，考虑可能存在 OSAS，这对诊断和治疗中年抑郁症女性的共病——睡眠障碍具有更重要的意义。

以人群为基础的研究显示，男性和女性打鼾的比例不同，但与老年人打鼾的比例差异在缩小。此外，50 岁以上的妇女和更年期综合征妇女打鼾的比例增加。男性和女性在临床上疑似 OSAS 的症状有所不同，一些典型的 OSAS 在男性中更为常见，并且对男性有较强的预测作用。随着年龄的增长，女性 OSAS 的预测变得独特而有力，这一发现提示，与年龄相关的性激素变化在睡眠呼吸紊乱的发展和表现中起作用。对于 OSAS 筛查工具，存在性别特异性预测模型和绝经状态定量的需求。

关于筛查 OSAS，有研究提示，OSAS 危险因素与绝经后妇女夜间遗尿有关。夜间遗尿与 OSAS 相关的机制可能包括呼吸暂停相关的胸腔内压变化，间接导致尿量增加。因此询问有夜间遗尿症的绝经后高危妇女时，其他 OSAS 危险因素也应予以考虑。夜间遗尿是一种体现 OSAS 的临床症状（由溢出机制解释），在筛查 OSAS 时，当绝经后妇女出现夜间遗尿症，并伴有可疑病史或可疑检查结果时，应询问其他 OSAS 危险因素，以便做出正确诊断。

二、睡眠相关运动障碍

笔者团队观察到围绝经期对 OSAS 有特殊影响，围绝经期与单纯失眠的增加有关。绝经后妇女也更有可能筛查出 OSAS 阳性。然而，围绝经期与睡眠维持、嗜睡、不宁腿综合征（restless leg syndrome，RLS）和快速眼动睡眠行为障碍（rapid eye movement sleep behavior disorder，RBD）无关。

RLS 是一种常见的神经系统疾病，其特征是夜间睡眠时双下肢出现极度的不适感，迫使患者不停地移动下肢或下地行走，从而导致严重的睡眠障碍。它随着运动而减弱。RLS是一种部分遗传性疾病，女性比男性更为普遍，通常与睡眠期间发生的周期性腿部运动有关，可导致失眠。症状与药物引起的静坐不能相似。发病机制可能与铁缺乏有关。特发性 RLS 中，虽然外周血铁含量保持正常，但多巴胺和谷氨酸在中枢神经系统中的传递，会导致大脑中局部缺铁。而且，铁（女性低）和雌激素（女性高，但波动）都会影响多巴胺和谷氨酸的传递，这可能导致女性对这种疾病表现出特别的波动性，但没有明显人群差异。考虑女性患病率较高的一个主要原因可能是相关疾病的共病，如偏头痛、抑郁症和焦虑症。这些疾病及其治疗，在女性中比在男性中更常见，这很可能是男性和女性 RLS 患病率差异的根源。扩展研究表明，存在睡眠周期性肢体运动（periodic limb movement in sleep，PLMS）的围绝经期女性，绝经后状态（FSH 水平升高）本身并不会增加患病风险，而是绝经过渡期的卵巢功能减退（血管舒缩症状）与 PLMS 的发生增加有关，具体机制尚不清楚。最直接的解释可能是，患有 PLMS 的女性睡眠和觉醒受到干扰，因此可能会花更多时间清醒，更倾向于注意到血管舒缩症状，如盗汗。研究仅可证明在围绝经期有血管舒缩症状的女性中，即使在控制了混杂因素后，临床意义上的 PLMS 也更为常见，而不是伴有觉醒的 PLMS。

迄今为止，人们对围绝经期与可能的 RBD 之间的关系知之甚少。在睡眠诊所中，大约 80% 的 RBD 患者由男性组成，且性别在 RBD 中可能起 62% 的中介作用，然而，对照流行病学研究往往没有发现真正的性别差异。研究中绝经前、围绝经期和绝经后激素变化也不是 RBD 性别差异的直接原因。具体机制有待进一步探讨。

（陈彦超　王丽娜）

参考文献

徐墨旭，张会君，2019. 围绝经期女性焦虑情绪在睡眠障碍与生活质量间的中介效应 [J]. 中华行为医学与脑科学杂志，28(7):592-596.

杨丽铭，王红霞，张林，等，2019. 应对方式在围绝经期女性睡眠状况和生存质量之间的中介效应 [J]. 中国现代医学杂志，29(17):104-109.

Baker F C, de Zambotti M, Colrain I M, et al, 2018. Sleep problems during the menopausal transition:prevalence, impact, and management challenges[J]. Nat Sci Sleep, 10:73-95.

Dias R C A, Kulak Junior J, Ferreira da Costa E H, et al, 2019. Fibromyalgia, sleep disturbance and menopause:Is there a relationship? A literature review [J]. Int J Rheum Dis, 22(11):1961-1971.

Federici L M, Caliman I F, Molosh A I, et al, 2016. Hypothalamic orexin's role in exacerbated cutaneous vasodilation responses to an anxiogenic stimulus in a surgical menopause model[J]. Psychoneuroendocrinology, 65:127-137.

Galvan T, Camuso J, Sullivan K, et al, 2017. Association of estradiol with sleep apnea in depressed perimenopausal and postmenopausal women:a preliminary study[J]. Menopause, 24(1):112-117.

Gardini E S, Fiacco S, Mernone L, et al, 2020. Sleep and methylation of estrogen receptor genes, ESR1 and GPER, in healthy middle-aged and older women:findings from the women 40+ healthy aging study [J]. Nat Sci Sleep, 12:525-536.

Giannini A, Caretto M, Genazzani A R, et al, 2019. Optimizing quality of life through sex steroids by their effects on neurotransmitters [J]. Climacteric, 22(1):55-59.

Gómez-Santos C, Saura C B, Lucas J A R, et al, 2016. Menopause status is associated with circadian- and sleep-related alterations[J]. Menopause, 23(6):682-690.

Gracia C R, Freeman E W, 2018. Onset of the menopause transition:the earliest signs and symptoms[J]. Obstet Gynecol Clin North Am, 45(4):585-597.

Heinzer R, Marti-Soler H, Marques-Vidal P, et al, 2018. Impact of sex and menopausal status on the prevalence, clinical presentation, and comorbidities of sleep-disordered breathing [J]. Sleep Med, 51:29-36.

Jones H J, Zak R, Lee K A, 2018. Sleep disturbances in midlife women at the cusp of the menopausal transition[J]. J Clin Sleep Med, 14(7):1127-1133.

Koo P, McCool F D, Hale L, et al, 2016. Association of obstructive sleep apnea risk factors with nocturnal enuresis in postmenopausal women[J]. Menopause, 23(2):175-182.

Lampio L, Polo-Kantola P, Himanen S L, et al, 2017. Sleep during menopausal transition:a 6-year follow-up[J]. Sleep, 40(7). doi:10.1093/sleep/zsx090.

Laouafa S, Ribon-Demars A, Marcouiller F, et al, 2017. Estradiol protects against cardiorespiratory dysfunctions and oxidative stress in intermittent hypoxia [J]. Sleep, 40(8). doi:10.1093/sleep/zsx104.

Lin J, Chen L J, Ni S L, et al, 2018. Association between sleep quality and bone mineral density in Chinese women vary by age and menopausal status[J]. Sleep Med, 53:75-80.

Mirer A G, Young T, Palta M, et al, 2017. Sleep-disordered breathing and the menopausal transition among participants in the Sleep in Midlife Women Study [J]. Menopause, 24(2):157-162.

Nowakowski S, Matthews K A, von Känel R, et al, 2018. Sleep characteristics and inflammatory biomarkers among midlife women [J]. Sleep, 41(5):zsy049.

Pengo M F, Won C H, Bourjeily G, 2018. Sleep in women across the life span[J]. Chest, 154(1):196-206.

Pines A, 2016. Circadian rhythm and menopause[J]. Climacteric, 19(6):551-552.

Seeman M V, 2020. Why are women prone to restless legs syndrome[J]. Int J Environ Res Public Health, 17(1):368.

Smith R L, Flaws J A, Mahoney M M, 2018. Factors associated with poor sleep during menopause:results from the Midlife Women's Health Study[J]. Sleep Med, 45:98-105.

Zhang L X, Ou X Y, Zhu T G, et al, 2020. Beneficial effects of estrogens in obstructive sleep apnea hypopnea syndrome[J]. Sleep Breath, 24(1):7-13.

Zolfaghari S, Yao C, Thompson C, et al, 2020. Effects of menopause on sleep quality and sleep disorders:Canadian longitudinal study on aging[J]. Menopause, 27(3):295-304.

第3章 老年睡眠和记忆

第一节 概　述

　　睡眠和记忆是人类大脑两个最重要的基本生理功能。睡眠是生物体最基本的生命活动之一，全面调控着机体代谢、免疫、内分泌等多种生理功能。人的一生约有 1/3 的时间是在睡眠中度过的，睡眠作为维持生命所必需的过程，是机体复原、整合和巩固、记忆的重要环节，是健康不可缺少的组成部分。充足的睡眠有利于脑细胞能量的贮存，促进大脑功能的发育发展，巩固记忆等；而睡眠障碍则会影响记忆功能。入睡时间长、睡眠效率不高、过长或过短的睡眠时间均可导致认知功能和记忆力的减退。老年人睡眠障碍和记忆障碍的发生率都很高，而睡眠障碍又能导致记忆功能的下降。

一、睡眠概述

　　睡眠是大脑特定区域被睡眠程序激活，而其他区域被抑制的一个活动过程。它是一个复杂的生理现象。根据睡眠过程中脑电图表现、眼球运动情况和肌张力变化，将睡眠分为非快速眼动（non-rapid eye movement，NREM）睡眠和快速眼动（rapid eye movement，REM）睡眠两种时相。NREM 睡眠的特征是脑电图慢波和机体处于休息状态，其主要作用是促进生长、消除疲劳及恢复体力；REM 睡眠以脑电图低幅快波和肌肉松弛为特征，又称快波睡眠或异相睡眠，有助于记忆形成及巩固、促进脑成熟发育及脑功能修复等。

二、记忆概述

　　记忆过程包括获得（学习）、巩固、存储与提取几个过程。记忆类型可根据回忆方式和信息存储方式进行分类，分为程序性记忆和陈述性记忆。程序性记忆也被称为反射性记忆，需要经过长期的积累才能逐渐形成。程序性记忆一旦获得，则不易被忘记，具有自主反射的性质，不能有语言进行表达，也不能形成意识形态。陈述性记忆涉及的脑区范围较广泛，指对与时间、地点有关的情节、事实的记忆，可采用非语言和语言形式进行陈述的映像形式保留在记忆中。陈述性记忆还可分为情节记忆和语义记忆：情节记忆指与地点、人物、地点相关的经验性记忆，语义记忆指有组织的知识记忆结构。虽然陈述性记忆容易形成，但也容易被忘记。

三、睡眠和记忆的关系概述

　　睡眠和记忆是人类大脑两个最重要的基本生理功能。北京大学精神卫生研究所陆林院

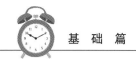

士团队通过研究发现，睡眠状态下的大脑参与了记忆的加工，作为一个相对稳定、缺少外界干扰的环境，为记忆的巩固与再巩固创造条件，使得新形成的记忆能够长期储存下来；同时认为睡眠参与个体学习记忆编码加工、巩固与再巩固，以及情绪调节的过程。

越来越多的分子生物学研究证实睡眠对记忆巩固有直接影响，学习记忆和睡眠作为最复杂的生物学现象，存在相互作用关系，在 NREM 睡眠中能够有效促进海马及相关脑区的陈述性记忆功能，REM 睡眠能够促进程序性记忆功能，NREM 睡眠和 REM 睡眠对于人类记忆功能巩固有重要的协调作用。综合动物及人的行为学研究，可以得出结论，无论慢波睡眠还是 REM 睡眠都对记忆巩固有作用，且作用各不相同。有关人体的研究证实了慢波睡眠对于外显记忆（依赖海马）更为重要，而 REM 睡眠对于内隐记忆（不依赖海马）更为重要。同时，动物研究表明慢波睡眠在依赖海马的空间记忆中具有重要作用，而对于不依赖海马的程序性记忆任务，慢波睡眠和 REM 睡眠都是必需的。慢波睡眠和 REM 睡眠可能激活记忆巩固过程的不同成分。

第二节　老年人睡眠和记忆、认知的关系

一、老年人睡眠特点及常见睡眠障碍

老年人睡眠模式的改变是正常衰老过程的一部分，由于频繁觉醒、很难入睡和保持睡眠，老年人在浅睡眠阶段（N1 和 N2）的时间多于深度睡眠阶段（N3）。其睡眠时长、结构、节律、效率等均易发生改变，整个睡眠结构和深度随着年龄的增长而变化，从而影响睡眠质量，引发睡眠障碍。这导致他们在夜间多次醒来，这种现象被称为随着年龄增长而导致的睡眠片段化，并且出现睡眠能力的下降。老年人随着年龄的增长，表现出总睡眠时间缩短，睡眠节律紊乱，觉醒增加，早醒，维持睡眠困难，慢波睡眠比例、REM 睡眠比例都逐渐减少，睡眠结构改变等睡眠问题，进而导致了注意力、记忆力的减退及反应迟钝等认知功能障碍。在老年人中常见的睡眠障碍有失眠（insomnia）、日间过度思睡（excessive daytime sleepiness，EDS）、睡眠呼吸障碍（sleep-disordered breathing，SDB）[尤其是阻塞性睡眠呼吸暂停综合征（obstructive sleep apnea syndrome，OSAS）]、异态睡眠 [尤其是 REM 睡眠行为障碍（sleep behavior disorder，RBD）]、不宁腿综合征（restless leg syndrome，RLS）/ 睡眠周期性肢体运动（periodic limb movement in sleep，PLMS）、昼夜节律失调性睡眠 - 觉醒障碍（circadian rhythm sleep-wake disorder，CRSWD），老年患者中以睡眠 - 觉醒时相前移障碍和不规律睡眠 - 觉醒节律障碍等多见。多种睡眠障碍的参与及躯体疾病、精神科疾病、药物、心理因素等多因素的共同影响，使得老年患者更容易失眠，失眠常呈慢性化，反复迁延，进一步影响记忆及大脑的认知功能。

二、老年人睡眠片段化的原因及其对睡眠的影响

睡眠片段化（sleep fragmentation，SF）是指睡眠过程中反复出现觉醒的现象，且每次觉醒持续时间较短。SF 是睡眠障碍的标志之一，往往标志着睡眠质量的下降，特别是老年人的睡眠特点是以片段化睡眠为主。研究表明，连续睡眠不仅对心血管健康、免疫功能和寿命具有重要意义，还在学习和记忆巩固过程中扮演重要角色。除了老化本身给睡眠带来

的影响，某些老化相关睡眠障碍，如 OSAS、RLS 等也和老年人 SF 密切相关。某些神经退行性疾病也与 SF 有关。阿尔茨海默病（Alzheimer's disease，AD）患者的症状之一是睡眠 - 觉醒周期的碎片化。笔者团队发现老年人老化过程中伴随的神经递质、大脑结构与功能、体温等方面的改变会导致 SF。

（一）老化引起 SF 的机制

1. 睡眠神经机制受老化的影响　老年人体内褪黑素和 5- 羟色胺分泌减少，夜间皮质醇分泌增加。动物研究表明，老龄大鼠体内促进觉醒的食欲肽细胞外水平较低，而活动状态下老龄大鼠体内去甲肾上腺素水平和去甲肾上腺素能神经元活性较低。另外，老龄大鼠会产生更多的腺苷酸，但腺苷酸受体的敏感性降低使它们无法产生和年轻大鼠同等强度的腺苷酸信号，从而造成睡眠驱力降低。在行为层面表现为 SF 增加、δ 波（2 ～ 4Hz 脑电波）减少，睡眠剥夺后的恢复性睡眠减少。调节睡眠 - 觉醒周期的脑区中神经递质和受体水平的变化会引发 SF，这些年龄增长引起的神经信号方面的变化可能是造成老年人睡眠 / 觉醒维持困难的原因。

2. 老年人大脑结构和功能的退行性变化也是引起 SF 的原因之一　大量文献表明，视交叉上核（SCN）的中枢生物钟随年龄增长而衰退，可能是造成睡眠 - 觉醒周期紊乱的关键。老化使机体昼夜节律波动幅度减小、觉醒时间增长、睡眠时间缩短和 SF。有研究发现，老年人相对出现白天小睡数量和夜间 SF 指数显著升高。此外，觉醒 - 活动神经元的数量减少及功能衰退也会使老年人难以维持睡眠和觉醒状态，而 SF 则会通过觉醒 - 活动神经元造成负面影响，进而引起神经退行性疾病。SF 程度与痴呆严重性成正比。

3. 老化造成个体日间体温的下降　动物模型研究发现低温会增加 SF 的发生率，表明 SF 是生理老化的一个组成部分。以往研究表明，老年人体温随着年龄的增长而逐渐降低，从而推测老年人体温降低可能也是引起其 SF 的原因之一。

4. 老化影响 SF 的分子机制　研究发现，伴随着老化表现出来的 SF 可能是由基因和周围环境共同作用引发的。在动物研究中发现与人类相似，果蝇的睡眠也会随年龄增长而逐渐片段化，这与其携带基因相关。另有研究表明，特定基因与老化过程相互作用，导致其携带者的 SF 具有年龄特异性。但目前老化影响基因表达的机制尚不能明确。

5. 老化相关睡眠障碍疾病引发的 SF　除了老化本身给睡眠带来的影响，某些老化相关睡眠障碍，如阻塞性睡眠呼吸暂停（OSA）、RLS 等也和老年人 SF 密切相关。睡眠呼吸紊乱会促进 SF，如睡眠呼吸暂停、呼吸不足、窒息等，这类由睡眠呼吸事件引发的觉醒被定义为呼吸努力相关的觉醒。研究结果显示，老年 OSA 患者的睡眠更容易受呼吸暂停 / 不足的影响而变得片段化。OSA 引发血氧饱和度下降，睡眠过程中还会出现反复性皮质觉醒，两者共同导致 SF。

6. 其他　一些睡眠相关的不良行为，如长期卧床、过度觉醒、催眠药或其他药物的使用等也会造成 SF。上床睡觉太早、长期卧床往往会提高 SF 程度，进而造成睡眠质量下降，致使卧床时间增加和进一步的 SF。

另外，某些神经退行性疾病也与 SF 相关。AD 患者的症状之一就是睡眠 - 觉醒周期的碎片化，主要体现在夜间活动和白天睡眠的增加。神经退行性疾病如 AD 和帕金森病患者经常出现入睡抽动，由此造成的睡眠中断会增加 SF 的发生，给睡眠巩固带来负面影响。其中，SF 与轻度认知损害 (mild cognitive impairment, MCI) 患者的脑脊液中食欲肽水平升高相关，

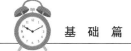

表明食欲肽系统参与了 AD 的早期阶段,导致睡眠潜伏期延长、睡眠效率低和 REM 睡眠障碍。研究发现,食欲肽系统失调会导致 MCI 患者睡眠障碍,主要影响 REM 睡眠并导致睡眠潜伏期增长和夜间觉醒增加。

(二)SF 引起的心理功能改变

1. 对认知功能的影响 研究表明,SF 在老年人认知功能衰退过程中起重要作用。包括动物实验在内的一系列研究证明,SF 会引起注意力和警觉性的降低,SF 程度越高,在注意和警觉测试上的成绩越差。OSA 引起的 REM 睡眠期 SF 会对空间导航能力造成损伤,其损伤程度和片段化程度成正比。由于老年人的 SF 主要发生在慢波睡眠(SWS)阶段,且 SWS 有助于记忆巩固过程相关的海马 - 新皮质对话,它的片段化导致了慢波活动(SWA)减少,进而对睡眠依赖性记忆巩固(sleep dependent memory consolidation)造成负面影响。有研究者推测,睡眠周期中的多个睡眠阶段按顺序进行,对记忆整合所必需的蛋白质合成十分重要。由于老年人在睡眠Ⅱ期和 REM 睡眠阶段更容易发生 SF,因此记忆功能表现出显著下降。连续气道正压通气(CPAP)作为治疗 OSA 的有效手段,可以有效减少打鼾及呼吸暂停,改善患者睡眠质量,进而降低不良睡眠带来的负面影响并提高患者整体认知功能。

海马和丘脑在记忆的巩固过程中有重要作用,但是长期的 SF 会导致海马神经发生(神经细胞增殖)的显著下降。鼠类研究结果显示,SF 会引起海马齿状回神经元再生的显著减少,这可能是造成海马体积减小的原因之一。磁共振波谱分析发现,健康老年受试者的主观睡眠中断和海马区胶质改变有关。在大鼠模型中,睡眠剥夺和 SF 都会对基底前脑造成显著影响。异相 SF 会导致老龄大鼠记忆衰退。依据上述结果可知,睡眠中断导致睡眠阶段顺序紊乱和睡眠依赖性记忆巩固受阻及 SF 引起的大脑皮质和功能连接改变和海马、基底前脑等脑区的损伤,共同成为造成老年人认知功能衰退的生理基础。SF 引起的大脑结构和功能连接的损伤可能是老年人认知衰退的原因之一。

2. 对情绪的影响 SF 不仅会给认知功能带来损伤,还有可能增加老年人的负面情绪。SF 使睡眠Ⅳ期出现 δ 波反弹,进而促进抑郁产生,因为 δ 波反弹与一氧化氮的产生及 5- 羟色胺抑制密切相关。而抑郁会进一步导致睡眠中断,因而受抑郁影响的老年人更容易发生 SF。从生理角度来看,长期 SF 会损伤多巴胺能神经元功能,这可能是 SF 引起抑郁的神经基础。此外,一项有关睡眠时长和片段化程度的个体内变异性研究表明,社会心理和生理压力事件与个体的夜间 SF 程度相关。上述结果提示,老年人 SF 与其情绪密切相关。

综上所述,SF 从生理和行为两个层面对老年群体的认知和情绪都造成了负性影响。而由 SF 引起的大脑功能退化和老化导致的身体功能衰退使老年人日常活动水平降低,认知功能下降导致记忆力下降,更加重老年人日间生活的困扰。

(三)睡眠对记忆巩固的影响

在实验室采用清醒动物电生理和脑功能成像等技术研究睡眠参与记忆巩固过程。结果显示,睡眠期海马神经元可再现觉醒期海马活动,即在睡眠期,脑活动将觉醒期新获得和编码的信息从不稳定记忆的痕迹转变为更稳定的记忆模式。这种记忆巩固实质是在编码它的神经回路中重启对新信息的处理过程,称为重激活。如果加强重激活过程,记忆提高的效果更显著。相反,阻断睡眠期海马神经元重激活过程,记忆会受到损害。研究者对于睡眠与记忆之间的关系提出了两种模式："海马 - 新皮质对话"模式和中枢神经网络模式。

1. **睡眠在记忆巩固中的生理作用机制** REM 睡眠和慢波睡眠都以不同方式对记忆的过程产生影响。老年人认知功能和记忆能力的受损与 REM 和慢波睡眠都有一定的关系。有研究表明慢波睡眠对海马有关的情节记忆及空间记忆有重要影响。相关睡眠研究显示，学习时激活的脑区与慢波睡眠中刺激的脑区一致。睡眠时间长短与海马相关记忆巩固有直接关系。可见，慢波睡眠在记忆巩固中有重要作用。有学者认为对于记忆主要发生在睡眠的开始阶段，主要为慢波睡眠，海马的典型释放波在慢波睡眠和清醒安静时都存在，睡眠剥夺（sleep deprivation，SD）后 NREM 睡眠过程中的电生理研究发现，在觉醒状态下空间学习和接受新刺激时海马和皮质神经元的放电情况，会在随后的慢波睡眠过程发生再现，神经元的放电频率明显增快，且主要集中在睡眠后的 1 小时内。海马和新皮质之间存在信息交流，相互作用发生记忆转移，并最终形成长时记忆储存于新皮质。另外，有研究发现增加学习任务可引起睡眠过程中 REM 睡眠次数增多，而且只有对学习任务掌握好的动物才会表现为 REM 睡眠增多。人类和一些动物 REM 睡眠中海马出现的 θ 波可以诱发海马长时程增强（LTP）的形成，即 θ 波刺激相当于突触可塑性的内源性介质，可能有助于 REM 睡眠的学习记忆功能。有研究者认为 REM 睡眠时间与程序性记忆巩固有直接关系。通过磁共振技术研究发现，大脑皮质会对新收到的记忆进行再处理，如在 REM 睡眠时期开展与记忆相关的刺激，能够激活相关脑区的电活动。

2. **从生化物质基础角度：神经递质在睡眠与觉醒中的作用及其对学习记忆的影响** 研究认为，睡眠是中枢神经系统内一种主动的神经调节过程，与中枢神经系统内某些特定结构（脑干的中缝核、孤束核，脑桥背内侧被盖的蓝斑头部，视交叉上核和丘脑等）及中枢神经递质的作用关系密切。神经递质是神经末梢分泌的化学组分，许多神经递质通过突触传递的方式参与体内各种活动，如睡眠与觉醒、学习与记忆等。动物实验发现，某些生化物质如乙酰胆碱、一氧化氮（NO）及一氧化氮合酶（NOS）、载脂蛋白 ω-4 及基质金属蛋白酶（MMP）-9 等的表达都受睡眠的影响。海马区中枢乙酰胆碱是参与学习记忆的重要神经递质，海马 - 边缘系统中有丰富的胆碱能纤维分布，与学习记忆关系密切。

这些主要神经递质的改变对学习记忆也起不同作用。乙酰胆碱、去甲肾上腺素、多巴胺、5- 羟色胺、一氧化氮和组胺等几种主要的神经递质在睡眠 - 觉醒和学习记忆中起重要作用。相比 NREM 睡眠来说，REM 是乙酰胆碱高效、觉醒样活性升高的时期，乙酰胆碱可促进突触可塑性过程，而突触可塑性是记忆形成的前提。胆碱能受体阻断剂可明显影响记忆巩固。神经激素物质的分泌存在昼夜节律性，在慢波睡眠前期的分泌量最少，在睡眠后期则分泌量增加。在睡眠早期乙酰胆碱的分泌量明显减少，这与记忆巩固有关，在睡眠中提高神经递质和神经激素分泌水平，会导致记忆巩固功能受损。应用胆碱酯酶抑制剂能够增加在慢波睡眠期脑组织内乙酰胆碱含量，从而促进陈述性记忆巩固。这说明神经激素类物质的昼夜节律与记忆巩固有关。

睡眠剥夺（SD）会引起这些神经递质含量的增加或减少，是一种调节睡眠的因素。SD 是指机体因为环境或自身的原因正常量的睡眠无法得到满足的状态。研究证实，SD 会引起体内神经递质发生改变，导致机体学习、记忆能力下降，并且随着 SD 时间的延长，认知功能的下降更明显。有研究发现，较长时间的 SD 大鼠学习成绩明显降低，海马乙酰

胆碱含量明显减少，提示 SD 大鼠学习能力的损害可能与海马胆碱能神经活动的减退有关，而在老年人记忆巩固过程中，胆碱能纤维具有关键作用。NO 与海马 LTP 的形成有关，它既是学习记忆过程的关键信号，也能产生严重的神经损害。NO 作为逆行信使介导 LTP 通路，与钙镁一起激活 NOS，又产生 NO，从而诱导和维持 LTP 过程。虽然实验大鼠在 SD 后海马 NO 及 NOS 含量都升高，但研究者同时又发现 SD 时间越长，大鼠学习能力下降越明显，因为过高的 NOS 也具有神经毒性作用，而 NOS 抑制剂能延缓神经元变性和改善学习记忆能力。SD 后学习能力下降与 NO/NOS 增多导致神经元损伤有关。在对老年人夜间 OSAS 的研究中发现，载脂蛋白 ω-4 与记忆能力呈负相关，载脂蛋白 ω-4 等位基因是 OSAS 的危险因素，也是老年痴呆的危险因素。几种国内外学者通过 SD 动物实验发现，在睡眠过程中记忆可在海马和新皮质之间转化，并整合为更广泛的联系，将新的短时记忆转为长时记忆，与记忆有关的某些生化物质受到睡眠的影响发生变化，从而影响记忆功能的正常发挥。

综上，一种神经递质可能同时调节睡眠和觉醒，几种神经递质之间可能互相影响，抑制或促进睡眠。睡眠可改善学习记忆，SD 可引起神经递质发生变化，这些递质的增减又对学习记忆能力产生一定影响。

（四）睡眠障碍与认知的关系

有研究探讨睡眠障碍和认知障碍的关系时发现，睡眠障碍者在记忆广度、注意分配、时间估计、执行功能、二维整合等方面存在问题，提示睡眠障碍与认知功能有关。一项对社区老年志愿者的研究发现，在睡眠质量存在本质性差异的基础上，他们的某些认知记忆能力如工作记忆、注意力转移、抽象问题的解决等存在明显差异，而在运算速度、自制力、情节记忆等方面并没有差异，睡眠质量越差的老年人，其记忆功能越差，而且可出现某些抑郁症状如注意力不集中。睡眠起始潜伏期越长，其长期记忆能力、储存信息能力及视觉空间推理能力越差。

综上所述，睡眠有助于中枢神经系统和周围神经系统的功能恢复，获得充分休息对维持认知功能非常重要；长期失眠不但会影响工作和觉醒后行为，还会影响人的记忆功能。失眠的主要临床表现为总睡眠时间下降、睡眠潜伏期延长、REM 睡眠和 NREM 睡眠交替循环被觉醒所打断。失眠者多会表现为脑电波觉醒波形为高频 β 波形，在白天患者精神不振、情绪异常、认知功能下降、易激惹。而老年人睡眠障碍和认知记忆功能减退的发生率都很高，大量的临床资料和基础研究表明二者之间是相互联系、相互影响的。睡眠在记忆的形成和巩固中扮演很重要的角色，并作为记忆巩固的调节者，参与记忆转化进程，因此在治疗或预防老年人记忆功能下降的过程中，不可忽视睡眠质量的影响。采取一定措施改善老年人的睡眠，能够改善他们的认知功能。常见的睡眠障碍表现为失眠，慢性失眠患者容易产生记忆力下降等与记忆功能有关的表现。虽然相关研究对两者之间的影响机制还未明确，但睡眠容易受精神、生理、外界环境等多因素的影响和干扰，而记忆巩固在睡眠中的过程更为复杂，睡眠的分类依赖于肌电活动、脑电活动等，需要开展更为深入的研究，采取不同的研究形式，才能真正分析探讨睡眠过程中各脑区对学习记忆的相关影响。

（冯　霞）

参考文献

雷旭，赵文瑞，2016. 睡眠影响记忆巩固的同步 EEC-fMRI 研究 [J]. 心理科学进展，(3):327-334.

李洋，胡志安，2007. 睡眠与记忆研究进展 [C]. 南京：第 2 届中国睡眠医学论坛 .

盛兆福，张永鹤，2013. 睡眠影响记忆巩固的研究进展 [J]，神经药理学报，3(1):37-47.

张熙，2015. 睡眠生物节律紊乱与健康及作业安全 [J] . 中华保健医学杂志，17(2):83-84.

张晓雯，黄惠敏，潘晓黎，2016. 睡眠影响记忆巩固功能的研究进展 [J]. 中华临床医师杂志 (电子版)，10(7):1021-1024.

Ancoli-Israel S, 2005. Sleep and aging:prevalence of disturbed sleep and treatment considerations in older adults[J].J Clin Psychiatry, 66(Suppl 9):24-30; quiz 42-43.

Berry J A, Cervantes-Sandoval I, Chakraborty M, et al, 2015. Sleep facilitates memory by blocking dopamine neuron-mediated forgetting[J]. Cell, 161(7):1656-1667.

Cai D J, Shuman T, Gorman M R, et al, 2009. Sleep selectively enhances hippocampus-dependent memory in mice [J]. Behav Neurosci, 123(4):713-719.

Chiaro G, Calandra-Buonaura G, Sambati L, et al, 2016. Hypnic jerks are an underestimated sleep motor phenomenon in patients with parkinsonism. A video-polysomnographic and neurophysiological study[J]. Sleep Med, 26:27-44.

Gudberg C, Wulff K, Johansen-Berg H, 2015. Sleep-dependent motor memory consolidation in older adults depends on task demands[J]. Neurobiol Aging, 36(3):1409-1416.

Haimov I, Hanuka E, 2014. Horop problems associated with behavioral and psychological symptoms as well as cognitivefunctions in Alzheimer's disease[J]. J Clin Neurol, 10(3):203-209.

Hall C B, Lipton R B, Sliwinski M, et al, 2009. Cognitive activities delayonset of memory decline in persons who develop dementia [J]. Neurology, 73(5):356-361.

Jyoti A, Plano A, Riedel G, et al, 2015. Progressive age-related changes in sleep and EEG profiles in the PLB1Triple mouse model of Alzheimer's disease[J]. Neurobiol aging, 36(10):2768-2784.

Ladenbauer J, Külzow N, Passmann S, et al, 2016. Brain stimulation during an afternoon nap boosts slow oscillatory activity and memory consolidation in older adults[J]. Neuroimage, 142:311-323.

Liguori C, Nuccetelli M, Izzi F, et al, 2016. Rapid eye movement sleep disruption and sleep fragmentation are associated with increased orexin-a cerebrospinal-fluid levels in mild cognitive impairment due to Alzheimer's disease[J]. Neurobiol Aging, 40:120-126.

Lo J C, Groeger J A, Cheng G H, et al, 2016. Self-reported sleep duration and cognitive performance in older adults:a systematic review and meta-analysis[J]. Sleep Med, 17(1):87-98.

Mander B A, Rao V, Lu B, et al, 2013. Prefrontal atrophy, disrupted NREM slow waves and impaired hippocampal-dependent memory in aging[J]. Nat Neurosci, 16(3):357-364.

Mitchell H A, Weinshenker D, 2010. Good night and good luck:norepinephrine in sleep pharmacology[J]. Biochem Pharmacol, 79(6):801-809.

Nebes R D, Buysse D J, Halligan E M, et al, 2009. Self-reported sleep quality predicts poor cognitive performance in healthy older adults [J]. J Gerontol B Psychol Sci Soc Sci, 64(2):180-187.

Opp M R, George A, Ringgold K M, et al, 2015. Sleep fragmentation and sepsis differentially impact blood-brain barrier integrity and transport of tumor necrosis factor-α in aging[J].Brain Behav Immun, 50:259-265.

Pace-Schott E F, Spencer R M C, 2015. Sleep-dependent memory consolidation in healthy aging and mild cognitive impairment[J]. Curr Top Behav Neurosci, 25:307-330.

Scullin M K, Bliwise D L, 2015. Sleep, cognition, and normal aging:integrating a half century of multidisciplinary research[J]. Perspect Psychol Sci, 10(1):97-137.

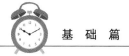

Stenberg D, 2007. Neuroanatomy and neurochemistry of sleep [J]. Cell Mol Life Sci, 64(10):1187-1204.

Varga A W, Ducca E L, Kishi A, et al, 2016. Effects of aging on slow-wave sleep dynamics and human spatial navigational memory consolidation [J]. Neurobiol Aging, 42:142-149.

Williams M J, Perland E, Eriksson M M, et al, 2016. Recurrent sleep fragmentation induces insulin and neuroprotective mechanisms in middle-aged flies[J]. Front Aging Neurosci, 8:180.

Yu J, Rawtaer I, Mahendran R, et al, 2016. Depressive symptoms moderate the relationship between sleep quality and cognitive functions among the elderly[J]. J Clin Exp Neuropsychol, 38(9/10):1168-1176.

第4章 老年睡眠和自主神经失调

第一节 概　　述

自主神经系统（autonomic nervous system）曾被称为植物神经系统（vegetative nervous system）或内脏神经系统（visceral nervous system），主要功能是调节内脏活动。自主神经系统主要包括交感神经系统（sympathetic nervous system）和副交感神经系统（parasympathetic nervous system），它们均受中枢神经系统的控制。

自主神经系统的主要功能是调节心肌、平滑肌和腺体（消化腺、汗腺、部分内分泌腺）的活动，以维持内环境的稳态。交感和副交感神经系统主要的递质是乙酰胆碱和去甲肾上腺素，这些神经递质均通过与相应的受体结合发挥效应。此外，自主神经系统还存在少量其他种类的递质，如血管活性肠肽、脑啡肽、P物质、生长抑素、5-羟色胺和一氧化氮等，它们通过结合相应的受体发挥作用。随着年龄的增长，自主神经功能下降，自主神经系统是受衰老影响的关键调节系统之一。随着年龄增长，睡眠也同样发生变化，睡眠片段化增加、总睡眠时间及睡眠效率下降。各阶段睡眠结构发生改变，第1阶段（N1）和第2阶段（N2）睡眠增加，第3阶段（N3）睡眠减少，快速眼动（REM）睡眠或慢波睡眠（SWS）减少。而随着夜间觉醒的增加、深度睡眠的减少、昼夜节律紊乱，睡眠障碍的发生率增加，同时心血管疾病、脑卒中、抑郁/焦虑障碍、呼吸暂停和死亡率的风险也增加。老年失眠与自主神经功能有关，衰老对睡眠的影响主要与迷走神经活动的减少和交感神经活动的增强有关。因此，自主神经活动失调是老年失眠患者睡眠质量客观和主观测量指标之间联系的潜在机制，并可能导致不良的健康结果，如认知障碍和神经精神症状等。

第二节 发病机制

一、食欲肽减少

衰老导致的睡眠障碍与细胞功能障碍相关，完全睡眠剥夺中，神经元就出现了明显的退化。食欲肽（orexin）又称下丘脑分泌素（hypocretin，Hcrt），是一种神经肽，自从被发现以来，它的唤醒效应已经被广泛认可。相关动物实验研究表明，Hcrt-1对幼年大鼠的促醒作用强于老龄大鼠，促醒作用的减弱引起的老龄大鼠的觉醒碎片化可能会加重其他与年龄相关的睡眠障碍，其阻止了持续唤醒期间睡眠需求的积累，从而降低了持续睡眠的可能性，研究结果证实了Hcrt-1信号转导减少导致睡眠-觉醒障碍的多个可能的作用。在两种食欲肽受体亚型中，大脑中食欲肽受体 2 的 mRNA 水平随着年龄的增长而降低，这种衰减与调节某些睡眠 / 觉醒神经元的丧失有关。随着年龄的增长，食欲肽神经元的放电频率增加会产生觉醒，大脑的较多数经典觉醒相关系统由食欲肽 / 下丘泌素轴突支配，并由食欲肽激发。食欲肽与自主神经的关系体现在去甲肾上腺素（一种主要的唤醒递质）能持续刺激下丘脑的食欲肽神经元，清醒时间的延长与食欲肽和去甲肾上腺素能神经元的氧化应激增加有关。

二、脑部类淋巴系统活性下降

脑部类淋巴系统（glymphatic system）是一种废物清除系统，不断地从大脑清除代谢废物和毒素，如 β 淀粉样蛋白。有趣的是，多项研究报道，在人类和动物的非活动期，即睡眠时从间质液中清除 β 淀粉样蛋白的效率比在清醒时高 20 倍。动物实验结果显示，随着年龄的增长，小鼠间质液清除效率显著降低，老龄小鼠与年轻小鼠相比降低了 40%，提示与年龄相关的脑部类淋巴系统效率下降可导致代谢废物和毒素（如 β 淀粉样蛋白）的积累，这是发生神经退行性疾病如阿尔茨海默病的危险因素。综上所述，这些发现表明，年龄的增长改变睡眠模式，会损害大脑的废物清除功能，从而导致与年龄相关的认知能力下降，引发恶性循环。这些过程是否因性别不同而异目前尚不清楚。脑部淋巴系统与自主功能调节相关，主要调节素为去甲肾上腺素，在自然睡眠期间，去甲肾上腺素受体拮抗剂可诱导脑部淋巴系统的清除，这表明白天释放的去甲肾上腺素可通过减少间质液来抑制清除。肾上腺素能信号的阻断扩大了脑组织间液的容量，导致液体流动阻力降低，加速了淋巴结的清除，并与慢波脑电图活动有关。这反映了沿血管周围间隙的脑脊液流量增加，间质溶液清除率增加。清除率的增加特别发生在非快速眼动睡眠，也称为静态睡眠。N3 或慢波睡眠，被归类为慢振荡脑电波活动，在间质腔内产生脑脊液流量，导致淋巴清除增加。

三、昼夜节律

下丘脑视交叉上核（SCN）是哺乳动物控制日节律的关键部位。研究表明，昼夜节律的调控点 SCN 的结构和功能随着年龄的增长而发生变化。在细胞水平上，两种类型的传出神经元，即升压素和血管活性肠肽神经元的数量随着年龄的增长而减少，血管活性肠肽 mRNA 的昼夜节律幅度也随着年龄的增长而减小。SCN 神经元的电生理特性随着年龄的增长也发生变化，沉默细胞的比例增加，可能是由于 K^+ 电流的变化。然而，将白天 / 清醒期间的自主活动与睡眠期间的客观睡眠质量联系起来的机制尚不明确。

四、血浆同型半胱氨酸

同型半胱氨酸（homocysteine，hcy）是一种含硫的非组成性氨基酸，来源于必需氨基酸甲硫氨酸，甲硫氨酸在肝脏代谢转化为半胱氨酸的过程中合成。同型半胱氨酸是心血管疾病的独立危险因素，越来越多的证据表明，同型半胱氨酸水平异常升高是一种普遍现象，是各种心血管疾病和代谢疾病的独立危险因素。同型半胱氨酸受健康相关行为的影响，包括饮食、吸烟和久坐的生活方式，同时血浆同型半胱氨酸水平会受到遗传因素的影响。高同型半胱氨酸引起交感神经系统的激活，直接相互作用并激活肾素 - 血管紧张素 - 醛固酮系统，高同型半胱氨酸的病理生理学特征与心血管系统交感神经过度活动的某些病理生理学特征相似，加重自主神经系统的功能障碍。尽管同型半胱氨酸水平升高与心血管事件风险增加之间已经建立了联系，但同型半胱氨酸在心血管疾病中的确切机制仍不清楚。

五、压力感受器的损害

随着年龄增长，自主神经系统及其调节大脑中枢的变化会降低老年人对环境变化的反应能力。下丘脑压力反射调节功能随年龄增长而发生显著变化，因此它也是压力反射损伤的一个可能部位。相关实验研究显示，静脉注射去氧肾上腺素可使所有大鼠血压逐渐升高，并伴有反射性心动过缓，其幅度与升压反应成正比。将反应与输注时间进行对比，年轻大鼠的升压和心动过缓反应明显比老龄大鼠更明显，无论性别，老龄大鼠心动过缓和心动过速的幅度均显著小于年轻大鼠。因此，这些结果明确表明，老龄大鼠的所有反射都较弱。由于心率反射通常依赖于神经介导的副交感神经和交感神经传出通路，年龄相关的压力反射敏感性的改变可以反映副交感神经和交感神经张力的不平衡。在适当的药物阻断后，通过记录相同大鼠的反射反应来检验这种可能性：用甲基丙氨酸阻断胆碱能以揭示交感神经机制，或用普萘洛尔阻断肾上腺素能以揭示副交感神经机制，结果显示老龄大鼠的心率始终低于年轻大鼠。随着年龄的增长，残余的副交感神经中介作用变得越来越弱。年龄相关的自主神经功能变化，包括交感神经活动增加和副交感神经活动减少，也发生在人类身上。

第三节　病理生理

睡眠纺锤波（sleep spindle）是短暂的 12 ～ 15Hz，可以在 N2 睡眠中看到。睡眠纺锤波起源于丘脑，丘脑是大脑皮质感觉信号的中继站。它们的产生是丘脑皮质神经元膜超极化的结果。在睡眠中，动作电位的周期性爆发汇聚回丘脑网状核神经元，然后被转移到皮质，诱导兴奋性突触后电位，从而产生睡眠纺锤波。这种超极化与受损的突触反应有关，减少了感觉信息流向大脑皮质。睡眠纺锤波能够有效抑制外部刺激对睡眠的干扰，从而保护睡眠者在睡眠中免受侵入性刺激。研究发现睡眠纺锤波受到衰老过程的影响，纺锤波密度、振幅减小，持续时间缩短。有证据表明纺锤波频率略有增加，并且睡眠纺锤波整体频率活动低于 14Hz。此外，睡眠纺锤波的昼夜节律调节受年龄的影响。在年轻人中，睡眠纺锤波的振幅、频率、持续时间和发生率表现出明显的昼夜节律性，最高的纺锤波发生率和振幅及最低的纺锤波频率与习惯性睡眠时间的昼夜节律相一致。然而，在老年人中，纺锤波发生率和频率的昼夜节律变化幅度明显降低，睡眠纺锤波活动的昼夜节律调节减少意味着老年人睡眠 - 觉醒昼夜节律的改变。

第四节　临床表现

一、认知功能下降

睡眠障碍与认知功能下降或痴呆的风险有关。睡眠与大脑中的 β 淀粉样蛋白（Aβ）有双向关系。睡眠减少了 Aβ 的产生，增加了大脑中的细胞外液，相反，Aβ 沉积破坏了睡眠结构，Aβ 免疫治疗能逆转老年睡眠障碍。许多研究表明，认知功能下降在老年人中很常见，老年人认知能力各个方面的下降和白天嗜睡存在强烈关联。睡眠和认知能力的下降，可归因于久坐的生活方式和社交活动的减少，在老年期维持社会参与和避免社会孤立是维持认知能力的重要因素。

二、性别差异

睡眠障碍在女性中比男性更常见，睡眠不适在更年期很常见，40% ~ 60% 的女性有睡眠不适，与绝经前年龄相比，女性在更年期容易出现更多的入睡困难、睡眠不稳定、夜间觉醒和无法恢复睡眠。更年期的转变是由于卵巢功能的逐渐停止，导致循环中的性类固醇激素（如雌激素和孕激素）缓慢减少。与自主神经功能相关的性激素和睡眠结构的变化是显著的，更年期相关的激素变化与睡眠质量和数量变化相互影响。最近的一项 PSG 研究表明，在绝经前和围绝经期妇女中，较高水平的卵泡刺激素与夜间更清醒的状态有关。

三、心血管疾病

交感神经系统在心血管稳态中起着至关重要的作用。它通过对心率和收缩力的作用及对静脉容量、小动脉阻力和液体容量（盐和水平衡）的神经调节，对健康和疾病受试者进行长期循环控制并影响局部血流。睡眠障碍受到心脏交感神经系统调节的影响，在快速眼动睡眠期间心血管交感神经活动增加。交感神经活动随着年龄的增长而增加，心血管功能在影响年龄相关的睡眠障碍方面占主导地位。睡眠质量差的患者表现出心脏副交感神经调节受损（即心率高频段较低）和心脏压力反射敏感性降低。血管舒缩症状的频率和严重程度与主观报告的入睡时间、保持睡眠的能力及夜间或清晨醒来的次数呈正相关。随着年龄的增长，深睡眠逐渐减少，睡眠呼吸暂停与交感神经过度活动有关，阻塞性睡眠呼吸暂停与心脏病有关。心功能的改善通常与阻塞性睡眠呼吸暂停综合征发作频率的降低有关，这表明两者之间具有双向作用。阻塞性睡眠呼吸暂停综合征患者的心率和血压变异性异常，是未来心血管疾病的危险标志。由于颈动脉体（颈动脉小球）内的化学受体激活，反复发作的睡眠呼吸暂停导致周期性缺氧、肌肉交感神经兴奋和血压升高。随着时间的推移，这种周期性的夜间交感神经激活逐渐演变，导致白天交感神经的平均兴奋性水平升高，交感神经活性增加在高血压、血管病、缺血性心脏病、心律失常和心力衰竭的发生和发展中起作用。研究表明通过各种手段抑制交感神经过度活动，有失眠症状的受试者的睡眠呼吸障碍发病率低于无失眠症状的受试者。

四、帕金森病

睡眠障碍是大多数帕金森病（Parkinson's disease，PD）患者的常见问题，严重影响患者的生活质量。帕金森病患者睡眠不适的发生率在 60% ~ 90%，并且与疾病的严重程度增加相关。典型的睡眠异常包括觉醒碎片化的增加和帕金森病特有的运动现象，如夜间不动、静息震颤、眨眼、运动障碍和其他现象。除了睡眠问题外，帕金森病患者白天还经常出现过度嗜睡。帕金森病患者的睡眠障碍可能是由于骨骼肌活动增加、呼吸紊乱及多巴胺能受体敏感性从快速眼动睡眠期到非快速眼动睡眠期的变化。有学者认为帕金森病睡眠中断的潜在生物学基础与脑干中多巴胺能、去甲肾上腺素能、5-羟色胺能和胆碱能神经元的改变有关。快速眼动睡眠行为障碍（RBD）在 PD 患者中非常常见，有姿势反射异常和自主神经损伤的帕金森病患者患睡眠呼吸障碍的风险增加。研究发现帕金森病患者存在昼夜节律异常，这可能与中脑皮质多巴胺能异常和中脑纹状体系统异常有关。腹侧被盖区多巴胺能神经元的异常常导致脑电图失同步和睡眠 - 觉醒时间表紊乱。其他解释帕金森病睡眠 - 觉醒中断的研究发现与中缝背侧 5-羟色胺能神经元、蓝斑去甲肾上腺素能神经元和胆碱能神经元的减少有关。

五、抑郁

睡眠 - 觉醒障碍可加重晚发性抑郁症状，较多的夜间觉醒时间和较差的睡眠效率与晚年抑郁有关，抑郁症患者的食欲肽总浓度有增加的趋势，而失眠症状和睡眠时间短与抑郁症状呈正相关。抑郁症发作时的临床症状包括睡眠障碍。抑郁症与杏仁核内侧前额叶皮质（mPFC）连接减少有关，较低的静息心率变异性也与抑郁症有关。有持续失眠症状的受试者在一年内患抑郁症的可能性是没有持续失眠症状的受试者的 3 倍。焦虑和药物与酒精滥用障碍可能会混淆观察到的睡眠障碍和抑郁症状之间的联系。失眠是最常见的老年睡眠障碍，持续失眠导致突发性抑郁症的风险增加 1 倍。

第五节 辅 助 检 查

一、心率变异性分析

作为一种非侵入性量化自主神经功能的指标，健康成人中所有心率变异性（HRV）指数均随年龄增长呈下降趋势，HRV 各项指标均无显著性别差异。HRV 用于评估自主神经系统功能状况，以及监测睡眠、压力和疲劳情况。HRV 可以使用光电容积描记（PPG）进行无创性研究，该描记器可以检测组织微血管床中的血容量变化，也可以使用心电图（ECG）结果。长期监测 HRV 的推荐测量时间为 24 小时，短期监测为 5 分钟。24 小时 HRV 分析可以监测患者的生理调控，但很困难也不实用。而短期监测几乎可以立即得到检查结果，因此适用于急诊监测和急需结果的情况。最近，有研究探讨了测量时间小于 5 分钟的可穿戴 HRV 分析，以提高 HRV 分析在公共健康中的适用性。HRV 可作为糖尿病患者自主神经病变发病前的一项指标，并可用于评估梗死后的死亡风险。HRV 降低是急性心肌梗死后死亡率的一个强有力的独立预测因子。HRV 分析可以定量评估心脏神经活动，包括自主神经平衡。随着年龄的增长，HRV 特征中副交感神经活性显著降低。

二、匹兹堡睡眠质量指数量表

匹兹堡睡眠质量指数量表（PSQI）是一份评价睡眠质量的调查问卷，调查了七个睡眠项目：主观睡眠质量（日常睡眠中的主观满足感）、睡眠潜伏期（从完全清醒到睡眠的过渡时间）、习惯性睡眠效率（睡眠小时数与床上总小时数之比）、日间功能障碍（社交活动中难以保持清醒）、睡眠药物的持续时间、睡眠药物的使用，以及睡眠障碍（睡眠中断）。全球 PSQI 评分为 0 ～ 21 分，评分越高反映睡眠质量越差。

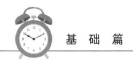

三、Epworth 嗜睡量表

Epworth 嗜睡量表（ESS）是一份经过充分验证的问卷，记录了 8 种日常情况下白天嗜睡的程度。在每种情况下打瞌睡的概率都是用 4 分 Likert 量表评定的，从 0 分（从不打瞌睡）到 3 分（打瞌睡的概率很高）。ESS 分数越高，表明主观嗜睡越严重。总分从 0 分到 24 分不等。11 分或更高的共同临界值可以区分明显的嗜睡和正常的白天嗜睡。

四、体动记录仪

体动记录仪（actigraphy）采用便携工具（类似一块手表，通常佩戴在手腕上，收集一段时间的体动信息）有效获得足够夜晚数据的手段，可准确捕捉睡眠中的平均水平和夜间变化，并进行这些水平的分析。在老年人（社区或养老院居住者）中很难进行睡眠监测，而老年人睡眠差异因夜而异，因此，考虑睡眠差异的平均水平和昼夜变化尤为重要，体动记录仪可以用于描述昼夜模式的特征及确定治疗反应。

五、抑郁量表

抑郁量表是一组 12 个项目，用于实施 DSM-Ⅳ中概述的严重抑郁发作的诊断症状标准，指定为 DSM-12D（DSM 抑郁量表的 12 个项目），这些项目或症状查询来自精神障碍的初级保健评估心境障碍部分。症状询问如下：①感到悲伤、忧郁或抑郁；②对大多数事情失去兴趣或快乐；③大部分时间感到疲倦或精力不足；④食欲减退或体重减轻；⑤暴饮暴食或体重增加；⑥入睡或保持睡眠困难；⑦睡得太多；⑧比平时更难以集中精力做事；⑨自卑、不好或一文不值；⑩烦躁不安或坐立不安，以致比平常多走动；⑪移动或说话太慢，以致别人注意到；⑫比平常更多地思考死亡——自己的、他人的或一般的死亡。调查询问被调查者在过去两周内是否几乎每天都有这种感觉。该指标可以用来估计抑郁症发作的概率，也可以作为一个量表。

六、多导睡眠图

多导睡眠图（polysomnography，PSG）用于诊断可疑睡眠呼吸障碍（阻塞性睡眠呼吸障碍、中枢性睡眠呼吸障碍），对于老年人睡眠障碍，应先进行 PSG 监测用于排除其他睡眠障碍疾病。

七、睡眠日记

有失眠症状的患者应至少完成 2 周的睡眠日记。睡眠日记记录的睡眠模式比依靠患者回忆的睡眠模式更准确，可帮助医师进行准确诊断及治疗。

第六节 治 疗

一、运动及社会活动

研究表明，短期暴露于早晨或晚上的社会活动和身体活动可以改善老年人神经心理表现和主观睡眠质量的客观指标。增加社交活动和体力活动是可以改善老年人睡眠质量和日间功能的有效干预措施。

（一）运动

有关运动对睡眠影响的研究表明，运动可以提高老年人睡眠质量的主观和客观评价。60 岁及以上男性进行有氧健康运动，睡眠开始潜伏期较短，睡眠开始后醒来时间较短，睡眠效率较高，与久坐的受试者相比，夜间很少发生不连续的睡眠事件。有氧健身也被证明与年轻人和老年人的慢波睡眠（SWS）增加及睡眠潜伏期减少有关。运动干预后主观和客观睡眠质量都有所改善。急性中等强度有氧运动似乎可以减轻慢性原发性失眠患者的睡前焦虑，改善睡眠质量。小型社交和体育活动项目也可以提高老年人的客观睡眠质量。随着年龄的增长和身体素质的下降，解决问题和整合新信息的能力都会下降。有研究表明，参加定期有氧运动计划可以减缓甚至逆转中年人认知能力的年龄相关下降。经常锻炼的中老年人的神经心理学表现优于久坐对照组。

（二）渐进式抗阻训练

渐进式抗阻训练是可以改善睡眠质量的另一种方法。与有氧运动一样，抗阻训练也可以改善通常与睡眠障碍相关的并发症，如抑郁症与心血管疾病，并且适用于不适合或不需要有氧运动的人。美国运动医学院对任何形式的抗阻训练统一定义为，肌肉对抗施加的力量或重量的运动。

二、镇静催眠药物

目前治疗失眠的药物包括苯二氮䓬类、非苯二氮䓬类催眠药（如唑吡坦）和抗组胺药（如苯海拉明），是老年人的高危药物。根据 Beers 标准，强烈建议在老年人群中避免使用非苯二氮䓬和苯二氮䓬受体激动剂类催眠药，其可能导致老年人的耐受性、认知障碍、戒断和过度睡眠。苯海拉明在 Beers 标准中被列为高度抗胆碱能药物，随着年龄的增长，清除率降低，并且强烈建议该患者群体在应用催眠药时避免使用苯海拉明。苯海拉明与尿潴留、头晕、直立性低血压、毒性反应如谵妄、癫痫和昏迷等不良反应的发生有关。美国食品药品监督管理局（FDA）批准的治疗替代品包括多塞平（doxepin）、雷美替安、他司美琼（tasimelteon）等，这些药物在各种研究中都显示了有效性和安全性。

1. 食欲肽受体拮抗剂苏沃雷生已被批准用于治疗失眠，并被证明可以改善睡眠的启动和维持。通过阻断食欲肽与受体的结合，苏沃雷生抑制了唤醒驱动。

2. 多塞平是一种三环类抗抑郁药，可抑制 5- 羟色胺和去甲肾上腺素的再摄取，并具有组胺能、胆碱能和 α_1 肾上腺素能拮抗作用。对组胺 H_1 受体表现出很高的亲和力，组胺 H_1 受体被认为可以促进和维持睡眠。

3. 雷美替安是一种选择性褪黑素受体 MT_1 和 MT_2 激动剂，被美国 FDA 批准用于治疗失眠。睡眠增强是通过影响下丘脑视交叉上核的睡眠调节机制来实现的。这是一个负责昼夜节律和睡眠 - 觉醒周期整合的区域。停止治疗后，未出现明显的戒断或反跳性失眠。

4. 他司美琼是褪黑素 MT_1 和 MT_2 受体的激动剂，被批准用于治疗非 24 小时睡眠 - 觉醒障碍。这是一种发生在几乎失明或完全失明者身上的疾病（他们很少或根本没有接触到环境线索，如光明和黑暗），并导致昼夜节律失去同步。这会导致睡眠开始时间和醒来时间的延迟。外源性褪黑素受体激动剂（如他司美琼）的时间和节律，可以潜在地促进昼夜节律的调整。这些治疗替代品滥用的可能性很低，并且无引起反跳性失眠、耐受性或戒断的报道。外源性褪黑素受体激动剂提供了一个更安全的失眠治疗方案，应该考虑在老年人中治疗失眠。虽然副作用少，但与先前的镇静催眠药相比有相当大的价格差异。

三、认知行为疗法

认知行为疗法（CBTI）可改善失眠患者的睡眠质量，减少主客观睡眠差异。行为干预改善了活动描记和睡眠日记。CBT 显著减少了负性睡眠差异（PSG 与睡眠日记）。治疗前后睡眠差异的变化与 N1 睡眠变化和睡眠效率（SE，床上睡眠时间百分比）改善相关。负性睡眠差异可能通过 CBT 得到改善，并可能与失眠严重程度的改善有关。

四、褪黑素

松果体激素又称褪黑素（melatonin），主要在夜间分泌，在诱导和调节睡眠中起主要作用。褪黑素的产生随着年龄的增长而减少，老年人血浆中的褪黑素水平非常低，因此特别是对于不能产生足够量褪黑素的老年失眠症患者，外源性给予褪黑素在改善夜间睡眠方面可发挥有益作用。

（陈开兵　李雪燕　温若卿）

参考文献

Benloucif S, Orbeta L, Ortiz R, et al, 2004. Morning or evening activity improves neuropsychological performance and subjective sleep quality in older adults[J].Sleep, 27(8):1542-1551.

Buñag R D, Krizsan D, Eriksson L, 1990. Mediation of reflex tachycardia becomes exclusively beta-adrenergic in old Fischer 344 rats[J].Mech Ageing Dev, 52(2-3):179-194.

Carrier J, Semba K, Deurveilher S, et al, 2017. Sex differences in age-related changes in the sleep-wake cycle[J].Front Neuroendocrinol, 47:66-85.

Choi J, Cha W, Park M G, 2020. Declining trends of heart rate variability according to aging in healthy asian adults[J].Front Aging Neurosci, 12:610626.

Crowley K, 2011. Sleep and sleep disorders in older adults[J].Neuropsychol Rev, 21(1):41-53.

Cuspidi C, Carla S, Tadic M, 2020. Sleep, hypertension and autonomic dysfunction[J]. J Clin Hypertens(Greenwich), 22(8):1491-1493.

Demiral S B, Tomasi D, Saells J, et al, 2019. Apparent diffusion coefficient changes in human brain during sleep-Does it inform on the existence of a glymphatic system[J].Neuroimage, 185:263-273.

Edmonds C, Swanoski M, 2017. A review of suvorexant, doxepin, ramelteon, and tasimelteon for the treatment of insomnia in geriatric patients[J].Consult Pharm, 32(3):156-160.

Fenzl T, Romanowski C P N, Flachskamm C, et al, 2011. Wake-promoting effects of orexin:its independent actions against the background of an impaired corticotropine-releasing hormone receptor system[J].Behav Brain Res, 222(1):43-50.

Garzón C, Guerrero J M, Aramburu O, et al, 2009. Effect of melatonin administration on sleep, behavioral disorders and hypnotic drug discontinuation in the elderly:a randomized, double-blind, placebo-controlled study[J].Aging Clin Exp Res, 21(1):38-42.

Kovacevic A, Mavros Y, Heisz J J, et al, 2018. The effect of resistance exercise on sleep:A systematic review of randomized controlled trials[J].Sleep Med Rev, 39:52-68.

Lira F S, Pimentel G D, Santos R V, et al, 2011.Exercise training improves sleep pattern and metabolic profile in elderly people in a time-dependent manner[J].Lipids Health Dis, 10:1-6.

Liu L, Wu Q, Yan H, et al, 2020. Plasma homocysteine and autonomic nervous dysfunction:association and clinical relevance in OSAS[J].Dis Markers, 2020:4378505.

Manolis A J, Poulimenos L E, Kallistratos M S, et al, 2014. Sympathetic overactivity in hypertension and cardiovascular disease[J].Curr Vasc Pharmacol, 12(1):4-15.

Morairty S R, Wisor J, Silveira K, et al, 2011. The wake-promoting effects of hypocretin-1 are attenuated in old rats[J].Neurobiol Aging, 32(8):1514-1527.

Nano M, Fonseca P, Overeem S, et al, 2019. Lying awake at night:cardiac autonomic activity in relation to sleep onset and maintenance[J].Front Neurosci, 13:1405

Reddy O C, van der Werf Y D, 2020. the sleeping brain:harnessing the power of the glymphatic system through lifestyle choices[J].Brain Sci, 10(11):868.

Roberts R E, Shema S J, Kaplan G A, et al, 2000. Sleep complaints and depression in an aging cohort:a prospective perspective[J].Am J Psychiatry, 157(1):81-88.

Schöne C, Burdakov D, 2017. Orexin/hypocretin and organizing principles for a diversity of wake-promoting neurons in the brain[J].Curr Top Behav Neurosci, 33:51-74.

Suh S W, Han J W, Lee J R, et al, 2018. Sleep and cognitive decline:a prospective nondemented elderly cohort study[J].Ann Neurol, 83(3):472-482.

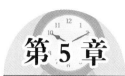

第5章 睡眠呼吸暂停及上呼吸道结构和功能的年龄相关变化

第一节 概　述

一、睡眠呼吸暂停

睡眠呼吸暂停是一种以睡眠期间出现呼吸暂停和低通气为特征的疾病，包括阻塞性睡眠呼吸暂停（obstructive sleep apnea，OSA）和中枢性睡眠呼吸暂停（central sleep apnea，CSA）；前者的呼吸暂停和低通气是由上气道反复塌陷导致的，而后者在没有上气道塌陷时发生呼吸暂停和低通气。在所有年龄组中，OSA 都比 CSA 常见。阻塞性睡眠呼吸暂停综合征（obstructive sleep apnea syndrome，OSAS）因睡眠时反复发作的上气道狭窄或阻塞，出现睡眠呼吸暂停和鼾声，从而导致血液中血氧饱和度降低，睡眠结构紊乱。患者表现出夜间睡眠时鼾声响亮、白天嗜睡、记忆力下降、性情改变和高血压等多种症状，严重影响其生活质量。

OSA 的发病机制包括解剖结构和神经肌肉两个因素。结构性决定因素包括颅面结构、周围软组织（包括脂肪组织）、血管结构和黏膜因素。神经肌肉因素包括通气性运动神经冲动输出、上呼吸道肌肉活动性，以及胸 - 上呼吸道连接（通过向下牵引）。即使在清醒时上气道也可能存在解剖上的狭窄、增大的软组织结构（舌体增大、软腭或咽侧壁的大小）或骨性结构异常（下颌后缩、小下颌）。这样的狭窄在睡眠时易于使上气道塌陷。上气道形态及其周围组织结构异常是阻塞性睡眠呼吸暂停低通气综合征重要的发病机制。

呼吸系统的结构和生理功能，一般在 30 岁以后开始发生衰退，随年龄增长日渐加重，60 岁后更趋显著。这种衰退现象是随着时间进展自然衰老的过程，也是外界不利因素不断侵扰的结果（支气管和肺是仅次于皮肤与外界接触最多的器官），或是两者兼而有之，目前尚难定论。

二、睡眠呼吸暂停相关的上呼吸道结构特征

上气道是一个相当复杂的结构，执行不同的生理功能，包括发音、呼吸和吞咽。但人们并没有很好地了解上气道执行这些功能的各种肌肉（＞ 24 块）的生物力学关系。上气道可被分为三个区域：鼻腔、咽腔与喉腔。①鼻咽腔：位于鼻甲和硬腭之间的区域；②口咽腔：可以再分为腭后（也称腭咽）和舌后区；③下咽部或喉咽部（从舌根部到喉腔）。在正常个体和 OSA 患者中，上气道最为狭窄的部位均在口咽部，尤其是腭后区。大多数 OSA 患者睡眠期间的气道闭合均发生在腭后区。Subtelny、Baker、Fujiki、Rossato 等的研

究发现上气道形态由于遗传和功能异常等因素，个体的差异性很大。

使用计算机断层扫描（CT）或磁共振成像（MRI）技术的影像学研究，发现清醒时睡眠呼吸暂停患者的上气道口径小于正常人，睡眠呼吸暂停患者上气道的形状不同于正常人。正常人的气道，主要的轴向是水平向两侧；而呼吸暂停的患者气道两侧直径相对减少，而前后径相对不变。因此，呼吸暂停患者的气道在轴向上更倾向于前后径。呼吸暂停患者的气道结构逆向影响上气道肌肉的活动，使得在睡眠期间气道易于闭合。

虽然肥胖被认为是 OSA 的主要危险因素，但颅面形态也是 OSA 发病机制中的一个重要因素，如异常发育的下颌骨或上颌骨，均可能对上气道起到限制的作用。

三、睡眠呼吸暂停相关的上呼吸道功能变化

对于健康人，睡眠期间上呼吸道肌肉活动降低是一种生理现象，几乎不会引起不良后果，但在易感人群中则可能促发上呼吸道狭窄。通气性运动神经冲动输出减少会使上呼吸道肌肉活动度降低，尤其是呈紧张性活动的肌肉（不受呼吸时相的影响）。例如，腭帆张肌在睡眠开始后立即出现活动降低，伴吸气流量减少。调查睡眠开始时呼吸肌活动性的研究显示：当脑电图波形以 θ 波（浅睡）而非 α 波（觉醒）为主时，呼吸肌和上呼吸道扩张肌的活动性改变较少。睡眠时伴有咽部口径减小、上呼吸道阻力增大，以及上呼吸道顺应性增加。换言之，睡眠时上呼吸道更狭窄，呼吸道壁更容易变形。因此，存在促使气道塌陷的透壁压时，睡眠使上呼吸道更容易闭合。呼吸道狭窄似乎是一个普遍现象，会引起湍流增加，这可能解释为什么即使是健康人，睡眠时也听得到呼吸。上呼吸道阻力的显著增加会导致气流湍流增加、吸气流量受限，以及软腭和上呼吸道软组织振动。打鼾是吸气流量受限的声学结果，表现为，尽管有持续性的下游驱动压，但吸气流较为固定。

睡眠相关上呼吸道狭窄和气流阻力增加意味着呼吸系统内部负荷增加。通气控制系统应对负荷增加的能力对维持肺泡通气至关重要。清醒时通过高阻力管道（类似吸管）呼吸时，通气能力会立即增加，以维持肺泡通气和动脉血二氧化碳分压（$PaCO_2$）。而睡眠期间机体感知不到负荷，因此通气减少，且致 $PaCO_2$ 增加。无法及时感知负荷增加的机体原因尚不确定，但可能提示睡眠占据主宰地位，这一生理需求通过依赖化学和机械感受器的反馈得到保护。另外，已观察到 OSA 患者的健康子女存在阻力负荷代偿受损。因此，对负荷增加的代偿能力可能是一种遗传特性，有助于在睡眠期间保持上呼吸道开放。

颅面结构是上呼吸道开放性的关键决定因素。上呼吸道被下颌骨、上颌骨、颅底和颈椎构成的骨性结构所包围，如果该骨性结构过小或存在颅面部限制（如颌后缩），则可能导致组织"拥挤"、上呼吸道周围组织压力增加，以及促使呼吸道塌陷的透壁压增加，使舌骨下移。骨性结构在上呼吸道阻塞倾向中发挥作用的支持证据来源于观察性和实验性研究。一项使用三维 MRI 的病例对照研究显示，下颌骨较长的男性发生 OSA 的风险降低，但女性中不存在这一特点。此外，OSA 患者与对照组的舌骨位置差异主要取决于舌体积，提示 OSA 患者舌骨下移是由相应的舌体积和周围压力增加造成的。同样，另一项研究发现，下颌骨前推式口腔矫治器的有益作用可能是因为其降低了周围组织压力。除这些研究外，还有流行病学证据表明，颅面部指标的差异可能与不同种族和族群的睡眠呼吸暂停患病率差异相关，并且可能与肥胖相互作用而促使睡眠期间上呼吸道阻塞。

上呼吸道被颈部软组织（包括结缔组织、脂肪组织、血管和淋巴组织）所包围，因此，

增加周围组织压力的因素往往会促使上呼吸道狭窄。一些软组织因素会增加OSA风险，包括舌体积较大、咽侧壁体积较大，以及软组织总体积增加。软组织偏多可能具有遗传性，因为有证据表明上呼吸道软组织结构特点在正常人和OSA者中存在家族聚集性，且独立于体重指数（body mass index，BMI）和颈围。肥胖造成的上呼吸道或舌脂肪组织增多也可能增加促使气道塌陷的组织压力。

<h2 style="text-align:center">第二节　与年龄相关的睡眠呼吸暂停
及上呼吸道结构和功能的变化</h2>

一、老年睡眠呼吸暂停的呼吸生理概述

气道解剖结构/折叠性在老年睡眠呼吸暂停患者中起相对较大的致病作用，而敏感的通气控制系统在阻塞性睡眠呼吸暂停（OSA）的年轻成年人中更为突出。与年轻的OSA患者相比，老年睡眠呼吸暂停患者的气道更易塌陷，但呼吸困难程度较低，气道周围组织是睡眠期上呼吸道开放性的重要决定因素，而被动性重力、下颌缺陷者的组织高压、舌较大、上气道堆积的脂肪，或卧位体液头侧转移引起的咽壁水肿均会干扰老年患者正常的睡眠呼吸生理。因老年人的呼吸系统结构与生理功能会随着年龄的增长而出现退行性改变，呼吸系统的感觉神经末梢也变得迟钝，神经的传输能力大大降低，对外界的感应能力也变得迟缓，对缺氧和酸碱平衡的调节能力也将大幅度降低，夜间睡眠呼吸暂停引起的间歇性缺氧和高碳酸血症更易引发或加重呼吸系统疾病，从而直接或间接影响老年患者的呼吸功能。

二、老年睡眠呼吸暂停患者的解剖结构特点

老年睡眠呼吸暂停患者的解剖结构特点与正常老年人相似，表现为鼻、喉黏膜通常存在一定的萎缩，鼻前孔开口方向由年轻时的向前水平开口转变为向前下方开口，经鼻吸入的气流形成涡流，致使气流阻力增加，导致鼻腔对吸入气体的滤过、加温、加湿功能减退或丧失，黏膜、腺体及淋巴组织萎缩，使整体气道防御功能下降，易于引起上呼吸道感染。而随着年龄的增长，老年患者的会厌反射功能降低，而睡眠呼吸暂停会加重患者的气道塌陷，使得吞咽障碍、呼吸困难、夜间憋醒、吸入性肺炎等的发生风险成倍增加。

其次，老年人气管直径变小，气管软骨随着年龄的增长而日渐退化；部分支气管管腔变窄，增加了气道塌陷和闭合风险，导致呼气性呼吸困难。加之老年患者的咳嗽反射及纤毛运动功能也逐渐退化，使得气道内的分泌物排出不畅，引发呼吸道感染。此外，65岁以上的老年患者平均细支气管直径也明显变小。

三、年龄与睡眠呼吸暂停的相关性

由于主要呼吸系统疾病的患病率增加及睡眠模式随年龄增长而发生的正常变化，对于临床医务人员而言，明确年龄对睡眠呼吸暂停的影响极为重要。通常，年龄与慢波睡眠量的减少和第1阶段及第2阶段的非快速眼动睡眠的增加有关，这通常归因于老年人自发性觉醒次数的增加。由于正常昼夜节律睡眠周期的相位提前，老年人倾向于在晚上更早入睡并更早醒来。此外，与充血性心力衰竭相关的睡眠相关呼吸系统疾病如OSA和CSA的发

展在老年人中越来越普遍，此类疾病的发展通常是主要关注点，因为它们与全身性高血压和心血管疾病、代谢紊乱（如糖尿病）和神经认知受损有关。睡眠是一个重要的生理过程，具有重要的恢复功能，这些功能对于最佳的白天功能至关重要。而睡眠呼吸暂停所引起的睡眠不足或低质量睡眠与神经认知障碍、终末器官功能障碍、慢性健康状况和死亡率的增加密切相关。重要的是，年龄与睡眠模式及睡眠结构分布的质和量变化密不可分。在婴儿期，睡眠时间是一生中最长的，新生儿每天睡眠约 16 小时，这种睡眠需求在童年时期逐渐减少，成年后达到 7 ～ 8 小时。研究表明，从成年、青年到老年，睡眠持续时间进一步缩短。而老年人的睡眠变得更加分散，通常通过白天的小睡来巩固。

与年龄相关的睡眠 - 觉醒时间提前可能是由于无法在特定的昼夜节律阶段维持睡眠。高龄的特点是许多生理过程的昼夜节律变化，这些生理过程在体内平衡中（如睡眠 - 觉醒周期、核心体温、警觉性和许多激素的分泌）起重要作用。正常人的昼夜节律是由位于下丘脑视交叉上核（SCN）中的昼夜节律起搏器产生的，并与 24 小时同步，主要通过 SCN 作用的明暗循环实现。随着年龄增长，SCN 对环境线索的故障或敏感性降低，可能会导致与年龄有关的睡眠相关疾病发生率增加。

高龄是导致睡眠呼吸障碍风险的主要因素，年龄增长与睡眠呼吸暂停患病率的增加相关。60 岁以上的社区居民中，有 62% 的呼吸障碍指数≥ 10 次 / 小时（每小时睡眠呼吸暂停和呼吸不足的次数）。增龄增加 OSA 风险的确切机制尚不完全清楚。虽然已经确定了几个生理因素和表型特征，但每个特征对个体 OSA 的贡献量可能会随着每个患者存在的不同特征组合而变化。研究表明，解剖学上较小的咽气道是上气道阻塞发展的关键因素，咽扩张肌可以补偿清醒时的解剖学塌陷，但在睡眠期间补偿有所减弱，保持气道通畅的关键取决于位于由下颌骨和脊柱形成的骨隔室中的软组织数量及咽部扩张肌收缩能力或强度之间的平衡。因此，由于软组织增加和咽部解剖结构受损，许多 OSA 患者的气道管腔相应变窄。咽扩张肌对睡眠中化学和机械刺激的反应能力、呼吸困难引发唤醒的难易程度（唤醒阈值）、肺容量大小（低肺容量可能是 OSA 患者上气道塌陷和阻塞的重要因素）及通气控制稳定性的影响（环路增益）均会随着年龄增长而发生变化。

四、老年睡眠呼吸暂停的呼吸动力机制改变

老年人在睡眠时容易发生呼吸紊乱，即便没有心肺系统疾病也易出现通气降低、血氧下降现象。化学感受器反应力弱，特别是老年睡眠呼吸暂停患者，由于夜间反复发作的间歇性缺氧，机体长期处于高碳酸血症状态，中枢对二氧化碳的刺激不敏感，使得老年睡眠呼吸暂停患者的呼吸驱动作用减弱。其次，膈肌是人体最主要的呼吸肌，老年睡眠呼吸暂停患者会出现呼吸肌群的退行性改变，包括肌纤维数量的减少、肌肉萎缩、肌力减弱，同时随着老年患者非功能性脂肪组织的增多，其呼吸运动将受到一定影响，尤其是夜间睡眠过程发生呼吸暂停的老年患者。NREM 阶段特别容易受到年龄的影响，而年龄会影响REM 阶段，从而对整个睡眠期产生影响。中老年人的睡眠结构所呈现的睡眠特点为总睡眠时间减少、慢波睡眠减少、睡眠效率低、睡眠延迟。年轻人夜间缺氧更严重。呼吸暂停低通气指数（apnea hypopnea index，AHI）、氧减指数（oxygen desaturation index，ODI）、平均脉搏氧饱和度（mean pulse oxygen saturation，$MSpO_2$）等指标明显高于中老年人，但年轻人与中老年人的睡眠结构相似，说明年轻人具有较强的睡眠生理代偿和调节能力。

五、老年睡眠呼吸暂停的通气与换气功能的衰退

在呼吸系统中，睡眠对呼吸和气体交换有重要影响。此外，存在与睡眠相关的特定呼吸系统疾病，如OSA，它可能与其他慢性呼吸系统疾病共存并加剧与睡眠相关的呼吸障碍。睡眠呼吸暂停使老年人群的肺泡数量、呼吸面积均相应减少，致使通气受阻，肺泡弥散能力下降。肺的通气和换气功能均随着年龄的增长而逐渐衰退；另外，老年患者由于胸、肺结构与功能的生理性衰退，免疫力逐渐下降，对呼吸系统疾病易感性增加，对治疗反应不敏感，且患病后康复难度增大，病情不易控制，易合并其他疾病，容易影响其他组织系统功能。

（苏小凤　赵力博）

参考文献

高莹卉，温永飞，钱小顺，等，2020. 无心血管合并症的老年阻塞性睡眠呼吸暂停综合征患者心功能变化及其影响因素分析 [J]. 南方医科大学学报，40(11):1587-1592.

寻友芳，王茂华，孙海，等，2019. 青年与中老年 OSA 患者睡眠监测结果的对比分析 [J]. 临床耳鼻咽喉头颈外科杂志，33(7):643-646.

Braley T J, Dunietz G L, Chervin R D, et al, 2018. Recognition and diagnosis of obstructive sleep apnea in older americans[J]. J Am Geriatr Soc, 66(7):1296-1302.

Cheng J Y, Filippov G, Moline M, et al, 2020. Respiratory safety of lemborexant in healthy adult and elderly subjects with mild obstructive sleep apnea:A randomized, double-blind, placebo-controlled, crossover study[J].J Sleep Res, 29(4):e13021.

Fortin M, Lina J M, Desjardins MÈ, et al, 2020. Waking EEG functional connectivity in middle-aged and older adults with obstructive sleep apnea[J].Sleep Med, 75:88-95.

Himanen S L, Martikkala L, Sulkamo S, et al, 2018. Prolonged partial obstruction during sleep is a NREM phenomenon[J].Respir Physiol Neurobiol, 255:43-49.

Iannella G, Magliulo G, Lo Iacono C A M, et al, 2020. Positional obstructive sleep apnea syndrome in elderly patients[J].Int J Environ Res Public Health, 17(3):1120.

Ioachimescu O C, Teodorescu M, 2013. Integrating the overlap of obstructive lung disease and obstructive sleep apnoea:OLDOSA syndrome[J].Respirology, 18(3):421-431.

Jugé L, Knapman F L, Burke P G R, et al, 2020. Regional respiratory movement of the tongue is coordinated during wakefulness and is larger in severe obstructive sleep apnoea[J].J Physiol, 598(3):581-597.

Leppänen Töyräs J, Mervaala E, et al, 2017. Severity of individual obstruction events increases with age in patients with obstructive sleep apnea[J].Sleep Med, 37:32-37.

Osman A M, Carberry J C, Gandevia S C, et al, 2020. Changes in pharyngeal collapsibility and genioglossus reflex responses to negative pressure during the respiratory cycle in obstructive sleep apnoea[J].J Physiol, 598(3):567-580.

Patel J, Daniels K, Bogdan L, et al, 2020. Effect of gender, age, and profound disease on upper airway stimulation outcomes[J].Ann Otol Rhinol Laryngol, 129(8):772-780.

Patel S R, 2019. Obstructive sleep apnea[J].Ann Intern Med, 171(11):ITC81-ITC96.

Pereira V J, Tuomainen J, Lee K Y S, et al, 2021. A perceptual outcome measure of velopharyngeal function based on the Cleft Audit Protocol for Speech-Augmented(CAPS-A VPC-Sum):validation through a speech osteotomy study[J]. Int J Lang Commun Disord, 56(4):754-767.

Rowley J A, Lareau S, Fahy B F, et al, 2017. What is obstructive sleep apnea in adults[J]. Am J Respir Crit Care Med, 196(1):P1-P2.

Stöberl A S, Schwarz E I, Haile S R, et al, 2017. Night-to-night variability of obstructive sleep apnea[J].J Sleep Res, 26(6):782-788.

Trimer R, Cabidu R, Sampaio L L M, et al, 2014. Heart rate variability and cardiorespiratory coupling in obstructive sleep apnea:elderly compared with young[J]. Sleep Med, 15(11):1324-1331.

Zhang Z, Wang Y, Li H, et al, 2021. Age-specific markers of adiposity in patients with obstructive sleep apnea[J]. Sleep Med, 83:196-203.

第6章 老年睡眠与神经内分泌功能

第一节 概　　述

一、神经内分泌功能

下丘脑 - 垂体 - 肾上腺轴（hypothalamic-pituitary-adrenal axis，HPA 轴）（图 6-1）是神经内分泌系统的重要部分，参与机体各种应激的生理反应，既维持机体内环境的稳态，又参与对新的挑战性刺激的反应；另外，HPA 轴在保持警觉和调节睡眠方面也起着重要作用。HPA 轴的主要生理功能：下丘脑释放促肾上腺皮质激素释放激素（CRH），CRH 作用于垂体后使其释放促肾上腺皮质激素（ACTH），ACTH 作用于肾上腺皮质后使其释放皮质醇（cortisol，COR）。

下丘脑 - 垂体 - 甲状腺轴（hypothalamic-pituitary-thyroid axis，HPT 轴）（图 6-2）为

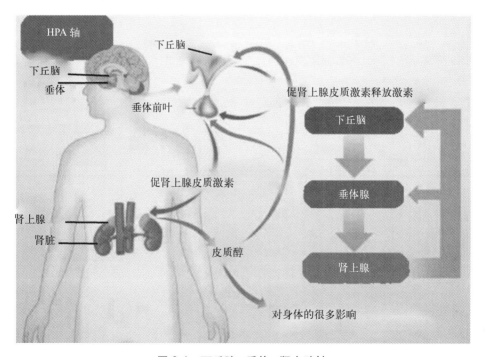

图 6-1　下丘脑 - 垂体 - 肾上腺轴

下丘脑、垂体和甲状腺三种内分泌器官所组成的一系列反馈机制，包括正反馈和负反馈。下丘脑通过释放促甲状腺激素释放激素（thyrotropin releasing hormone，TRH）来影响垂体，垂体通过释放促甲状腺激素（thyroid stimulating hormone，TSH）指挥甲状腺，下丘脑、垂体，形成了一系列反馈机制。HPT轴的负反馈调节是维持血清甲状腺激素（thyroid hormone，TH）水平稳定的最重要的机制。目前，普遍认为位于下丘脑室旁核（paraventricular nucleus，PVN）的促垂体区的TRH神经元是HPT轴的核心调节区域。

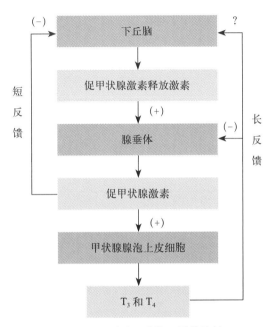

图6-2 下丘脑-垂体-甲状腺轴

下丘脑-垂体-性腺轴（hypothalamic-pituitary-gonadal axis，HPGA）是下丘脑、垂体、性腺三者通过促性腺激素释放激素（gonadotropin-releasing hormone，GnRH）、促性腺激素（gonadotropins，Gn）、性腺激素等参与实现反馈与负反馈来调控人类生殖和性行为的主要内分泌系统。HPGA分泌的激素包括下丘脑分泌的GnRH、黄体生成素（luteinizing hormone，LH）、卵泡刺激素（follicule-stimulating hormone，FSH）及性腺分泌的雌二醇、睾酮等。

二、神经内分泌水平变化对老年睡眠影响概述

睡眠对神经内分泌系统的很多方面都发挥着重要的调节作用。睡眠期，生长激素（growth hormone，GH）和催乳素（prolactin，PRL）分泌显著增加，而COR和TSH释放受到抑制。相反，从睡眠中醒来会抑制夜间GH和PRL分泌，并伴有COR和TSH的浓度增加。睡眠缺乏会引起激素分泌紊乱和代谢失调，并产生相应的临床表现，尤其是现代社会中主动缩短睡眠时间的现象屡见不鲜。

睡眠对神经内分泌系统有重要的调节作用。越来越多的证据表明神经体液和生长激素随着年龄增长发生变化可能导致睡眠质量的下降。老年睡眠随着神经内分泌水平的变化通

常是慢波睡眠（slow wave sleep，SWS）显著减少，REM 睡眠减少，觉醒次数和时间增加，睡眠效率下降。

青中年开始 SWS 减少，GH 分泌水平快速下降，年龄对 REM 睡眠和睡眠中断的影响直到老年才逐渐明显。COR 水平也是从中年到晚年才逐渐升高，而且年龄与夜间 COR 浓度升高有关。研究表明，促肾上腺皮质轴随着年龄增长而变得相对活跃，也可以反映 REM 睡眠减少。在人和动物实验中均发现，在皮质醇谷值时间 HPA 轴活性增高更加不利。因此，夜间 COR 水平增高易造成中枢和外周功能失调，如记忆力减退和胰岛素抵抗，继而会使睡眠断断续续。事实上，许多研究已证实糖皮质激素升高可引起觉醒。

第二节　老年睡眠与神经内分泌系统的关系

一、老年睡眠与 HPA 轴的关系

HPA 轴是与应激反应和行为有关的神经内分泌系统，能够通过检测外周血垂体促肾上腺皮质激素（ACTH）及受其影响的肾上腺激素皮质醇的水平来了解。血浆皮质醇和 ACTH 水平从早晨的最高峰值随着时间的推移逐渐降低，深夜至凌晨达到最低值。因此，通常人类刚入睡时，促肾上腺皮质轴趋于静止。觉醒前数小时，ACTH 和皮质醇的分泌重新活跃起来。每日皮质醇浓度随着睡眠状态的变化发生显著改变。一些实验研究也已证明 24 小时 HPA 轴的周期性活动主要受昼夜节律的调控。

睡眠和觉醒对 HPA 轴的影响已得到确切证明。许多研究发现入睡与皮质醇分泌在短时间内受抑制有相关性。通常情况下，由于在深夜皮质醇分泌很低，睡眠对皮质醇的抑制效应将延长皮质醇低水平分泌的时间，这可能与 SWS 有关。因此，睡眠剥夺时，皮质醇分泌出现低谷的时间不会比正常睡眠时早，相反，从睡眠中醒来时往往已经出现了皮质醇的脉冲分泌。

睡眠剥夺时，睡眠或者觉醒对 HPA 轴活动的影响作用消失。皮质醇最低浓度比正常夜间睡眠高（因为入睡后几小时的抑制作用消失了），早晨的浓度要低一些（缺失了觉醒的激发作用）。相对正常的情况而言，睡眠剥夺后的皮质醇波动幅度总体上减少大约 15%。多项研究表明睡眠中断往往会触发皮质醇的脉冲分泌。分析日间睡眠时的皮质醇变化，可以发现有 92% 的睡眠中断后 20 分钟内伴有显著的皮质醇脉冲分泌。有研究发现，如果在睡眠中不断被唤醒，则睡眠状态下促肾上腺皮质轴的反馈抑制比觉醒状态下要弱。随着年龄增长，发生的睡眠中断与夜间 HPA 轴的活动增加有关。一项对失眠症患者的调查提示，夜间总睡眠时间减少的患者血皮质醇浓度更高。睡眠减少延迟了 HPA 轴向夜间静息状态的回归，这与增龄导致的内分泌变化相似，即随着年龄增长夜间皮质醇浓度也会出现如上变化。很有可能这种随着失眠者睡眠时间减少的夜间皮质醇增高反映了长期睡眠不足对机体的影响，正常人在反复减少睡眠以后也同样表现出这样的相互关系。

二、老年睡眠与生长激素的关系

下丘脑分泌的生长激素促分泌素（growth hormone secretagogue，GHS）刺激垂体分泌 GH，而生长抑素抑制 GH 分泌。另外，胃产生的食欲刺激素（ghrelin）酰化物可以结合 GHS 受体，产生内源性刺激 GH 分泌的作用。近期有证据表明，在夜间睡眠中升高的 ghrelin、降低的生长抑素很可能与 GHS 分泌有协同作用，它们共同刺激 GH 分泌。尽管睡眠确实对 GH 分泌有刺激作用，但与生长有关的其他激素包括 GHS、ghrelin，还有 GH 本身对睡眠都有调节作用。实际上，不管是临床试验，还是啮齿类动物实验研究都发现注射 GHS 和 ghrelin 能刺激 SWS。不同的是，注射 GH 能加强 REM 睡眠，特别对于啮齿类动物；而注射生长抑素会有损老年人的睡眠质量，对中、青年人影响较小，可能与老年人内源性的 GHS 活性较低有关。

正常成人 24 小时中 GH 分泌高峰在进入睡眠后很快出现，不论随后睡眠加强、延迟、打断或重新诱发，睡眠起始阶段 GH 即开始分泌。睡眠中 70% 的 GH 波动发生在 SWS 期，并且在 GH 波动时的 GH 分泌量与 SWS 持续时间之间存在正相关性。自发的觉醒打断睡眠后，GH 的分泌会立即受到抑制，这可能与生长抑素的释放增加有关。

健康成人体内，24 小时血浆 GH 由低浓度稳定分泌和间歇性脉冲大量分泌两部分组成。在 20 世纪 60 年代研究者已经认识到大多数的 GH 脉冲分泌发生在刚入睡后不久。无论是否进入深睡状态、睡眠延迟或者中断以后重新入睡，都会引起 GH 的脉冲分泌。在对夜班工作者的研究中发现，主要的 GH 分泌高峰也发生在入睡后的第一时段。延后 12 小时睡眠的个体 GH 分泌也维持这种过程。

40 多年前我们就认识到 GH 主要是在睡眠早期分泌，如 Obal 和 Krueger 所述，GH 和睡眠两者具有这种关系的意义是，人体在休息和大脑葡萄糖利用率最低的同时加强合成代谢。睡眠触发的 GH 分泌主要受 GHS 调控，而此时生长抑素的抑制作用减弱。人类睡眠早期的 GH 分泌也确实能被 GHS 拮抗剂抑制，在夜间下丘脑分泌生长抑素处于低谷，这有利于 GH 分泌。夜间 ghrelin 出现分泌高峰，因而能促进睡眠后 GH 分泌。

发表在 20 世纪 60 年代的研究阐述了脑电图 SWS 波与 GH 高峰出现具有一致性。这在后来的研究中得到进一步证实，且研究进一步发现是 GH 分泌速率与睡眠相关，而不是血 GH 的浓度。通过在睡眠过程中每隔 30 秒取血检测，发现 GH 最大分泌量出现在 SWS 期，不仅如此，研究表明相似体重和身高的健康男性大约 70% 的 GH 是在 SWS 期分泌，而且 GH 分泌量与 SWS 时间成正比。通过用药物造成 SWS 模型进行研究更多地发现，慢波活动与 GH 释放增加有强相关性。

GH 在睡眠中分泌增加，不依赖于昼夜节律。睡眠剥夺使 GH 释放明显减少，但是，在夜间睡眠剥夺时 GH 分泌轻度增加。这种微弱的昼夜节律的存在反映生长抑素水平受到了抑制。即使在觉醒状态，由于胃肠激素 ghrelin 分泌增加，仍然可以维持夜间 GH 低水平的持续分泌。如一夜未睡，GH 会在第 2 天日间释放增多，以保持 24 小时分泌量不受太大影响。然而，对于日间补偿分泌的机制并不十分清楚，其可能与生长抑素分泌受抑、ghrelin 水平升高有关。

已有研究报道入睡前 GH 分泌就开始显著增加。睡前出现分泌脉冲可能是由于此时昼夜节律有刺激 GH 分泌的倾向，与睡眠无关。SWS 初始看不到 GH 的分泌脉冲，可能是睡前 GH 分泌引起短时间的负反馈所致。

尽管在 NREM 睡眠中 GH 分泌受到刺激，但睡眠中断同样具有抑制效应。研究发现在入睡开始即注射 GHS 使 GH 分泌增多，无论何时醒来，GH 分泌都会突然受到抑制。给睡眠中的受试者注射 GHS，30 分钟后唤醒他，30 分钟以后再继续入睡，觉醒对 GH 的抑制效应得到了进一步的阐明，刚醒来时 GH 分泌明显受到抑制。这些研究都表明睡眠中断会减少 GH 的分泌。

GH 释放受年龄影响，多项研究发现成年人（30 ～ 40 岁）SWS 数量快速下降。一项研究对 16 ～ 83 岁的 149 例健康男性的睡眠和血 GH 的关系进行回顾性分析，发现年龄对 GH 释放的影响是从 26 ～ 37 岁开始。统计学分析提示，SWS 减少与中晚年的 GH 释放减少相关，而与年龄无关。与 GH 相似，老年人群肝脏分泌胰岛素样生长因子 -1（insulin like growth factor-1，IGF-1）的水平与 SWS 的数量也有关。虽然对于 SWS 减少的临床意义还不是很清楚，但 GH 缺乏与老年人脂肪组织增加、向心性肥胖、肌肉组织减少、肌力下降和活动能力下降都有关系。

三、睡眠与甲状腺轴的关系

白天 TSH 浓度较低且维持稳定，晚间分泌增加并在入睡后不久达到夜间最高值。睡眠后期伴随着 TSH 浓度大幅降低，日间维持早晨觉醒后的水平。24 小时 TSH 分泌遵循典型的日常规律，TSH 浓度升高往往在入睡前，这很可能是受昼夜节律的影响。然而，在睡眠剥夺时，TSH 分泌大致是正常睡眠时的 2 倍，此时睡眠对 TSH 分泌的影响充分体现出来。因此，睡眠对 TSH 的分泌具有抑制作用，而睡眠剥夺可以解除这种抑制。

研究发现，日间睡眠时，TSH 并没有明显地被抑制到白天的正常解除水平以下。因此，睡眠对 TSH 的抑制效应似乎在夜间才能发挥作用，再次暗示昼夜节律与睡眠对 TSH 的影响。缺少睡眠以后，重新睡眠的深度会加深，此时夜间的 TSH 浓度升高会被更显著抑制，提示 SWS 可能是导致 TSH 浓度降低的决定性因素。实际上，对睡眠参数和 TSH 浓度变化的分析表明，TSH 分泌下降与 SWS 有紧密联系。

在睡眠剥夺时，TSH 浓度升高的同时引起血浆三碘甲状腺原氨酸（triiodothyronine，T_3）浓度的升高。如果第二个夜晚睡眠继续被剥夺，那么夜间 TSH 的升高幅度较第一个夜晚明显减小。这可能是因为甲状腺激素半衰期延长，日间仍能维持一定的水平，限制了第二个夜晚 TSH 的分泌增加。一项记录完整的 64 小时睡眠剥夺试验显示夜间 11 点 T_3 浓度增加大于 50%，而甲状腺素（thyroxin，T_4）浓度没有明显变化。在第二个夜晚睡眠剥夺时，T_3 和 T_4 浓度夜间均升高，与正常睡眠时正好相反。这些研究数据表明，长时间的睡眠缺少与甲状腺激素的上调关系密切。

睡眠对 TSH 分泌的抑制效应具有时间依赖性，因而有时血 TSH 浓度升高是睡眠与昼夜节律综合作用的结果。年轻男性如将平常睡眠的时间提前 8 小时，在适应时差变化时夜间 TSH 水平显著升高，因为日间的睡眠不能抑制 TSH，而夜间的觉醒状态与昼夜节律调控的 TSH 大量释放有关，第二天睡眠时间改变后夜间血 TSH 水平是平常夜间水平的 2 倍，TSH 的分泌量与 T_3 浓度的轻微增加相平行。

四、老年睡眠与性腺轴的关系

促性腺激素和性激素之间的关系因生长发育的不同阶段而不同，在年轻成人中因性别不同而不同。

青春期前，黄体生成素（LH）和卵泡刺激素（FSH）呈脉冲式分泌，并且大多数男孩和女孩脉冲活动的增加与入睡有关，睡眠中促性腺激素增加是青春期的一个特征。睡眠和昼夜节律对青春期少年夜间促性腺激素的脉冲分泌起着重要的作用。当青少年步入成年期时，日间的脉冲分泌也增加，每日的分泌节律消失。青春期少女每日循环雌二醇水平变化更明显，日间浓度比夜间更高。促性腺激素与雌二醇的分泌失去了同步性，卵巢对促性腺激素的反应约滞后 10 小时，青春期男孩夜间睾酮的分泌水平与促性腺激素水平同步升高。

成年男性日夜的血 LH 变化是微弱的，甚至检测不到。睡眠中，LH 脉冲可能与 REM 和 NREM 睡眠转换有关。尽管夜间促性腺激素增加的幅度有限，但健康年轻男性的血睾酮浓度还是存在明显的昼夜节律，即夜间水平最低而清晨最高。相对 LH 而言，血睾酮的分泌节律可能受更多因素影响，夜间睾酮可能在 NREM 睡眠第 1 期的潜伏期开始升高，并继续升高到 REM 睡眠开始。如果让年轻男性每 20 分钟内只有 7 分钟的片段性睡眠，实验数据表明夜间睾酮升幅将变小，在试验过程中没有获得 REM 睡眠的人尤其如此。成年女性，血 LH 的 24 小时变化显然受到月经周期的影响。滤泡早期，LH 脉冲频率小而幅度较大，睡眠时脉冲分泌的频率更是显著减小。在滤泡中期，脉冲幅度小，频率增大，睡眠对 LH 脉冲频率的调节减弱。滤泡晚期脉冲分泌的幅度又增加。黄体早期，脉冲分泌幅度显著增大，频率减小，夜间脉冲活动减弱。黄体中晚期，脉冲幅度和频率减小，并不受睡眠调节。

老年男性 LH 脉冲分泌幅度减小，频率增大，没有明显的日常节律。虽然 LH 浓度降低，但睾酮变化的节律依然存在，睡眠相关的睾酮分泌增加仍较明显，但增加幅度减小，而且与 REM 的潜伏期没有明显相关性。绝经后妇女促性腺激素水平升高，但失去了原来的分泌节律。许多研究表明雌激素替代治疗对改善主观和客观的睡眠质量有轻中度作用，尤其是那些易受环境干扰和存在睡眠呼吸异常的人。

五、老年睡眠与催乳素的关系

睡眠具有刺激催乳素（prolactin，PRL）分泌的作用。在正常条件下，PRL 水平在中午时最低，下午出现中度增加，在睡眠发动后很快出现明显上升，最后在睡眠的中间阶段达到最高。睡眠时多巴胺对 PRL 抑制作用的减弱可能是 PRL 夜间升高的主要机制。清晨觉醒及打断睡眠的觉醒可对 PRL 分泌产生快速抑制。

有证据表明健康老年人夜间血 PRL 升高幅度减少约 50%。随年龄增长，夜间 PRL 升幅减小与脉冲分泌减少有关。增龄相关的内分泌功能变化是否能反映睡眠中觉醒次数的增多（抑制 PRL 释放）和 NREM 睡眠的减少（刺激 PRL 释放），仍有待进一步研究。

六、神经内分泌对老年睡眠的影响对临床的启发

睡眠对神经内分泌有重要的调节作用。睡眠减少和睡眠质量下降都与激素分泌和代谢

紊乱有关，并具有重要的临床意义。研究表明，部分激素和代谢参数到老年时发生变化反映睡眠质量的下降，设法改善睡眠质量有益于神经内分泌功能的稳定。例如，老年人 GH 分泌减少，引起 SWS 减少，这种关系的存在提示我们，能确切刺激老年人 SWS 的 GH 替代治疗法也许是一种新的策略。

（王晓成　申淑侠）

参考文献

赵忠新, 2016. 睡眠医学 [M]. 北京：人民卫生出版社 .

Brod M, Alolga S L, Beck J F, et al, 2017. Understanding burden of illness for child growth hormone deficiency[J]. Qual Life Res, 26(7):1673-1686.

Brod M, Pohlman B, Hojbjerre L, et al, 2014. Impact of adult growth hormone deficiency on daily functioning and well-being[J]. BMC Res Notes, 7:813.

Copinschi G, Nedeltcheva A, Leproult R, et al, 2010. Sleep disturbances, daytime sleepiness, and quality of life in adults with growth hormone deficiency[J]. J Clin Endocrinol Metab, 95(5):2195-2202.

Devine J K, Bertisch S M, Yang H, et al, 2019. Glucocorticoid and inflammatory reactivity to a repeated physiological stressor in insomnia disorder[J]. Neurobiol Sleep Circadian Rhythms, 6:77-84.

Feld G B, Wilhem I, Benedict C, et al, 2016. Central nervous insulin signaling in sleep-associated memory formation and neuroendocrine regulation[J]. Neuropsychopharmacology, 41(6):1540-1550.

Gómez-Santos C, Saura C B, Lucas J A, et al, 2016. Menopause status is associated with circadian- and sleep-related alterations[J]. Menopause, 23(6):682-690.

Kryger MH, Roth T, Dement WC. 2010. 睡眠医学理论与实践 [M]. 第 4 版 . 张秀华，韩芳，张悦，等译 . 北京：人民卫生出版社 .

Lampio L, Polo-Kantola P, Himanen S L, et al, 2017. Sleep during menopausal transition:a 6-year follow-up[J]. Sleep 40(7). doi:10.1093/sleep/zsx090.

Morselli L L, Nedeltcheva A, Leproult R, et al, 2013. Impact of GH replacement therapy on sleep in adult patients with GH deficiency of pituitary origin[J]. Eur J Endocrinol, 168(5):763-770.

Ott V, Lehnert H, Staub J, et al, 2015. Central nervous insulin administration does not potentiate the acute glucoregulatory impact of concurrent mild hyperinsulinemia[J]. Diabetes, 64(3):760-765.

PalhanoA C M, Kim L J, Moreira G A, et al, 2018. Narcolepsy, precocious puberty and obesity in the pediatric population:a literature review[J]. Pediatr Endocrinol Rev, 16(2):266-274.

Pengo M F, Won C H, Bourjeily G, 2018. Sleep in women across the lifespan[J]. Chest, 154(1):196-206.

Pines A, 2016. Circadian rhythm and menopause[J]. Climacteric, 19(6):551-552.

Ponziani V, Gennari M, Pizza F, et al, 2016. Growing Up with Type 1 Narcolepsy:its Anthropometric and Endocrine Features[J]. J Clin Sleep Med, 12(12):1649-1657.

Popp J, Wolfsgruber, Heuser, et al, 2015. Cerebrospinal fluid cortisol and clinical disease progression in MCI and dementia of Alzheimer's type. Neurobiol[J]. Aging, 36(2):601-607.

Rodriguez A C I, Epel E S, White M L, et al, 2015. Hypothalamic-pituitary-adrenal axis dysregulation andcortisol activity in obesity:a systematic review[J]. Psychoneuroendocrinology, 62:301-318.

Scammell T E, 2015. Narcolepsy[J]. N Engl J Med, 373(27):2654-2662.

Schüssler P, Kluge M, Gamringer W, et al, 2016. Corticotropin-releasing hormone induces depression-like changes of sleep electroencephalogram in healthy women[J]. Psychoneuroendocrinology, 74:302-307.

Spetter M S, Hallschmid M, 2015. Intranasal neuropeptide administration to target the human brain in health and disease[J]. Mol. Pharm, 12:2767-2780.

Tanriverdi F, Karaca Z, Unluhizarci K, et al, 2014. Unusual effects of GH deficiency in adults:a review about the effects of GH on skin, sleep, and coagulation[J]. Endocrine, 47(3):679-689.

Walsh C P, Lim A, Marsland A L, et al, 2019. Circulating Interleukin-6 concentration covaries inversely with self-reported sleep duration as a function of polymorphic variation in the glucocorticoid receptor[J]. Brain Behav Immun, 78:21-30.

第7章 睡眠与褪黑素、衰老和阿尔茨海默病

第一节 睡眠与褪黑素

褪黑素（melatonin，MT）是一种吲哚类化合物，化学名称为 N- 乙酰 -5- 甲氧色胺，其合成以色氨酸为前体物质，经色氨酸羟化酶（tryptophan hydroxylase，TPH）和芳香族氨基酸脱羧酶（aromatic amino acid decarboxylase，AADC）的羟化脱羧作用生成 5- 羟色胺（5-hydroxytryptamine，5-HT），再经芳香烷基胺 -N- 乙酰基转移酶（arylamine N-acetyltransferase，AANAT）和羟基吲哚 -O- 甲基转移酶(hydroxyindole-O-methyltransferase，HIOMT）的乙酰化和甲基化作用合成褪黑素。MT 主要由松果体分泌，松果体位于脑的背面，在丘脑后部与四叠体交界处，是一个小的扁锥形腺体，其形状和大小与松果相似（图 7-1）。松果体外有结缔组织被膜，实质由松果体细胞和神经胶质细胞构成。松果体细胞受颈上神经节发出的交感节后纤维支配，把神经信息转换为激素分泌，MT 被释放到第三脑室，随后进入脑脊液循环，MT 可穿过血脑屏障，因此可进入人体所有细胞，影响各种组织的

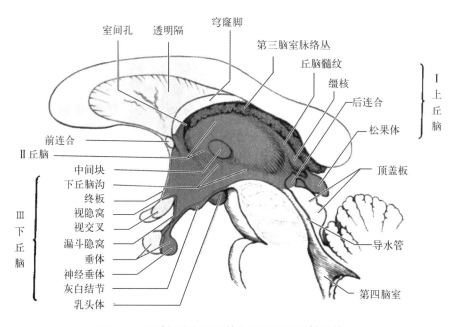

图 7-1 通过间脑和脑干的矢状切面显示松果体

引自 Duss P，Bahr M，Frotscher M，et al. Duus 神经系统疾病定位诊断学——解剖、生理、临床 . 第 8 版 . 刘宗惠，徐霓霓，译 . 北京：海洋出版社，2006，8：222

功能。

睡眠是生命中不可缺少的部分，占人生 1/3 的时间，是维持机体健康及中枢神经系统正常功能必不可少的生理过程。基于多导睡眠图的特征，人类正常睡眠分两个时相，即非快速眼动（non-rapid eye movement，NREM）睡眠和快速眼动（rapid eye movement，REM）睡眠。睡眠开始时首先进入 NREM，经过一段时间后进入 REM，在整个睡眠周期中 NREM 和 REM 睡眠交替出现，一个 NREM 和一个 REM 组成一个睡眠周期，每夜 4～6 个周期，其中 NREM 占 75%～80%，REM 睡眠占 20%～25%。根据睡眠深度和脑电图慢波睡眠程度，NREM 可分为 4 期，由浅入深依次为 1 期（入睡期）、2 期（浅睡期）、3 期（中度睡眠期）、4 期（深度睡眠期）。睡眠 - 清醒节律受 3 个系统因素调节，即内稳态系统、昼夜生物节律系统和次昼夜生物节律系统，其中调节睡眠和觉醒的主要生理机制是睡眠的内稳态系统（homeostatic drive for sleep）和昼夜节律（circadian rhythm）。

（一）褪黑素对睡眠的作用机制

机体生物钟起搏点——间脑视交叉上核调控松果体分泌褪黑素（MT），MT 的分泌受光周期调控，因昼夜周期中光照与黑暗交替，松果体的活动呈现明显的周期变化，所以 MT 的分泌也呈现昼夜波动。由于光照能抑制 MT 的分泌，白天血浆中 MT 浓度降低，而黑暗刺激 MT 的分泌，故夜间血浆中 MT 浓度升高。MT 受体家族由 Mel1a（MT$_1$）、Mel1b（MT$_2$）和 Mel1c（MT$_3$）3 种亚型组成。褪黑素通过与细胞膜上的 G 蛋白偶联受体 MT$_1$ 和 MT$_2$ 结合，或与细胞核内的视黄酸相关孤核 / 视黄酸 Z 受体（nuclear retinoid orphan/retinoid Z receptor，ROR/RZR）及胞质中 MT$_3$ 受体（醌还原酶 2，quinone reductase 2，QR2）结合发挥调节睡眠、调节昼夜节律等作用。MT$_1$ 主要抑制神经元活动，调节睡眠；MT$_2$ 主要诱导相位转变，调节昼夜节律。

（二）褪黑素对睡眠障碍的影响

褪黑素作为松果体分泌的主要激素，能通过增加脑内递质 γ- 氨基丁酸含量产生中枢抑制效应，从而对睡眠 - 觉醒周期起调节作用。研究显示，随着人体衰老，褪黑素分泌逐渐减少，进而引起睡眠障碍。

睡眠障碍是一种常见的疾病，是指与睡眠有关所有类型的功能障碍，包括夜间入睡困难、睡眠质量差、早醒、昼夜节律紊乱、异态睡眠、睡眠相关运动障碍和睡眠呼吸障碍，不仅影响患者的日常生活活动能力，还会导致严重的并发症。睡眠障碍可以分为以下几种类型：①失眠症（insomnia）；②昼夜节律性睡眠障碍（circadian rhythm sleep disorder）；③睡眠呼吸障碍（sleep-disordered breathing，SDB）；④异态睡眠（parasomnia）；⑤睡眠相关运动障碍（sleep-related movement disorder）。

1. **褪黑素对失眠症的影响**　失眠症是指持续的入睡和（或）睡眠维持困难而导致睡眠质量或数量达不到正常生理需求而影响日间社会功能的一种主观体验。褪黑素水平随着年龄的增长而下降，因此老年人更容易受到褪黑素水平不足的困扰。人到中年时，睡眠结构开始发生变化，导致 NREM- 慢波睡眠急剧减少，而 REM 睡眠时间只略有减少。因此，褪黑素分泌减少可能参与了失眠的发生。

2. **褪黑素对昼夜节律失调性睡眠障碍的影响**　昼夜节律失调性睡眠 - 觉醒障碍（circadian rhythm sleep-wake disorder，CRSWD）是由昼夜节律的改变引起的，导致内源性昼夜节律与外部环境不一致。褪黑素的分泌可以调节昼夜节律，而外部因素可以调节褪

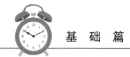
黑素的分泌。常见的 CRSWD 包括睡眠 - 觉醒期延迟、睡眠 - 觉醒期提前、睡眠 - 觉醒节律不规则和非 24 小时睡眠 - 觉醒节律。CRSWD 常继发于褪黑素的异常改变。在昼夜节律失调引起的睡眠障碍患者中，多存在褪黑素分泌减少的现象，应用光照和褪黑素能够有效治疗昼夜节律失调引起的睡眠障碍，如睡眠时相延迟综合征、时差综合征、倒班工作障碍、非 24 小时睡眠 - 觉醒障碍等。

3. 褪黑素减少睡眠呼吸障碍的并发症 睡眠呼吸障碍的特征是睡眠时呼吸异常，可分为阻塞性睡眠呼吸暂停综合征、中枢性睡眠呼吸暂停综合征、睡眠相关的低通气综合征和睡眠相关的低氧血症综合征。文献表明，睡眠呼吸障碍是认知功能障碍、2 型糖尿病、早期肾损害、心力衰竭、心房颤动、冠心病、缺血性卒中的危险因素。褪黑素在动物模型和人类临床试验中都被证明可以改善睡眠呼吸障碍引起的并发症。

4. 褪黑素对嗜睡症的影响 嗜睡症（hypersomnia）的特征是尽管夜间睡眠的质量和数量正常，但白天睡眠的需求过度。其分为 3 种亚型：发作性睡病 1 型、发作性睡病 2 型和特发性嗜睡症。褪黑素可以改变嗜睡症的睡眠结构，而导致昼夜节律紊乱和 REM 睡眠减少。外源性补充褪黑素可显著增加正常组和中枢性嗜睡症患者的 REM 睡眠时间。

5. 褪黑素对异态睡眠的影响 异态睡眠（parasomnia）是在 NREM 睡眠、REM 睡眠或睡眠转换期间可能发生的不良身体事件或经历，主要包括夜惊、梦魇、睡行症、遗尿和 REM 睡眠行为障碍（REM sleep behaviour disorder，RBD）。其中，RBD 的特征是在 REM 睡眠期间肌肉弛缓消失（即瘫痪），患者可出现相对简单刻板的运动。研究显示每晚服用 3mg 褪黑素可显著减少 REM 睡眠，且无肌肉失弛缓，同时主观改善 RBD 的临床症状。

第二节　睡眠与衰老

老年人正常睡眠时间为 5 ～ 7 小时，但受限于各种因素的影响，老年人睡眠时间很难满足正常需求。睡眠问题通常发生在正常和病理衰老的过程中。随着年龄不断增长，老年人群生理功能逐渐下降，会导致昼夜节律改变明显、睡眠时相前移及睡眠潜伏期延长等，主要临床表现为睡眠时间缩短、深睡眠持续时间减少、睡眠片段化、夜间觉醒次数增多、醒后难以入睡及早醒等，导致老年人睡眠质量显著下降。

一、老年睡眠结构的宏观改变

人类进入 50 岁以后，睡眠结构会发生一系列特征性变化：①睡眠时间提前（即早睡早起）；②睡眠潜伏期延长（即入睡时间较长）；③夜间总睡眠时间减少；④睡眠片段化现象增多（即深睡眠减少伴随醒来次数增多、唤醒或过渡到较浅的睡眠阶段），即睡眠质量较差；⑤ REM 睡眠时间减少；⑥ NREM 睡眠第一和第二阶段时间增加；⑦ NREM-REM 睡眠周期缩短；⑧夜间清醒时间增加。

二、老年睡眠结构的微观改变

随着年龄的增长，除了睡眠结构的宏观显著变化外，睡眠脑电图（EEG）也发生特征性变化，包括 NREM 睡眠慢波和睡眠纺锤波的变化。

1. NREM 睡眠慢波　睡眠慢波量变包括 NREM 睡眠期间出现 0.5 ～ 4.5Hz 的睡眠波和慢波睡眠（慢波活动）的减少。慢波活动与内稳态系统密切相关：一个人保持清醒的时间越长，睡眠倾向就越大，入睡后出现的慢波活动也就越多。与年轻人相比，中年成年人的慢波活动显著减少，老年人更为突出。睡眠慢波质变是指慢波频率的改变，老年人的慢波平均频率约为 0.1Hz。

2. 睡眠纺锤波　指 NREM 睡眠的梭形睡眠波，人体成年后也会发生明显的变化。睡眠纺锤波反映 12 ～ 15Hz 的脑电活动，通过皮质丘脑网络和丘脑网状核之间的相互作用产生。相对于年轻人，中老年人睡眠纺锤波减少。例如，NREM 2 期睡眠持续时间不会随着年龄的增长而明显变化，而老年人 NREM 2 期睡眠中的纺锤波显著减少。

第三节　睡眠与阿尔茨海默病

阿尔茨海默病（Alzheimer's disease，AD）被视为 "21 世纪沉默的流行病"，是以进行性认知障碍和记忆力损害为主的中枢神经系统退行性病变。AD 的发病原因至今尚未阐明，目前认为 AD 是由多种因素共同作用的慢性病理过程。研究表明，AD 与睡眠障碍关系密切，不仅长期睡眠障碍会损害认知功能，加速 AD 的发展，而且睡眠障碍贯穿 AD 的各阶段。

一、不同类型睡眠障碍对 AD 的影响

越来越多的证据表明，睡眠障碍及睡眠不足是 AD 形成的危险因素之一，而且不同睡眠障碍类型诱发 AD 风险的程度不同。少睡（睡眠时间短于 7 小时）、多睡（睡眠时间长于 8 小时）、失眠、昼夜节律失调、睡眠质量不佳、阻塞性睡眠呼吸暂停综合征（obstructive sleep apnea syndrome，OSAS）等均增加 AD 发生风险。其中 OSAS 引起的风险最高，睡眠量和睡眠质量次之，失眠和昼夜节律失调引起的风险相对最小。

二、睡眠障碍介导 AD 发病及进展的机制

（一）睡眠障碍与 Aβ

Aβ 异常沉积是 AD 发病过程中的特征性病理变化，在出现记忆、认知损害等症状前，Aβ 就开始沉积在神经突触周围，形成淀粉样斑块，最终导致突触和神经元的丧失。研究显示，Aβ 的水平随着睡眠 - 觉醒周期以昼夜模式波动，觉醒的增加会显著提高 Aβ 的水平，并促进淀粉样蛋白沉积的形成。Aβ 的昼夜波动水平可能是睡眠影响 AD 的潜在机制之一，睡眠障碍与 AD 的病理机制互为因果、相互影响。睡眠障碍可加速 AD 的特征性病理改变，进而影响 AD 的发病及进展，而 Aβ 沉积反过来会导致睡眠障碍。

（二）睡眠障碍导致 AD 相关神经病理蛋白增加的机制

1. 睡眠障碍对类淋巴系统的影响　类淋巴系统是指在全脑范围内的血管周围途径，存在以依赖星形胶质细胞终足上的水通道蛋白 4（AQP4）驱动的脑脊液（cerebrospinal fluid，CSF）- 组织液（interstitial fluid，ISF）快速交换体系。类淋巴系统对脑内液体运输及废物清除起着至关重要的作用。血管周围类淋巴系统功能主要在睡眠期活跃，并在衰老的大脑中受损，脑部淋巴系统和 AD 的病理学标志物之间存在一定联系。睡眠是促进大脑类淋巴

系统清除 Aβ 的主要因素。睡眠障碍可能通过影响脑内淋巴系统的功能，导致睡眠期间代谢废物的清除率下降，从而导致 Aβ 积累。

2. 睡眠 - 觉醒周期与食欲肽　食欲肽（orexin），又称下丘脑分泌素，是下丘脑分泌的一种兴奋性神经肽，通过增加唤醒水平并保持清醒来维持睡眠 - 觉醒稳态。食欲肽损伤会造成 AD 患者的睡眠片段化、夜间觉醒次数增加，改变 Aβ 和 tau 蛋白的动力学，导致更严重的神经退行性损伤，因此，食欲肽系统也被认为是 AD 患者睡眠 - 觉醒周期调节障碍的介质。食欲肽水平表现出与间质液 Aβ 相似的昼夜节律波动，提示食欲肽与 Aβ 代谢存在一定的相关性。Aβ 水平的昼夜节律需要通过食欲肽受体的内源性食欲肽信号转导影响 AD 的病理学发展。

3. 睡眠障碍与神经炎症反应　神经炎症是联系睡眠障碍和 AD 风险的潜在机制。脑内炎症和免疫反应在 AD 的发病机制中具有重要作用，且被认为是该疾病进程的最早病理机制之一。睡眠和免疫炎症反应是相互联系的，睡眠不足可促进小鼠脑内星形胶质细胞吞噬作用和小胶质细胞活化，进一步促进外周炎性细胞因子水平升高，如 TNF-α、IL-1、IL-6、CRP 等，大量促炎因子加速 Aβ 在脑内沉积，增加 AD 的发病风险。

4. 睡眠觉醒 - 周期与神经元活性　Aβ 的浓度直接受到神经元活性的调节。神经元活性增加可促进 Aβ 产生。在睡眠 - 觉醒周期中，觉醒时神经元兴奋性突触后电流的频率和幅度增大，即神经元活性增加，而慢波睡眠期间放电减少。因此，睡眠障碍可导致神经元活性增加，发生病理性蛋白沉积，导致 AD 的发生。

（三）AD 患者睡眠障碍的治疗

相对于 AD 的众多病理机制，如结构性脑萎缩、脑血流量减少等，睡眠是一个相对可以改变的因素，因此可以作为治疗的有效靶点。

1. AD 患者睡眠障碍的非药物治疗

（1）建立健康的生活方式：①改善睡眠环境，坚持规律的上床、觉醒、起床时间；②白天进行适当的活动，控制午睡时间，避免离夜间睡眠太近的瞌睡，睡前 3 小时避免过度运动；③注意合理饮食，晚餐最好在睡前 3 小时完成，睡前避免饮酒或饮用含咖啡因的饮料。

（2）认知行为疗法：包括睡眠限制、刺激控制疗法及渐进性放松训练等，通过纠正患者在睡眠认知上的偏差而消除恐惧，使患者易于入睡。由于失眠在 AD 患者中更为常见，增加了 AD 的患病风险，给予认知行为疗法能起到较好的干预作用。

2. AD 患者睡眠障碍的药物治疗

（1）γ- 氨基丁酸（γ-aminobutyric acid，GABA）受体调节剂：可以缩短入睡时间，而且半衰期较短、不良反应相对较少，但长期应用也会导致依赖及焦虑、失眠等停药反应。也有文献报道，作用于 GABA 受体的镇静助眠药物对认知功能无益，甚至有加重认知功能障碍的可能，可增加 AD 的患病风险。

（2）抗抑郁药物：对于合并有抑郁、焦虑症状的认知障碍老年人，可考虑选用新一代抗抑郁药物，如米氮平、曲唑酮等。相对于 GABA 受体调节剂，新一代抗抑郁药物不易产生药物依赖，对认知功能影响也相对较小，具有一定的改善情绪和促进睡眠的作用。

1）MT_1/MT_2 激动剂：雷美替安是一种高选择性 MT_1/MT_2 激动剂，而且对 MT_1 的选择性大于 MT_2。雷美替安能明显缩短睡眠潜伏期，延长总睡眠时间，且对睡眠结构无明显影响，并且对生物节律紊乱具有明显的调节作用，2005 年美国 FDA 已批准其用于入睡困难患者，但严重 OSAS 患者应慎用此药。阿戈美拉汀是 MT 激动剂和 5- 羟色胺 2c 受体拮抗剂，具有抗抑郁、抗焦虑、调整睡眠节律等作用。这些 MT 激动剂不仅可以改善睡眠质量，还能有效阻止轻度认知功能障碍向 AD 转化。

2）食欲肽受体拮抗剂：苏沃雷生对治疗失眠有效，是第一种食欲肽受体拮抗剂。食欲肽受体拮抗剂由于自身依赖的风险较小，类似于失眠的慢性疗法，在失眠患者 1 年多的夜间治疗中是安全的，而且耐受性良好。但目前尚不清楚靶向食欲肽受体是否能改善 AD 睡眠障碍，以及这种改善是否对认知功能有益。

（3）其他治疗

1）持续性气道正压通气治疗：无论是 AD 合并 OSAS，还是睡眠呼吸紊乱导致的认知功能障碍，持续性气道正压通气都是有效的治疗方法之一。

2）光照疗法：光线是昼夜节律的重要调节因素，适当定时暴露于光线中可以改变昼夜节律，能有效改善机体内源性的生物钟和生物节律，对睡眠 - 觉醒节律改变的患者有效。改善睡眠昼夜节律紊乱取决于光线暴露的时段和强度，早晨光照可使睡眠周期提前，傍晚光照可使睡眠周期延后。目前，使用光照疗法可明显改善 AD 患者的睡眠障碍。

3）经颅直流电刺激：目前研究最深入的是频率＜ 1Hz 的经颅直流电刺激，该方法可通过改善睡眠增强记忆。

总之，褪黑素是松果体分泌的一种激素，参与调节人类的睡眠 - 觉醒周期和昼夜节律。褪黑素的分泌与年龄呈负相关，随着年龄增长，人体褪黑素的分泌量逐渐下降，老年人群中褪黑素水平的下降更加明显，会出现睡眠障碍。目前研究认为睡眠障碍是认知功能障碍的独立危险因素。睡眠通过影响脑内类淋巴系统功能、调节食欲肽水平释放及中枢炎症反应，加速 AD 的发生、发展。良好的睡眠可能是减轻甚至治疗痴呆的重要方式之一，对睡眠障碍进行预防性干预或治疗或许能成为治疗 AD 的一个新途径，对预防和延缓 AD 的发展有着重要意义。

（王晓成　白彩琴　赵　茸）

参考文献

邓红梅，晏宁，2019. 阿尔茨海默病与睡眠障碍共病机制的研究进展 [J]. 实用中西医结合临床，19(1):180-183.

高文婷，孙海基，王德华，等，2020. 褪黑素延缓哺乳动物衰老的作用及其机制的研究进展 [J]. 动物学杂志，55(6):797-805.

胡华，吴永华，2020. 睡眠障碍与阿尔茨海默病 [J]. 中华老年病研究电子杂志，7(3):41-47.

黄露，王永红，2020. 阿尔茨海默病与睡眠障碍的研究进展 [J]. 实用老年医学，34(12):1306-1309.

贾建平，陈生弟，2018. 神经病学 .8 版 [M]. 北京：人民卫生出版社 .

张昱，卢明鸥，2003. 褪黑素与睡眠、衰老及痴呆 [J]. 神经疾病与精神卫生，3(4):315-316.

Benca R M, Teodorescu M, 2019. Sleep physiology and disorders in aging and dementia . Handb Clin Neurol, 167:477-493.

Holth J K, Patel T K, Holtzman D M, 2017. Sleep in Alzheimer's disease-beyond amyloid. [J]. Neurobiol Sleep Circadian Rhythms, 2:4-14.

Hossain M F, Uddin M S, Uddin G M S, et al, 2019. Melatonin in Alzheimer's disease:a latent endogenous

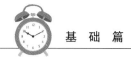

regulator of neurogenesis to mitigate alzheimer's neuropathology[J].Mol Neurobiol, 56(12):8255-8276.

Jakaria M, Azam S, Haque M E, et al, 2019. Taurine and its analogs in neurological disorders:focus on therapeutic potential and molecular mechanisms[J]. Redox Biol, 24:101223.

Kabir M T, Sufian M A, Uddin M S, et al, 2019. NMDA receptor antagonists:repositioning of memantine as multitargeting agent for Alzheimer's therapy[J]. Curr Pharm Des, 25(33):3506-3518.

Mamun A A, Uddin M S, Mathew B, et al, 2020. Toxic tau:structural origins of tau aggregation in Alzheimer's disease[J]. Neural Regen. Res, 15(8):1417-1420.

Mander B A, Winer J R, Walker M P, 2017. Sleep and human aging [J]. Neuron, 94(1):19-36.

Minakawa E N, Wada K, Nagai Y, 2019. Sleep disturbance as a potential modifiable risk factor for Alzheimer's disease [J]. Int J Mol Sci, 20(4):803.

Miner B, Kryger M H, 2017. Sleep sleep in the aging population [J]. Sleep Med Clin, 12(1):31-38.

Mitolo M, Tonon C, La Morgia C, et al, 2018. Effects of light treatment on sleep, cognition, mood, and behavior in Alzheimer's disease:a systematic review[J]. Dement Geriatr Cogn Disord, 46(5-6):371-384.

Sun B L, Wang L H, Yang T, et al, 2018. Lymphatic drainage system of the brain:a novel target for intervention of neurological diseases[J]. Prog Neurobiol, 163-164:118-143.

Uddin M S, Tewari D, Mamun A A, et al, 2020. Circadian and sleep dysfunction in Alzheimer's disease [J]. Ageing Res Rev, 60:101046.

Wang Y Y, Zheng W, Ng C H, et al, 2017. Meta-analysis of randomized, double-blind, placebo-controlled trials of melatonin in Alzheimer's disease[J]. Int J Geriatr Psychiatry, 32(1):50-57.

Xie Z, Chen F, Li W A, et al, 2017. A review of sleep disorders and melatonin [J]. Neurol Res, 39(6):559-565.

Zisapel N, 2018. New perspectives on the role of melatonin in human sleep, circadian rhythms and their regulation [J]. Br J Pharmacol, 175(16):3190-3199.

第8章 老年睡眠和肥胖症

第一节 概　　述

老年人睡眠 - 肥胖症是由睡眠时间不充分导致体内皮质醇及胆固醇水平升高,从而导致的机体肥胖。

有一些证据表明,包括感知压力和抑郁在内的潜在机制涉及关键的心理和生理因素,情绪调节也可能调节睡眠不良与肥胖之间的关系,如一些个体在经历负面情绪时不受抑制的饮食行为,导致热量摄入的增加,从而导致肥胖。然而,由于老年人共病率较高,这种影响似乎在老年人中不那么强烈,但也应该注意到,迄今为止发表的关于老年人的数据还较少,无法得出明确的结论。需要更多使用客观测量的研究,此外,使用对照试验设计的研究将有助于进一步阐明这种联系。没有这样的研究,很难确定因果关系的方向。值得注意的是,在人为设计的实验环境中,睡眠少的影响可能无法很好地转化为现实经验;此外,研究可能需要检查睡眠量和睡眠质量,因为这两者都很重要。因此,建议未来对老年人的研究应该更仔细地研究心理困扰、饮食失调和医学共病影响睡眠和肥胖关系的机制,以更充分地解释潜在的过程。对临床医师来说,重要的是要解决抑郁和压力等共病,也要与老年患者一起治疗睡眠障碍和肥胖,并避免似乎与这些疾病有关的因果循环。

睡眠不足会发胖吗?科学研究表明,在深度睡眠中,大脑会释放很多的成长激素。这些成长激素能够把脂肪分解为能量。如果睡眠时间不足,深度睡眠也会不足,大脑就无法分泌足够的成长激素去转化脂肪。这样,脂肪就会在体内慢慢聚集,人也就会越来越肥胖。

第二节　发病原因

老年人睡眠-肥胖症最常见的病因是睡眠时间短≤4～5小时、睡眠时间过长≥10小时、睡眠呼吸暂停综合征、睡眠片段化、生物钟混乱,可能的其他病因包括心理和情绪因素(抑郁的发生、感知压力负荷较大)及内分泌因素。部分患者可能同时存在多个病因。

一、睡眠时间不足（≤4～5小时）

睡眠时间过短是老年人肥胖的重要病因,会影响人体激素水平,包括胰岛素、皮质醇、生长激素和促甲状腺激素等,还会影响内分泌功能和免疫,继而产生一系列心理问题,行

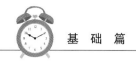

为表现为多动和抑郁，导致机体对脂肪的代谢水平降低。

二、睡眠时间过长（≥10 小时）

睡眠时长与肌肉衰减综合征呈 U 形相关。与老年人 6～8 小时睡眠相比，少于 6 小时睡眠者肌肉衰减综合征发生的可能性增加了近 3 倍，但是≥8 小时睡眠者发生肌肉衰减综合征风险增加接近 2 倍。睡眠少于 6 小时的老年人更有可能罹患肥胖，在性别分层后，女性短时间睡眠与肥胖之间的相关性更强。在社区居住的老年人中睡眠时长与肥胖和肌肉衰减综合征都显著相关，同时也表现出性别差异。

三、睡眠呼吸暂停综合征

瘦素是一种在深度睡眠中释放的可控制食欲的激素，由于睡眠呼吸暂停综合征患者难以进入深度睡眠，瘦素释放也随之减少，从而促进了睡眠呼吸暂停综合征患者肥胖程度的增加。

四、睡眠片段化

睡眠片段化会引起一系列的内分泌改变，表现为血儿茶酚胺水平升高，引起肾上腺素分泌，增加糖原的分解，由此改变瘦素、生长激素释放肽、肾上腺皮质激素的释放，影响胰岛素敏感性和糖代谢，从而出现肥胖、胰岛素抵抗等代谢综合征。

五、生物钟混乱

一项研究指出，大脑中的一个重要信号系统控制着食欲、能量消耗和机体的脂肪构成。其中一个特定基因 Y6 在下丘脑视交叉上核高度表达，这一区域控制着机体的昼夜节律，还能严密调控食物的代谢过程。

第三节　发生机制

一、睡眠时间不足

关于睡眠时间不足的实验和流行病学研究着重于短的睡眠时间，而不管睡眠的连续性或不连续性。睡眠不足主要会对葡萄糖代谢和其他生理参数造成影响。

（一）睡眠不足使食欲增加

睡眠不足会增加食欲，这可能是由于睡眠和掌控食欲的激素分泌有关。许多研究发现，睡眠不足的人食欲增加。这很可能是由于睡眠对两种重要的饥饿激素——食欲刺激素（ghrelin）和瘦素（leptin）的影响。ghrelin 是一种在胃中释放的激素，可以作用于下丘脑摄食中枢，使人产生饥饿感。通常情况下，餐前 ghrelin 水平很高，摄入食物后分泌量则大幅减低。瘦素是由脂肪细胞释放的激素，可以抑制饥饿，并在大脑中发出饱食信号。当没有充足的睡眠时，身体会产生更多的 ghrelin 和更少的瘦素，从而令人感到饥饿。

（二）睡眠不足更渴望获得高热量

睡眠不足会降低自我控制能力和决策能力，并会增加大脑对食物的渴望；也与摄入高脂肪和高碳水化合物的食物有关。睡眠不足实际上改变了大脑的工作方式。这可能使得做出健康的选择和抵制诱人的食物变得更加困难。睡眠剥夺实际上会使大脑额叶的活动变得迟钝，而额叶负责决策和自我控制。此外，当睡眠不足时，大脑的奖励中心似乎会对食物刺激更加敏感。因此，睡眠不足会增加对高热量的食物的渴望。

（三）睡眠不足使肌肉"缩水"

静息代谢率（resting metabolic rate，RMR）是指完全休息时身体燃烧的热量。其受年龄、体重、身高、性别和肌肉质量的影响。研究表明，睡眠剥夺可能会降低 RMR。在一项研究中，15 名男性保持清醒 24 小时之后，他们的 RMR 比正常夜间休息后低 5%，并且他们的进食后代谢率降低了 20%。睡眠不足还会导致肌肉萎缩，肌肉在休息时燃烧的热量比脂肪燃烧的热量多，所以当肌肉丢失时，RMR 亦会下降。研究中限制热量摄入，使参与者睡 8.5 小时或 5.5 小时，结果显示尽管两组参与者都减掉了脂肪和肌肉的重量，但只有 5.5 小时睡眠的参与者减少的肌肉量远大于脂肪量。

人熬夜在打破生物节律的同时，还会破坏肠道菌群，引起一些炎症甚至会导致肥胖。研究发现，如果经常熬夜，肠道中的有害菌，主要是一些革兰阴性菌会大量增加，而革兰阴性菌会产生一些内毒素，这些内毒素会影响人的炎症状态，进而影响免疫力；同时也会影响激素分泌，让人不断增加进食，体重不断增加。研究发现，确实有不少微生物与睡眠质量相关。例如，厚壁菌门的一些毛螺杆菌数量和睡眠质量呈负相关，也就是说，这些菌多时睡眠质量不佳。睡眠还和免疫系统息息相关，如变形菌门一些菌与人体免疫力相关，这些菌多的人免疫力就会更高。也就是说，菌群的组成会影响睡眠，睡眠不足会影响免疫系统，免疫系统又会反过来影响人的健康。

二、睡眠呼吸暂停综合征

一方面，肥胖使颈部脂肪堆积，在睡眠时更容易出现上气道塌陷，从而导致睡眠呼吸暂停综合征。另一方面，因为睡眠呼吸暂停引起的睡眠剥夺，扰乱了激素水平，引起瘦素抵抗，影响食欲，可导致体重增加。同时，由睡眠呼吸暂停带来的疲倦感和体力下降，可能导致难以坚持锻炼，从而无法控制体重，容易导致体重反弹或者减肥失败。

三、睡眠片段化

多数关于睡眠片段化的研究调查了行为或认知后果，如白天的嗜睡、警惕及认知和心理运动表现。研究表明，睡眠片段化与皮质醇和胆固醇水平升高有关。从新陈代谢的角度来说，睡眠质量和睡眠持续时间一样重要。慢波睡眠的开始与激素的变化同时发生，激素的变化可影响血糖调节。如果人们的睡眠能够保证 7 小时或 8 小时，但有连续几个晚上无法有深入的慢波睡眠，他们也表现出与只睡 4 小时的睡眠状况下同样的胰岛素反应。睡眠与新陈代谢之间的关系可能受到自主神经系统中交感神经系统的控制。交感神经系统的活动抑制消化，也对胰腺分泌胰岛素产生抑制作用。研究者补充解释道，瘦素水平与脂肪细胞中受到胰岛素刺激的葡萄糖摄取量成正比，胰岛素敏感性下降会导致瘦素产生量的减少，这反过来刺激了食欲，很有可能会增加体重。

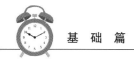

四、生物钟

人们目前对睡眠与身体的昼夜节律之间的关系还不甚了解，于是睡眠与新陈代谢之间的相互作用就显得错综复杂。杜雷克说："如果你破坏了昼夜的节奏，你的睡眠周期就会受到影响。如果你破坏了睡眠周期，你的各种昼夜节律也会受到影响。"

昼夜节律是由一些相互关联的影响人类睡眠、饮食及其他各种生物活动的生物钟决定的。研究中，缺少称作"时钟"的蛋白质的实验鼠出现了高血糖、高胆固醇及低胰岛素症状，最终导致肥胖。

时钟蛋白活跃于大脑的视交叉上核区域，它与白天和黑夜的光暗周期有关。视交叉上核与身体一天 24 小时的生物钟同步，要么直接同步，如刺激松果体产生褪黑素；要么间接同步，如影响进食的时间，刺激胰腺的功能。

为了研究不同时间段里进食产生的新陈代谢效果，杜雷克改变了实验鼠的正常喂食时间。其中一组实验鼠只在白天被喂食高脂膳食（事实上这些夜间进食的动物不太习惯白天进食）；另一组实验鼠按照它们的自然生物钟，在夜间被喂食同样的膳食。实验结果给那些总是和自然饮食时间不同步的人敲响了警钟。尽管两组实验鼠都消耗了同等的热量，有着相似的活动水平，但 6 周之后，白天喂食的实验鼠比晚上喂食的实验鼠体重和脂肪都明显增加。杜雷克说："在不合适的时间饮食会改变很多东西，可能是基础新陈代谢率，可能是体温，会改变身体消耗所摄取的能量的方式。如果你在不合适的时间进食，体重增加的概率会提高。"

因此，当人类忽视视交叉上核的信号，在深夜进食时，则破坏了自己的饮食周期和各种后期的生理节奏，偏离中枢神经系统，于是新陈代谢就可能出现一些连带后果。杜雷克说："不仅仅是你吃什么，还有你什么时候吃。"

先前的研究表明，睡眠时间与肥胖有关，但这些研究大多针对年轻人。大量研究表明，老年人的睡眠模式通常比年轻人差，因为老年人的睡眠质量较差，但就寝时间较早。关于不良的睡眠模式是否会增加老年人肥胖的风险，尚无定论。

与其他心理生物过程一样，睡眠模式在整个生命周期中有很大变化，客观睡眠和主观睡眠之间有很大差异。一项对 65 项研究的 meta 分析显示，睡眠潜伏期和轻度睡眠随着年龄的增长而增加，而慢波睡眠和快速眼动睡眠则减少。重要的是，随着年龄的增长，睡眠变得更加分散，因为夜间清醒次数和清醒时间都在增加。然而，这些客观缺陷似乎只是部分反映在主观报告中。事实上，基于人口的研究表明，老年人的睡眠问题比年轻人少。总之，几个正常的睡眠变化会随着年龄的增长而发生，包括有力的证据表明睡眠会随着年龄的增长而变得更轻和更分散。尽管如此，关于主观睡眠质量的研究结果喜忧参半。老年人睡眠质量差的主要预测因素是女性、情绪障碍和身体疾病，除了睡眠模式的正常变化，老年人也容易患几种睡眠障碍。与年轻人相比，老年人可能更容易出现失眠、睡眠呼吸暂停和睡眠相关的运动障碍。这种睡眠障碍会加剧睡眠分裂和其他正常的与年龄相关的睡眠变化。

睡眠质量最常见的衡量标准是睡眠持续时间,但也考虑提供额外指标,包括睡眠潜伏期、感知的睡眠质量、白天嗜睡/午睡、快速眼动睡眠比例和夜间醒来次数。接下来的讨论考虑了影响抑郁、焦虑和感知压力的方式的心理调节因素，这些因素可能会影响睡眠不足导致肥胖的可能性。有研究还观察了最被广泛接受的生物介质和调节因子，并描述了相关生理机制。

Goerke 等在一项调查习惯性睡眠时间在体育锻炼引起的体重减轻中的作用的试点研究中，对主观测量的睡眠质量进行了横断面研究，该研究报道了 BMI 和平均睡眠时间之间的反比关系，样本为 22 名 61 ～ 76 岁的社区健康老年人。在基线的横断面分析中，超重受试者（BMI > 25kg/m²）报告睡眠时间比正常体重受试者短 50 分钟。此外，与每晚睡眠时间超过 7.5 小时的受试者相比，每晚睡眠时间少于 7.5 小时的受试者的 BMI 高 3.13kg/m²。Gildner 等的一项横断面研究汇集了 6 个中等收入国家中具有代表性的老年人样本（年龄 > 50 岁）。在按性别分层并调整生活方式因素的模型中，自述的较长睡眠时间与较低的人体测量 BMI（$\beta= -0.058$；$P=0.001$）、腰围较小（WC；$\beta= -0.063$；$P=0.001$）显著相关。相似地，较低的 BMI（$\beta= -0.076$；$P=0.039$）和更小的 WC（$\beta= -0.086$；$P=0.030$）相关。在 2005 ～ 2010 年全国健康和营养检查调查（NHANES）的大型全国代表性样本中，Ford 等发现自我报告的睡眠时长与 BMI 和 WC（人体测量）呈反比例线性相关。整个样本显示了这种关联，包括年龄 ≥ 60 岁的亚组参与者。这些不同的研究结果表明，较短的睡眠时间对老年人的身体健康有潜在的危害，也有证据表明睡眠和 BMI 之间存在曲线关系，特别是长时间睡眠的不适应作用。但是，Littman 等研究了 173 名 50 ～ 75 岁的绝经后久坐超重妇女，发现较高的 BMI 与较长的睡眠时间（趋势 $P=0.06$）和更频繁的日间午睡（趋势 $P=0.08$）关系不大。Tu 等研究了 68 832 名年龄在 45 ～ 80 岁的妇女，她们参加了上海妇女健康研究。每晚睡眠 ≤ 4 小时、5 小时、6 小时、8 小时、9 小时或 ≥ 10 小时的概率（都与 7 小时相比）用多项式逻辑回归建模。结果显示较高的 BMI 与较长睡眠时间（8 小时和 ≥ 10 小时；$P=0.001$）和较短睡眠时间（≤ 4 小时和 5 小时；$P=0.001$）显著相关。对更高的腰臀比（WHR）和 WC 进行研究，也得到了类似的结果。

许多研究都报道了一个 U 形分布，即睡眠时间过短或过长都是肥胖的风险因素。Liu 等报道了来自美国 14 个州 54 269 名年龄在 45 岁及以上的成年人数据，他们完成了 2010 年行为风险因素监测系统调查。在控制了人口学协变量后，肥胖（自我报告中 BMI ≥ 30kg/m²）的比值比（OR）（95% CI）为每晚 6 小时或以下 1.32（1.21 ～ 1.43；7 ～ 9 小时设为 1.00），10 小时或以上为 1.60（1.34 ～ 1.93）。这些结果表明，过短而过长的睡眠都是不健康的。来自芬兰的 FIN-D2D 研究表明了另一个 U 形模式，他们调查了 2770 名老年人（45 ～ 74 岁），超重（BMI 25 ～ 30kg/m²）、肥胖（BMI > 30kg/m²）或向心性肥胖（WC 超过世界卫生组织标准）的流行率因睡眠时间而异。每天睡眠 6 小时或更少或 8 小时以上的受试者（与睡眠 7 小时的受试者相比），更容易发生肥胖（$P=0.003$）和向心性肥胖（$P < 0.001$）。

其实一个人的睡眠时间长短与其胖瘦有着十分明显的关系，一般人认为太长的睡眠可由整个神经中枢长期处于抑制状态，而导致各器官功能减退，使体重增加。但很多人并不知道，失眠或睡眠不足也可诱发肥胖。其实失眠是导致肥胖人群不断增加的原因之一。

每晚睡眠时间少于 8 小时的人更容易患肥胖症，原因是睡眠不足影响新陈代谢，使刺激食欲的激素增加，同时使产生饱胀感的激素减少，从而使人在醒着时，产生进食的欲望。而且长期睡眠不足，会打乱人体内正常的进食时间设置，并使得调节整个进食过程的神经系统发生紊乱。

失眠导致体内胰岛素不能正常地代谢葡萄糖，因而可能发展成为肥胖。而睡眠正常组胰岛素的敏感性正常。目前还不明确睡眠不足者在改善其睡眠后，体内胰岛素的敏感性是否可以改善。因此，适量的睡眠才有助于健康。

睡眠不足可导致人体内消脂蛋白浓度下降，它具有抑制食欲的功能，能够影响大脑做出是否需要进食的决定；同时引起人体内食欲肽浓度的上升，能够引起人的进食欲望。当人体内这些掌控"食欲大权"的"部门"互相冲突时，大脑的决策系统就有可能做出错误的决定，如果能保持正常的睡眠时间，就有可能不使自己体内的"食欲监管部门"发生混乱，从而将体重保持在比较正常的范围内。

很明显，睡眠质量不高或者时间不足会引起各种新陈代谢问题。那是不是增加睡眠时间、提高睡眠质量就能扭转这种局面？

芝加哥大学研究瘦素和食欲刺激素的埃斯拉·塔莎莉的研究重心是改善糖尿病前期患者的睡眠质量，这些患者会经受睡眠呼吸暂停的痛苦，这是一种干扰睡眠的呼吸紊乱病症。塔莎莉说："我们可以通过治疗他们的睡眠呼吸暂停综合征来恢复他们的睡眠质量，并进一步观察体内葡萄糖代谢的情况。"在费城召开的美国胸科学会国际会议上，塔莎莉在发言中提到，对呼吸暂停进行持续气道正压通气的标准治疗 2 周后，患者的胰岛素抵抗明显改善。

类似的积极效果也来自减轻体重的相关研究。肥胖症专家，马里兰州国家糖尿病、消化及肾脏病研究所的乔瓦尼·奇扎一直在从事相关测试，即延长肥胖患者的睡眠时间，能否减轻他们的体重。研究于 2012 年结束。他表示，尽管试验中遇到一些难题，但他对结果非常"满意"。研究对象被分成两个组，干扰组中的受试者接受训练养成好的睡眠卫生习惯，对比组的受试者不接受任何训练。在对比组中，研究者请他们填写睡眠日记，以培养他们对睡眠习惯的意识，有助于他们延长睡眠时间，这样做并不亚于干扰组中的训练。研究结果尚未公开，因此他无法告知受试者减掉的体重数，但两组都延长了他们的睡眠时间，所以在睡眠时间长度或者体重减轻方面两组之间并无明显差异。

显然，睡眠和新陈代谢之间的关系非常复杂。英国拉夫堡大学研究睡眠的专家吉姆·霍恩认为，一系列相互作用的生物、行为和心理因素共同影响睡眠和新陈代谢功能。例如，睡眠少的人在进食上花费的时间就会增加。夜晚睡眠不佳产生的压力和疲倦会让人第二天补充进食并减少活动。而且，肥胖症会引起各种呼吸问题，如睡眠呼吸暂停。另外，睡眠质量差和肥胖症往往与身体的其他各种紊乱（如抑郁症）相互关联。

霍恩总结说，睡眠时间较短是否直接导致肥胖症，或者肥胖症是否造成睡眠时间缩短，这些问题的答案尚不明确。"对于睡眠时间短会让人发胖的观点我表示质疑。我反倒认为发胖会减少人的睡眠时间并影响睡眠质量。"奇扎认为，可能并没有必要一直纠结其间的因果关系，还是先检验这个简单的命题：优质睡眠是否有助于帮助人们减轻体重。睡眠并非药物，检测其效果的过程和需要研发药物进行检测相比要容易得多。他指出，如果你睡眠不足，延长睡眠不会有什么副作用，从情绪和神经心理学的角度来说反而有更多的好处。

第四节 并 发 症

一、抑郁症

随着时间的推移，睡眠不足和睡眠障碍会导致抑郁症的发生。失眠与抑郁症有着密不可分的关联。睡眠不足会加重抑郁症，而抑郁症反过来又会令人更加难以入睡。从积极的角度出发，治疗睡眠问题有助于抑郁症的缓解，反之亦然。

二、皮肤衰老

长期睡眠不足可导致皮肤暗淡，出现皱纹，还会导致眼周色素沉着（俗称黑眼圈）。当没有获得充分的睡眠时，身体会释放出更多的应激激素皮质醇。过量的皮质醇会分解皮肤中的胶原蛋白，这种蛋白质可保持皮肤光滑而有弹性。而深度睡眠可修复皮肤组织。

三、健忘愚钝

想让记忆力更清晰就需要每天都获得充足的睡眠。美国和法国的研究者一致确定，一种被称为"尖波涟漪"的大脑区域专门负责巩固记忆。这种脑波也负责从大脑海马到大脑皮质传输所学到的信息。而"尖波涟漪"大部分都在人们深度睡眠时才出现。睡眠对于一个人的思维和学习能力起着决定性的作用，缺乏睡眠从多方面影响着人的认识过程。睡眠不足可损害人的注意力、警觉性、专注性、推理能力及解决问题的能力，这些可导致学习效率降低。

四、严重的健康问题

睡眠障碍问题及慢性睡眠不足可增加患以下疾病的风险：心脏疾病（如心力衰竭、心律失常）、高血压、脑卒中、糖尿病。据估计，有九成失眠患者（以难入睡和易醒为特点的人群）还伴有其他健康问题。

五、增重

睡眠不足可能会增加人的饥饿感，促使食欲增加。相关数据显示，每天睡眠少于 6 小时的人，比每天睡 7 ～ 9 小时的人更有可能成为肥胖者。胃内的食欲刺激素可刺激饥饿感和大脑中的瘦素信号，从而抑制食欲。缩短睡眠时间会减少瘦素的分泌，提升食欲刺激素的水平。睡眠不足不仅会刺激食欲，同时也刺激人体渴望高脂肪、高碳水化合物的摄入。

六、影响判断力

缺乏睡眠会影响人们对事物的理解，无法准确评估和明智地采取行动，从而影响人们对事件做出合理的判断。睡眠剥夺的人似乎特别容易出现判断失误。在这个生活节奏日益加快的世界，少睡正在成为一种趋势。但睡眠专家表示，让睡眠减少的行为是错误的，可能会得不偿失。尤其是如果我们正在从事一项以判断力为重的工作，睡眠不足带来的影响将可能是个大问题。

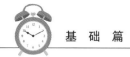

七、增加死亡风险

英国研究人员曾经观察过1万多名英国公务员的睡眠模式在20多年内是如何影响其死亡率的。结果显示，那些睡眠从7小时减少至5小时甚至更少的人，患有疾病而致死的风险增加将近1倍。尤其要强调的是，缺乏睡眠可将其患心血管疾病而死亡的概率增加1倍。

另外，睡眠不足还会导致人活力不足，活动量减少，同时造成人的自制力下降，导致饮食不健康、无规律。以上这些都会导致人体重增加。事实上，睡眠不足的危害还有很多，如造成免疫力下降、脾气暴躁、记忆力下降等。所以为健康考虑，一定要保证足够的睡眠。老年人每天一般需要7.5～9小时的睡眠，青少年则需要8.5～10小时的睡眠。

第五节　治　　疗

为了让大家一夜好眠，美国疾病预防与控制中心给出了6条睡眠建议。

1. 每晚在同一时间就寝，早晨在同一时间起床，包括周末。
2. 保持卧室安静、黑暗、轻松、温度适宜。
3. 把电视、电脑、手机都从卧室拿出去。
4. 睡前不要大吃大喝，不饮咖啡或饮酒。
5. 避免吸烟或摄入尼古丁。
6. 适当运动，白天锻炼身体可以使晚上更容易入睡。

（陈开兵　李雪燕　孔珊珊　温若卿）

参考文献

Ford E S, Li C Y, Wheaton AG, et al, 2014 Sleep duration and body mass index and waist circumference among US adults[J]. Obesity, 22(2):598-607.

Gildner T E, Liebert M A, Kowal P, et al, 2014. Sleep duration, sleep quality, and obesity risk among older adults from six middle-income countries:findings from the study on global ageing and adult health(SAGE)[J]. Am J Hum Biol, 26(6):803-812.

Goerke M, Sobieray U, Becke A, et al, 2015.Successful physical exercise-induced weight loss is modulated by habitual sleep duration in the elderly:results of a pilot study[J]. J Neural Transm, 124(Suppl 1):S153-S162.

Littman A J, Vitiello M, Foster-Schubert K, et al, 2007 Sleep, ghrelin, leptin and changes in body weight during a 1-year moderate intensity physical activity intervention[J]. Int J Obes, 31(3):466-475.

Liu Y, Wheaton A G, Chapman D P, et al, 2013 Sleep duration and chronic diseases among U.S. adults age 45 years and older:evidence from the 2010 behavioral risk factor surveillance system[J]. Sleep, 36(10):1421-1427.

Tu X D, Cai H, Gao Y T, et al, 2012. Sleep duration and its correlates in middleaged and elderly Chinese women:the Shanghai Women's Health Study[J]. Sleep Med, 13(9):1138-1145.

2

临床篇

第9章 老年睡眠障碍的评估和鉴别

对于老年患者来说，导致睡眠障碍的影响因素众多，治疗前应明确患者睡眠障碍的类型与伴随的疾病。老年人常见睡眠障碍主要类型包括失眠（insomnia）、日间过度思睡（excessive daytime sleepiness，EDS）、睡眠呼吸障碍（sleep-disordered breathing，SDB）、异态睡眠 [尤其是快速眼动睡眠期行为障碍（rapid eye movement，sleep behavior disorder，RBD）]、不宁腿综合征（restless leg syndrome，RLS）/周期性肢体运动（periodic limb movement，PLM）、昼夜节律失调性睡眠 - 觉醒障碍（circadian rhythm sleep-wake disorder，CRSWD）等。老年睡眠障碍的诊断主要基于详细的病史、躯体疾病、体格检查、辅助检查、睡眠问卷调查及各种评估量表和多导睡眠图（polysomnography，PSG）。要对患者做充分的评估，在此基础上形成准确全面的诊断，这是制订正确治疗方案的前提。

第一节 失眠的评估和鉴别

一、老年人失眠特点

每天成年人的睡眠时间为 7 ～ 8 小时，随着年龄的增长老年人睡眠时间一般为 5 ～ 6 小时，并且出现睡眠能力的下降、总睡眠时间改变、睡眠节律紊乱、睡眠时相改变、快速眼动睡眠减少、觉醒增加等。随着年龄的增长，老年人慢波睡眠比例、快速眼动睡眠比例都逐渐减少，意味着深睡眠受到相应的影响，睡眠结构的改变可能导致潜在病理状态或神经退行性病变的发生，从而影响老年人的认知能力。因此，评估老年人失眠也需评估是否有其他类型睡眠障碍、躯体疾病、精神疾病、药物及环境因素等。

二、失眠的诊断与评估方法

1. 问诊

（1）临床症状：是否存在失眠的具体临床表现（包括睡眠的相关参数：睡眠潜伏期、觉醒次数、有无早醒、有无多梦、自我感觉的睡眠质量、睡眠时间和对白日的功能影响程度等）；失眠发生的频率及持续时间和失眠的促发因素。

（2）睡眠习惯和睡眠卫生情况：包括每日总睡眠时间、午睡情况、睡眠形式和习惯、工作及节假日的就寝和起床时间；上床后是立即关灯睡眠，还是先看电视、阅读、听广播或音乐等；是否有睡前的不安举动；是否在台灯下或电视播放的条件下入睡；有无打鼾、梦语等习惯；是否与配偶同睡一间卧室或需要分床单独睡；配偶是否打鼾；是否起夜；平

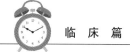
时持续睡眠时间是几小时；更换床铺或旅行是否难以入睡。睡眠卫生问题与心理行为因素在慢性失眠者中普遍存在，这些既可能是失眠的诱因，也可能参与或促进失眠的慢性化过程。

（3）药物使用情况：失眠以中老年人群多见，这些人群由于可能同时存在的躯体疾病，平时经常服用某些药物。根据统计，目前临床常用的药物中有 50 多种可能干扰睡眠，如肾上腺皮质激素、甲状腺素制剂、抗帕金森病药物 [左旋多巴（1evodopa）等]、减肥药物 [含苯丙胺（amphetamine）的食欲抑制剂]、含咖啡因的药物等。所以应该仔细询问患者目前的服药情况。特别对于已经使用催眠药物的患者应该认真记录药物名称、剂量、使用方法、治疗效果和不良反应，还应该注意是否存在药物或物质（咖啡、可乐、酒精和烟草等）滥用情况。这些信息不仅有助于分析失眠的原因和分类，更有助于慎重选择合适的治疗方法。

2. 体格检查　失眠是临床常见症状，与多种疾病有密切联系，临床各科患者都可能并存失眠，各科的多种疾病本身也可并发失眠。仔细的体格检查能够排除可能存在的躯体疾病相关性失眠，有助于失眠的鉴别诊断。例如，阻塞性睡眠呼吸暂停患者常存在肥胖、咽腔狭小和鼻腔病变（鼻中隔偏曲、鼻甲肥大或鼻息肉），皮肤病瘙痒患者存在皮肤原发或继发性损害等。

3. 评估　睡眠质量的测量工具主要包括客观测量工具和主观测量工具，前者主要包括多导睡眠图和体动记录仪，后者主要是匹兹堡睡眠质量指数量表和睡眠日记等主观量表，还有反映是否有情绪问题的主观量表测评。

（1）客观评估：多导睡眠图（PSG）、体动记录仪（actigraphy，ACT）。

PSG 通过 4 个通道的生理信号，即脑电图、肌电图及 2 个眼动图对睡眠进行连续监测。同时还可监测心功能、呼吸、血氧饱和度和腿部运动等，提供睡眠结构、睡眠时间和睡眠质量的信息，被认为是客观测量睡眠的金标准。它可提供睡眠质量、结构、波形等指标，但是 PSG 测量对实验室条件要求较高、费用高昂、测量时间长，加之合并认知受损的老年失眠症患者不能配合，连续监测困难，故适合在硬件设施好的医院开展。在养老院更适合体动记录仪及主观睡眠量表的评估。

便携式睡眠监测记录仪在国外养老机构应用比较广泛，但国内应用比较少，未来对老年失眠患者睡眠情况研究应增加体动记录仪的应用。体动记录仪是一个较小而敏感的仪器，通常戴在手腕部位，可以连续记录 24 小时甚至数天、数周，再通过计算机软件转换成睡眠 - 觉醒参数，如睡眠潜伏期、总睡眠时间、实际睡眠时间、觉醒的次数和时间、睡眠效率等。与 PSG 相比，体动记录仪使用成本低、无创伤，没有场所的限制，更适合监测养老机构老年人睡眠。量表简单易测，但是准确性较睡眠记录仪差。

体动记录仪由传感器、存储器和数据分析系统 3 部分组成。传感器外形类似手表，通常安放在手腕上，应用传感器可以感知相应部位的三维加速运动，记录数据并储存于存储器。能够每秒数次采样，可记录连续 1 周或更长时间的数据，通过分析整理得出监测结果，包括运动 - 非运动状态、有关运动节律的参数（波幅、峰值等）及一些睡眠相关参数，如总睡眠时间、觉醒时间和睡眠有效率等。它设计的主要依据是研究者观察到"睡眠 - 觉醒周期（sleep-wake cycle）"同"休息 - 运动周期（rest-activity cycle）"有着近乎一对一的相关性，而且运动量的变化同睡眠分期中肌肉张力的变化也相关，通过持续测量肢体的运动状态和运动量，可间接反映出睡眠 - 觉醒的情况。但是，由于体动记录仪所测量的仅仅是肢体的运动，不能等同于脑电活动记录，并不能直接记录生理意义上的实际睡眠活动，只是一种替代，所以其在某些方面的临床应用受到一定限制。

（2）睡眠量表主观评估：是患者与临床医师对于睡眠问题进行的主观评定。临床上对于患者的症状特点、有关量表的评估和 PSG 检查结果进行综合分析，能够获得失眠程度的量化依据，有助于分析睡眠紊乱的程度和评价治疗效果，有助于确定精神心理问题与失眠的关系，对于失眠的诊断和鉴别诊断具有重要价值。

睡眠状况评估量表如下。

1）匹兹堡睡眠质量指数量表（Pittsburgh sleep quality index，PSQI）：用于评定受试者最近 1 个月的睡眠质量，由 9 个自我评定问题构成 0 ～ 3 分的 7 个因子。分别为主观睡眠质量、睡眠潜伏期、睡眠持续性、睡眠效率、睡眠紊乱、使用药物、日间功能障碍，总分为 0 ～ 21 分，国内一般以 7 分为睡眠质量好坏的界值，分值越高表示睡眠质量越差。此表已在国内进行信度和效度检验，认为适合国内患者应用。目前国内养老机构老年人睡眠大多采用该量表。未来研究应该在应用该量表的基础上使用客观测量工具。

2）阿森斯（Athens）失眠量表（AIS）：主要用于自我评定睡眠质量。总分为 0 ～ 24 分，得分越高，表示睡眠质量越差。总分小于 4 分为无失眠，总分在 4 ～ 6 分为可疑失眠，总分在 6 分以上为失眠。

3）状态 - 特质焦虑问卷（state-trait anxiety inventory，STAI）：包括焦虑状态和特质焦虑两部分，其分别反映受试者当前焦虑状态症状的严重程度和受试者平时或经常的焦虑特性情况。原发性失眠患者焦虑状态和特质焦虑水平都明显高于睡眠正常者，提示原发性失眠症患者不但有严重的焦虑紧张，而且有一种长期的习惯性焦虑特质。

4）焦虑自评量表（self-rating anxiety scale，SAS）：能够比较准确地反映有焦虑倾向的失眠患者的主观感受，可以反映受试者的焦虑程度。标准总分为 50 分，正常上限的总分为 40 分。

5）抑郁自评量表（self-rating depression scale，SDS）：能够有效反映抑郁状态的失眠患者有关抑郁症状及其严重程度与变化，作为临床初步筛选的工具。标准总分为 50 分，正常上限的总分为 40 分。

6）睡眠日记（sleep diary，SD）：是反映患者睡眠紊乱主观感受的最好指标。老年人失眠常有生物节律紊乱情况，可以通过睡眠日记反映患者睡眠紊乱的情况，包括记录上床时间、起床时间、睡眠潜伏期、夜间醒来次数和持续时间、瞌睡、使用帮助睡眠的工具或药物、各种睡眠质量指数和白天的功能状况等。但由于其反映的指标很难与患者的自我感觉完全相同，所以它不是反映客观睡眠质量的指标。

三、鉴别诊断

（1）在管理失眠时，必须了解患者伴发的慢性病及其相关的多种治疗药物。选择治疗方案前，首先要区分入睡困难和睡眠维持困难，并考虑是否多病共存，如其他类型的睡眠 - 觉醒障碍。睡眠维持困难的患者应该检查是否存在睡眠呼吸障碍（SDB），排查可能会引起睡眠呼吸暂停的相关药物。

（2）失眠是老年抑郁症患者的常见症状，通常失眠是其就诊的主要原因。有研究显示，失眠是抑郁症的独立危险因素。近年来，PSG 常用于睡眠障碍的诊断，而抑郁症患者具有特定的睡眠模式。老年抑郁症患者的临床症状与中青年患者相比有很大的差异，常使抑郁症被误诊。睡眠障碍是老年抑郁症最典型的临床症状，患者常以失眠就诊，主要表现为入睡困难、睡眠质量下降、睡眠维持障碍、总睡眠时间减少等。老年人自身睡眠时间较成年人短，在抑郁症的困扰下，老年人的睡眠更加得不到保障。失眠容易产生或加重患者的抑郁状态，同时抑郁症状加重又会严重影响患者的睡眠质量，两者互相影响，使患者处于恶性循环。睡眠中的慢波睡眠减少及快速眼动睡眠期异常改变在抑郁症的诊断中具有重要意义。因此，PSG 监测技术对老年抑郁症患者失眠症状的诊断具有重要意义。主观情绪量表的筛查及精神科医师的精神检查评估也是筛查老年抑郁症的重要手段。

（3）失眠患者常存在不同程度的心理问题，普遍表现为对失眠的自我评估存在偏差，特别是过分夸大失眠的时间和危害。因此，根据患者的主观感觉诊断失眠有时是不准确的。临床医师必须掌握失眠的诊断方法，并熟练选择应用和综合分析这些方法，才能为失眠的诊断与鉴别诊断提供客观依据。

（4）失眠障碍符合诊断需要排除其他类型睡眠障碍、内科疾病、神经疾病或精神疾病、药物或物质使用所能解释的睡眠障碍。

第二节　日间过度思睡的评估和鉴别

一、日间过度思睡评估

老年患者中常受多种疾病的影响及因各种因素而出现认知功能受损的情况。例如，痴呆患者日间过度思睡（EDS）患病率高达 38.4%，其中阿尔茨海默病（Alzheimer's disease，AD）患者有 30.6% 存在 EDS，而路易体痴呆（dementia with Lewy body，DLB）患者出现 EDS 比例更高，程度也更严重，EDS 往往出现在 DLB 患者的早期，而 AD 患者 EDS 多出现在疾病中晚期，EDS 和 RBD 与帕金森病（Parkinson's disease，PD）相关认知功能损害患者的认知损伤程度相关，多巴胺受体激动剂可能会诱发 EDS。日间多次思睡扰乱了痴呆患者日常活动，部分患者会出现日落综合征，即半晚激越、漫游、易激惹和思维混乱等现象。调查痴呆患者的思睡情况，尤其是对中、重度痴呆患者，详细了解照料者观察到的临床印象是关键，认知功能下降的幅度与主观问卷评估 EDS 的严重程度相关。

Epworth 嗜睡量表（Epworth sleepiness scale，ESS）：是目前国际公认的评估日间过度思睡的问卷，简便易行、重复性好、结果可靠。评价 EDS 常用的主观问卷，主要评估患者在日常生活中不同情况下白天的嗜睡程度。在下述 8 种日常情况下有打瞌睡的可能性：①静坐阅读书刊时；②看电视时；③在公共场合（如剧院或开会）坐着不活动时；④乘车时间＞1 小时而中途无休息时；⑤环境许可或下午卧床休息时；⑥坐着与他人谈话时；⑦午餐中未饮用含酒精的饮品，餐后安静地坐着时；⑧遇交通拥堵时停车数分钟内。其评分从 0 ～ 3 分共分为 4 级：0 分，从不打瞌睡；1 分，打瞌睡可能很小；2 分，打瞌睡可能性中等；3 分，很可能打瞌睡。评分范围 0 ～ 24 分，评分在 7 ～ 9 分为可疑 EDS，若≥ 10 分提示存在 EDS 的风险较大。ESS ＞ 10 分为思睡。对于不能坚持准确记录睡眠日记的认知损害伴 EDS 患者来说，体动记录仪（ACT）是一种良好的检测工具，能够连续评估

数日的睡眠 - 觉醒模式。

认知功能评估：①简易精神状态检查量表（mini mental state examination，MMSE）。该量表包括对定向能力、即刻回忆能力、注意力和计算能力、延迟回忆、语言功能、视空间功能的评估。②蒙特利尔认知评价量表（Montreal cognitive assessment，MOCA）。总分30 分，用来评估视觉空间、执行功能、命名、注意、语言、抽象、延迟回忆和定位功能。

部分患者可在整夜 PSG 监测后，再通过多次睡眠潜伏时间试验（multiple sleep latency test，MSLT）或清醒维持试验（maintenance of wakefulness test，MWT）来客观评估 EDS。MSLT 为评估日间思睡程度的客观指标，但不作为评估和诊断阻塞性睡眠呼吸暂停（OSA）的常规手段。已经得到最优治疗的患者若仍伴有严重日间思睡，可通过该检查辅助判断是否共患其他睡眠疾病。

MSLT 是最可靠的应用于评估 EDS 的工具。前夜可先进行整夜 PSG 监测，次日晨行MSLT。步骤如下：在安静房间内，9：00 安置电极并检测电极阻抗，让受试者试图入睡，卧床后若未能入睡，观察 20 分钟后终止；若入睡，继续观察 15 分钟。之后保持清醒直到下次监测，可起床活动（如散步、下棋、看电视等），其间由护士或家属监督活动，以防止观察对象中途瞌睡。如此反复进行 4 ～ 5 次，每次间隔 2 小时，并分别进行描记。各睡眠参数如下。①平均睡眠潜伏期：每次上床或熄灯至非快速眼动睡眠第 1 期出现的时间，再计算平均睡眠潜伏期；②睡眠起始快速眼动睡眠期（SOREMP）出现次数：计算 4 ～ 5次小睡试验中共出现几次 SOREMP。平均睡眠潜伏期＜ 5 分钟提示存在 EDS，MSLT 在临床试验中广泛应用于 PD 患者的 EDS 评估。

MWT 在检查环境、检查前准备、全天检查流程、电极安放、每次检查流程、入睡判断、入睡潜伏时间、SOREMP 和快速眼动睡眠潜伏时间的判断等方面与 MSLT 完全相同，不同方面如下：① MWT 检查过程中，受试者坐在舒适的椅子上，而非卧床；②每次检查持续时间 30 分钟；③让患者保持清醒，而非试图入睡。平均睡眠潜伏期＜ 20 分钟可作为清醒状态维持能力受损的依据。该项检查对于 PD 驾车患者的清醒状态维持能力评估有一定帮助。

二、鉴别诊断

因 EDS 可能与中枢性睡眠增多有关，如发作性睡病或原发性睡眠增多，故需注意与这些疾病鉴别。诊断认知功能损害患者，特别是 AD 患者和血管性痴呆（vascular dementia，VaD）患者是否患 EDS 时，应排除患睡眠呼吸障碍（SDB）的可能。老年人患不宁腿综合征（RLS）的风险增高，会引起睡眠质量差而导致 EDS。需注意由治疗躯体与精神疾病相关药物的不良反应导致的 EDS。治疗 PD 及 DLB 相关睡眠增多时，应特别注意 EDS 与疾病本身及其相关药物治疗的关系，如多巴胺能药物可能导致日间思睡。

第三节　昼夜节律失调性睡眠 - 觉醒障碍的评估和鉴别

睡眠时相变化主要为不规则睡眠 - 觉醒节律、睡眠 - 觉醒时相延迟障碍及睡眠 - 觉醒时相提前障碍。昼夜节律失调性睡眠 - 觉醒障碍（circadian rhythm sleep-wake disorder，CRSWD）是老年人常出现的睡眠障碍疾病。睡眠 - 觉醒节律、睡眠时相的改变、昼夜静

息 - 活动、睡眠 - 觉醒节律因年龄不同存在明显差异，老年人快速眼动睡眠（REM）减少，睡眠效率降低，夜间觉醒次数、日间瞌睡次数和节律破碎指数增加，处于低质睡眠状态，影响老年人的健康。CRSWD 在轻度认知功能损害（mild cognitive impairment，MCI）早期或更早阶段出现，呈现出睡眠明显片段化，觉醒次数增加；非快速眼动（NREM）睡眠减少大于快速眼动减少；夜间徘徊不睡、入睡及维持困难。认知功能损害患者在出现CRSWD 的同时，常有 90% 的患者伴有精神行为异常及昼夜节律的变化，其中最突出的精神行为异常为日落综合征。

一、CRSWD 的诊断评估

除了对睡眠状况及特点的评估以外，还需要调查入睡和起床时间，包括至少 1 周的睡眠日记，并记录治疗睡眠障碍的具体方法及药物剂量。体动记录仪（ACT）监测结果对于诊断有重要作用。一些昼夜节律的生理指标（褪黑素分泌、最低核心体温）是确定 CRSWD 的辅助工具。因此应在照料者配合下，仔细调查白天入睡和觉醒时间以评估CRSWD，至少连续记录 1 周的睡眠日记和（或）使用 1 周 ACT 检查以确认 CRSWD。

主观测评量表有清晨型与夜晚型问卷，可以评估睡眠时相类型，并鉴别睡眠 - 觉醒模式和 CRSWD。核心体温、褪黑素检测可能有助于诊断。而客观评估如 ACT 监测结果对于诊断有重要作用。

二、鉴别诊断

CRSWD 需考虑认知能力下降（如痴呆）患者其他的精神行为症状，如抑郁、淡漠与焦虑。符合诊断需要排除其他类型睡眠障碍、内科疾病、神经或精神疾病、药物或物质使用所能解释的睡眠障碍。

第四节　睡眠呼吸障碍的评估和鉴别

睡眠呼吸障碍（sleep-disordered breathing，SDB）是常见的导致认知功能损害的睡眠障碍类型，在老年人中常见阻塞性睡眠呼吸暂停（obstructive sleep apnea，OSA）。AD、MCI、VaD、额颞叶痴呆（frontotemporal dementia，FTD）、帕金森病痴呆（Parkinson's disease dementia，PDD）患者存在不同程度的 SDB。SDB 可损害认知功能，损害患者的执行能力，表现为信息处理速度减慢，短时记忆广度减少，警觉性下降。OSA 是最常见SDB 类型，是一种严重危害性的睡眠障碍，主要表现为呼吸暂停、打鼾、夜间憋气、日间嗜睡、睡眠后困乏和失眠等。OSA 3 个关键症状是日间思睡、打鼾和睡眠呼吸暂停。如果持续和频繁出现上述中的两个症状，考虑存在 SDB 的风险，在应对 OSA 患者或知情者询问时应注意是否存在以上临床特征。其他相关评估常用主观量表有Epworth 嗜睡量表（ESS）、鼾声量表、柏林问卷、STOP-Bang 问卷。柏林问卷可以用于评估 OSA 的风险程度。ESS仅与呼吸暂停低通气指数（apnea hypopnea index，AHI）有关，但不能表明呼吸暂停的严重程度。

PSG 是明确认知功能损害患者是否存在 OSA 的金标准，对能配合检查的疑似伴有OSA 的认知功能损害者，应使用 PSG 确诊。整夜 PSG 是确诊 OSA 及其严重程度分级的金标准，睡眠分期及睡眠相关事件的判读推荐采用美国睡眠医学会（AASM）判读手册。读 PSG 结果时需充分考虑患者的个体差异，结合年龄、睡眠习惯及基础疾病等情况进行个体化诊断和分析。若患者病情较重和（或）未能进行整夜 PSG，则可通过分夜监测的 PSG 结果诊断 OSA。分夜监测诊断要求 PSG 睡眠时间 ≥ 2 小时，且 AHI ≥ 40 次 / 小时；如果 PSG 睡眠时间 < 2 小时，但呼吸事件次数达到 2 小时睡眠的要求（80 次），也可诊断 OSA。

另外，对 OSA 患者进行气道评估有利于排除气道占位性病变，并已作为外科治疗的常规术前评估项目。

通过 PSG 及 MSLT 来鉴别诊断单纯鼾症、中枢性睡眠呼吸暂停（CSA）、肥胖低通气综合征、睡眠相关肺泡低通气、发作性睡病，鉴别时应注意询问发病年龄、主要症状及 PSG 监测结果，同时应注意其他睡眠疾病与 OSA 合并的可能性，避免漏诊。与 RLS 和 PLM 相鉴别：PSG 监测具有典型特征，但应与睡眠呼吸事件相关的腿动鉴别。后者经持续气道正压通气（CPAP）治疗后常可消失。通过详细向患者及同室睡眠者询问患者睡眠病史，结合查体和 PSG 监测结果可鉴别。而夜间惊恐发作是睡眠中的喘气与窒息的症状，伴有强烈的自主觉醒，无过度困倦，与 OSA 憋气症状类似，夜间 PSG 监测可与其鉴别。另外，药物或其他物质戒断（包括药物）可产生失眠或思睡，了解详细的病史及 PSG 可进行鉴别。

第五节　不宁腿综合征的评估和鉴别

不宁腿综合征（restless leg syndrome，RLS）指小腿深部于休息时出现难以忍受的不适，经运动、按摩可暂时缓解的一种综合征。其主要累及双下肢，患侧腿可表现为酸、麻、痛、灼热、虫爬样等感觉，尤以清晨和夜间较重，迫使老年人小腿不停活动，甚至长久徘徊，给老年人带来睡眠障碍。在老年神经退行性疾病中临床确诊的 RLS 患病率为 6.1%，AD 患者铁缺乏和服用多巴胺拮抗剂，也是 RLS 发病风险增加与病情加重的因素。

一、RLS 的评估

国际 RLS 评定量表是主观测评 RLS 的工具，可评估疾病的症状、疾病对睡眠和生活质量的影响。根据国际 RLS 标准，诊断 RLS 必须符合 4 个核心标准：①最近有因不舒服感觉而需要活动腿和手臂；②起床和行走后有改善或缓解这种感觉；③坐着或者躺着休息时，感觉特别不适；④傍晚或晚上感觉更严重。大多数认知损害严重的患者由于无法理解和准确回答 RLS 问诊，常需要通过客观检查确诊 RLS，观察其腿部运动和行为，根据晚上和深夜对腿部不适的揉捏动作，确定是否存在 RLS。

PSG 监测发现 55% 痴呆患者的 PLM 指数 > 15 次 / 小时，其中 35% 为服用选择性 5- 羟色胺再摄取抑制剂（SSRI）期间出现 RLS，SSRI 是 RLS 最常见的危险因素。另有研究发现 RLS 与肾功能不全、缺铁、血清铁蛋白下降有关。因此，对于入睡困难的失眠患者，应询问入睡前有无腿部不适的感觉，且必须符合国际 RLS 诊断的 4 项核心标准。如果有 RLS 家族史，多巴胺能药物和铁剂能改善症状，也支持临床诊断的标准。临床中有疑似 RLS 的患者，应检查血清铁蛋白，以及有无共患疾病、使用药物、酒精滥用和咖啡因摄入等，并进行干预或治疗。如同时存在 PLMS，则支持 RLS 诊断。PSG 监测可确诊不能使用问卷

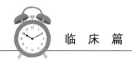

和量表的疑似 RLS 患者。RLS 需要与夜间腿肌痉挛（cramp）及静坐不能（akathisia）相鉴别，这需要通过病史、主客观检查才能进行鉴别。

二、鉴别诊断

考虑符合诊断需要排除其他类型睡眠障碍、内科疾病、神经疾病或精神疾病、药物或物质使用所能解释的睡眠障碍。

第六节　异常睡眠相关行为的评估和鉴别

一、快速眼动睡眠行为障碍的评估

快速眼动睡眠行为障碍（rapid eye movement sleep behavior disorder，RBD）是快速眼动（REM）睡眠期间的一种异态睡眠类型，常表现为梦境演绎的睡眠行为异常，如夜间拳打脚踢、异常发声，严重可导致自身或床伴受伤。RBD 与神经系统退行性病变密切相关，特别是 PD、多系统萎缩（MSA）和 DLB。RBD 患者发展成神经系统退行性病变的风险逐年增加。根据《睡眠障碍国际分类》（第 3 版）（ICSD-3）的定义，RBD 的诊断标准如下：①显示 REM 睡眠期骨骼肌失弛缓（RWA）现象。②有明确的梦境行为演绎（dream enactment behavior，DEB），有临床发作史或 PSG 监测记录到明确的发作。③ REM 睡眠期脑电无痫样放电。④症状不能被其他睡眠障碍解释。PSG 是评估、确诊及鉴别 RBD 的金标准。PSG 监测发现 RBD 最显著的特征表现为 REM 睡眠期存在紧张性和（或）时相性肌电活动增高。主观量表测评有 RBD 筛查问卷（REM sleep behavior disorder screening questionnaire，RBDSQ）可用于 RBD 筛查，中国香港版 RBD 问卷（RBDQ-HK）可用于评估 RBD 的发作频率和严重程度；RBD 严重程度量表（REM sleep behavior disorder severity-scale，RBDSS）可用于评估患者症状的特点。因此 RWA（PSG 监测）+DEB（临床症状）是 RBD 最主要的诊断标准。

二、RBD 的鉴别诊断

RBD 需与 NREM 相关异态睡眠，如睡眠癫痫、意识模糊性觉醒、睡惊症、睡行症、睡眠呼吸障碍、PLMS、夜间节律性运动障碍进行鉴别诊断。

综上所述，老年人的睡眠障碍多为共病，常伴发其他睡眠障碍（如 OSA、RLS、PLMS、RBD）。另外，老年人睡眠与相关慢性内科疾病、神经科疾病、精神科疾病、药物或物质使用和心理性应激、周期性睡眠 - 觉醒节律改变有关。查找睡眠障碍的原因并综合评估及鉴别诊断是合理运用睡眠相关药物治疗取得成功的关键。

（冯　霞）

参考文献

American Academy of Sleep Medicine, 2014.International classification of sleep disorders, 3rd ed[M]. American Academy of Sleep Medicine.

Amiri S, Behnezhad S, 2020, Sleep disturbances and risk of sick leave:systematic review and meta-analysis.

sleep biol[J]. Rhythm, 18:283-295.

Chiu H Y, Chan L Y, Hsieh Y J, et al, 2016, A meta-analysis of diagnostic accuracy of three screening tools for insomnia[J]. J Psychosom Res, 87:85-92.

Hallinan R, Elsayed M, Espinoza D, et al, 2019. Insomnia and excessive daytime sleepiness in women and men receiving methadone and buprenorphine maintenance treatment[J]. Subst Use Misuse, 54(10):1589-1598.

Hogl B, Stefani A, Videnovic A, 2018, Idiopathic REM sleep behaviour disorder and neurodegeneration—an update[J]. Nat Rev Neurol, 14(1):40-55.

Qaseem A, Kansagara D, Forciea M A, et al, 2016, Management of chronic insomnia disorder in adults:a clinical practice guideline from the american college of physicians[J]. Ann Intern Med, 165(2):125-133.

Riemann D, Baglioni, C, Bassetti, C, et al, 2017, European guideline for the diagnosis and treatment of insomnia[J].J Sleep Res, 26(6):675-700.

Shen S S, Shen Y, Xiong K P, et al, 2014. Validation study of REM sleep behavior disorder questionnaire-Hong Kong(RRDQ-HK)in east China[J].Sleep Med, 15(8):952-958.

St Louis E K, Boeve A R, Boeve B F, 2017, REM sleep behavior disorder in parkinson's disease and other synucleinopathies[J]. Mov Disord, 32(5):645-658.

第10章 老年人昼夜节律失调性睡眠-觉醒障碍

第一节 概　述

昼夜节律是内源性的、接近 24 小时的生物节律，它存在于所有生物中，被引导成 24 小时的明暗周期。人类内源性昼夜振荡是由基因决定的，在生物钟的调控下，人类的睡眠-觉醒及其他生理、心理、行为及生物化学变化多呈现出以 24 小时为周期的昼夜节律特征。最佳睡眠的时间应与习惯的睡眠昼夜节律相匹配。因此，反复出现或长期的睡眠-清醒模式紊乱可能是内源性昼夜定时系统紊乱的结果，或者是由个人习惯的昼夜醒睡时间与 24 小时的社会或生理环境失调所致。其标准定义为，由昼夜时间保持系统、昼夜节律引导机制改变或者内源性昼夜节律与外部环境错位导致的疾病。最常见症状是入睡困难、睡眠维持困难及日间睡眠增多。昼夜节律失调性睡眠-觉醒障碍可诱发心血管功能、胃肠代谢、认知及情绪紊乱，影响患者的身心健康，导致学习、社会、职业及其他功能受损，成为个人及公共安全隐患。

临床常见昼夜节律失调性睡眠-觉醒障碍分为 7 型。

1. 睡眠-觉醒时相延迟障碍（delayed sleep-wake phase disorder，DSWPD）。

2. 睡眠-觉醒时相提前障碍（advanced sleep-wake phase disorder，ASWPD）。

3. 非 24 小时睡眠-觉醒障碍（non-24-hour sleep-wake disorder，N24SWD）。

4. 不规律睡眠-觉醒节律障碍（irregular sleep-wake rhythm disorder，ISWRD）。

5. 时差变化睡眠障碍（jet lag disorder，JLD）。

6. 倒班工作睡眠-觉醒障碍（shin work sleep-wake disorder，SWSWD）。

7. 非特定的昼夜节律性睡眠-觉醒紊乱（circadian sleep-wake disorder not otherwise specified）。

一项临床调查显示老年人群中较为常见的为睡眠-觉醒时相提前障碍及不规律睡眠-觉醒节律障碍，本章主要讨论这两种疾病。

一、病理生理

外界环境中日光的明暗变化呈现 24 小时规律性变化的节律，但是人的内源性昼夜节律为 24.18 小时，所以人体内源性昼夜节律系统必须每天重新设置 24 小时节律，以保持与外部环境的节律信号同步。当内源性睡眠时钟结构或功能调节紊乱，或与外部环境如光的明暗变化时相不一致或与老年人所需的社会活动时间不匹配时，睡眠觉醒的昼夜时相会发生改变，出现昼夜节律失调性睡眠-觉醒障碍。人类的自身调节依赖于昼夜节律系统及内稳态系统。两者神经解剖部位及功能分区不同，既独立又相互依赖。为维持稳定的 24 小时睡眠 - 觉醒节律，两者必须相互协调作用，共同完成睡眠 - 觉醒周期的调节，任何一方的微小变化都可能导致临床出现显著的睡眠障碍。

人类昼夜节律调节起搏器（中枢生物钟）位于下丘脑的视交叉上核。在外界光刺激下，它主控松果体褪黑素分泌时相，调控睡眠觉醒节律，使之与外界环境明暗时相变化相同步，并调控核心体温及皮质醇的分泌。可以影响睡眠 - 觉醒相位的外在刺激称为"授时因子"。最重要的授时因子是太阳光的明暗循环。此外，作息时间安排、睡眠姿势、运动或社会活动、饮食时间等因素，均可对睡眠 - 觉醒昼夜节律、褪黑素分泌和核心体温节律的调节产生影响。

内稳态系统为维持内环境稳定的调节系统，主要对睡眠 - 觉醒的时相及过程发生反应及进行调节。因此，睡眠 - 觉醒行为本身就反映了内稳态的调节过程，即可产生睡眠驱动和构成节律性。昼夜节律系统及内稳态系统对睡眠 - 觉醒的调节是相互协调作用的，并非简单的叠加。

近年来，有关昼夜节律失调性睡眠 - 觉醒研究发现了哺乳动物视交叉上核引发调控近 24 小时昼夜节律的分子生物学机制；明确了 *Clock* 基因的突变是引发昼夜节律振幅及周期改变的重要原因；明确了细胞内蛋白转录反馈机制在睡眠 - 觉醒昼夜节律调节中的作用。同时，人类基因组的研究也使昼夜节律失调性睡眠 - 觉醒障碍病因方面的遗传学机制研究得以启动和深入。

二、辅助检查

辅助检查目的是了解患者的内源性睡眠 - 觉醒昼夜时相。首先要询问详细的病史，还要记录睡眠日记和进行体动监测，清晨型 - 夜晚型问卷及昼夜时相标志物测定也能提供重要诊断信息。必要时也可行多导睡眠图（PSG）监测。这些方法不仅可用于诊断，还可用于治疗效果的评估。

1. 睡眠日记　是用于描述或记录患者每天睡眠 - 觉醒期时相（作息时间）的重要方法，有助于了解患者睡眠 - 觉醒的类型。应至少连续记录 7 天，建议 14 天，适用于所有可疑昼夜节律失调性睡眠 - 觉醒障碍患者的筛查和评估。

2. 清晨型 - 夜晚型问卷（morning-evening questionnaire，MEQ）　为睡眠 - 觉醒昼夜节律自然趋向的分型工具，为睡眠 - 觉醒自评量表。其按睡眠 - 觉醒习惯将患者分成早间型（早睡早醒型）、晚间型（晚睡晚醒型）或中间型（普通型）。该表包含了 19 个问题，以确定近几周每日睡眠 - 觉醒时间跨度的自然倾向。大多数问题都设计成优先的形式，并要求一个具体的时间来反映。每个问题答案计 0 ～ 6 分，总分为 16 ～ 86 分。总分 ≤ 41 分时为晚间型（该型又可分两个亚型，分值越低晚睡型特征越明显，诊断越明确），总分 ≥ 59 分时为早间型（分值越高早睡早醒特征越明显，诊断越明确），总分 42 ～ 58 分者为中间型。该问卷设计之初主要用于抑郁症患者光疗开始时间的选择和光疗效果的评估。目前可用于评估最佳警觉时间、与年龄相关的睡眠问题、与昼夜相关的睡眠障碍及最佳光照时间选择。

3. 体动记录仪　为性价比较高的无创性睡眠状态评估工具，可长时间（数天至数月）监测记录患者的日常活动与静息周期。其可佩戴在手腕、上臂、腰及足踝部，以手腕部敏感性最高。体动记录仪可提供人体活动强度、能量消耗及睡眠相关的数据，如睡眠延迟时间、睡眠开始时间、觉醒时间、觉醒次数及睡眠效率。临床上主要用于昼夜节律失调性睡眠 - 觉醒障碍的诊断及疗效评估。记录的时间至少要连续 7 天，建议 14 天，并结合睡眠日记的结果进行分析。

4. 昼夜时相标志物测定 临床上昼夜时相的参考点（褪黑素的初始释放及体温最低点）常被用来评估昼夜时相的变化，是评估褪黑素水平及睡眠 - 觉醒昼夜节律的"金标准"。当机体内在的生理节律慢于外界的时钟时间时，表示生理节律时相延迟；当身体的生理节律快于外界的时钟时间时，表示生理节律时相提前。

5. PSG 可显示患者睡眠结构及昼夜节律变化，但主要用于排除其他睡眠障碍疾病。

三、诊断

本书采用的昼夜节律失调性睡眠 - 觉醒障碍诊断标准是 2014 美国睡眠医学会发布的《睡眠障碍国际分类》第 3 版，睡眠障碍国际分类（international classification of sleep disorders，ICSD）是最常用的分类系统。昼夜节律失调性睡眠 - 觉醒障碍的诊断必须满足 3 个总的标准：①慢性反复发生的睡眠 - 觉醒紊乱，主要由内源性昼夜定时系统变化或内源性昼夜节律与期望的睡眠 - 觉醒时间，或与个体环境、社会工作时间的不协调所致；②昼夜节律失调可导致失眠、过多睡眠或两者均有；③睡眠 - 觉醒障碍导致临床显著不适或致精神、身体、社会、职业、教育或其他重要功能受损。

四、治疗

昼夜节律失调性睡眠 - 觉醒障碍的预防及治疗需要多方法联合使用。最有效的治疗是采用多种方法尽快重置昼夜节律，同时进行必要的药物治疗。

1. 睡眠健康教育 目的是改进睡眠卫生，避免不良卫生习惯对睡眠 - 觉醒昼夜节律的影响。

2. 进行睡眠时间调整 属于时间疗法，几乎适用于所有类型的昼夜节律失调性睡眠 - 觉醒障碍（除外老年痴呆和家居护理及 N24SWD 的患者）。

3. 重置生物时钟 包括 3 种方法：①定时光照。光疗法是最重要的睡眠 - 觉醒昼夜时相调整方法。不同的光照时间、强度对昼夜时相的调整均不相同。该疗法对于每种昼夜节律性睡眠障碍都有效，但临床应注意不适当的光照时间和强度有可能加重昼夜节律的紊乱。②定时服用褪黑素。这主要用于时差变化睡眠障碍、伴有视力障碍的睡眠 - 觉醒时相延迟障碍和 N24SWD 患者，视力正常的睡眠 - 觉醒时相提前障碍和不规律睡眠 - 觉醒节律障碍患者也可选用。③定时运动。较强的运动可改变睡眠的昼夜时相，如在最低核心体温前夜间运动可导致昼夜时相延迟。此外，上午运动及下午运动的联合可将昼夜时相提前。

4. 按需服用催眠及促觉醒药 老年人用药必须权衡用药的风险。

尽管有关睡眠 - 觉醒昼夜节律的研究从分子生物学到行为学、从基础科学到临床医学均已取得飞速发展，但对昼夜节律失调性睡眠 - 觉醒障碍的机制还不十分清楚。目前的临床诊治方法多基于小样本研究，临床诊治规范还需更为严格的大样本、多中心随机安慰剂对照研究的支持。

第二节　睡眠 - 觉醒时相提前障碍

睡眠 - 觉醒时相提前障碍也称为睡眠时相提前综合征、睡眠时相提前型或睡眠时相提前障碍。其基本特征是患者的主要入睡与觉醒时间较传统或期望的作息时间持续提前至少2 小时，患者主诉早醒型失眠及晚上思睡。由于长期持续的早睡早起，下午或傍晚思睡或精神萎靡，不能正常地参与社会活动。若允许按自身意愿的时间睡眠 - 觉醒，则患者的睡眠质量可改善。睡眠 - 觉醒时相提前障碍在中老年人群的患病率约为 1%，并随年龄增长而增加，无性别差异。

一、病因

1. **遗传因素**　近年有很多报道认为睡眠 - 觉醒时相提前障碍与家族遗传有关。家族型患者多在儿童或成年早期发病，症状持续存在并随年龄增长而加重。遗传模式为常染色体显性遗传。针对家族性睡眠 - 觉醒时相提前障碍患者的研究显示，有一个大家族存在生物钟基因 $hPer2$ 突变，其他家族未见该基因突变。

2. **环境因素**　患者如减少下午或傍晚的光照，或由于早醒而过早暴露晨光，可以提前昼夜节律，从而增加睡眠时相提前的风险。过早上床，可致睡眠时相提前。对于家族性睡眠 - 觉醒时相提前障碍患者，内源性昼夜时间缩短可引起睡眠时相提前。环境因素可诱发、维持、加剧这一表现。

二、发病机制

睡眠 - 觉醒时相提前障碍发病机制不十分清楚。可能与本病相关的因素包括昼夜时钟将时间延迟的能力减弱，对光时相反应以提前时相占优势；授时因子长度变化，如在适当的昼夜节律下光暴露时间自觉或不自觉地减少；内源性昼夜节律起搏器起搏时间缩短。研究显示，家族性睡眠 - 觉醒时相提前障碍与控制生理节律性的生物钟基因 $hPer2$ 突变有关，具有常染色体显性遗传特性。家系之间或家族内部存在遗传异质性。家族研究发现，$hPer2$ 具有基因多态性。有几个家系还存在内源性昼夜节律过短的患者。晨起阳光下散步（将睡眠时相提前）或日间午睡（减少夜间睡眠总需求）均会加重睡眠 - 觉醒时相提前障碍，而这两种行为均为老年人的常见习惯，这也是本病更常见于老年人的原因。

三、临床表现

本病典型的发病阶段是中年期，也可儿童期发病（主要是家族型），老年人多见。患者的主要睡眠时间段较期望或通常的睡眠时间提前至少 2 小时。由于早睡早醒，患者主诉下午晚些时候或晚上过早睡眠增多，清晨又无意识地过早觉醒，典型的表现为晚上6：00 ～ 8：00 上床，早晨 2：00 ～ 5：00 醒来。因此，常抱怨午后晚些时间或傍晚持续性不可抵抗的睡意和清晨失眠，严重影响夜间活动安排，日间过多思睡。如不治疗可转变为慢性。患者试图清晨留在床上继续睡眠的努力却导致继发性条件性失眠。患者往往服用酒精镇静催眠或兴奋物质以期缓解症状，结果加重了睡眠障碍并可能引起物质滥用。睡眠 - 觉醒时相提前障碍患者日间睡眠增多，可影响患者的认知功能、社会交往及安全性。促觉醒或催眠药的使用则可能导致物质滥用。如允许患者按自己的作息时间睡眠,则睡眠的质量、时间通常与正常同龄人相仿。

病程与转归:典型病程为持续性(至少 3 个月)。其临床表现和严重性与社会活动责任及安排有关。如能改变活动时间,调整睡眠 - 觉醒时间,则症状有可能缓解。睡眠 - 觉醒时相提前障碍多见于老年人。目前尚不清楚与年龄相关的常见睡眠时相提前是昼夜时间的单一变化,还是出现了与年龄相关的内稳态调节变化。症状的严重性、缓解和复发与治疗的选择有关。睡眠 - 觉醒时相提前障碍由于过早觉醒,临床容易误诊为抑郁症。

四、辅助检查

1. 睡眠日记及体动记录仪 睡眠日记或体动记录仪(腕表式)应至少连续记录 7 天(包括周末)时间。睡眠 - 觉醒时相提前障碍患者表现为睡眠发生及觉醒提前。这两种方法均为睡眠 - 觉醒时相提前障碍常用的诊断方法。体动记录仪还可用于对治疗效果进行评估。

2. 昼夜节律标志物测定 微光褪黑素分泌试验及最低核心体温测定检查均显示昼夜节律提前,但相对于昼夜节律的标志物,觉醒的时间可能提前更早。

3. MEQ 睡眠 - 觉醒时相提前障碍患者的问卷评分结果多被评为"清晨型"。由于临床研究报道不多,其对睡眠 - 觉醒时相提前障碍诊断的特异度和敏感度还需进一步研究。

4. PSG 如让睡眠 - 觉醒时相提前障碍患者自由睡眠,则 PSG 可显示正常。如要求患者按通常要求时间睡眠,PSG 则显示睡眠潜伏期缩短、总睡眠时间减少、快速眼动睡眠减少。PSG 目前不作为睡眠 - 觉醒时相提前障碍的常规诊断方法。

五、诊断

本病的诊断参考 ICSD-3 关于睡眠 - 觉醒时相提前障碍患者的诊断标准。

睡眠 - 觉醒时相提前障碍的诊断标准(必须同时符合以下 5 项):

1. 主要睡眠 - 觉醒时间较期望或需要的时间提前,有证据表明患者长期反复不能在期望的或者常规睡眠 - 觉醒时间段保持睡眠或觉醒。

2. 症状持续≥ 3 个月。

3. 如允许自然睡眠,除睡眠 - 觉醒时间提前外,患者睡眠质量及时间可获改善。

4. 至少 7 天(最好 14 天)的睡眠日记或体动监测显示睡眠时相总是稳定提前(监测时间应包括节假日)。

5. 不能用其他类型睡眠障碍、神经系统或精神疾病、药物或物质使用等解释。

六、鉴别诊断

1. 正常睡眠 许多正常老龄人习惯早睡早起,表现为"早晨型"或"百灵鸟型",没有日间功能受损或其他不适。

2. 其他早醒原因 最常见原因是行为因素导致的睡眠障碍,如不规则作息时间、随意早醒、较早暴露光照,常见于老年人。约 1/3 的重型情感障碍患者有抑郁症典型的早醒症状,但常伴有其他睡眠障碍、躯体症状及情绪改变。失眠障碍患者可以有明显的早醒,但却少有较早入睡者。

此外,本病还应与其他表现为早醒、睡眠时间提前的内科疾病、其他类型睡眠障碍及精神疾病相鉴别。

七、治疗

临床上对于睡眠 - 觉醒时相提前障碍的干预和治疗的主要对策，是既要避免将睡眠时相提前的因素，又要采用多种方法联合干预。常用的是睡眠健康教育、调整睡眠时间及定时光疗的联合。

1. 健康教育和行为指导　应教育患者避免晨间接受强光照射，可午间小睡，尽量推迟夜晚上床时间，鼓励患者在强光下进行体力活动和晚间散步活动。应疏导患者可能存在的焦虑或受挫的情绪。

2. 调整睡眠时间　应告知患者重新制订作息时间表，逐步向后推移入睡和起床时间，直至恢复正常；且调整到预期睡眠 - 觉醒时间后，应保持和严格遵守。可以使用闹钟作为一个循序渐进的治疗方法，直到达到想要睡觉的时间。不要滥用咖啡因、酗酒等。

3. 定时光疗　睡眠 - 觉醒时相提前障碍的发生与褪黑素分泌时相提前有关。因此，每晚强光照射可延迟褪黑素分泌时相，达到延迟睡眠的目的。通常的做法是每晚 7：00 ～ 9：00 光照 2 小时。光照强度目前尚不统一。一般的室内光线在重新设定昼夜时相方面还不够强。文献报道的有效强度范围较宽，可选 7000 ～ 12 000lx 强光（相当于太阳光）照射。也有报道夜间采用 2500lx 强光照射，连续治疗 17 个月，睡眠时相完全恢复正常。之后给予非连续强光照射，仍可维持疗效。为避免睡眠相位提前，应减少清晨接受光照。

4. 定时褪黑素治疗　理论上晨服褪黑素能延迟昼夜节律，但缺乏安全性与有效性证据。虽然晨服褪黑素是潜在的治疗方法（相位延迟作用），但是如果个人在早晨需要参加社会活动，该方法则不可行。褪黑素有镇静作用，特别是在内源性褪黑素没有升高时，服用高剂量的褪黑素，镇静作用会更大。

5. 催眠药　可以用于与睡眠 - 觉醒时相提前障碍相关的睡眠维持障碍。

第三节　不规律睡眠 - 觉醒节律障碍

不规律睡眠 - 觉醒节律障碍又称无昼夜节律、紊乱睡眠 - 觉醒节律和混沌睡眠 - 觉醒节律，以相对缺乏明显的睡眠 - 觉醒节律为基本特征，患者 24 小时内睡眠 - 觉醒周期无规律，有 3 次或以上的睡眠发作，整个睡眠呈片段化，每次睡眠时间短暂，典型者最长睡眠时间不足 4 小时。患者通常主诉夜间失眠和日间思睡或小睡多。但相对年龄而言，总睡眠时间基本正常。本病多见于神经变性疾病（如痴呆）患者。

一、病因

不规律睡眠 - 觉醒节律障碍的病因并不十分清楚，但可能与下列因素有关。

1. 睡眠卫生不良　生活极端无规律者可出现不规律睡眠 - 觉醒节律障碍。

2. 年龄　夜间睡眠片段化、日间小睡多随年龄增长而增加。最重要的原因是随年龄增长的神经精神疾病（如痴呆）的增加。

3. 缺乏外源性同步因子刺激　如缺乏光暴露、缺少运动及社会活动，尤其是独居、隐居、住院、卧床的痴呆及老年人群。老年人较青年人更少接触户外光照，加之视力减退及

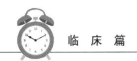

与年龄相关的视交叉上核的变化，更易发生不规律睡眠 - 觉醒节律障碍。在老年痴呆人群中，这些因素对睡眠的影响更为突出和明显。

4. **家族易感性**　遗传因素与不规律睡眠 - 觉醒节律障碍的关系需进一步研究。

二、发病机制

不规律睡眠 - 觉醒节律障碍的病理生理学基础是视交叉上核生物钟的解剖及功能性异常。动物实验中，切除或毁损视交叉上核后，实验动物可出现类似老年痴呆患者（尤其晚期患者）的不规律睡眠 - 觉醒节律障碍。环境同步化诱导因子（光线及活动）暴露减少，也可导致不规律睡眠 - 觉醒节律障碍。有关的临床研究发现在健康人中不规律睡眠 - 觉醒节律障碍的发生主要与睡眠卫生不良有关。

三、临床表现

任何年龄人群均可发病，尤其老年人更常见。患者主要表现为睡眠 - 觉醒周期杂乱无章，缺乏明确的昼夜睡眠 - 觉醒周期。由于夜间睡眠维持障碍及日间小睡增多，患者常主诉夜间失眠、日间过度思睡。典型表现为在 24 小时内无主睡眠期。尽管患者最长的睡眠期出现在上午 2：00 ～ 6：00，但通常不足 4 小时。睡眠周期片段化，在 24 小时内出现多个不同长度的睡眠时段，小睡次数多。每天睡眠 - 觉醒时间不同，但相对于自身年龄，每日睡眠总时间基本正常。好发人群为有孤独或隐居者，因他们缺乏诱导正常睡眠 - 觉醒模式的外部刺激（光照及活动）。此外，不规律睡眠 - 觉醒节律障碍多见于神经变性疾病患者，如以认知功能障碍为主的疾病（阿尔茨海默病、帕金森病、亨廷顿病），由于患者的不规则睡眠，照料者睡眠也可受到明显影响。

病程与转归：本病病程为持续性，病程长者在睡眠 - 觉醒周期的清醒阶段可出现认知功能障碍或思睡。

四、辅助检查

目前已获指南推荐的评估方法为睡眠日记和体动记录仪检查。24 小时 PSG 虽然可评估患者睡眠 - 觉醒模式，但不作为常规检测。MEQ、微光褪黑素分泌试验和最低核心体温测定用于不规律睡眠 - 觉醒节律障碍患者诊断评估的证据不足。

1. **睡眠日记和体动记录仪**　均显示患者缺乏明确的睡眠 - 觉醒昼夜节律。主要表现在 24 小时内多次不规则睡眠 - 觉醒。体动监测方法还可用于治疗效果的评估。如有条件，可连续监测 2 周。对于有认知功能障碍者，该检查评估方法的客观性受到一定影响。

2. **昼夜节律标志物测定**　微光褪黑素分泌试验和最低核心体温测定可显示患者缺乏明显的、有规律的睡眠 - 觉醒节律。有限的研究主要来自于晚期阿尔茨海默病患者睡眠 - 觉醒昼夜节律的临床评估。患者的微光褪黑素分泌试验显示夜间褪黑素分泌水平低，但昼夜时相变化不大。

3. **PSG**　至少 24 小时的 PSG 监测显示患者正常的睡眠 - 觉醒模式缺乏。

五、诊断

本病的诊断参考 ICSD-3 关于不规律睡眠 - 觉醒节律障碍患者的诊断标准。

不规律睡眠 - 觉醒节律障碍的诊断标准（必须同时符合以下四项）如下。

1. 主诉或照料者报告患者长期反复 24 小时内不规则睡眠 - 觉醒发作，症状特征是在计划的睡眠时间内失眠、在日间过度思睡（可为小睡）或两者均有。

2. 症状持续≥ 3 个月。

3. ≥ 7 天（最好 14 天）的睡眠日记或体动监测显示无主睡眠期，在 24 小时内有多次（至少≥ 3 次）不规则睡眠。

4. 排除其他睡眠障碍、神经精神疾病、药物或物质使用情况等。

六、鉴别诊断

1. 睡眠卫生不良　应与睡眠卫生行为不良相鉴别，如应将生活无规律者的不规则睡眠与不规律睡眠 - 觉醒节律障碍患者相鉴别。

2. 其他类型睡眠障碍及精神疾病　不规律睡眠 - 觉醒节律障碍可主诉失眠，主要表现为入睡困难或睡眠维持障碍，因此临床上易与其他失眠类型相混淆。睡眠日记或体动监测有助于鉴别。临床上还应注意与其他类型睡眠障碍及精神疾病等相鉴别。

七、治疗

临床治疗目标是巩固夜间睡眠，维持日间觉醒，通过调整外界环境因素逐步增加同步化因子的暴露（如光照强度、组织化社会活动及体能活动），使睡眠 - 觉醒昼夜节律趋于正常。指南推荐的治疗方法主要为昼夜时相的调整（定时光照、定时给予褪黑素）和多模式方法的联合应用。

1. 健康教育和行为指导　应教育指导患者及照料者，增加患者日间光照及社会活动，限制日间小睡的次数和长度，增加有计划的体力活动及锻炼，调整建立规律的睡眠 - 觉醒周期时间，减少夜间灯光及环境噪声。

2. 定时光照　采用日间强光暴露方法可以减少日间小睡，提高日间觉醒，巩固夜间睡眠，减少夜间的兴奋，最终改善不规律睡眠 - 觉醒节律障碍患者睡眠 - 觉醒的昼夜节律。方法是每天接受强光照射 2 小时（强度为 10 000lx，持续 4 周左右）。光照时间多为早晨或上午。有报道晚上或早晚均接受光照也有效。资料主要来自对伴有痴呆的不规律睡眠 - 觉醒节律障碍患者的研究。

3. 定时褪黑素治疗　已进行的单一用于成人（痴呆人群）的研究未获可靠的临床疗效，但小剂量褪黑素或其受体激动剂可能有效。

4. 多模式治疗　在单一方法疗效不佳时可采用将日间光暴露治疗与行为干预（增加运动、调整睡眠时间、减少夜间噪声及灯光）联合的治疗方法。该方法可用于老年痴呆或精神发育障碍患者。有报道强光暴露时间疗法、维生素 B_2、催眠药的联合应用有效率达 45%。

（陈开兵　李雪燕　杨春斌　吕娅宁）

参考文献

贝瑞原, 2014. 睡眠医学基础 [M]. 高和, 译. 北京 : 人民军医出版社 .

成蓓 , 曾尔亢 , 2018. 老年病学 [M].3 版 . 北京 : 科学出版社 .

刘艳骄 , 高荣林 , 2003. 中医睡眠医学 [M]. 北京 : 人民卫生出版社 .

伊藤真次 , 1983. 人体昼夜节律 [M]. 重庆 : 重庆出版社 .

赵忠新 , 2016. 睡眠医学 [M]. 北京 : 人民卫生出版社 .

American Academy of Sleep Medicine, 2020. 睡眠障碍国际分类 [M].3 版 . 高和 , 译 . 北京 : 人民卫生出版社 .

Carney P R, Berry R B, Geyer J D, 2011. 临床睡眠疾病 [M]. 韩芳 , 吕长俊 , 译 . 北京 : 人民卫生出版社 .

第11章 老年人群睡眠行为障碍

异态睡眠（parasomnia）是指在入睡、睡眠期间或从睡眠中觉醒时发生的非自主性躯体行为或体验。异态睡眠可以发生在非快速眼动（non-rapid eye movement，NREM）睡眠期、快速眼动（rapid eye movement，REM）睡眠期或从清醒向睡眠转换或睡眠向觉醒转换阶段。这些异常行为包含运动行为、情绪、感知、做梦和自主神经系统功能相关的睡眠异常，可能导致自伤或伤及同床者、睡眠中断、不良健康效应和心理社会效应。依据发生时的睡眠状态分为 NREM 睡眠相关异态睡眠和 REM 睡眠相关异态睡眠。NREM 睡眠相关异态睡眠包括意识模糊性觉醒、睡行症、睡惊症和睡眠相关性进食障碍，这些异常行为的发生是由于大脑皮质从深睡眠中不完全性觉醒，常归因于某些存在的诱因，刺激皮质重复觉醒而不能继续保持睡眠状态。在 REM 睡眠相关异态睡眠中，REM 睡眠行为障碍（RBD）是常见的类型，是由于脑桥 REM 睡眠相关神经元功能异常，导致肌张力弛缓缺失，常预示将来可能发生神经变性病。孤立出现的睡眠瘫痪表现为 REM 睡眠肌张力弛缓状态持续到觉醒状态。此外，有些患者同时存在睡行症和 RBD，也可能同时存在几种异态睡眠，包括 NREM 睡眠期和 REM 睡眠期的异态睡眠，称为异态睡眠重叠障碍（parasomnia overlap disorder）。

第一节 非快速眼动睡眠相关异态睡眠

NREM 睡眠相关异态睡眠（NREM 睡眠相关觉醒障碍）是由从 NREM 睡眠向觉醒状态转换时发生不完全分离导致的觉醒障碍，以异常的夜间行为、意识损害和自主神经系统激活为特征，典型发生在夜间睡眠的前 1/3 阶段，即 NREM 睡眠的慢波睡眠（N3）阶段。根据持续时间、复杂性、行为类型和对发作事件的遗忘程度等分为意识模糊性觉醒、睡行症、睡惊症和睡眠相关性进食障碍。本病常见于儿童，成人及老年人也不少见，患病率为 1%～4%。NREM 睡眠相关异态睡眠的共同特征：①相似的发病基因和家族遗传模式；②相似的从深睡眠中部分觉醒的病理生理过程；③类似的诱发因素，如任何导致睡眠片段化（即增加觉醒）的因素[声音、阻塞性睡眠呼吸暂停（OSA）、疼痛、不宁腿综合征和周期性肢体运动、发作性睡病、食欲肽功能异常所致睡眠不稳定等]，增加睡眠倾向的各种原因（主动或环境因素导致的睡眠剥夺、镇静催眠药物尤其是苯二氮䓬类受体激动剂的使用、倒班工作、昼夜节律失调等）和心理社会压力等。该类觉醒障碍不继发于精神障碍、神经病理改变或者头部损伤，发作时缺少或者很少有相关的认知功能，对发作过程完全遗忘或部分遗忘。确切的病理生理机制不甚清楚，可能由于多种原因导致大脑从 NREM 睡眠期转

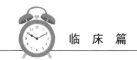
向完全觉醒状态的机制受损。治疗主要包括寻找和去除病因（如睡眠剥夺、OSA 等），对于卧室和房间采取防护措施，避免发生人身伤害，使用药物进行辅助治疗。

同步视频多导睡眠图（video-polysomnography，vPSG）是诊断 NREM 睡眠相关异态睡眠的金标准，但检出率低且非必需条件，对临床症状明确或不复杂者其价值有限或无须检查，怀疑异态睡眠但正在服用苯二氮䓬类或抗抑郁药物者 PSG 的阳性率降低。对可疑 NREM 睡眠相关异态睡眠或怀疑其他诊断、临床症状不明确、有罕见临床特征或疑有重叠综合征者，需要利用 PSG 检查明确诊断。建议对首次就诊的患者进行一夜的 PSG 检查，服用抗抑郁药物的患者应该在撤药后进行检查。

一、意识模糊性觉醒

意识模糊性觉醒（confusional arousal）表现为从 NREM 睡眠期觉醒过程中，意识尚未完全恢复而出现的定向障碍的行为，时常伴有轻微发声，次日对发生的事件可以存在模糊的回忆。持续时间通常在 5 分钟以内，部分可延长至 1 小时。这些行为一般比较温和，个别患者可能具有攻击性和猛烈的行为。

（一）病因

任何加深睡眠和造成觉醒困难的因素都可能成为病因，主要包括睡眠剥夺恢复过程中（如 OSA 经正压通气治疗后）、昼夜节律改变所致睡眠障碍（倒班工作睡眠 - 觉醒障碍、时差变化睡眠 - 觉醒障碍等）、其他类型睡眠障碍（中枢性睡眠增多、失眠）、焦虑与抑郁及其双相障碍、使用某些药物（特别是中枢神经系统抑制剂，如镇静催眠药、乙醇和抗组胺药等）、代谢性（如肝性或肾性）脑病、中毒性脑病及其他脑部疾病和强行唤醒时。意识模糊性觉醒常见于以深睡眠为特征的过度睡眠，如自发性过度睡眠（这种情况下，患者在任何时候被唤醒都可以发生意识模糊性觉醒），也可以发生于多种形式的症状性过度睡眠，还可见于发作性睡病或 OSA 患者。在睡行症和睡惊症患者中，意识模糊性觉醒的发作尤其频繁。本病有明显的家族聚集性，但未见正式的遗传学研究报道。

（二）病理

仅有的几例病理资料显示，本病的发生与觉醒相关脑区的损害有关，如脑室旁灰质中脑网状区和下丘脑后部，但多数患者不存在特异性的脑部病变。

（三）临床表现

意识模糊性觉醒常见于儿童，无性别差异。3 ～ 13 岁儿童患病率为 17.3%，部分持续至青春期，且随着年龄的增长，患病率明显下降，其发作频率也进行性减少，直到完全消失。成年及老年期发病很少见，但成年及老年患者的发作频率通常相对固定，只随主要发病因素变化而变化。

本病临床特征是患者不能由睡眠中迅速清醒过来，无论是自然醒转还是被唤醒，总要经历一个较长的意识模糊的过渡阶段。处于意识模糊性觉醒状态的患者存在时间和地点定向障碍；语速减慢、精神活动迟缓、反应迟钝；动作显得不协调；有严重的顺行性和逆行性遗忘；行为不当，如当患者听到电话响铃时，就拿起床头灯来讲话。这种意识模糊性行为可持续数分钟到数小时，通常发生在从第 1 个睡眠周期的深睡期觉醒时。若在睡眠中被强行唤醒，尤其是在夜间睡眠的前 1/3 阶段被强行唤醒，易诱发意识模糊性觉醒。有时患者在睡眠中被唤醒时可出现不恰当行为，偶尔会造成人身伤害，尤其是当患者的活动受到限制时，可能发生攻击性行为。有时可能出现不恰当的性行为，如睡眠性交症等。

（四）辅助检查

PSG 记录显示典型的意识模糊性觉醒发生在从 NREM 睡眠中觉醒时，最常见于睡眠的前 1/3 阶段的慢波睡眠，偶尔出现在从 NREM 睡眠第 1、2 期的觉醒过程中，很少发生在日间小睡时。意识模糊性觉醒很少发生在 REM 睡眠觉醒过程中，若发生在这种情况下，其精神活动通常很快就恢复清晰状态。意识模糊性觉醒期间的脑电监测可呈现短暂的 δ 活动、NREM 睡眠第 1 期的 θ 模式、反复出现的微睡眠现象或呈弥漫的和几乎无反应性的节律。如果用于支持诊断，则需进行 vPSG 监测。

（五）诊断

本病的诊断参考 ICSD-3 关于意识模糊性觉醒的诊断标准，至少包括 1、2、5、6 项。

1. 患者或观察者发现其从睡眠中自行觉醒后常出现意识模糊现象。

2. 睡眠中被强行唤醒后可致意识模糊性觉醒。

3. 没有与发作相联系的恐惧感、走动行为或紧张性幻觉。

4. PSG 检查显示系从 NREM 睡眠期觉醒。

5. 与其他疾病无关。

6. 不符合其他类型睡眠障碍的诊断。

（六）鉴别诊断

有些正常人在过度疲劳、饮酒后或严重睡眠不足等情况下，入睡后突然被唤醒，可能不能从睡眠中很快清醒过来，要经历短暂的意识模糊阶段后才能完全清醒。不过仅是偶尔发生，意识模糊持续时间一般不超过 5 ～ 10 分钟。意识模糊性觉醒必须和精神行为异常占主导地位的异态睡眠相鉴别。

1. 睡惊症　也是觉醒障碍的一种，多见于儿童，极少见于老年人，通常发生于夜间睡眠的前 1/3 阶段，亦有从 NREM 睡眠 3 期中突然觉醒时发生，其发作可能与唤醒有关。以极度恐惧、焦虑和明显的自主神经症状为临床表现，常伴有令人惊悚的尖叫或哭闹，次日不能回忆。

2. 睡行症　发生于初入睡 2 ～ 3 小时的 NREM 睡眠期，有复杂的运动性自动症表现，如做一些刻板而无目的的动作，持续数分钟后自行躺下，继续睡眠。偶有缓慢起床后，不停地往返徘徊或离开床到处走动，然后又上床睡眠，次日不能回忆。

3. REM 睡眠行为障碍　发生于 REM 睡眠期，常有与梦境相关的语言和暴力行为，表现为暴发性运动，如无意识的剧烈运动、翻滚、打斗等，但不会完全觉醒，醒后可部分回忆梦境。

4. 伴有意识模糊性自动症的睡眠相关性复杂部分性癫痫发作　多见于额叶癫痫，临床表现以阵发性、短暂性与刻板性动作为特征，发作持续时间多在 2 分钟之内，常发生于入睡后 30 分钟内或接近清晨时，脑电图（EEG）可完全正常，部分患者发作时伴有脑电图痫性放电，且日间亦可能有类似发作，抗癫痫治疗有效，可以鉴别。

5. 日落综合征（sundown syndrome）　是指患者意识紊乱的临床表现多出现于傍晚时分。日落综合征常见于存在退行性脑病的患者，尤其是老年患者，当独居于家中、疗养院或因疾病不能自由行动而长期卧床时，由于长时间局限在所居住的环境中，缺乏外在环境的刺激（如太阳光线）。在太阳落山光线变暗时，患者出现意识水平降低的表现，如意识模糊、游荡、大声喊叫、违拗、幻觉、躁动等现象，病情进一步加重可出现谵妄。日落综合征多见于痴呆、药物中毒、感染、电解质紊乱、突然戒酒或停止使用镇静催眠药物时。

（七）治疗

白天及晚间睡前服用中枢神经兴奋剂（如哌甲酯）对多数患者有良好的治疗效果。也可以在睡眠初醒时服一次药，其后让患者再睡半小时，常可自然醒转，也容易被唤醒，而不出现意识模糊。

二、睡行症

睡行症（sleep walking，SW）是指起始于 NREM 睡眠前 1/3 阶段，从慢波睡眠觉醒时发生的一系列复杂行为，以从睡眠觉醒后呈现持续性意识模糊同时伴下床活动为基本特征，很难唤醒，人为唤醒可能加重意识模糊和定向障碍，持续数分钟，也可更长时间，活动形式也可能比较复杂，如驾驶汽车、担水等，醒后部分或完全遗忘。本病以前称为梦游症，但现今的研究表明，症状是发生于从 NREM 睡眠期醒转时，因发病时并没有做梦，而改称为睡行症。

（一）病因

睡眠剥夺是睡行症发病的重要因素，如发热、过度疲劳、情绪紧张或疾病所致睡眠剥夺或饮用含咖啡因的饮料等，都可使睡行症的发作频率增加。甲状腺功能亢进、偏头痛、脑损伤、脑炎、脑卒中等也可促发睡行症。某些容易导致睡眠 - 觉醒障碍的疾病，如阻塞性睡眠呼吸暂停、癫痫、周期性肢体运动障碍和其他严重干扰 NREM 睡眠的因素，也与睡行症的发作有关。阻塞性睡眠呼吸暂停使用持续正压通气治疗后，可使睡行症的发作消失。若将处于 NREM 睡眠慢波状态下的正常小儿唤起，可以诱发出睡行症，这或许能够解释增加觉醒的疾病是发生本病的原因。内部刺激（如膀胱充盈）或外部刺激（如噪声、光线）也可诱发睡行症。少数患者的发病与月经周期有关，多在经前期发作，妊娠期也可使发作增多。许多药物如碳酸锂，吩噻嗪类，非典型抗精神病药物如奥氮平、喹硫平等，三环类抗抑郁药如阿米替林，以及新型 5- 羟色胺再摄取抑制剂帕罗西汀、文拉法辛及抗胆碱类药物等，可加剧睡行症或导致睡行症的发生。苯二氮草类药物诱发者少有报道，近年有报道唑吡坦可引起睡行症。精神障碍如焦虑抑郁与睡行症的发病没有紧密联系，抗焦虑治疗也不影响其发作频率。有些睡行症发作时间较长或有危险的行为，如离开房间、驾车等，且这类长时间的发作可能与镇静催眠药物使用相关，尤其是苯二氮草类受体激动剂的使用。

遗传因素对睡行症发病也有重要影响，有几项研究显示睡行症可呈家族性发作。子女睡行症的发病率随父母双方及其家族中患病人数的增多而增加，若父母均未患本病，子女的患病率为 22%；父母有一方患病时，子女患病率为 45%；父母双方均患病时，子女患病率为 60%。家族中可出现多人同时患本病。患者的一级亲属患病率是普通人群的 10 倍。另有资料显示，在睡行症患者或其家族成员中，睡惊症及遗尿症的发病率也很高，单卵双生子的患病率远高于异卵双生子，这些现象均提示遗传因素在发病中有重要地位。

（二）发病机制

本病发病机制不清楚。一种观点认为与觉醒障碍有关，患者在发作期间脑电活动处于

NREM 睡眠和完全清醒之间，因此意识处于既没有完全觉醒（因为临床上并没有意识），也没有完全睡着（行为上与他人和环境似有互动）的状态，部分患者发作期间脑电呈 δ 活动。此外，从慢波睡眠觉醒（无论是自发觉醒还是外因促发，或是其他睡眠障碍），可能引起易感个体发生睡行症，当去除这些原因后症状消失。有研究发现在发病时进行单光子发射计算机断层扫描（SPECT），显示下丘脑 - 扣带回通路被激活，而丘脑 - 皮质其他觉醒系统没有激活，提示上行激活系统的分离激活状态可能与睡行症的发病机制有关。睡行症的另一种发病机制可能涉及慢波睡眠障碍，表现为慢波睡眠异常和对睡眠剥夺出现的异常反应，多种原因导致慢波睡眠压力增加而加重睡行症，这些患者保证充足的睡眠等可达到预防目的。

（三）临床表现

睡行症可发生于任何年龄，但首次发作多在 4 ～ 8 岁，一般在青春期后自然消失，在成年及老年阶段发病者少见。普通人群中的发病率为 1% ～ 15%，儿童高达 17%。睡行症的发病率无明显性别差异，但伴有暴力行为的睡行症多见于男性。发作频率不定，可以在 1 周内发生几次，也可以只在发病因素存在时发生。

睡行症通常发生在初入睡的 2 ～ 3 小时，处于慢波睡眠的转醒期。患者可从床上坐起，并不下地，目光呆滞，做一些刻板而无目的的动作，如拿起身边物体、移动身体等，持续数分钟（一般为 2 分钟左右）后自行躺下继续进入睡眠。偶有缓慢起床后，不停地往返徘徊，又复上床睡眠。个别持续时间较长甚至半小时以上，同时可表现一些复杂行为如下地后绕着房子走动，双目呆滞，或进行一些日常习惯性的动作，如大小便、穿衣、进食、打扫卫生、拉抽屉、开门、上街、开汽车、外出游逛，这些复杂行为常见于成人。患者睡行症发作时通常不说话，不回答问话，但可有喃喃自语，或做出"哦"等回答，但常口齿不清、答非所问。偶尔可见患者执行简单命令，如听从家人言语而上床睡觉。有时口中念念有词，并能够与人答话，可避开人或障碍物。在受到限制时可出现冲动行为、逃跑或攻击。发作过程中可伴梦语，整个行为显得刻板、僵硬。处于发作中的患者通常很难唤醒，强行唤醒时常出现精神错乱。成人及老年人有时述说有梦境。次日对发作过程不能回忆。睡行症患者亦可伴发其他异态睡眠活动，如睡惊症等。

本病患者少见一些不恰当的行为，如向垃圾篓里小便，这类行为多见于儿童。患者跌倒或在企图"逃跑"或走到危险地段时，可造成躯体损伤。曾有报道睡行症发作期间的杀人或自杀行为。企图唤醒患者的人可成为其暴力攻击的对象。

（四）辅助检查

PSG 可用于睡行症检查，但本病并非每晚均发作，故可能监测不到。症状开始于 NREM 睡眠的第 3 期，最常见于睡眠结构的第 1 或第 2 睡眠周期的慢波睡眠结束时。可呈部分或完全性的持续性睡眠，伴有弥散、有节律的 δ 活动，或与 θ 活动混合，有时表现为 δ 波和 α 波的混合状态。如果记录到不伴有任何异态睡眠行为的多次从慢波睡眠中觉醒，或伴有典型的睡行症行为，均支持该临床诊断。睡眠剥夺联合慢波睡眠期强迫觉醒试验可提高睡行症检出率。

PSG 还可发现导致各种异态睡眠的原因，如阻塞性睡眠呼吸暂停、周期性肢体运动障碍等，以是否出现 REM 睡眠期肌张力弛缓状态消失这一特点与 REM 睡眠行为障碍相鉴别。

（五）诊断

本病的诊断参考 ICSD-3 关于睡行症的诊断标准，至少包括以下第 1 ～ 3 项。

1. 在睡眠中突然起床走动。

2. 多于青春期前起病。

3. 发作过程中唤醒困难，发作后遗忘。

4. 典型发作出现于夜眠的前 1/3 阶段。

5. 可存在其他躯体或精神疾病，但不是引起本病的原因。

6. 走动不是其他障碍引起的，如 REM 睡眠行为障碍或睡惊症。

（六）鉴别诊断

1. **睡惊症** 有逃离恐怖性刺激企图的睡行症在临床上很难与睡惊症相鉴别。睡惊症常以尖叫起始，伴有强烈恐惧、极端焦虑和明显的自主神经症状为临床特征。

2. **REM 睡眠行为障碍** PSG 和临床症状均显示睡眠行为障碍发生于 REM 睡眠期，多为下半夜发生，多见于中老年，常伴突触核蛋白病如帕金森病等，PSG 显示 REM 睡眠期肌张力弛缓状态消失，伴随梦境相关的行为动作，且多为暴力样行为，醒后警觉性和定向力完全正常。而睡行症则发生于 NREM 睡眠期，行为缓和凌乱，少有暴力样行为。

3. **睡眠相关性癫痫** 某些精神运动性发作如夜间额叶癫痫可能引起复杂和时常剧烈的行为，但是癫痫性发作的意识障碍程度比较深，具有高度刻板性和重复性，持续时间数秒到 3 分钟，睡眠任何时间均可发作，可一夜发作多次，发作后可完全觉醒但不能回忆发作过程，脑电图可以发现癫痫样放电。睡行症通常发生在初入睡的 2～3 小时，一般每晚仅发作 1 次，可有促发因素，如睡眠剥夺、噪声、应激、睡眠呼吸暂停、周期性肢体运动障碍等。睡行症的自动症常比癫痫性发作要复杂得多，而且不出现强直或阵挛发作。

4. **阻塞性睡眠呼吸暂停** 患者可诱发觉醒障碍，可出现意识模糊性觉醒，也可有睡行症发作，通过病史和 PSG 检查即可明确。

5. **夜间进食障碍综合征** 常伴类似睡行症的进食和走动，但夜间进食障碍综合征患者起床进食时意识清楚。

6. **意识模糊性觉醒** 指 NREM 睡眠期间出现的不完全觉醒，不伴有恐惧和走动行为。

（七）治疗

1. **一般治疗** 睡行症的发生可能与过度疲劳、压力过大、过分担心或睡眠时间不足等因素有关，因此应当设法使患者获得充足的睡眠，规律作息时间，创造良好的睡眠环境，帮助患者在睡眠前将注意力集中到轻松愉快与舒适的意境中来。睡前排空膀胱、避免饮酒等措施，可能减少睡行症的发生频率。此外，在睡行症发作时，不要试图唤醒患者，应注意保护自身，避免危险与伤害，尽可能引导患者上床睡眠或卧床即可。在预估患者可能发作的睡眠时间唤醒也很有效。虽然睡行症发病时导致伤害的概率不高，但也有发生意外的情况，应做好安全防范措施：从床上、房间内移走任何危险性的物品；如果可能，卧室应安排在底楼；锁好窗；用厚窗帘遮住玻璃窗；在卧室门上安装一个门铃或报警器；旅行时住在旅馆的一楼。当睡行症与镇静催眠药物相关时应重新评估使用药物的原发病诊断，如失眠可能为周期性肢体运动障碍等原因所致，则停用镇静催眠药，改用针对性药物如多巴制剂。如果失眠诊断明确且排除其他诊断，则可以进行认知行为治疗，也可使用苯二氮䓬类受体激动剂，因为其很少诱发睡行症。一旦发现药物诱发睡行症，应减少或停用可疑药物，或改为日间服用。

2. 药物治疗　在患者的动作行为有潜在危险或发作频繁且造成痛苦时，应使用药物干预。注意如果突然停止使用药物或者忘记服药，可能引起反跳性发作增加。

（1）苯二氮䓬类药物：中效和长效制剂苯二氮䓬类药物（如氯硝西泮和地西泮）常被用于治疗睡行症，可以减少觉醒和焦虑，抑制慢波睡眠。但对于个别患者不能完全控制。应注意氯硝西泮可能因其抑制肌张力而加重由睡眠呼吸障碍诱发的睡行症。

（2）抗抑郁药：如三环类抗抑郁药中的阿米替林、丙米嗪或氯米帕明等。有报道氯米帕明 25 ～ 50mg，睡前口服，疗效显著。此外，可以选择使用 5- 羟色胺再摄取抑制剂（盐酸氟西汀等）和盐酸曲唑酮等。但一些抗抑郁药有可能诱发或加重睡行症。

3. 心理行为治疗　在年轻患者中疗效肯定，若合并药物治疗，则效果更佳，但对老年患者无明显疗效。行为治疗方法包括自我催眠疗法和松弛练习等。

三、睡惊症

睡惊症（sleep terror）是指突然从慢波睡眠中觉醒，并伴有尖叫或呼喊、表情极度恐惧、自主神经系统兴奋性增加等行为表现。多见于青春期前儿童，发作时无法安慰。成人及老年人可能在危急的恐怖影像或梦境片段的驱使下突然跳下床，发生自伤或伤及他人。一般持续 5 分钟以上，此时如果看护者试图终止发作可能导致情绪更加激越，次日不能回忆。本病亦称为夜惊、夜惊症或睡眠惊恐。

（一）病因

任何可能加深睡眠的因素均可诱发睡惊症的发作，如发热、睡眠剥夺和使用中枢神经系统抑制剂等。睡眠节律不规则、过度疲劳、情绪紧张及心理创伤等情况则可使发作频率增加。阻塞性睡眠呼吸暂停事件可能起到促发作用，儿童睡惊症可能与遗传因素及发育因素有关，睡惊症的家族性发病现象较睡行症高，约50%的睡惊症患儿存在阳性家族史。一个家庭中可有几个睡惊症患者，尚可见于纯合子双胞胎。睡惊症患者发生睡行症和意识模糊性觉醒的可能性高于正常人。成人及老年人发病机制尚不明确。

（二）发病机制

本病病理学机制尚不清楚。睡惊症表现为一种觉醒障碍，系从 NREM 睡眠第 3 期突然觉醒时发病，其发生机制可能与唤醒有关。在易感者中，于 NREM 睡眠第 3 期被迫唤醒时可以诱发。许多其他的唤醒因素也可促使发作，包括环境刺激（如突然的响声或开灯）、内在刺激（如胃痉挛）、阻塞性睡眠呼吸暂停和其他睡眠相关刺激。

（三）临床表现

睡惊症常于青春期前起病，以 4 ～ 12 岁儿童最常见，儿童的患病率为 1%～ 6.5%，青春期后渐趋停止，但也可发生于任何年龄。成人最易患病的年龄是 20 ～ 30 岁。老年人发病易患年龄在 70 ～ 80 岁，睡惊症在男性中较女性多见。

睡惊症通常发生在上半夜刚入睡后 1 ～ 2 小时的 NREM 睡眠后期。患者突然从床上坐起，发出毛骨悚然的喊叫或哭闹，双目凝视，表情十分恐惧和焦急，并有强烈的恐惧、焦虑和窒息感，偶可有幻觉，对外界刺激没有反应。有时会冲下床并奔跑，但很少会离开房间。发作同时有显著的自主神经症状，表现为心动过速、呼吸急促、皮肤潮红、出汗、瞳孔散大和肌张力增高等，发作时可伴有含糊的发声或排尿。发作时意识模糊、呼之不应、旁若无人。如果被唤醒，则出现意识模糊和定向障碍。一般持续一至数分钟后发作自行停止，少数可在数分钟甚至数十分钟内无法平静。尽管有同时伴发短暂生动梦境或幻觉的报道，但绝大多数患者事后不能回忆发作时的情景。在可回忆的情景中包括明显心悸、呼吸和活动困难，无前驱症状或相伴的精神活动。若成年患者对梦的片段或危险恐惧的梦境没有判断能力，会表现为离开床或奔跑，也可伴有暴力行为而自伤或伤及他人。在罕见的情况下，睡惊症可以直接发展为睡行症，而没有任何发作间的觉醒。睡惊症造成的社交困难将损害其人际关系。

（四）辅助检查

睡惊症发作时的 PSG 显示患者从慢波睡眠中突然觉醒，通常发生于夜眠的前 1/3 阶段，但也可发生于 NREM 睡眠期的任何时候。不伴极度恐惧的睡惊症更多见。心动过速在睡惊症临床发作和部分性觉醒中均可见到。PSG 还能发现一些睡惊症的诱发因素如阻塞性睡眠呼吸暂停、周期性肢体运动障碍及其他睡眠障碍等。PSG 正常时不能排除本病的诊断。

（五）诊断

本病的诊断参考 ICSD-3 关于睡惊症的诊断标准，至少包括 1 ～ 3 项。

1. 患者主诉或家属发现其睡眠期间有突然的强烈恐惧发作。

2. 通常发生在夜眠的前 1/3 阶段。

3. 可部分或全部遗忘发作过程。

4. PSG 显示发作开始于 NREM 睡眠第 3、4 期，通常伴有心动过速等。

5. 症状不是其他疾病所致。

6. 可存在其他类型睡眠障碍。

（六）鉴别诊断

1. 梦魇　现又称为梦境焦虑障碍（dream anxiety disorder）。梦魇患者通常于醒后能生动详尽地回忆梦的内容。梦魇发生于夜眠后 1/3 的 REM 睡眠阶段，通常不出现显著的活动，发作中被唤醒时患者表现出良好的定向力。而睡惊症患者事后多不能回忆，症状发生于夜眠前 1/3 的 NREM 睡眠阶段，可有企图下床或挣扎等行为，发作中被唤醒时通常出现意识模糊和定向障碍。另外，梦魇的焦虑、言语和自主神经症状明显少于睡惊症。

2. 夜间惊恐发作　本病女性多见，表现为在夜间入睡前或觉醒后突然出现惊恐不安，有大祸临头或濒临死亡的感觉，伴随一系列交感神经功能亢进的表现，如头晕、心慌、气急、手足发凉、血压升高等，持续数分钟至数十分钟，发作时意识完全清楚，发作后能够回忆发作过程。常伴有日间惊恐发作，为焦虑障碍的一种表现。惊恐发作也可见于抑郁症、强迫症、甲状腺功能亢进、低血糖、滥用兴奋剂和巴比妥类药物戒断患者。

3. 意识模糊性觉醒　指在夜间或白天从 NREM 睡眠中觉醒时发生的现象，甚至早晨从异常深长的睡眠中醒来时发生，常伴随明显的精神紊乱和遗忘，但不像睡惊症患者那样伴有恐惧、喊叫及显著的自主神经症状。

4. 睡眠相关性癫痫　可以发生于睡眠的任何阶段，发作时有面色发绀、肢体抽动，脑电图出现癫痫样放电等特点，均有助于与睡惊症相鉴别。

5. 其他　可以出现意识模糊状态或能够产生夜间焦虑的其他类型睡眠障碍，包括阻塞性睡眠呼吸暂停和夜间心肌缺血相关性睡眠障碍，均具有相应的临床特点，可以用于鉴别。

（七）治疗

1. 一般治疗　睡惊症的发生与睡行症有部分共同的发病因素，如过度疲劳、压力过大、过分担心或睡眠时间不足等。因此要避免减少患者的总睡眠时间,帮助患者在睡眠之前将注意力集中在正性想法与情感方面。儿童患者可在预期的发作时间前将其唤醒,以控制发作。

2. 药物治疗　睡惊症的药物治疗与睡行症基本相同。

(1)苯二氮䓬类药物:尤其是氯硝西泮、地西泮、氟西泮和阿普唑仑,常用于治疗睡惊症,但对老年患者疗效不佳。

(2)三环类抗抑郁药:对伴有非典型抑郁症的老年患者,三环类抗抑郁药有一定的疗效,但这种作用可能是基于该药的抗抑郁作用。帕罗西汀疗效显著,主要通过作用于中脑导水管中央灰质 5- 羟色胺 (5-HT) 通路控制惊恐,但易诱发睡行症。

3. 心理治疗　尚无统计学的疗效评价,但在非对照临床研究中对年轻患者有效,在配合药物治疗的情况下,疗效更明显。成年患者若同时存在焦虑症,心理治疗可能有所帮助。

四、睡眠相关性进食障碍

睡眠相关性进食障碍 (sleep-related eating disorder,SRED) 是指在睡眠期的觉醒期间反复出现无意识的进食和饮水,伴有相关意识水平降低及对其行为的遗忘,并带来一系列临床后果的 NREM 睡眠相关异态睡眠。

(一)病因

本病常伴有多种原发性睡眠障碍,以睡行症常见,只是进食行为成为睡行症的主要表现,故有人认为睡眠相关性进食障碍是睡行症的变异型,儿童期睡行症患者是睡眠相关性进食障碍的高危人群。此外,PLMD、不宁腿综合征、睡眠呼吸暂停等睡眠障碍也与本病发病相关,32% 的发作性睡病伴猝倒患者有睡眠相关性进食障碍。遗忘性的夜间进食障碍与一些药物使用相关,如唑吡坦、佐匹克隆、三唑仑、碳酸锂、抗胆碱能药物和其他具有镇静作用的精神类药物 (如氯丙嗪、阿米替林、奥氮平、利培酮),停药后发作终止。有些患者可能与戒烟、戒酒和物质滥用、急性应激、日间进餐后、发作性睡病、自身免疫性肝炎、脑炎或其他情况有关。有些患者还可伴有日间进食障碍和睡眠相关分离性障碍。部分患者有家族史但没有详细对比研究。

(二)发病机制

本病具体发病机制尚不清楚,可以受许多不同因素影响。超过半数的睡眠相关性进食障碍患者在发病前存在另一种异态睡眠病史,这表明异态睡眠的存在是睡眠相关性进食障碍的一个重要危险因素。此外,本病以女性患者为主,符合进食障碍以女性为主的特点,推测睡眠相关性进食障碍似乎有两种基本病理生理学机制的共同作用,即睡眠障碍和进食障碍。镇静催眠药物的使用可能与遗忘型睡眠相关性进食障碍的遗忘有关,苯二氮䓬类受体激动剂作用于中枢 γ- 氨基丁酸 (GABA) 受体,增强 GABA 活动,导致催眠作用,这些激动剂抑制执行功能,唑吡坦本身不激活睡眠相关性进食障碍,但导致患者行为失去抑制。此外,近年有关夜间进食与不宁腿综合征的关系受到重视,相关研究发现睡眠相关性进食障碍患者中有较高的不宁腿综合征患病率,而不宁腿综合征患者中有 33% 存在睡眠相关性进食障碍 (正常人群为 1%),暗示本病发作可能与多巴胺能神经系统功能失调有关,此外,睡眠相关性进食障碍的一些特征也提示本病伴随多巴胺能功能紊乱,多巴胺调节冲动行为,坐立不安,吸烟和贪食症。一项 35 例睡眠相关性进食障碍患者 PSG 监测研究发现

77%的患者有觉醒期的不宁腿综合征和睡眠期的 PLM。睡眠相关性进食障碍患者常有节律性咀嚼肌活动和磨牙等多巴胺能功能紊乱现象。有证据提示，夜间进食可能是不宁腿综合征的非运动现象，将不宁腿综合征误诊为原发性失眠而使用催眠药物常诱发睡眠相关性进食障碍，同时不宁腿综合征患者使用镇静催眠药物要比原发性失眠更易诱发睡眠相关性进食障碍，故在催眠药物应用后出现睡眠相关性进食障碍时应注意是否有不宁腿综合征的可能。

（三）临床表现

本病平均发病年龄为 22 ～ 29 岁，患病率为 4% ～ 5%，女性占 60% ～ 83%。就诊之前平均病程为 4 ～ 15 年。成人及老年人偶有发病，发病形式不一，可呈隐匿性，也可突然或暴发式，并快速出现夜间进食发作，发作频率为每晚一次或多次，可发生在睡眠周期的任何时间。本病表现为从睡眠 - 觉醒期间反复出现无意识的进食和饮水，而发作时无饥饿感，患者时常描述不进食就不能进入睡眠。进食总是在睡眠后一段时间，以无意识的、强迫性的或"失控"的方式发生。一般发生在从睡眠部分觉醒期间，事后可以部分回忆。一方面，在进食期间，部分患者不容易完全恢复意识，并可能完全遗忘夜间进食。另一方面，一些患者在发作期间似乎有相当程度的警觉，且在晨起后能大部分回忆发作过程。此外，患者可能进食特殊类型食物、白天讨厌的食物和高热量的碳水化合物及脂肪类食物，或进食不能食用甚至有毒的物质，很少饮用酒精饮料。部分患者进食过程相对复杂，如使用微波炉加热食物等。患者在发作期间如果受到打扰，常表现为易激惹和激越。睡眠相关性进食障碍患者可能发生继发性损害，如由睡眠连续性被破坏而导致失眠；因食物而发生上消化道撕裂、烧伤等；不适当的食物制作过程可能出现火灾；早晨厌食或腹胀，如发作频繁可导致体重增加、肥胖、糖尿病和高脂血症。有些患者因羞耻感和不能控制夜间进食而发生继发性抑郁。

（四）辅助检查

PSG 检查不作为常规评估睡眠相关性进食障碍的检查手段，但 vPSG 检查常常有阳性发现，常见在慢波睡眠阶段出现不同程度的意识模糊性觉醒，伴或不伴进食，或仅有咀嚼或吞咽动作。这种异常觉醒也可发生在所有 NREM 睡眠期及 REM 睡眠期。意识水平从完全无意识觉醒到不同程度的模糊性觉醒，此时 EEG 呈觉醒模式，表明在 EEG 和意识水平之间存在分离现象。此外，PSG 检查还可观察到周期性肢体运动障碍、不宁腿综合征、睡眠呼吸暂停和节律性咀嚼肌活动。在检查当夜床边放置食物可增加夜间进食的检出率。

（五）诊断

本病的诊断参考 ICSD-3 关于睡眠相关性进食障碍的诊断标准。

1. 在主要睡眠期间觉醒后发生的反复发作的饮食功能障碍。

2. 存在至少一种与非自愿进食反复发作相关的情况：

（1）食用特殊形式或组合的食物或不可食用或有毒物质。

（2）在追求食物或烹饪食物时进行的与睡眠相关的伤害性或潜在伤害性行为。

（3）反复夜间进食的不良健康后果。

3. 在进食发作期间，有部分或完全的意识丧失，随后的回忆受损。

4. 这种紊乱不能用另一种睡眠障碍、精神障碍、躯体障碍、药物或物质使用来更好地解释。

（六）鉴别诊断

1. 神经性贪食症　为以反复发作性暴食，伴随防止体重增加的补偿性行为及对自身体重和体型过分关注为主要特征的一种进食障碍。主要表现为反复发作、不可控制、冲动性地暴食，继之采取防止增重的不适当补偿性行为，如禁食、过度运动、诱导呕吐及滥用利尿剂、泻药、食欲抑制剂、加速代谢的药物等，这些行为与其对自身体重和体型的过度和不客观评价有关。

2. 夜食症（night eating syndrome，NES）　为在晚餐和夜间入睡之间进食过多，或在从睡眠完全觉醒期间过度进食，事后能够完全回忆，没有食用奇怪（或有毒）物质和特殊进食行为，不伴有原发性睡眠障碍。本病多见于女性，与睡眠相关性进食障碍比较，本病患者常伴有情感障碍。

3. Kleine-Levin 综合征　可能存在不适当的夜间进食，但它主要发生在青少年男性，并且有标志性症候群，如周期性睡眠增多、发作期间性欲亢进和贪食，每次持续数日到数周。

4. 夜间进食（饮水）综合征　为主要发生在婴儿期，以反复觉醒、不进食或饮水就不能再入睡为特征的原发性睡眠障碍。

（七）治疗

治疗睡眠相关性进食障碍的首要目标是消除可疑药物诱发因素和纠正共病睡眠障碍。当睡眠相关性进食障碍与镇静催眠药物相关时，应重新评估使用药物的原发病的诊断，多数药物诱发的睡眠相关性进食障碍在停药后明显改善。另外，积极治疗共病睡眠障碍，尤其是不宁腿综合征，伴多巴胺能失调型夜间进食障碍的患者在治疗不宁腿综合征后可得到完全控制。与阻塞性睡眠呼吸暂停相关的睡眠相关性进食障碍，经正压通气治疗可以同时消除睡眠呼吸障碍和夜间进食。

无共病睡眠障碍（至少目前未确认共病睡眠障碍）的睡眠相关性进食障碍的治疗主要集中在两个药物疗法，即多巴胺能和抗癫痫药物托吡酯，但研究仍处于初期阶段。早期研究报道睡前使用左旋多巴和溴隐亭可有效消除夜间进食，近年一个小型双盲安慰剂交叉试验发现，使用普拉克索 0.18 ～ 0.36mg，晚睡前 1 ～ 3 小时服用为期 2 周，显示出很好的耐受性和明显改善睡眠、减少夜间活动的作用。有报道经托吡酯治疗 1.8 年后患者平均体重减少 9.2kg，并有很好的反应和耐受性。另一项研究报道托吡酯治疗剂量 25 ～ 300mg，晚睡前 1 小时服用，也发现 68% 的患者对治疗有反应，表现为夜间进食明显减少、体重明显减轻，但不良事件发生率较高，包括感觉异常、视觉症状，少见肾结石，1 年后有 41% 的患者停药。

第二节　快速眼动睡眠相关睡眠障碍

快速眼动（REM）睡眠相关睡眠障碍是指发生 REM 睡眠期间的各种异常，包括快速眼动睡眠行为障碍、反复的孤立性睡瘫症、梦魇等。

一、老年快速眼动睡眠行为障碍

快速眼动睡眠行为障碍（REM sleep behavior disorder，RBD）是一种以 REM 睡眠期

间伴随梦境出现肢体活动为特征的睡眠疾病，发作时常出现暴力行为且可造成自身及同床者伤害，并破坏睡眠。以 REM 睡眠期肌肉失弛缓并出现与梦境相关的复杂运动为特征。好发于老年人群，尤其是老年男性。其特征为在 REM 睡眠期出现持续或间歇性肌张力增高、多梦及梦境演绎行为，从肌肉抽动到各种复杂剧烈的行为动作均可出现，如讲话、唱歌、喊叫、挥拳、抓取、钳制、跳跃、坠床等。多数梦境都有暴力内容，常伴随与梦境相关的暴力行为，可导致患者自伤或伤及他人。

（一）病因

近 60% 本病患者病因不明，但年龄增长是一个明显的发病因素。年轻患者多见于使用抗抑郁药物的患者和发作性睡病患者，而成年及老年发病者排除药物和中枢神经系统损害以外可能预示为原发性，与神经系统变性疾病有关。

根据病因分类可以将其分为两类，一类是特发性 RBD，指患者不存在其他明确的神经系统疾病；另一类是继发性 RBD（或症状性 RBD），指患者同时合并其他神经系统疾病如发作性睡病、神经变性病等。近年来一些前瞻性研究结果提示，特发性 RBD 可作为神经变性病尤其是突触核蛋白病的早期临床标志，为神经变性病的早期诊断提供了帮助。据统计特发性 RBD 患者约占 RBD 总数的 60%，继发性 RBD 患者占 40%。

1. 特发性 RBD（idiopathic RBD，iRBD）　指将 RBD 作为一个无伴随条件的单独症状，有些患者终身仅表现 RBD 症状而无其他伴随症状。但 iRBD 可能是突触核蛋白病的一个前期症状，有研究发现，40%～65% 的 iRBD 患者在 10 年后最终可能发展为突触核蛋白相关的神经系统变性疾病，如帕金森病、路易体痴呆等，故 iRBD 被认为可能是神经系统变性疾病的早期症状和预警症状。

2. 继发性 RBD　①药源性 RBD：抗精神病药、三环类与 5- 羟色胺再摄取抑制剂及 5- 羟色胺和去甲肾上腺素再摄取抑制剂（SNRI）类抗抑郁药、苯二氮䓬类镇静催眠药物、单胺氧化酶抑制剂、胆碱酯酶抑制剂、苯乙肼、咖啡等，均可引起 RBD 的发生。急性发病也见于酒精或镇静催眠药物的戒断、三环类及 SSRI 类抗抑郁药的使用。②症状性 RBD：与神经系统疾病密切相关的 RBD，包括发作性睡病、马查多 - 约瑟夫（Machado-Joseph）病、肌萎缩侧索硬化（ALS）、癫痫、多发性硬化（MS）、吉兰 - 巴雷综合征。与正常 REM 睡眠期肌张力弛缓相关的脑干相应部位损害（血管性、炎症、肿瘤、变性等）均可导致症状性 RBD。③与神经系统变性疾病相关的 RBD：α- 突触核蛋白（α-synuclein）异常沉积可导致多种神经系统变性疾病，如帕金森病(PD)、路易体痴呆(DLB)、多系统萎缩(MSA)等，RBD 常为其发病的前驱 / 早期症状及伴随症状，33%～46% 的 PD 患者、75% 的 DLB 患者、近 100% 的 MSA 患者合并 RBD。RBD 在 tau 蛋白相关的疾病中较少见，如阿尔茨海默病（AD）、进行性核上性麻痹（PSP）、皮质基底节变性、额颞叶痴呆。有研究显示，RBD 可以作为 DLB 的核心临床症状，有助于与老年痴呆进行鉴别诊断，也提高了 DLB 诊断的准确性。

（二）发病机制

正常 REM 睡眠期运动活动抑制的机制在动物模型和人类均有研究，脑干被认为是 REM 睡眠的"触发器"，包含有相互抑制的 REM-off 和 REM-on 区域，这些区域调节 REM 睡眠及 REM 睡眠期肌张力。REM-off 区域以腹外侧导水管周围灰质（ventrolateral periaqueductal gray，vlPAG）和外侧脑桥被盖（lateral pontine tegmentum，LPT）为代表，主要以中缝背核的 5- 羟色胺能和蓝斑的去甲肾上腺素能（serotoninergic dorsal raphe and noradrenergic leus，SDRNL）为代表，主要以脑桥被盖和背外侧被盖核神经元激活 REM-off 环路，同时还有接受外侧下丘脑食欲肽神经元和前脑腹外侧视前核（ventrolateral preoptic nucleus，VLPO）的投射。而 REM-on 区域以前蓝斑（pre-coeruleus，PC）和下外侧背侧核（sublaterodorsal nucllopontine and laterodorsal tegmental nuclei，SDN- LDTN）的胆碱能神经元激活 REM-on 通路。REM-on 与 REM-off 区域的神经元有相互抑制作用，共同调节 REM 睡眠的转换。REM-on 的 SLD 神经元为谷氨酸能，不仅对 REM 睡眠有"启动"作用，引起脑电去同步化快波，诱发脑桥 - 膝状体 - 枕叶（PGO）波和 REM，而且还能通过传出纤维兴奋腹内侧延髓巨细胞网状结构（medullary magnocellular reticular formation，MCRF）的甘氨酸能神经元，后者经腹外侧网状脊髓束（ventrolateral reticulospinal tract，VLST）下行抑制脊髓前角运动神经元活动，引起四肢肌肉松弛和肌电的完全静寂，表现 REM 睡眠期肌张力失弛缓状态，此时除呼吸肌以外的骨骼肌均"瘫痪"。脑干 REM-on 和 REM-off 区域结构的破坏或异常，以及与其相关的神经递质和通路病变均可导致 REM 睡眠期肌张力失弛缓。部分发作性睡病伴有 RBD，可解释为由于食欲肽的缺乏，向 REM-off 区域的投射减少，导致 REM-on 功能激活，REM 睡眠突然插入，患者表现为过度思睡并猝倒。近年来，脑影像学的研究发现 RBD 患者有脑结构、代谢和功能的改变；磁共振成像（MRI）的弥散张量成像（diffusion tensor imaging，DTI）技术发现特发性 RBD 患者的 REM 睡眠调节区域微结构改变；基于体素的形态学分析发现脑桥被盖部和左侧海马旁回等灰质明显萎缩；磁共振波谱（MRS）分析发现脑桥区代谢异常，如胆碱 / 肌酸峰升高；单光子发射计算机断层扫描（SPECT）发现脑桥血流灌注减少；正电子发射体层摄影（PET）显示纹状体多巴胺转运减少。RBD 患者由于脑干黑质纹状体多巴胺的缺乏和突触核蛋白的入侵，其病理改变具有神经退行性疾病（如 α- 突触核蛋白病）的特征，因此 RBD 很可能是神经退行性疾病的早期阶段。

（三）临床表现

RBD 通常出现于 40 ～ 70 岁人群，但也可起始于任何年龄（尤其是症状性 RBD 患者如发作性睡病伴发的 RBD），男性发病多于女性，常发生在睡眠的后半段。其发生频率不一，每周 1 次，严重者每晚均可发生。在出现明显 RBD 症状以前数年或数十年患者往往表现为睡眠期间的不安定，如异常发声（说话、大叫、咒骂、尖叫等）和肢体活动频繁等现象。RBD 临床症状主要包括鲜活恐怖或暴力的梦境、与梦境相关的梦语症及肢体动作和情绪反应。典型临床表现是睡眠期间出现不同程度的肢体动作甚至是暴力行为，如殴打同床者，甚至下床活动、伤人或毁物，动作比较粗暴、猛烈，如拳打、脚踢、翻滚、跳跃、呼喊、反复坠床等，患者在清醒后可清晰回忆梦境内容，但对睡眠中出现的异常行为无记忆。绝大多数患者仅主诉睡眠期间身体受伤，严重者可出现硬膜下血肿、腰椎及肢体骨折等。女性 RBD 患者相对来说少有暴力内容的梦境，在梦境中多扮演受害者角色。个别患者在睡眠中仅表现为频繁的肌肉抽动和喃喃自语，但自觉睡眠正常，醒后能够叙述梦境样心理活动。虽然 REM 睡眠期表现明显异常，但仅少数患者主诉日间过度思睡。

（四）辅助检查

1. PSG 检查　最显著的电生理特征为 REM 睡眠期正常骨骼肌弛缓状态消失，而出现肌张力增高或出现大量肌肉动作电位，严重者视频监测可能发现面部或肢体动作。检查时应同时监测上下肢的肌电图。在 REM 睡眠期也可见到周期性肢体运动。结合视频监测很容易与其他异态睡眠鉴别。

2013 版美国睡眠医学会关于 RBD 的特征判读如下。

（1）紧张性活动（持续性肌张力增高）：每帧（30 秒）＞50% 的下颌肌电幅度高于 NREM 睡眠期的最小振幅。

（2）时相性活动（多发短暂性肌电活动）：每帧（30 秒）REM 睡眠中，分成 10 个 3 秒小帧，至少 5 小帧（＞50%）含有爆发的、短暂的肌电活动。多发短暂肌电活动持续时间 0.1～5 秒、幅度＞4 倍背景肌电活动。

2. 筛选量表

（1）RBD 筛查问卷（RBD screening questionnaire，RBDSQ）。

（2）Mayo 睡眠问卷（Mayo sleep questionnaire，MSQ）。

（3）香港版 RBD 问卷（RBD questionnaire-Hong Kong，RBDQ-HK）。

（4）RBD 单问卷筛查（RBD single-question screen，RBD1Q）。

3. 其他检查　脑部 CT 或 MRI 检查有助于明确某些脑器质性疾病的存在。

（五）诊断

本病的诊断参考 ICSD-3 关于 RBD 的诊断标准。

1. PSG 证实起源于 REM 期或通过梦境扮演行为推测起源于 REM 期的反复出现的发作性行为或语言。

2. PSG 证实 REM 期睡眠不伴有失张力现象。如果没有观察到这种现象，而临床发现强烈支持这个诊断时可以暂时诊断。

3. 当 RBD 被认为是药物引起的，如果满足所有的诊断标准，仍然诊断 RBD。

RBD 可伴发睡行症或睡惊症，称为异态睡眠重叠障碍（parasomnia overlap disorder），可视为本病的一种变异型。

（六）鉴别诊断

1. 睡眠期癫痫　临床表现为癫痫发作特征，夜间 PSG 监测或睡眠 EEG 监测出现痫性放电，可发生于任何睡眠期，但多发生在 NREM 睡眠期。夜间的复杂部分性发作比较少见，一般不能够回忆生动梦境，其自动症比较简单，多为一些重复活动如脱衣解纽扣等，少有攻击行为，常伴有强直或阵挛样活动。而 RBD 很少有局灶性运动，所表现的攻击行为比癫痫发作的随意动作更加复杂。

2. 意识模糊性觉醒　指不能从睡眠中很快觉醒，从睡眠到觉醒的过程中有一段较长的意识模糊期，但没有暴力行为，PSG 监测显示从 NREM 睡眠中觉醒，EEG 有特征性改变。

3. 睡惊症　在睡眠中突然发生，发作时有极度恐惧表现，常伴有令人毛骨悚然的尖叫，存在明显自主神经功能紊乱。PSG 监测显示多发生于刚入睡时或 NREM 睡眠 1 期，次日不能回忆。

4. 睡行症　大多发作于儿童期，主要临床表现为睡眠中起床行走，PSG 监测显示发生于 NREM 睡眠期，次日不能回忆。

5. 梦魇　多发生于儿童期，常发生在一个内容恐怖且长而复杂的梦境之后，表现为患者从睡眠中突然惊醒，伴有强烈的恐怖焦虑等情绪体验，但不伴有暴力行为。惊醒后患者的意识清楚，且很难再次入睡。无 RBD 的特征性 PSG 表现。

6. 创伤后应激障碍　患者曾经有强烈的创伤经历，症状表现与创伤经历密切相关。清醒时有创伤性应激障碍的其他表现，如持续警觉性增高、持续回避，并伴有社会功能损害。

（七）治疗

1. 非药物治疗　安全的睡眠环境：RBD 临床症状中的伤害性行为可高达 30%～ 81%，严重威胁患者健康及生存质量，其中以体表瘀斑、撕裂伤、骨折的发生频率最高。为伴有伤害性行为的 RBD 患者提供相对安全的睡眠环境，应作为非药物治疗的标准化治疗手段。推荐方法包括在地板上放置床垫、将家具边角用软物包裹、对玻璃窗进行安全性保护、睡前移去潜在的危险物品，如利器、玻璃、水杯水壶等。此外，建议患者的同床者与患者分室居住直到患者 RBD 症状得到有效的控制。国外发明专门的床报警装置，在梦境相关行为出现时报警，有利于促进觉醒和同床者发现并看护。

2. 药物治疗

（1）氯硝西泮（B 级推荐）：目前认为氯硝西泮是治疗 RBD 的有效药物，可使 90% 以上的患者症状缓解而很少出现耐受或滥用，可显著减少 RBD 行为和外伤的发生。但对于 RBD 伴有痴呆、步态异常及阻塞性睡眠呼吸暂停患者应谨慎使用。在用药过程中应严格监控，尤其是 RBD 作为神经退行性疾病伴有痴呆的前驱症状的患者。

氯硝西泮建议剂量为 0.25 ～ 2.0mg，睡前 15 分钟服用，最多不超过 4.0mg。氯硝西泮不良反应主要包括日间过度镇静、阳痿、运动失调、意识模糊、记忆缺失等，但尚缺乏此药成瘾性的客观证据。0.5 ～ 1.0mg 以上的氯硝西泮有加重睡眠呼吸暂停的风险，2.0g 的剂量有可能增加意识模糊和跌倒的风险。

（2）褪黑素与褪黑素受体激动剂（B 级推荐）：褪黑素治疗 RBD 优势明显且不良反应较少，该药对于治疗合并 DLB、帕金森病、MSA 的 RBD 患者有明确疗效。目前，褪黑素治疗 RBD 的作用机制仍不清楚，有研究认为其可能是由多种影响因素共同介导的，包括对 REM 睡眠肌肉弛缓症的直接影响、调节 GABA 能抑制、稳定昼夜节律的变异性和去同步化，以及提高睡眠效率等。同时也有研究认为，褪黑素是以钙拮抗剂的方式来影响 RBD 的病理生理。现有文献推荐的褪黑素有效剂量为睡前服用 3 ～ 12mg，对于控制 RBD 症状效果显著，不良反应少而轻；剂量相关的不良反应主要包括晨间头痛、白日困倦、呕吐、头晕、妄想、幻觉、易疲劳和性功能障碍等。随着服用剂量的减少，这些不良反应往往是可逆的。由此可见，褪黑素更适合于罹患神经退行性疾病、OSA 及痴呆等疾病的老年患者。其确切疗效及有效剂量仍需进一步研究加以验证。

（3）多巴胺及多巴胺受体激动剂（C 级推荐）：左旋多巴治疗效果尚不肯定，有报道认为其甚至有可能诱发或加重 RBD 的症状。目前认为普拉克索治疗 RBD 有一定疗效，PET 研究证实一些原发性 RBD 患者存在多巴胺能的黑质纹状体通路障碍，普拉克索对轻度原发性 RBD 患者部分有效，对于治疗伴有帕金森病的 RBD 几乎无效，与氯硝西泮联合的效果优于两个药物单用的疗效，因此，此药仅用于治疗未明确诊断为神经退行性疾病的 RBD 患者及作为氯硝西泮的替代治疗。最大剂量不超过 0.7mg，3 次 / 天，并且此药可增大由特发性 RBD 发展成为 DLB 的可能，故其应用应受到严格监控。

（4）帕罗西汀（C 级推荐）：治疗效果尚不肯定，有诱发或加重 RBD 症状的可能。帕罗西汀是一种选择性的 5- 羟色胺再摄取抑制剂。此药可通过抑制 REM 睡眠来缓解 RBD

的临床症状，一般用量为睡前服用 10 ～ 40mg，不良反应主要包括恶心、头晕、腹泻、口渴等，故在治疗 RBD 中使用相对较少。

（5）多奈哌齐（C 级推荐）：有报道称乙酰胆碱酯酶抑制剂多奈哌齐 10 ～ 15mg 晚上睡前服用，可能对 RBD 症状有缓解作用，但对于治疗 RBD 的疗效尚存在争议。多奈哌齐还常被用于 RBD 患者伴发的共核蛋白病的治疗，需注意观察及鉴别其拟胆碱作用可能引起的惊厥等不良反应。

（6）镇静催眠药物（C 级推荐）：右佐匹克隆与佐匹克隆是一种可以兴奋 GABA 能神经元的镇静催眠药物。在治疗 RBD 时，小剂量睡前服用。不良反应主要包括皮疹、恶心等，但临床仍缺乏充足证据。除氯硝西泮外的苯二氮䓬类药物也有治疗 RBD 的临床报道，但存在争议。三唑仑治疗 RBD 有效，但是目前没有标准化的治疗疗程，阿普唑仑的使用剂量为 1 ～ 3mg/d。替马西泮的使用剂量为 10mg/d，亦可与佐匹克隆联合使用。

（7）其他（证据较少的药物）：地昔帕明可以有效抑制周期性的 REM 睡眠，一般使用剂量为每晚 50mg，共服用 3 周。有研究表明氯氮平可用于治疗伴有痴呆的 RBD 患者，但是目前尚未有标准化的治疗疗程。卡马西平用于缓解 RBD 症状效果肯定，可以单独使用，或与苯二氮䓬类药物联用。卡马西平可以控制 RBD 中剧烈的伤害性行为，通常剂量为每次 0.1g，一日 3 次。有研究报道某些中药"抑肝散"（茅苍术、茯苓、川芎、当归、柴胡、甘草、钩藤）可对 RBD 有缓解作用，机制可能与影响了 GABA 能和 5- 羟色胺能神经的活性有关，可与氯硝西泮联合应用缓解症状，但用法用量缺乏足量证据。

二、梦魇

梦魇（nightmare）是指发生在 REM 睡眠期间的以恐怖不安或焦虑为主要特征的梦境体验，常导致觉醒，事后患者能够详细回忆。梦魇亦称为噩梦发作或梦境焦虑障碍。

（一）病因

根据文献记载，梦魇可有以下几个方面：

1. 特定的人格特征　有 20% ～ 40% 的梦魇患者存在分裂型人格障碍、边缘型人格障碍、分裂样人格障碍或精神分裂症症状，其中 50% 以上的患者并不符合精神病的诊断标准，但往往具有上述障碍的某些特征。

2. 精神因素　受到精神刺激或经历了非同寻常的生活事件后，特别是创伤性或带有恐怖色彩事件可提高梦魇的发生率，并加剧其严重程度。

3. 年龄因素　患者在睡眠之前阅读、听到或观看了惊险恐怖的故事或电影、电视后，加上睡眠时姿势不舒适，如鼻子被毯子盖住，胸口受被子或手臂压迫等可能会诱发梦魇。

4. 生物钟因素　梦魇可发生于延长或加强 REM 睡眠的非心理因素。

5. 睡眠姿势因素　有时睡眠姿势不当或躯体不适也会诱发梦魇。

6. 遗传因素　已有研究提示高频率的终身性梦魇具有家族性。

7. 药物因素　可能导致或加剧梦魇的药物有，左旋多巴与多巴胺受体激动剂、胆碱酯酶抑制剂、β 受体阻滞剂（普萘洛尔）及其他抗高血压药，某些抗精神病药物（如硫利达嗪和三环类抗抑郁药物）、苯二氮䓬类药物及 REM 睡眠抑制剂的戒断等。

（二）发病机制

目前发病机制尚不清楚。有个案报道，精神分裂症患者的二次复发均直接发生于梦魇之后，而白天的幻觉与噩梦的主要内容一致，是噩梦在白天的直接延伸。在抑郁症患者中，频繁发生梦魇者存在明显的自杀倾向。频繁做噩梦者可能对于精神疾病具有易感性。亦有人认为梦魇可能是精神疾病发病的先兆，对无明显诱因下突然出现的频繁梦魇应予以高度警惕。

精神因素亦可能与梦魇有关。受到精神刺激或经历了非同寻常的生活事件后，容易出现梦魇，尤其是当这些生活事件带有恐怖色彩时。

（三）临床表现

梦魇可发生于任何年龄，但以 3 ~ 6 岁多见，半数始发于 10 岁前。有报道儿童的发病率高达 15%，成人及老年人的发病率为 5% ~ 7%。梦魇的发生频率可每周 1 ~ 2 次或更多，甚至每夜发生 1 次以上，频繁梦魇（每周 1 次或 1 次以上）在成人中的发生率约为 1%。在成人及老年人中女性发病率较高，男女之比为 1 ：4 ~ 1 ：2，这种比例可能与女性更愿意承认做噩梦或更喜欢讨论梦魇有关，而在实际上女性梦魇的发生率未必比男性高。

梦魇通常发生在 REM 睡眠期，可以发生于夜间睡眠或午睡时，一般发生于后半夜，表现为一个长而复杂的噩梦，是一种令人苦恼的精神体验，并导致觉醒。患者从不同程度的焦虑状态中惊醒，通常对一段由非恐怖性到恐怖性发展而来的或多或少延续的梦境有清晰的回忆，并由这种恐怖性的梦境所唤醒。越是接近梦的结尾，梦的内容越是离奇与恐怖。其内容常涉及对生命与财产安全或自尊的威胁。多为梦见自己被追赶、围攻；或陷入水深火热、山崩地裂的境地；或面临剖心挖眼、截肢等非常危险而又绝望无助的紧要关头，以致患者惊恐万状、拼命挣扎，但却想喊喊不出、想跑跑不动。有时可以仅表现为呻吟或惊叫，并引起呼吸与心率加快，直至惊醒，并很快恢复定向与警觉，能够清晰详细地回忆起强烈恐怖性的梦境。部分患者醒来之后，仍然心有余悸。恐怖或焦虑是梦魇的主要构成部分。恐怖的程度有赖于患者自己的判断，因为对一个人构成恐怖的内容对另一个人可能根本不构成干扰。梦魇发作频繁者可影响睡眠质量，日久后引起焦虑、抑郁及各种躯体不适症状。梦境体验本身及随之发生的睡眠紊乱、精神与躯体障碍等，常使患者十分苦恼。急性应激障碍或创伤后应激障碍出现的梦魇，可发生在 NREM 睡眠期、REM 睡眠期，并可能是对创伤性事件全部或部分内容的再现。

（四）辅助检查

PSG 检查在发作时可见患者于 REM 睡眠期突然觉醒。REM 睡眠潜伏期比其他类型睡眠障碍者有所缩短。REM 睡眠持续时间长达 10 分钟，REM 睡眠密度可能增加。梦魇过程中心率和呼吸可加快，但不像在睡惊症中那样显著成倍地增加。有时梦魇可发生于一个长瞌睡期的 REM 睡眠中。有时创伤后梦魇可发生于 NREM 睡眠期，特别是 NREM 睡眠第 2期。PSG 不作为常规检查，仅在需要排除其他异态睡眠如觉醒障碍和睡眠相关癫痫发作时，或患者出现梦魇伴有刻板或者重复的行为导致自己或他人受到伤害时才采用。

（五）诊断

本病诊断参考 ICSD-3 关于梦魇的诊断标准，诊断须符合 1、2、3 项。

1. 重复出现的广泛性、极度恐惧及记忆清晰的梦境，这些梦魇常牵涉生命、安全和躯体完整性的威胁。

2. 当从恐怖的梦境中觉醒，患者迅速变得警觉和定向力完整。

3. 梦境经历或由此产生的睡眠紊乱引起临床显著地困扰或造成社交、职业或其他重要领域的功能受损，被以下至少一项所提示：

（1）心境紊乱（如持续的噩梦焦虑、情感障碍和恐惧）。

（2）睡眠抵抗（如睡前焦虑、对睡眠或随后的噩梦的恐惧）。

（3）认知期书（如注意力或记忆力受损）。

（4）对照顾者或家庭功能的负面影响。

（5）行为问题（如回避上床、怕黑）。

（6）日间嗜睡。

（7）疲劳或缺乏精力。

（8）职业或教育功能受损。

（9）人际或社交功能受损。

（六）鉴别诊断

1. 睡惊症　梦魇被描述为梦，有丰富的梦境内容，而睡惊症没有梦境内容或只有梦境片段。梦魇发生于夜间睡眠的后半夜，PSG 显示梦魇发作是从 REM 睡眠中惊醒，觉醒迅速且再入睡困难，很少伴随动作，而睡惊症主要发生于夜间睡眠的前 1/3 时间内，为 NREM 睡眠慢波睡眠期到觉醒过程中，发作时处于半睡状态，通常不能辨认父母，也不易唤醒，可以自己回到床上睡眠，次日不能回忆发作过程。另外，睡惊症有明显的心率与呼吸加快，偶尔还可伴发睡行症。讲话、尖叫、攻击或行走很少发生于梦魇。

2. 单纯噩梦（frightening dream）　也有惊恐体验，伴随心率加快、呼吸加深，但是不伴有压迫感及肢体欲动不能的体验。

3. RBD　常见于中老年男性，多见于神经变性疾病如帕金森病、多系统萎缩等。于 REM 睡眠中发生激烈的暴力性动作并可能导致自伤或伤人。梦境内容多为恐怖性内容且与动作形式相关，PSG 显示在 REM 睡眠期肌张力弛缓状态消失，并可能伴随面部和肢体动作。

（七）治疗

梦魇通常不必进行治疗，是否需要治疗取决于以下两个方面，即患者是否要求治疗，梦魇是否为其他需要治疗的某些疾病的一部分（如精神障碍）。

1. 病因治疗　对于梦魇频繁发作的患者，应仔细查明病因，并给予相应的处理，如抗抑郁药和镇静催眠药物的停用，应先逐渐减量（避免突然停药），晚餐避免过饱，睡眠之前不接触恐怖刺激性的影视图书资料和注意睡眠姿势等。由躯体或精神疾病引起者，应当积极治疗相关疾病。

2. 认知心理治疗　有助于完善梦魇患者的人格，提高承受能力，帮助患者认识到现在的情况与童年时期的境遇有关；对于创伤性梦魇患者，认知心理治疗能够帮助其理解创伤并接受现实。

3. 行为治疗　用多种方式描述梦境，可以采用"意象复述技术"（imagery rehearsal technique），如可选择经常出现的噩梦内容，通过回忆和叙述，将梦境演示或画出来，然后加以讨论、解释，常可使症状明显改善或消失，大大减少对梦魇的恐惧感。

4. 药物治疗　梦魇患者一般不需要药物治疗。在有精神分裂症等相关疾病情况下，可选择应用抗精神病药物。短期减少发作可以使用减少 REM 睡眠的药物，如三环类抗抑郁药物（阿米替林）、新型 SNRI 文拉法辛等。

（赵　瑞　张志强）

第三节　其他异态睡眠

头部爆震声综合征（exploding head syndrome）是以夜间入睡或醒来时突然出现客观不存在的响亮声音或头部猛烈的爆炸感为特征的疾病。相关的声音包括无痛性的巨响、爆炸声、京剧演奏时使用的乐器铙钹撞击声或炸弹爆炸声，偶尔为小的报警声。通常伴有惊吓感，发作频率不定。

（一）病因及发病机制

本病无明显诱发因素，个别患者发病前有应激或过度疲劳史。该发作事件最常发生在睡眠之前的昏昏欲睡期间，或夜间觉醒后再入睡期间，故可能为觉醒 - 睡眠转换时发生的睡眠惊跳的一过性运动现象的感觉变异型。PSG 监测到事件似乎起始为 α 节律、间插 θ 波活动的早期昏昏欲睡期间。有慢速眼球运动，发作后立即觉醒，无癫痫样活动。具体发病机制不清楚。

（二）临床表现

本病发病率仍不清楚，所有年龄均可发病，中老年多见，通常女性多于男性，为良性疾病。其表现为在夜间入睡或醒来时突然出现客观不存在的响亮声音或头部剧烈爆炸感，这种声音包括无痛性的巨响、爆炸、猎枪声或炸弹爆炸声，偶尔为小的报警声，通常伴有惊吓感，有时声音伴有闪光感，有时会出现肌阵挛性抽动。发作次数变化很大，从一晚多次发作到数周及数月发作一次。单晚频繁发作易导致失眠。没有神经系统后遗症，可经过数年自然缓解。当患者处于应激或过度疲劳状态时，发作次数会增加。

（三）辅助检查

只有少数患者 vPSG 记录到本病，发现事件发生在以 α 节律为主导、散在有部分 θ 活动的困倦期，也见于清醒到 NREM 睡眠 1 期转换期间，或者从 NREM 睡眠 1 期 /NREM 睡眠 2 期到觉醒转换期间。在夜间 vPSG 和 MSLT 检查中均发现从 NREM 睡眠 1 期 /NREM 睡眠 2 期到觉醒时发生的事件。从清醒到 NREM 睡眠 1 期转换期间记录的头部爆震声综合征出现时，可见到慢速眼球运动，发作后伴随觉醒。事件发生不伴随癫痫样放电。

（四）诊断

本病诊断参考 ICSD-3 关于头部爆震声综合征的诊断标准，诊断须符合 1、2、3 项。

1. 有一种犹如爆炸样的巨大声响或一种头部"爆裂"的感觉。既可发生在由清醒到睡眠的移行阶段也可发生在夜间清醒的过程中。

2. 患者立即被事件唤醒，伴有恐惧感。

3. 这种体验不伴有疼痛主诉。

（五）鉴别诊断

1. **特发性刺痛性头痛**　头侧部发生的短暂刺痛的良性综合征，发生于入睡时，但觉醒期间更常见。

2. **霹雳头痛**　以蛛网膜下腔出血为特征的非常严重的突然发作的头痛，也可由其他原因引起，通常不在入睡时发生。

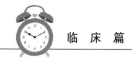
3.睡眠性头痛综合征　发生于经常入睡后4～6小时醒来的老年人,持续30～60分钟,呈弥散性头痛,常伴有恶心,但无自主神经系统症状。

(六)治疗

目前本病尚无特殊治疗措施。应告知患者本病的良性预后,必要时进行心理疏导治疗。

(陈开兵　李雪燕　杨春斌　吕娅宁)

参考文献

贝瑞原, 2014. 睡眠医学基础 [M]. 高和, 译. 北京:人民军医出版社.

成蓓, 曾尔亢, 2018. 老年病学 [M]. 3 版. 北京:科学出版社.

刘艳骄, 高荣林, 2003. 中医睡眠医学 [M]. 北京:人民卫生出版社.

美国睡眠医学会, 2021. 美国睡眠医学会睡眠及其相关事件判读手册规则、术语和技术规范 (2.6 版)[M]. 孙毅, 孙煜, 崔丽, 译. 杭州:浙江大学出版社.

王红, 侯辰, 李锐, 等, 2020. 快速眼动睡眠行为障碍的治疗 [J]. 中华老年病研究电子杂志, 7(1):41-46.

张国新, 黄金莎, 王涛, 2018. 重视快速眼动睡眠行为障碍的临床诊疗 [J]. 中国神经免疫学和神经病学杂志, 25(6):395-399.

赵忠新, 2016. 睡眠医学 [M]. 北京:人民卫生出版社.

中华医学会神经病学分会睡眠障碍学组, 2017. 中国快速眼球运动睡眠期行为障碍诊断与治疗专家共识 [J]. 中华神经科杂志, 50(8):567-571.

American Academy of Sleep Medicine, 2017. 睡眠障碍国际分类 [M].3 版. 高和, 译. 北京:人民卫生出版社.

Carney P R, Berry R B, Geyer J D, 2011. 临床睡眠疾病 [M]. 韩芳, 吕长俊, 译. 北京:人民卫生出版社.

第12章 老年梦境和梦境障碍

第一节 老年梦境

一、睡眠概述

睡眠是动物界的共同生理特征之一，表现为可逆性意识状态丧失。人的睡眠有很明显的周期性和时相性，其过程主要由体内固有的生物钟直接控制，但也受外界自然环境特别是光线强弱持续变化的调节。睡眠的生物学机制仍在研究探讨之中。梦境是伴随睡眠的一种神经心理活动过程，人人都有体验，大约和睡眠一样历史久远。但对其产生原理和生物学意义仍众说纷纭，没有共识。

二、梦境的研究史

梦境是一种心理活动过程，其内容五花八门、难以重复和验证，以致长期以来人们对于梦像的理解与描述一直处于猜测和遐想水平，并富有神学色彩。古埃及和美索不达米亚人相信梦源天意，即上帝的旨意通过梦境传达人类。这一信念一直延续到古希腊和古罗马时期才逐渐发生改变。柏拉图主要强调梦像的心理特点。他明确指出"我们每个人，包括那些最受尊重的绅士，都有一个与法律背道而驰的兽性，这一特性在我们清醒时受到压抑而在睡眠时得以显现"；赫拉克利特也指出"清醒时只有一个世界大家共享，睡眠时各人进入自己独有的世界"。亚里士多德是古代首位对睡眠和梦境进行系统研究和描述的学者，发表了三篇有关专论。他认为梦境中预感未来只是偶然巧合，但承认某些机体疾病可以使得某些梦境重复出现；他相信人和鸟类都做梦，并认为睡眠期间的面部肌肉抽搐和肢体活动与梦境有关。总之，亚里士多德完全否定梦境的天意论，认为梦境没有任何目的和功能，只是残余的知觉活动在睡眠时的再现，即所谓梦境的自然论。此后的若干世纪期间，虽然对梦境的探讨和论述不断，但一般说来都未能超出上述范围。19世纪的主流观点是梦像无用论，但这一局面被心理学家弗洛伊德所改变。他在《梦的解析》一书中提出了风靡一时的梦像夙愿得偿学说，并从不同角度解释梦境的内容及其与心理活动及精神疾病的关系，在心理学和神经精神领域被热烈讨论了半个多世纪。但由于梦像本身的千变万化，且难以用实验手段进行检查和验证，对其解释最终也难以形成一个统一答案。

三、现代有关睡眠和梦像的生物学研究

20世纪50年代初快速眼动（REM）睡眠的发现及梦境和REM睡眠关系的确定，揭

开了睡眠和梦像实验研究的新篇章。半个多世纪以来，有关睡眠和梦像的研究与探讨方兴未艾。早期的实验研究大多延续弗洛伊德思路，侧重梦像的心理分析，并寻找其与神经和精神疾病的联系。后来扩展到睡眠和梦像产生的神经生物学机制。近年来，睡眠与学习和记忆关系的研究，成为神经科学的热门领域之一，并取得了卓有成效的进展。

不同有关睡梦活动的学说被提出。例如，威胁模拟理论认为，梦境是远古时代危险的生存环境在人脑内的残存，其意义在于提高机体的警觉性，增强个体的生存能力。连续论则认为，大脑的精神活动有连续性，夜间的梦境既可反映日前的活动，又可影响日后的事件内容。这一理论和伊拉克战区儿童夜间噩梦的内容和频率与白日的危险境遇相关的报告相吻合。另有研究者搜集了大量梦境资料，对其内容进行分析归类，提出了梦境荒诞论，但没有探讨梦境何以荒诞离奇。进一步研究和分析睡眠与梦像内容的关系时发现，梦境既发生在 REM 睡眠期，也发生在非快速眼动（NREM）睡眠的慢波睡眠（SWS）期，但发生在两个不同睡眠阶段的梦境内容截然不同。发生在 SWS 期的梦境一般比较理性，符合逻辑和常理。通常所谓的梦境中所产生的顿悟或灵感及创造性思维的升华，当属此类。但此类梦境的个体体验比较少，原因之一是正常情况下 SWS 迅速转入 REM 睡眠；当睡眠自然结束时，即从最后一个睡眠周期的 REM 睡眠转入觉醒时，发生在早期 SWS 期间的梦境内容大多被忘记，或被刚刚发生在 REM 睡眠期的梦境所取代。与此相反，发生在 REM 睡眠阶段的梦境一般缺乏理性，甚至荒诞离奇，具有明显的动物属性；通常人们所谓的梦境多属此类。最近，笔者团队提出了"人梦中决断的动物性"的假说。为了检验这一假说，首先对人脑生梦结构（即脑干复合体和边缘系统）和家兔相关脑结构进行了解剖和信息容量的计算分析，发现二者的形态参数和信息处理容量十分接近。进一步把正常健康成人和家兔的脑电图像进行了连续记录和分析。笔者团队的待发表资料表明，人清醒、NREM 和 REM 睡眠三种状态时的脑电图，以 REM 睡眠期的脑电图像和家兔清醒状态时的脑电图像最为接近。假如意识活动为人大脑所特有，那么人在有梦睡眠时的大脑活动方式则和家兔清醒时相似，从而得出人梦中决断的动物性的结论。这里的动物性和上述荒诞离奇近意；本研究采用实验神经生物学手段，从生物进化的角度对生梦相关的神经物质基础进行比较，并分析探讨人和家兔脑电活动的异同，借以验证提出的假说，而不是对梦境的具体内容进行心理学分析。Llinas 认为，梦境是大脑自主活动的表现之一；他的最新脑磁图结果显示，与清醒状态相比，人 REM 睡眠时大脑顶叶和枕叶的活动水平变化不大，但主意识活动的大脑前额叶的活动几乎消失，而颞叶（包括参与学习记忆的海马和情绪反应的杏仁核）的活动显著增强，表明 REM 睡眠时脑生梦结构活动普遍加强。Llinas 还认为，没有意识活动的协调，梦境的荒诞离奇乃属必然。这些资料表明，人梦境的荒诞离奇或动物属性是由大脑相关结构的活动方式决定的。

第二节　梦　境　障　碍

一、概述

梦境障碍是睡眠期间情感表达的一种混乱状况。梦魇是最常见的梦境障碍之一，它是因多种焦躁不安情绪而表现出的一种无序状态，且为恐惧感。由于绝大多数常见的梦境障碍包含睡眠过程中的情绪表达混乱，对于它们的研究或许更加有助于阐明情绪在梦境形成、梦境功能及睡眠机制中的角色问题。REM 睡眠过程中情绪活动的生理依据是确凿的。正如对心脏功能、呼吸作用、皮肤和肌肉交感神经活动的测试所看到的那样，与中枢相位激活关联的自主神经系统的可变性显著增加。同样，大脑影像学研究证实了 REM 睡眠期间边缘系统和旁边边缘系统区域代谢活动的增加，这与生动的自律波动与梦境的情绪活动相对应，当探针放置正确时，这种情绪活动可以在绝大多数梦境中被探测到。事实上，多数梦境的情绪都是消极的和可怕的，并且在 REM 睡眠过程中遵循"波涛状"结构。很多理论家已将这种脑桥膝枕部脑电活动的各种外部表现解释为与梦境相关的情感活动的预示。

清醒状态下的情绪活动过程也在睡眠障碍中得到启示，对最常见的障碍干扰，如梦魇，梦中的情感会情不自禁地变得强烈，并且激起唤醒，这可能引发后续的悲痛感，这种悲痛感将持续影响清醒时的行为和情绪，并可能削弱后来的睡眠。梦境相关的情绪混乱可能因此导致睡眠中断和再入睡困难、失眠及心理忧伤的恶性循环，这通常迫使患者求医问药。

然而，情绪、梦境和其他相关症状之间的因果关系尚不清楚，在某些情况下，如梦魇、情绪中断可能影响主要的睡眠相关过程。在这种病例中，从某种意义上来讲，梦境本身被认为是病态的，然而，从情感应激机制的角度，学术界广泛承认做梦可能解释为梦境干扰是对更多的基础性病理生理因素的应激反应，而不是病理学征象。

多种相关梦境障碍在入睡和觉醒转换过程中均可出现，这些障碍都具备各种形象特征，通常非常现实，并出现感官图像和烦扰的情感（如恐惧）。或许这是由于十分接近清醒状态，将这些映像染上了与众不同的鲜明的现实性质色彩，即可能此时存在一种交错的或边缘的睡眠 - 觉醒过程的分裂，也可能存在，如一种入睡的现实感觉或梦中事物或角色失眠的侵扰，侵入式成分的特征也许决定转变障碍的特殊性，包括典型的或奇异的结合，如令人恐惧的催眠映像在睡眠开始时终结，或不能理解的伴随睡眠瘫痪的睡眠梦语症。

二、REM 睡眠行为障碍

REM 睡眠行为障碍发作时丧失正常 REM 睡眠时伴有的肌张力抑制，而代以和梦境一致的运动活动，常伴有精神压抑、过度饮酒、脑血管疾病和神经系统变性疾病等。其可见于任何年龄，但多见于 60 ~ 70 岁具有暴力性梦境的老年男性。临床表现为 REM 睡眠期出现的各种不自主运动或行为异常，多为猛烈粗暴的动作，如拳打脚踢、翻滚喊叫、打人、性攻击等，50% 患者还会出现颜面、口周及肢体的不自主运动，并伴有生动、惊人的梦境，常会引起自伤或伤及同床者。行为可持续几秒到数分钟，发生的时间多在入睡 90 分钟后和睡眠近结束时。患者常采用一些自我保护的方法。暴力行为与暴力的梦境内容相符，醒后有的患者可以记忆起与发作有关的梦中情景。患者从不于暴力行为中觉醒，睡眠也从不被打扰。诊断需行多导睡眠图监测。REM 睡眠行为异常因不被人们认识，常被延误诊断和治疗。小剂量的氯硝西泮对绝大多数 REM 睡眠行为障碍患者有效。另外也要采取措施保证睡眠环境的安全。

（一）病因

本病大部分患者病因不明。有些患者的发病与神经系统疾病有关，也可能发生于某些

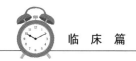

药物应用期间或撤药时。

（二）病理生理

1. 蓝斑核可能与睡眠行为障碍有关。

2. 弥漫性大脑损伤、双侧丘脑异常或原发性脑干损伤可能与本病有关。

3. 可能与基底节脑干对运动功能的调节作用有关。

（三）症状体征

本病发作常出现于睡眠 90 分钟之后，每周 1 次或每晚数次，表现为在生动梦境中出现特征性暴力行为发作，如拳打脚踢、翻滚、跳跃等，可自伤或伤及同床者，伴愤怒语言或叫喊，极大声才能唤醒，可详细回忆噩梦情境，如被袭击和逃跑等。

（四）诊断检查

多导睡眠图显示在 REM 睡眠期肌张力增高，不出现肌张力丧失，颏肌出现大量动作电位，肢体活动显著增多。REM 睡眠密度和数量增加，NREM 睡眠第 3、4 期比例可增加。

（五）治疗

本病治疗可用氯硝西泮 0.5～1mg，睡前服，90% 的患者可有效制止发作。应采取保护措施预防继发损伤。

三、入睡前幻觉

入睡前幻觉（hypnagogic hallucination，HH）属于恐怖梦境，类似于 REM 睡眠中的情况，为入睡前出现的幻觉。睡眠始发的 REM 睡眠阶段可以被偏向于这种睡眠类型的因素加重，如停用 REM 睡眠抑制类药物、慢性睡眠剥夺、睡眠片段化及发作性睡病等，其他睡眠和药物滥用可能也会伴随出现这种情况。对入睡前幻觉的内容分析十分缺乏，但是临床和相关研究显示，REM 睡眠梦魇中发现的攻击类和侵略性主题也很常见，这里的入睡前幻觉也许比绝大多数梦魇更容易激起焦虑感，一是因为一种与接近觉醒状态相关的鲜活的现实感；二是与麻痹的感觉相关。

四、有梦境内容的梦语症

梦语症是指睡眠中讲话或发出除了鼾声以外的某种语音，醒后不能回忆，属于睡眠障碍的一种。现代医学认为其与精神因素有关，常与噩梦、梦游情况等合并出现。睡眠的各个阶段都已观察到梦语症的现象，尤其是在 NREM 睡眠第 2、3 和 4 期。Arkin 认为梦语症和醒后梦境叙述间有惊人的相似。

梦语症的表现形式很不一致，可以仅仅是唇无声的动作，或是含混不清的叽里咕噜声；可以是构音不太清晰、音调怪异的只言片语，或是发声和语法都无可挑剔的流利的言语及歌唱；还可以是发笑、哭泣、悲叹、呻吟、欢呼、怒吼等其他任何形式。目前治疗的方法均治标不治本，可通过放松心情、缓解精神压力来提高睡眠质量。

五、假觉醒

病理学分类中没有假觉醒，但其仍然扰乱梦境，以致产生焦虑反应。假觉醒分两种类型，主要依据与它们有联系的焦虑程度来区分。这两种类型通常描述患者从睡眠中（虚假）醒来，或从一个梦中变化过来。1 型假觉醒，为较常见的类型，通常情况下描述的是现实的情况，如习惯性起床后，在许多情况下描绘的行为如穿衣、吃早餐或去上班。有些意象的偏差使得患者完全清醒，这时才惊奇地发现"只是个梦而已"。这些梦经常重复，导致一系列觉醒。2 型假觉醒比 1 型更令人不愉快，即在床上明显的觉醒都伴随着一种"压迫电击、紧张"的气氛和"不祥的预感或预兆"，可能产生"忧虑或压抑的不祥感"，可能出现不祥的幻觉或引发焦虑的声音幻觉，或奇怪的人或恶魔的奇怪幻影。1 型和 2 型假觉醒中和睡眠的身体分离的体验频频发生相关，即梦中明知在做梦的体验（即清晰的梦）。假觉醒这种情况在实验室也曾被观察到。

六、睡眠瘫痪

有资料显示超过 50% 的人体验过"睡眠瘫痪症"，科学家已经确定此种症状与生活压力有关，多发于青少年及年轻人。此类人群通常生活压力过大，作息时间不规律，经常熬夜、失眠及焦虑，这些因素都是可能造成睡眠瘫痪症的原因。

睡眠瘫痪症通常发生在刚入睡或是将醒未醒时，患者觉得自己已醒来，可以听见周遭的声音及看到周遭的影像，但是身体却动弹不得，也发不出声音，有时还会合并有幻觉。多数人在这时会觉得恐慌，所幸多半在几分钟内会慢慢地或突然地恢复肢体的动作。因为在发作当时的恐慌感觉，很多人在醒来后会觉得害怕，而直觉认为是被什么不明物体压制所造成，所以才会有"鬼压床"的说法。

睡眠瘫痪症是发生在睡眠周期中的快速眼动期，快速眼动期正是我们进入熟睡开始做梦的睡眠周期。在快速眼动睡眠状态下，人的做梦活动加速，身体随意肌开始静止，这种临时性瘫痪有时会导致患者在梦醒后仍然无法动弹。在快速眼动期中，我们的骨骼肌除了呼吸肌及眼肌外，都处于极低张力的状态。这是一种保护作用，可以避免我们随着梦境做出动作，而伤害到自己或同床者。而睡眠瘫痪症则是因在快速眼动期中因不明原因意识已清醒过来，但是肢体的肌肉仍停留在低张力状态，而造成不听意识指挥的情形。常会因身体出现不正常状况而大脑无法解释，加上恐惧的幻想，造成幻觉现象。

其实睡眠瘫痪症并不少见，并常与幻觉联系在一起。很多人都有过这样的经验，尤其是青少年及二三十岁的年轻人。睡眠瘫痪症可以算是一种正常的生理现象，和鬼怪无关，对身体健康也不会有什么不良影响。它通常在压力比较大、过度疲累、作息不正常、失眠、焦虑的情形下比较容易发生。避免过度劳累、避免熬夜、维持正常的作息通常就会减少发生。不过，如果发生的频率过高，影响到个人的生活品质，或者合并有日间嗜睡的现象，则应就医寻求药物帮助，或鉴别诊断是否存在其他问题。

（一）临床表现

睡眠瘫痪症通常发生在人类刚进入睡眠或将醒未醒时。患者感觉自己刚刚醒过来，可以睁开双眼并看到周围事物的影像及听到周围的声音，但是无法移动躯干和四肢，也无法发出声音，有时会产生幻觉并看到虚拟的影像，严重的病例会感到呼吸困难。睡眠瘫痪常伴有恐慌发作，因为人还处于有意识的状态。同时伴随听觉和视觉上的幻觉，然后渐渐进入"梦境"。通常还会有"假醒"，即人醒过来，发现自己原来还在梦里，现实中也还在睡眠。这样的"假醒"通常会多次重复，伴随的还有来自对这种无终止重复的恐惧。通常是可以打断这种重复与麻痹的，如通过试着移动小指等。睡眠瘫痪经常会有呼吸困难与耳里有声响的感觉，经常被误认为是血液循环问题。很多人有过一次睡眠瘫痪的经历，有些人却会

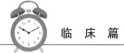

经常发生。睡眠瘫痪也可能是发作性睡病或心律失常的症状。

另有一种状况是已经睡醒，意识清楚，但全身难以动弹，眼睛不开，或不敢睁开，通常伴随恐怖式的幻听，本身也有睁眼定会看到恐怖情境的直觉。自身可以强制动弹与睁眼，只是上述情况在过程中会更加强烈，一旦睁眼，所有症状瞬时消失。

（二）治疗

如果出现睡眠瘫痪的症状，则可以通过以下方式快速恢复肌肉张力：首先快速转动眼球，让眼球做圆周运动，让它们上下左右运动。然后眨眼，收缩口周围的肌肉，移动下颚和舌，当肌肉张力开始出现时，移动颈部，肩、手、手指、腿，足踝和足趾，最后，坐起来活动全身肌肉。

1. 食物疗法　目前，还没有已知的方法可治愈此症，但可以避免症状的发作。科学家发现，食物与睡眠有一定关系。一位美国的医学博士认为，若在睡前稍摄入一点催眠食物，更容易入睡。

（1）牛奶：含有色氨酸，这是一种人体必需的氨基酸。睡前喝一杯牛奶，其中的色氨酸量足以起到安眠作用。饮用牛奶的温饱感也增加了催眠效果。

（2）核桃：是一种滋养强壮品，可治神经衰弱、健忘、失眠、多梦和食欲缺乏。每日早晚各吃些核桃仁，有利于睡眠。

（3）莲子：有养心安神的作用，心烦多梦而失眠者，可用莲子心加盐少许，水煎，每晚睡前服。

（4）食醋：劳累难眠时，可取食醋 1 汤匙，放入温开水内慢服。饮用时静心闭目，片刻即可安然入睡。

2. 预防　生活有规律，按时入睡，按时起床，按时用餐。适量运动，但不要在睡前剧烈运动。避免熬夜，保持睡眠充足。设法减轻生活压力。避免仰卧。提醒自己并不特殊。最后，放轻松，告诉自己并不处在危险中、并不失常。

七、病态或混乱的但又清晰的梦

清晰的梦有时与不安或病理反应相联系。梦境中的感知清晰而生动，做梦的人往往感觉清醒，但控制梦境演变的能力有限，常本能地引发一场梦魇，但可在治疗中解决周期性梦魇中那些令人不安的内容。已经有一些专家报道了与清晰的梦有关的各种消极反应，其中包括一种经常故意使用心理状态造成的倦怠、精神错乱和脱离现实的准精神分裂症（由重叠的感知和梦幻般的心理状态诱导产生），以及激烈的恐惧与对清晰梦境内容的控制力的丧失。

（王晓成　郝　军　杨春艳）

参考文献

Barbera J, 2008. Sleep and dreaming in Greek and Roman philosophy.Sleep Med, 9:906-910.

Diekelmann S, Born J, 2010. The memory function of sleep.Nat Rev Neurosci, 11:114-126.

Fisher C, Bymne J, Edwards A, et al, 2001. A psychophysiological and genetics. Psychiatr Genet, 11: 65-70.

Germain A, Nielsen TA, 2003. Impact of imagery rehearsal treatment on distressing dreams, psychological distress, and sleep param- eters in nightmare patients. Behav Sleep Med, 1: 140-154.

Hobson JA, Pace-Schott EF, Stickgold R, 2000. Dreaming and the brain: toward a cognitive neuroscience of conscious states.Behavioral Brain Sci, 23:793-842.

Hobson JA, 2009.REM sleep and dreaming: towards a theory of protoconsciousness. Nat Rev Neurosci, 10:803-813.

Krakow B, Sandoval D, Schrader R, et al, 2001. Treatment of chronic nightmares in adjudicated adolescent girls in a residential facility. J Adolesc Health, 29: 94-100.

Levin R, Fireman G, 2002. Nightmare prevalence, nightmare distress, and self-reported psychological disturbance. Sleep, 25:205-212.

Low JE, Dyster-Aas J, Willebrand M, et al, 2003. Chronic nightmares after severe burns: risk factors and implications for treatment. J Burn Care Rehabil, 24: 260-267.

Muris P, Merckelbach H, Gadet B, et al, 2000. Fears, worries, and scary dreams in 4- to 12-year-old children: their content, develop- mental pattern, and origins. Clin Child Psychol, 29:

Nielsen TA, Laberge L, Paquet J, et al, 2000. Development of disturb-ing dreams during adolescence and their relationship to anxiety symptoms. Sleep, 23: 727-736.

Pace-Schott-EF, Gersh, Silvestri, et al, 2001. SSRI treatment suppresses dream recall frequency but increases subjective dream intensity in normal subjects. J Sleep Res, 10: 129-142.

Payne JD, 2010. Memory consolidation, the diurnal rhythm of cortisol, and the nature of dreams: a new hypothesis. Int Rev Neurobiol, 92:101-134.

Schredl M, 2010.Characteristics and contents of dreams.Int Rev Neurobiol, 92:135-154.

Simard V, Nielsen TA, Zadra A, et al, 2004. Sensed presence as a possible manifestation of social anxiety. Dreaming (submitted), 120. 21.

Stickgold R, Hobson JA, Fosse R, et al, 2001. Sleep, learning, and dreams: off-line memory reprocessing. Science, 294:1052-1057.

Takeuchi T, Fukuda K, Sasaki Y, et al, 2002. Factors related to the occurrence of isolated sleep paralysis elicited during a multi- phasic sleep-wake schedule. Sleep, 25: 89-96.

Thompson DE, Pierce DR, 2003. Drug-induce nightmares (review) Psychiatry Clin Neurosci, 57: 139-145.

Valli K, Revonsuo A, 2009.The threat simulation theory in light of recent empirical evidence: a review.Am J Psychol, 122:17-38.

Zadra A, Donderi DC, 2003. Affective content and intensity of night-mares and bad dreams. Sleep, 26: A93-A94.

Zadra A, Donderi D, 2000. Nightmares and bad dreams: Their preva-lence and relationship to well-being. J Abnorm Psychol, 109:273-281.

第13章 老年发作性睡病

一、概念

发作性睡病（narcolepsy）是一种慢性病，主要特征为日间过度思睡（excessive daytime sleepiness，EDS）和清醒 - 睡眠调节障碍有关的症状，表现为快速眼动（rapid eye movement，REM）睡眠潜伏期缩短及 REM 睡眠侵入觉醒状态。经典的发作性睡病四联症包括 EDS、猝倒（cataplexy）、入睡前幻觉和睡眠瘫痪。60% ~ 70% 的发作性睡病患者有猝倒发作。猝倒发作是由情绪刺激引起的短暂肌张力减低。睡眠瘫痪是指刚刚入睡后或刚从睡眠中醒来时出现的骨骼肌部分或完全瘫痪。发作性睡病的幻觉是在入睡前或醒来后出现的逼真的梦样画面。

发作性睡病通常被认为是年轻人的一种疾病，10 ~ 25 岁起病最为典型。在欧美人群中，起病年龄呈双峰分布，第一个高峰出现在青春期（15 岁），第二个高峰出现在 35 岁。文献仅报道了极少数 35 岁以后发病的病例。并非所有在 35 岁之后被诊断为发作性睡病的病例都是由于症状出现较晚，有些病例也可能由于诊断延误。还有一小部分迟发型发作性睡病是继发于其他神经系统疾病。

来自不同地区的人群研究显示，40 岁以后起病的发作性睡病极其罕见。在一项比较法国蒙彼利埃和加拿大蒙特利尔两个人群的研究中，总共 519 个病例中只有几个病例在 35 岁以后开始出现症状，且都在 40 岁之前。其他人群研究也显示 40 岁以后发作性睡病的发病率为 2% ~ 6%。由于认知不足，尽管部分老年发作性睡病患者具有典型的睡眠发作和猝倒，但仍很难被诊断为发作性睡病。大部分患者都曾被误诊为癫痫或阻塞性睡眠呼吸暂停。

有相当大比例的发作性睡病患者在晚年才被发现是因为诊断的延迟。影响延迟的因素如下。①首次就诊的年份：自 20 世纪 80 年代以来，医师对这种情况的认知度更高，诊断更及时；②症状的出现时间：那些在青少年之前和 30 岁之后就诊的人不太可能被及时诊断；③缺乏猝倒或其他伴随症状。症状的严重程度也可能影响诊断的速度，一些长期轻度日间嗜睡的患者可能会因其他伴随疾病出现日间嗜睡加重后寻求医疗救治。文化差异也是这种现象的成因之一，特别是涉及日间嗜睡时。某些文化背景的人可能会将嗜睡描述成疲劳或不适感。另一个重要的变量是年龄的影响。多次睡眠潜伏时间试验（multiple sleep latency test，MSLT）是诊断发作性睡病的金标准，要求平均睡眠潜伏期 ≤ 8 分钟并有两个或以上睡眠起始快速眼动期（sleep onset period of rapid eye movement period，SOREMP）。但这些数据来自青少年期到 30 多岁这一典型年龄段的发作性睡病患者。既往研究显示，SOREMP

的数量随着年龄增长而显著递减，MSLT 的平均睡眠潜伏期随着年龄增长而递增。随着年龄的增长，猝倒发作也逐渐减少，睡眠瘫痪和睡眠幻觉的严重程度也在降低，这可能会使老年人的诊断变得更加困难。发作性睡病的另一个经常被漏诊的症状是快速眼动睡眠行为障碍（REM sleep behavior disorder，RBD）。RBD 在发作性睡病患者中的发生率约为 1/3，在 40 岁以上的年龄组中发病率更高。这些"非典型"的症状可能是导致患有发作性睡病的老年人得不到正确诊断的另一个原因。

既往文献报道了一些 40 岁以上继发于其他神经系统疾病的发作性睡病或发作性睡病样症候群。这些神经系统疾病包括头部创伤、帕金森病及其他神经变性疾病、下丘脑肿瘤、脑干梗死、脑炎、副肿瘤综合征、惠普尔病（Whipple disease）、脑囊虫病、脑干脑炎伴被盖中部病变、多发性硬化症（multiple sclerosis，MS）。医源性发作性睡病也在一些老年人中被报道过。有患者在完成垂体腺瘤放射治疗 2 周后出现不典型的猝倒和 EDS。还有患者在停用抗抑郁药文拉法辛后出现 EDS 和典型的猝倒。

二、病因

发作性睡病的病因尚不明确。既往文献提出了几个尚未证实的诱发因素，包括头颅损伤、长期睡眠剥夺、未明确的病毒感染和睡眠 - 清醒模式的突然改变。几个研究已经提出发作性睡病起病的季节性模式，这意味着某一特定环境可能成为诱发因素。最近的研究显示，发作性睡病患者抗 β 溶血性链球菌抗体增加，起病时滴度最强，之后随着疾病持续时间延长而下降，推测链球菌感染可能构成一种环境诱因。已有接种 H1N1 流感疫苗后罹患 1 型发作性睡病的报道，但尚难确定二者的因果关系。在某些自身免疫性葡萄膜炎（autoimmune uveitis）患者中发现的同源性 Tribbles 2 抗体，可在 14%～26% 的发作性睡病患者中检测到，但其临床意义仍不清楚。

在遗传水平上，伴猝倒的发作性睡病与人类白细胞抗原（human leucocyte antigen，HLA）亚型 DR2/DRB1*1501 和 DQB1*0602 密切相关。在白种人和亚洲人中总是同时观察到这两个亚型，而在黑种人中 DQB1*0602 与发作性睡病的关联更具特异性。几乎所有猝倒患者 DQB1*0602 均为阳性，而一般人群中只有 12%～38% 具有这种 HLA 亚型。还有其他一些 HLA 亚型与本病有关，但关联性不十分明显，如 DQB1*0301 与发作性睡病易感性增加相关，而 DQB1*0501 和 DQB1*0601 对 DQB1*0602 的存在具有保护作用。全基因组研究已经发现发作性睡病与 T 细胞 α 受体、肿瘤坏死因子（tumour necrosis factor，TNF）-α_2 和 TNF 受体 2 及嘌呤受体 P2Y11 基因的多态性之间存在联系。家族性病例的发生率很低，一级亲属中出现 1 型发作性睡病的风险为 1%～2%，与群体患病率相比，风险增加了 10～40 倍。仅以 HLA 基因效应无法解释这种风险的增加，提示存在其他遗传因素。两个以上家族成员患病的多发家族罕见。这些家族中绝大多数病例的脑脊液中下丘脑分泌素（Hcrt）正常，与非家族性发作性睡病相比，其与 HLA DQB1*0602 的关联性更弱。

三、发病机制

发作性睡病与 Hcrt 缺乏相关，最可能的原因是 Hcrt 神经元选择性缺失。几个动物模型研究表明，缺乏 Hcrt 神经传递与发作性睡病之间存在因果关系。绝大多数（90%～95%）

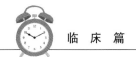

发作性睡病和猝倒患者脑脊液 Hcrt-1 水平检测不出或降低。无猝倒患者也可能缺乏 Hcrt，但这种概率很低。发作性睡病与 HLA 之间牢固的关联导致了这样一种假说，即自身免疫或许是发作性睡病的病因学机制，这也潜在地解释了下丘脑选择性神经损伤的原因。然而，尚未获得自身免疫的明确证据。

四、病理

伴猝倒的发作性睡病患者的大脑中，下丘脑的 Hcrt 染色减少。约 90% 存在 Hcrt 神经元缺失，而在正常大脑中与 Hcrt 细胞混合的富含黑色素的神经元，在数量上并没有减少，表明 Hcrt 神经元细胞缺失是相对特异性的。有学者认为下丘脑中 Hcrt 细胞在疾病发生前已经受到破坏。Thannickal 等检查了 1 例无猝倒的发作性睡病患者的大脑，发现 Hcrt 细胞减少了 33%（与正常人相比），并且大部分缺失都位于下丘脑后部。

五、临床表现

日间过度思睡是发作性睡病最主要的症状，发作性睡病的患者反复出现白天难以抑制的困倦欲睡或入睡，大部分患者小睡以后头脑清醒、精神恢复，但是之后会再次出现困倦感（间隔时间不固定）。嗜睡最容易发生在无须主动参与的单调状态下，如看电视、乘车时。体力活动可暂时抑制睡意。一些患者在进食或行走等活动状态下，突然出现难以抑制的睡眠"发作"。通常，这种睡眠发作出现在嗜睡的大背景下。很多发作性睡病患者，即使表面上处于清醒状态，仍会出现瞬间的警觉性失常，有时合并无意识行为，如书写莫名其妙的语句或以完全不相关的话题打断他人谈话。嗜睡往往严重影响患者的学习、社交和职业能力。

猝倒定义为持续时间短暂(< 2 分钟)的双侧对称性肌张力突然丧失,发作期间意识清楚。猝倒发作由强烈的情绪因素诱发，通常为正性情绪。几乎所有患者都会反映大笑会诱发某些猝倒发作。发作时如果发现短暂而可逆的深反射消失，将强烈支持诊断。儿童起病时就可能出现猝倒（成人极少见），表现为上睑下垂、张口吐舌和步态不稳、面肌或全身肌肉无力等，也可出现面部和咀嚼运动。这些症状与情绪毫无相关性。在儿童中，期待奖赏是一种常见的促发因素。使用适合儿童的语境和语言引出猝倒史很重要。

猝倒的表现各不相同，可以是大笑触发的偶尔局部发作，也可以是多种情绪所致的频发全身无力。虽然在猝倒发作时患者有时感觉身体一侧症状较另一侧更重，但大部分发作是累及双侧的。局部发作可以非常微弱，有时只有经验丰富的观察者才能察觉和识别，如患者的伴侣。常见描述是颈软无力导致头部低垂，而面肌松弛可能造成下颌下垂和构音障碍。一些患者出现症状时感觉气短，但其实猝倒并不影响呼吸肌运动。猝倒呈突然发作，通常超过数秒。在引起全身无力和瘫软的发作中，这些特点尤为突出。阳性运动现象并非少见，表现为肌肉颤搐或微小抽动，特别容易在面部出现。

多种情绪可能引起猝倒，而那些与愉快相关的情绪通常是最强诱因。放声大笑、讲笑话和妙趣横生的谈论是诱发猝倒的典型情况。猝倒频率多变，少则每月发作 1 次，多至每天发作 20 次。猝倒一般是短暂的，持续数秒左右，绝大多数发作时间少于 2 分钟。然而，如果某个特殊触发因素持续存在，多次连续发作的猝倒酷似一次长时间发作。突然撤除治疗猝倒的药物，尤其是抗抑郁药会导致"猝倒状态"，此时表现为猝倒时间延长，实际上是多次发作的连续。

33% ～ 80% 的发作性睡病患者存在入睡前幻觉（hypnagogic hallucination）和（或）睡眠瘫痪（sleep paralysis）。入睡前幻觉的定义为，由清醒至入睡的转换期间出现生动梦幻般的感受。入睡前幻觉通常具有多形态和"整体性"的特征，经常是视觉、听觉和触觉体验联合存在。醒前幻觉与之相似，是在由睡眠向清醒转换时出现的幻觉。睡眠瘫痪是睡眠 - 清醒转换期间出现一过性随意肌不能活动的现象，通常在几分钟内恢复。患者虽然意识清醒，但不能活动肢体，甚至不能睁开眼睛。这种感觉可持续数分钟并令人痛苦。其他症状包括上睑下垂、视物模糊、复视，可能是嗜睡造成的结果。

发作性睡病患者通常会因辗转反侧、腿部肌肉痉挛、噩梦和频繁觉醒而出现夜间睡眠紊乱，有时甚至可能为主要症状。罕见入睡困难，而睡眠维持障碍非常普遍。发作性睡病患者还可能出现自动行为伴有部分记忆缺失。例如，患者会报告自己开过车但不记得开去了哪里。他们可能会发现自己在做一些无意义的事。典型发作通常是一些习惯性动作或不需要技巧的动作。伴猝倒的发作性睡病患者也可能有 REM 睡眠行为障碍，患者 REM 睡眠时骨骼肌失弛缓，可出现"梦境扮演"。发作性睡病患者夜间周期性下肢运动和阻塞性睡眠呼吸暂停的发生率也高于一般人群。

六、辅助检查

（一）MSLT

MSLT 是目前评估嗜睡和诊断发作性睡病的标准客观检查方法。MSLT 要求受试者每 2 小时躺在一个黑暗、安静的房间试着入睡，衡量其入睡潜伏期并决定全天 4 ～ 5 次的小睡中是否存在 SOREM。每个受试者有 20 分钟的时间入睡，从入睡开始记录 15 分钟以评估是否出现 REM 睡眠。睡眠潜伏期定义为从熄灯到被判定为睡眠的第一帧图之间的时间。发作性睡病的诊断标准是平均睡眠潜伏期≤ 8 分钟及 5 次小睡中至少 2 次的 SOREM。夜间睡眠起始 15 分钟内出现 SOREMP 具有高度特异性，发作性睡病的诊断标准允许以 MSLT 前夜 PSG 监测中出现的 SOREMP "替代" MSLT 中的一次 SOREMP。

为了正确解释 MSLT 结果，应当遵循下列条件进行 MSLT：①患者必须至少 14 天内（或至少是药物和长效代谢产物半衰期的 5 倍时间）避免服用影响睡眠的药物，并通过尿液药物检测予以确认；② PSG 监测前必须规范睡眠 - 清醒作息时间，如果需要，每夜卧床时间延长至最少 7 小时（儿童卧床时间应更长），并至少持续 7 天（最好记录睡眠日记证实，如果可能以体动记录仪证实）；③应当在 MSLT 前夜进行夜间 PSG 监测，以排除可能与 1 型发作性睡病诊断特征相似的其他睡眠疾病。应尽量将 PSG 监测期间的睡眠时间限制在 7 小时内。整夜 PSG 可以表现为 N1 期睡眠增加及频繁觉醒，导致正常睡眠中断。可以出现无肌张力缺失的 REM 睡眠。

（二）脑脊液下丘脑分泌素

脑脊液下丘脑分泌素水平测定对诊断 1 型发作性睡病具有较高的特异度和敏感度。可以使用放射免疫法测定脑脊液中的下丘脑分泌素。下丘脑分泌素浓度低于 110pg/ml 对诊断具有较高特异度，或下丘脑分泌素 -1 水平低于平均对照值的 33% 可考虑为异常。

（三）HLA 分型

伴猝倒的发作性睡病患者的 HLA 分型几乎总是存在 HLA DQB1*0602（白种人和亚洲

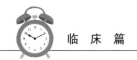

人还存在 DR2 或 DRB1*1501），但并不能以此来诊断发作性睡病。大约25%的正常高加索人、12% 的日本人和38% 的黑种人呈 DQB1*0602 阳性。当通过腰椎穿刺抽取脑脊液来评定下丘脑分泌素水平时，应考虑进行 HLA 分型，如果患者的 HLA 为阴性，下丘脑分泌素大多正常。

七、诊断和鉴别诊断

根据有无猝倒及脑脊液下丘脑分泌素水平，可将发作性睡病分为 1 型和 2 型。

1. 1 型发作性睡病诊断标准（满足以下两项）

（1）每日出现难以克制的困倦欲睡或白天陷入睡眠中，至少持续 3 个月。

（2）出现下列 1 或 2 项。

1）猝倒及 MSLT 显示平均睡眠潜伏时间 ≤ 8 分钟，出现两次或两次以上的 SOREMP。前夜 PSG 中的 SOREMP（睡眠起始 15 分钟内出现的 REM 期）可以替代 MSLT 中的一次 SOREMP。

2）经免疫反应测定的脑脊液下丘脑分泌素 -1 浓度 ≤ 110 pg/ml，或小于以同一标准测定法获得的正常平均值的 1/3。

2. 2 型发作性睡病诊断标准（满足以下 5 项）

（1）每日出现难以克制的困倦欲睡或白天陷入睡眠中，并至少持续 3 个月。

（2）MSLT 显示：平均睡眠潜伏时间 ≤ 8 分钟，出现两次或两次以上 SOREMP。前夜 PSG 中的 SOREMP（睡眠起始 15 分钟内出现的 REM 期）可以替代 MSLT 中的一次 SOREMP。

（3）无猝倒。

（4）未检测脑脊液下丘脑分泌素 -1，或者经免疫反应测定的脑脊液下丘脑分泌素 -1 水平 > 110pg/ml，或 > 经同一标准检验的正常者平均值的 1/3。

（5）嗜睡症状和（或）MSLT 结果不能以其他原因，如睡眠不足、阻塞性睡眠呼吸暂停、睡眠时相延迟及药物或物质的应用或撤除来更好地解释。

3. 鉴别诊断　必须对猝倒与正常个体偶尔出现的猝倒样发作进行鉴别。例如，健康人放声大笑时，有时也会感觉肌肉无力。有病理意义的猝倒通常频繁发作并伴随肌肉张力消失。猝倒应与低血压、短暂性脑缺血发作、跌倒发作（drop attack）、无动性发作（akinetic seizure）、神经肌肉疾病、前庭功能紊乱、心理或精神障碍及睡眠瘫痪加以区分。在疑难病例中，如果抗抑郁药物治疗明显有效，可能有助于猝倒的诊断。

嗜睡可能继发于阻塞性睡眠呼吸暂停、睡眠不足综合征、倒班工作障碍、物质或药物的影响及其他睡眠疾病。这些病例中的许多人也可能出现早发性 REM 睡眠（early onset REM sleep）。如果在这些疾病的基础上出现猝倒，就不能排除 1 型发作性睡病的诊断。如果对这些病例的猝倒存疑，可以即刻或者经充分治疗共患疾病后进行 MSLT 或者检测脑脊液下丘脑分泌素 -1。

特发性过度睡眠（idiopathic hypersomnia）与 1 型发作性睡病的鉴别点为特发性过度睡眠无猝倒，MSLT 中未出现两次或两次以上 SOREMP。与发作性睡病相比，特发性过度睡眠的患者通常睡眠效率较高，可出现酒醉式睡眠及时间更长但不解乏的小睡。

睡眠不足综合征不出现猝倒，而且只要保证睡眠时间充足就可以消除白天嗜睡。慢性疲劳综合征和抑郁可见与发作性睡病相似的症状，但不会出现典型发作性睡病的 MSLT 结果。

八、治疗

发作性睡病的治疗一般分为两部分：治疗日间过度思睡和治疗猝倒、睡眠瘫痪及睡眠相关幻觉。

（一）日间过度思睡的治疗

日间过度思睡的治疗方法主要包括非药物治疗（充足的睡眠时间、良好的睡眠习惯、安排白天小睡）及应用兴奋性药物、促醒药和羟丁酸钠。

1. **兴奋性药物** 能够通过突触前机制增加多巴胺的转运。这类药物能够通过多巴胺转运蛋白（dopamine transporter，DAT）抑制多巴胺的再摄取，也可轻度抑制去甲肾上腺素和 5-羟色胺的再摄取。安非他命对 DAT 的作用是导致该位点多巴胺逆向流动及阻断其再摄取。它也能够通过囊泡单胺转运蛋白（vesicular monoamine transporter 2，VMAT2）抑制细胞质中 DAT 的存储。相反，哌甲酯对 DAT 存储无影响。兴奋性药物的共同机制是增加突触的多巴胺浓度。

右苯丙胺、甲基苯丙胺和哌甲酯在服药 1～3 小时药效达到最大，所以，此类药物必须在期望起效时间前 1 小时服用。如果睡眠发作在服药前出现，小睡对此部分患者可能是最好的治疗。仍需注意的是，哌甲酯比右苯丙胺和甲基苯丙胺的药物半衰期更短，因此哌甲酯最好每日多次（每日 2～3 次）服用。已有缓释剂型的安非他命和哌甲酯。值得注意的是，兴奋性药物对于治疗猝倒具有轻微效果，而莫达非尼对于治疗猝倒是无效的。

兴奋性药物的不良反应表现为紧张、头痛、食欲缺乏、心悸、易激惹和颤抖。使用兴奋性药物也有一些潜在的问题。第一，患者会逐渐产生耐药性，因此要逐级增加用药剂量，且会导致最大剂量时无效。一些患者在经过"药物假期"（停药数天）之后药效会重新恢复。但在停药阶段依旧可能发生严重嗜睡。第二，此类药物还会使血压升高，但对血压正常的患者这种作用并不常见。第三，兴奋性药物的一个普遍不良反应是失眠。因此睡前不应服用此类药物，特别是甲基苯丙胺和右苯丙胺，这两种药物半衰期相对较长。第四，也有报道指出服用安非他命之后患者会出现偏执或幻觉。无基础精神疾病时，很少出现精神方面的不良反应。但是使用大剂量的兴奋性药物会增加不良反应的风险。

哌甲酯似乎较少发生不良反应。它可能是最广泛使用的兴奋性药物。但其作用时间相对短。患者在药效消失后会经历警觉性突然下降。一种治疗方法是清晨服用缓释剂型的哌甲酯，在下午或者晚上服用短效哌甲酯。为了帮助某些患者在清晨活动中保持警觉性，还需要额外使用短效哌甲酯。

2. **促醒药** 莫达非尼及阿莫达非尼（莫达非尼的 R 型异构体）是两种不含安非他命的类促醒药物。与兴奋性药物相比，两者滥用可能性较低。莫达非尼是治疗日间过度思睡伴发作性睡病的一线治疗药物。随机、安慰剂对照试验已证实莫达非尼对于发作性睡病有效。

莫达非尼半衰期是 9～14 小时，大部分患者每天 1 次给药。莫达非尼通常是每天早晨服用 1 次（200～400mg）。但一些早晨服用此药的患者在午后或者傍晚对嗜睡控制力较差。这部分人可以分 2 次给药，早晨服用 200mg，下午 1：00～2：00 服用 200mg。尽管此药每天建议的最大量为 400mg，但仍可根据情况酌情加量。某些需要充分控制嗜睡的患

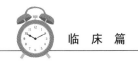

者可能需要稍多于400mg的剂量（上午400mg，下午200mg）。

莫达非尼的L型异构体（3～4小时）与R型异构体（10～14小时）相比半衰期更短。莫达非尼（外消旋型，包含L和R型异构）与阿莫达非尼有相似的半衰期。莫达非尼服用数小时后，只有对映异构体阿莫达非尼残留在血液中。如果在清晨服用相同剂量的莫达非尼和阿莫达非尼，下午血液中阿莫达非尼含量会相对较高。因此，与莫达非尼相比，清晨服用150～250mg阿莫达非尼对下午嗜睡具有更好控制力。

尚无证据表明莫达非尼有耐药性或者（如果清晨服药）会影响睡眠质量。其优点较多，如每天服用1次，滥用风险低。目前所知，还没有莫达非尼和兴奋药效果的头对头对比试验。但是，当比较改善睡眠潜伏时间方面的作用时，兴奋性药物似乎更有效。因此，尽管莫达非尼是发作性睡病患者白天嗜睡的可选药物，但仍有部分患者对兴奋药表现出较好的效果。

莫达非尼最常见的不良反应包括头痛、恶心和神经质。通过缓慢增加剂量可使头痛程度降低。也有几个关于服用莫达非尼后出现严重皮疹（史约综合征）的病例报道（患病率很低）。莫达非尼通过细胞色素P450系统在肝脏代谢。因此，与许多药物可能发生相互作用。这种作用主要表现为服用莫达非尼之后，可能降低口服避孕药的药效。服用口服避孕药的育龄期女患者需要使用额外的（或替代）避孕措施。与间接拟交感神经药不同，莫达非尼停药并不会导致REM和慢波睡眠的反弹。患者可以从兴奋性药物直接换到莫达非尼，而不一定需要药物洗脱期。但是由于兴奋性药物有抗猝倒作用，患者在从哌甲酯换到莫达非尼时，可能需要加用治疗猝倒的特殊药物。

3. 羟丁酸钠　作用于GABA-B受体，足量服用会引起快速镇静和记忆缺失。大剂量会引发呼吸抑制和死亡。已证实羟丁酸钠对发作性睡病的嗜睡和猝倒有效。此药存在一定滥用风险。

多项研究表明羟丁酸钠显著改善主观嗜睡，增加睡眠潜伏期，莫达非尼与羟丁酸钠联用，在增加MWT睡眠潜伏时间方面比单用一种更有效。

羟丁酸钠也可减少发作性睡病的猝倒、睡眠幻觉和睡眠瘫痪，这将在后文进行讨论。似乎治疗白天嗜睡比猝倒需要更高剂量的羟丁酸钠。治疗日间过度嗜睡需要数个月才能达到最大疗效。美国FDA批准羟丁酸钠治疗白天嗜睡和猝倒。羟丁酸钠是其批准用于治疗猝倒的唯一药物。羟丁酸钠减少白天嗜睡的作用机制尚不明确。研究显示此药可减少夜间觉醒次数，增加N3期睡眠并巩固REM睡眠。可能是睡眠巩固改善了白天嗜睡。

羟丁酸钠半衰期短，需要睡前服用，2.5～4小时再服用1次。因为药物起效快，所以患者每次喝完药后应立即卧床。最常见的不良反应是恶心、头晕、遗尿。羟丁酸钠伴高钠负荷，对于充血性心力衰竭患者来说是个需要重点关注的问题。羟丁酸钠、乙醇和其他中枢神经系统抑制药不能同时使用。

研究发现无CPAP支持的轻到中度OSA患者连续4晚使用羟丁酸钠，呼吸暂停低通气指数和平均动脉血氧饱和度没有明显恶化。但是中枢性睡眠呼吸暂停的次数也增加，少数患者有明确的氧饱和度下降。因此，虽然不是绝对的禁忌证，但羟丁酸钠用于OSA患者时仍需小心。如果羟丁酸钠用于非常严重的OSA患者，则必须充分治疗。当开始用羟丁酸钠治疗或羟丁酸钠的剂量增加时，需要严格监测夜间血氧饱和度。

4. 对白天嗜睡的其他干预方法　另一种可尝试用于治疗不能耐受中枢兴奋药患者的药

物是不可逆单胺氧化酶（MAO）B 型抑制药司来吉兰（selegiline）。此药以 10 ～ 40mg/d 的剂量，能改善发作性睡病的症状。不幸的是，如果剂量超过 20mg/d，会失去 MAO B 型抑制药的选择性，需摄入低酪胺饮食以避免高血压不良反应的发生。司来吉兰代谢成安非他命。除了保持患者警醒状态，这种药物也有抗猝倒的作用。不能耐受其他药物不良反应的患者，只要能坚持低酪胺饮食，就能从此药获益。

改善夜间睡眠：治疗并发的睡眠障碍对改善白天嗜睡也很重要。苯二氮䓬受体激动药能改善一些患者的睡眠质量。如果不宁腿综合征（RLS）/ 睡眠周期性肢体运动（PLMS）严重影响睡眠，给予相应治疗有助于患者睡眠。常见发作性睡病并发 OSA 的情况。CPAP 或其他方法充分治疗 OSA 是非常必要的。良好的睡眠卫生、规律的睡眠安排和充分的睡眠对发作性睡病患者很重要。有计划的短暂小睡也非常有好处。

（二）猝倒、睡眠瘫痪及睡眠相关幻觉的治疗

对发作不频繁或者很轻的猝倒可以不治疗。部分患者的猝倒反复发作影响生活质量，则需要治疗。用于猝倒的药物也可抑制发作性睡病的其他症状，包括睡眠幻觉和睡眠瘫痪。治疗猝倒的药物通常会抑制 REM 睡眠。

三环类抗抑郁药（TCA）是第一批用于治疗猝倒的药物。常用的药物包括氯米帕明、丙米嗪等，TCA 用于治疗猝倒的剂量通常小于抗抑郁剂量。这些药物的主要问题是抗胆碱能不良反应。在国外不是治疗猝倒的首选药。

选择性 5- 羟色胺再摄取抑制剂（SSRI），如氟西汀（fluoxetine），对治疗猝倒也有效。SSRI（氟西汀）通常使用抗抑郁的剂量，起效可能比 TCA 慢。然而，因为 SSRI 更容易耐受，超量时比 TCA 安全，所以 SSRI 应用更广泛。选择性 5- 羟色胺和去甲肾上腺素再摄取抑制剂，如文拉法辛，同时阻断 5- 羟色胺和去甲肾上腺素的再摄取。因为半衰期很短，文拉法辛的缓释剂型更受欢迎。去甲肾上腺素抑制剂对治疗猝倒尤其有效，通常更容易耐受。托莫西汀通过阻断肾上腺素再摄取来治疗注意缺陷与多动障碍，也用来治疗猝倒。文拉法辛和托莫西汀都能升高血压。司来吉兰也用于治疗猝倒，但是由于不良反应和药物相互作用，极少应用。骤然停用抗猝倒药物会使猝倒严重恶化，甚至出现猝倒持续发作。

羟丁酸钠是唯一经美国 FDA 认可的治疗猝倒的药物，此药减少猝倒发作的机制尚不明确。羟丁酸钠低剂量时，改善猝倒的作用比改善白天嗜睡明显，最大效果需要数月才能看到。

（三）老年发作性睡病患者的治疗挑战

总体而言，与对照组相比，发作性睡病患者虽记忆力完好，但注意力和一些执行功能（如语言流畅性）受到的损害更多。这种认知受损与睡眠剥夺者类似。在 40 岁以上的发作性睡病人群中，这些认知问题更为突出。健康相关生活质量得分也有显著下降，这表明发作性睡病患者除了认知受损外，生活质量也降低了。一般来说，老年人的健康相关生活质量得分较低，因为随着年龄的增长，其他各种医疗问题变得更普遍。白天嗜睡得不到治疗的时间越长，这两个因素造成的心理社会损害就越大。有证据表明，治疗可逆转这种损害，发作性睡病症状的缓解与良好的心理社会适应有关。

未经治疗的个体固有的认知和心理社会障碍在老年人中被放大；因此，早期识别发作性睡病的症状对于预防上述并发症是极其重要的。此外，定期重新评估这些患者也很重要，因为尽管发作性睡病本身不会恶化，但其慢性特质使疾病的影响随着时间的推移及其与其

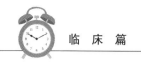

他年龄相关睡眠障碍和健康问题的相互作用而加重。

尽管本病有许多治疗选择，但一旦涉及老年人群，药物治疗可能会带来一定的挑战。

莫达非尼是一种耐受性良好且安全的促醒剂，尽管在最初的药物试验中，没有发现明显的血压和心率变化。但此药上市以来，逐渐有一些关于莫达非尼引起高血压的报道，最近的一项研究显示莫达非尼引起了显著的自主心血管调节功能紊乱，表现为心率加快和血压升高。这对心血管系统健康的人来说可能风险不大，但可能会给心脏病患者带来潜在问题。心脏病在老年人群中的患病率往往更高。老年人由于代谢减慢及更可能服用可减缓莫达非尼代谢的伴随药物，其血浆莫达非尼水平较高。因此，即使是像莫达非尼这样安全的药物，在老年患者中也应该谨慎使用，如确有需要应减量使用。

苯丙胺和哌甲酯是用于治疗发作性睡病相关日间过度思睡的传统兴奋剂，虽然通常被认为在老年人中使用是安全的，但由于它们的拟交感神经活性，仍存在高血压和心率加快的风险。尽管在健康的年轻人中这种风险不大，但涉及已有高血压或心脏病的老年人时，情况就会不同。此外，还有极少量关于哌甲酯和安非他命相关心肌病的报道。

其他药物包括司来吉兰、MAD B 型抑制药、普罗替林和可待因。如果不严格遵守低酪胺饮食的规定，司来吉兰有潜在的高血压危象风险；因此，它在终身疾病治疗中的使用是有限的。较高剂量的普罗替林有可能引发心律失常，在老年人群中可导致显著的抗胆碱能作用，包括尿潴留。可待因还会引起严重的便秘，如果存在年龄相关的胃动力不足，则情况可能会更糟。

抗猝倒药物也有一系列副作用。治疗的主要药物是氯米帕明或其他三环类抗抑郁药。这些药物在老年患者中使用同样面临尿潴留和其他更严重的抗胆碱能副作用。此外，老年发作性睡病患者更常合并 RLS/PLMD 和 RBD，而这些药物有可能使其加重。其他药物包括高剂量的选择性 5-羟色胺受体抑制剂（SSRI）和非典型抗抑郁药如文拉法辛。这些药物在老年人群中的潜在副作用与上面讨论的氯米帕明和其他药物的副作用相似。

羟丁酸钠是治疗猝倒的最新药物，尽管它通常耐受性良好，但因含钠，不是盐敏感型高血压或充血性心力衰竭患者的最佳选择。此外，由于深度镇静作用，夜间排尿的老年人可能会有跌倒的危险。

发作性睡病相关的其他睡眠问题如 RBD、PLMD 和夜间睡眠中断，都在老年人中更常见。治疗药物主要是氯硝西泮，这是一种半衰期较长的苯二氮䓬类药物。在老年人中，苯二氮䓬类药物无论半衰期长短，都与更多的夜间跌倒和髋部骨折有关。氯硝西泮也会导致早晨宿醉样反应，加重发作性睡病患者已经存在的日间嗜睡，这一点在不能快速代谢和清除药物的老年人中尤为突出。

最后，发作性睡病患者应尽量避免服用镇静药物以免 EDS 恶化。还需注意的是，常被处方用于治疗高血压或良性前列腺肥大的 α_1 受体激动剂如哌唑嗪，经常会使猝倒严重恶化。

（四）发作性睡病治疗的展望

已经尝试应用针对自身免疫机制的疗法治疗发作性睡病，包括激素、血浆置换、免疫球蛋白，但是没有明确的长期获益。另一种方法是使用 Hcrt 或 Hcrt 类似物。中枢注射 Hcrt-1 在动物实验中增加了实验动物的警觉性。目前正在评估 Hcrt 类似物的效果和（或）鼻内给药方法。同时也在研究组胺合成物的相关作用。H_3 受体拮抗药联合 H_3 受体可阻断组胺负反馈途径，增加组胺整体分泌。随着对发作性睡病病理生理机制的不断研究，预期将来会有更多更好的治疗方法。

　　随着社会老龄化的加重，发作性睡病不再是青少年和年轻人的独有疾病。有些人是症状出现晚，另一些则是由于普通人群和医学界对发作性睡病缺乏了解而导致诊断延迟，还有一类是其他神经系统疾病导致的继发性发作性睡病。总体来说，晚年才出现发作性睡病症状的人很少，但即使是早年发病且诊断的患者，在其老年时也应注意对嗜睡进行再评估，因为可能合并其他睡眠障碍。同时还要注意发作性睡病的治疗药物是否会对其他年龄相关疾病造成影响。

（高莹卉）

参考文献

中华医学会神经病学分会，中华医学会神经病学分会睡眠障碍学组，解放军医学科学技术委员会神经内科专业委员会睡眠障碍，2015. 中国发作性睡病诊断与治疗指南 [J]. 中华神经科杂志，48(6):445-452.

Chakravorty S S, Rye D B, 2003. Narcolepsy in the older adult:epidemiology, diagnosis and management[J]. Drugs Aging, 20(5):361-376.

Chen W, Black J, Call P, et al, 2005. Late-onset narcolepsy presenting as rapidly progressing muscle weakness:response to plasmapheresis[J]. Ann Neurol, 58(3):489-490.

Furuta H, Thorpy M J, Temple H M, 2001. Comparison in symptoms between aged and younger patients with narcolepsy[J]. Psychiatry Clin Neurosci, 55(3):241-242.

Hickey A, Barker M, McGee H, et al, 2005. Measuring health-related quality of life in older patient populations:a review of current approaches[J]. Pharmacoeconomics, 23(10):971-993.

Morrish E, King M A, Smith I E, et al, 2004. Factors associated with a delay in the diagnosis of narcolepsy[J]. Sleep Med, 5(1):37-41.

Ohayon M M, Ferini-Strambi L, Plazzi G, et al, 2005. How age influences the expression of narcolepsy[J]. J Psychosom Res, 59(6):399-405.

第14章 老年睡眠相关运动障碍

第一节 老年周期性肢体运动障碍

一、概念

老年周期性肢体运动障碍是老年人肢体特别是下肢在睡眠中发生的反复周期性异常运动。这些老年人的运动异常主要发生在轻度睡眠的 N 期和 N2 期，到深度睡眠的 N3 期和 N4 期逐步减少，几乎总是消失在快速眼动睡眠期。

二、病因

有文献报道，老年周期性肢体运动障碍与某些病理状态相关，诸如肌萎缩侧索硬化症、僵人综合征、艾萨克综合征、周围神经病、脊髓病、发作性睡病和睡眠呼吸暂停，但目前还缺乏对照性的深入研究。

三、发病机制

老年睡眠周期性肢体运动的发生机制目前仍不清楚，一般发生于脊椎麻醉的诱导期。诱发电位的反相平均技术检查的结果排除了皮质起源的可能，因为在抽动前缺乏任何皮质关联性电位。抽动反射的详细分析表明，运动活动首先出现在股四头肌，然后扩散到其他肢体和轴性肌肉，符合典型的脊髓固有传导途径的传播方式。有研究表明，睡眠周期性肢体运动产生于脊髓内部，可能位于腰髓水平。另外，睡眠周期性肢体运动类似巴宾斯基征，研究证据显示此类患者屈曲反射和脊髓节段单、多突触反射的兴奋性增加，亦提示与脊髓上的功能异常有关，可能受锥体束作用的影响。睡眠周期性肢体运动可以被诱导产生，外源性刺激如在腓骨头处刺激腓神经，可以产生类似的特征性周期活动。睡眠周期性肢体运动的周期性由脊髓上升、下降的信息所调控，进一步受网状结构调节，红核和其他脑干区域参与调节睡眠周期性肢体运动。

四、临床表现

本病中下肢在睡眠中发生的反复周期性异常运动由趾和踝的重复性背屈组成，常扩展到膝关节和踝部，有时甚至涉及上肢的腕部和肘部，部分特殊病例睡眠周期性肢体运动持续进入快速眼动睡眠期。有些患者瞌睡时也可以发生，患者常感到烦恼和入睡困难。

五、诊断

按照最新版 AASM 的睡眠分期判读手册定义的标准。

1. 存在 PSG 证实的睡眠中周期性肢体运动。

2. 成人腿动达到 15 次以上。

3. 周期性肢体运动可引起临床睡眠障碍和精神心理、社会、工作、受教育、行为和其他重要领域的功能障碍。

4. 周期性肢体运动的症状不能用其他类型睡眠障碍、内科疾病、神经疾病或精神障碍进行解释（如周期性肢体运动也可发生于有窒息或呼吸功能不全患者）。

六、鉴别诊断

1. 入睡抽动　出现在由觉醒向睡眠期过渡的短暂阶段，发作时间 20～130 毫秒（较 PLNS 短），并缺乏周期性特征。

2. 普通的 REM 睡眠期的运动　仅限于 REM 期发生，每次持续 5～15 秒。REM 睡眠期肌电活动增多，间隔变异大，并且不像周期性肢体运动那样有周期性。

3. 睡眠期的运动　仅限于 REM 期发生，每次持续 5～15 秒。REN 睡眠期肌电活动增多，间隔变异大，缺乏周期性。

4. 肌阵挛发作　肌电图上的特点是短暂（75～150 毫秒），间隔时间长短不一，缺乏周期性，并且通常没有或很少有可见的肢体运动。

5. 夜间发作的肌阵挛性癫痫　肢体的非自主运动常出现在日间，并且不随运动而消失。除了下肢外，在上肢或身体其他部位的症状表现突出，并且没有周期性肢体运动的周期性特点。

五、治疗

一些药物亦可影响睡眠周期性肢体运动，借此可用来控制其临床症状，对于睡眠周期性肢体运动合并不宁腿综合征的患者可以采取药物保守治疗，多巴胺受体激动剂和苯二氮䓬类药物有效。

第二节　老年不宁腿综合征

一、概念

老年不宁腿综合征是一种内源性睡眠紊乱，其特点是腿部感觉异常，特别在膝盖和踝部之间，但有时扩散到大腿和前臂，并被描述为深部疼痛、虫咬、灼烧和爬行感觉。它常发生在休息时，特别在上床睡觉、瞌睡或斜靠在坐椅上时，可通过按摩、伸展、踢腿、行走等得到缓解。

二、病因及发病机制

老年不宁腿综合征可以是原发性也可以是继发性疾病。原发性不宁腿综合征是独立的疾病，遗传性占 50%～92%，属常染色体遗传。10～20 岁时出现症状，终身持续。除周期性肢体运动外，原发性不宁腿综合征和神经疾病不相关，不宁腿症状产生的机制尚不清楚。

类阿片系统内分泌缺陷和铁蛋白缺乏引起的铁代谢异常已经被假设是不宁腿发生的一部分病因。用脑 SPECT 研究发现纹状体多巴胺 D_2 受体缺陷，另外，神经生理和小腿神经活检还发现周围感觉神经纤维丧失，表明不宁腿综合征是一种周围神经病；也可继发于某些病理情况，特别是周围神经病，频繁出现在尿毒症、维生素 B_{12} 缺乏、家族性淀粉样变等神经病理改变之前或与之同时出现。也有报道发现，不宁腿综合征经常合并出现在帕金森病、亨廷顿病、Tourette 综合征中，在妊娠时加重或出现。

三、临床表现

老年不宁腿综合征具有特征性的昼夜变化，夜间症状加重，在夜间睡眠时出现双侧下肢难以名状的不适感，类似痒、蚁行、虫爬感，且症状较为持续，少有疼痛和肌肉痉挛，患者有强烈的活动下肢的愿望。感觉症状常在醒时出现，特别是入睡前，行走、捶打等活动肢体的方式可使症状得到缓解。80% 的患者同时伴有周期性肢体运动（PLM），即在睡眠中出现肢体不自主运动，呈周期性反复出现的刻板的动作。PSG 监测显示睡眠潜伏期延长、夜间觉醒次数增多和睡眠效率下降，伴 PLM 时在 2 期睡眠可见每 20 ～ 40 秒的周期性下肢肌电活动，以及和肢动相关的微觉醒。

四、诊断

国际不安腿综合征研究组（IRLSSG）于 1995 年首次提出 RLS 诊断标准，并于 2003 年进行了修订。诊断也主要依靠症状，必须符合 4 个基本条件。

（1）有活动双腿的强烈愿望，且常伴有腿部的不适感觉。

（2）多于休息或安静状态如坐位、卧位时出现症状。

（3）活动腿部如行走、屈曲双腿等可使症状得到部分或完全缓解。

（4）症状呈波动性，在夜间加重或仅发生在夜间。

IRLSSG 还提出了支持诊断标准。

（1）有阳性家族史。

（2）使用多巴胺能药物治疗有效。

（3）睡眠中存在 PLM。

五、治疗

老年不宁腿综合征的一般治疗包括改善睡眠卫生，保持规律的睡眠方式，达到规则的睡眠 - 觉醒周期，避免接触咖啡因、酒精，适度锻炼。国内有报道高压氧治疗老年不宁腿也取得良好疗效。药物治疗方面，多巴胺能药物作为一线用药。左旋多巴适用于症状较轻或间断发作的患者，缺点是可能出现病情加重、反跳现象和耐药。有研究表明，小剂量多巴胺受体激动剂即可控制症状，且出现不安腿加重的风险较小，常用药物有罗匹尼罗、普拉克索。罗匹尼罗是首个经美国 FDA 批准的 RLS 治疗药物，普拉克索对 D_3 受体更具亲和力，2006 年美国 FDA 批准其用于治疗不宁腿综合征，已有多个临床研究证实该药对不宁腿综合征效果显著。如果多巴胺能药物不能耐受，则选择二线药物，包括阿片类、氯硝西泮、卡马西平及加巴喷丁等。有报道称，使用盐酸氟桂利嗪、尼莫地平和硬膜外注射扩血管药物治疗取得较好疗效。对于继发性老年不宁腿综合征患者首先应治疗原发疾病、补充铁剂等。

第三节　老年睡眠相关节律性运动障碍

一、概念

老年睡眠相关节律性运动障碍是一种与老年人睡眠相关的、以身体多部位反复的节律性刻板样动作为表现的综合征。临床上这种现象并不少见，因其发病特点常被误诊为癫痫等其他发作性疾病。由于这种节律性运动障碍影响患者身心健康和社会功能且缺乏有效治疗方法，同时目前相关的研究与报道较少，导致其临床识别率低，极易被误诊和漏诊。因此，提高对本病的认识、减少误诊尤为重要。

二、病因及发病机制

老年睡眠相关节律性运动障碍的病因尚不清楚，绝大多数老年患者不伴有其他疾病，亦有少数老年患者同时伴神经精神疾病。本病发生机制还有争议，有学者报道其家族遗传系谱分析发现有家族史，推测与遗传因素可能有关。也有研究认为这可能是一种生理现象，节律运动可能会通过头部或全身晃动增加前庭刺激，对运动系统产生积极的影响。另有一些报道指出家庭压力和困难可能导致相关节律性疾病的发生，一些病例伴发不宁腿，老年男性多发，发作受觉醒水平调节，氯硝西泮治疗有效，这些提示可能是一种病理现象。一项研究发现老年睡眠相关节律性运动障碍男性发病居多，存在明确的性别优势，推测可能与雄激素水平有关。个别报道患者有头部外伤和疱疹性脑炎病史，推测其发病可能与发热损害中枢某些与运动相关的结构有关。而很多研究认为，刻板动作是由中枢振荡器控制产生的，近年有学者提出，睡眠 - 觉醒转换过程中感觉和运动信息的协调失败被认为是发作的可能原因，为大脑皮质对位于脑干和脊髓的中枢运动模式发生器失抑制所致，或者与注意力缺陷和（或）活动过度有关，皮质下结构有可能参与节律性运动障碍的发生，睡眠中的运动调节受基底节尤其是腹侧纹状体和内侧苍白球尾部的影响。此外，本病类似于其他睡眠中的运动障碍，与觉醒状态关系密切，与警觉状态高度相关，它们均对氯硝西泮有较好的反应，提示脑干和丘脑 - 皮质网状结构系统参与这些异常运动的调节，但对其确切的生理和病理学机制还不清楚。据报道，持续性的老年睡眠相关节律性运动障碍与神经发育障碍有关，神经化学物质、神经环路结构或功能失衡可能参与发病，总之，老年睡眠相关节律性运动障碍的确切病因尚待进一步研究。

三、临床表现

老年睡眠相关节律性运动障碍是指头颈部大组肌群的反复节律性刻板运动，主要发生于开始睡眠或睡眠中任何阶段，偶见于清醒时，也可发生于清醒向睡眠的过渡阶段。主要临床表现为撞击头部、晃动头部或躯体摆动，也可累及四肢，以撞击头部最为常见，有 1 种或以上动作形式，动作频率为 0.50 ～ 2.00Hz，每次发作持续数分钟至 20 分钟，每晚发作数次至数十次。大多数研究认为男女发病率差异无统计学意义，仅有个别报道显示成年患者中男性更易发病。其发作形式多样，主要有以下几个类型。

（1）撞头型。

（2）摇头型。

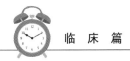

（3）身体摇摆型。

（4）其他类型：身体滚动型、腿摇摆型及腿撞击型。

（5）混合型。

其中最常见的症状为撞头，或用手和膝盖协同做翻滚动作，把头顶或额部撞向床头或墙壁。发作时患者可发出响亮的嗡嗡声或吟唱声。这些发作形式可单一重复出现，也可以多种形式转换或者同时出现。发作时不易唤醒，发作后继续睡眠，醒后通常不能回忆发病经过。

四、实验室检查

本病大多数患者的实验室检查、影像学检查等结果无异常改变或非特异改变。有文献报道部分患者可存在情绪不稳、易激怒，汉密尔顿焦虑和抑郁量表检查提示中度焦虑和抑郁。部分患者脑电图检查可见发作间期棘波和尖波非特异性改变，可能被诊断为癫痫等其他发作性疾病。随着 PSG 监测的普及，结合视频仔细读图，对于诊断老年睡眠相关节律性运动障碍非常重要。视频 PSG 显示节律性运动可发生在睡眠的各个阶段，包括快速眼动（REM）期和非快速眼动（NREM）期，以 NREM 1 期及 1 期最多见，单独发生在 NREM 期和 REM 期的比例分别为 46% 和 24%，同时发生在 NREM 和 REM 的比例为 30%，相关肌肉记录到节律性运动电位。多数研究采用 PSG 观察发现，部分患者睡眠效率降低，全夜觉醒次数增加及微觉醒指数增高，但睡眠结构存在差异，NREM 1 期和 2 期睡眠增多，慢波睡眠及 REM 期睡眠减少，REM 期睡眠潜伏期缩短。但亦有研究通过观察患者的 PSG 数据发现，患者睡眠结构正常，认为老年睡眠相关节律性运动障碍的发生与 NREM 2 期和 κ 复合波有重要关系。上述均为个案报道病例的结论，因此有关本病 PSG 的睡眠特征还需进一步临床研究。尽管如此，由于其发病特点为发作性，均于睡眠中发病，通常不会中断睡眠，即使当睡眠受干扰时，患者也无法记忆当时情况，患者的发作常由旁人描述，因此，对于疑诊患者进行夜间 PSG 检查非常必要。

五、诊断和鉴别诊断

老年睡眠相关节律性运动障碍表现为大组肌群反复性、刻板性、节律性动作。动作与睡眠显著相关，可发生于小睡或入睡前，也可发生于入睡时（困倦）或睡眠中。此种行为导致的严重后果至少包含以下情况中的 1 项。

（1）妨碍正常睡眠。

（2）严重日间功能障碍。

（3）在无防范措施情况下造成或可能造成自身损伤。

该节律性运动无法用其他运动障碍或癫痫解释。值得注意的是，这种节律性运动如果没有造成临床后果，只能认为是睡眠相关节律性运动，不能诊断为老年睡眠相关节律性运动障碍。同时还应排除老年夜磨牙症、老年不宁腿综合征、静坐不能、癫痫。有研究提示发病者可伴不宁腿综合征、焦虑和抑郁症状、注意力缺陷、阻塞性睡眠呼吸暂停、日间功能下降和白天嗜睡。

六、治疗

目前有学者对厌恶疗法及催眠和睡眠限定等治疗方法的效果进行了探讨，但这些研究多为个案病例报告，没有随机对照研究，其确切疗效尚不确定。对于确诊的患者，如在剧烈运动时造成自身伤害，或影响睡眠导致白天效率降低，或伴有其他疾病，则需要适当治疗。患者均对苯二氮䓬类药物氯硝西泮有较好的反应，PSG 检查显示，经小剂量氯硝西泮治疗后患者发作次数及幅度明显减少，睡眠质量明显改善，全夜觉醒和微觉醒次减少。但也有个别报道中患者服用苯二氮䓬类药物后疗效并不理想。由于患者对苯二氮䓬类药物容易产生耐药性，且增加剂量后可发生日间困倦等不良反应，近年来有应用多巴胺受体拮抗剂治疗的报道。应用氟哌啶醇和匹莫齐特治疗，可减少其头部撞击的强度和持续时间。也有学者认为选择性 5- 羟色胺再摄取抑制剂对发作有效。综上所述，老年睡眠相关节律性运动障碍的临床症状通过氯硝西泮或多种药物和心理行为治疗可能有效得到控制，目前对于本病的治疗在很大程度上依赖于临床经验，其疗效尚无定论。随着现代医学的发展，通过视频脑电图及 PDG 等检查手段可发现更多老年睡眠相关节律性运动障碍的患者，有利于进一步提高临床医师的诊治水平。

第四节　老年睡惊症

一、概念

老年睡惊症指老年人在刚刚入睡时身体突然出现类似肌阵挛样的动作，伴有一种坠落感、失去平衡感或有一种漂浮样感。

二、病因及发病机制

人群中有 60% ～ 70% 有过本病经历，是一种正常的现象。一般多在疲劳和情绪低落及大量饮用咖啡后发生。

三、临床表现

本病患者表现为刚入睡时身体突然出现类似肌阵挛样的动作，伴有一种坠落感、失去平衡感或有一种漂浮样感。PSG 记录不能发现特殊异常。

四、治疗

巴比妥类药物可以使本病发作减少。频繁发作影响睡眠时可以使用苯二氮䓬类药物治疗，一般不需特殊处理。

第五节　老年磨牙症

一、概念

在口腔门诊中不少患者因磨牙症而就诊，尤其是老年患者居多，夜磨牙是中枢神经系统大脑皮质颌骨运行区的部分脑细胞不正常兴奋导致三叉神经功能紊乱，三叉神经支配咀嚼肌发生强烈持续性非功能性收缩，使牙齿发生嘎嘎响声的咀嚼运动。所谓磨牙症是指老

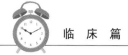

年人在睡眠时或白昼也有无意识磨牙习惯者，随时间推移逐渐加重，是一种长期的恶性循环疾病。

二、病因及发病机制

经大量调查研究认为磨牙症可能与以下因素有关。

1. 情绪紧张 是磨牙症最常见的发病因素。患者的惧怕、愤怒、敌对、抵触及其他各种紧张情绪，若因种种原因难以及时发泄表现时，这些情绪在潜意识中周期性地通过各种方式予以表现，磨牙就是表现方式之一。

2. 局部因素 推测如有咬合早接触时，患者常试图将此牙面高点磨平，如果这种现象经常发生，久而久之就会形成磨牙症。

3. 全身因素 与寄生虫有关的胃肠功能紊乱、儿童营养缺乏症、变态反应或内分泌紊乱可成为磨牙症的发病因素。

4. 职业 有的职业类型有利于磨牙症的发生，如钟表工、汽车驾驶员和运动员这些要求精确性很高或精力高度集中的职业人群有发生磨牙症的倾向，但其原因尚不明了。

5. 年龄 磨牙症多见于儿童，老年人也不少见，并呈逐渐增多趋势，但临床就诊者并不多。口腔生理学与心理学认为，口腔是人体首先兴奋的源点，是与外界交流的渠道，且口腔具有表示紧张、悲观等情绪的功能。当今人们的生活节奏不断加快，竞争也越来越激烈，每一个人都试图驱散生活或工作中的种种压力，其中一个有效的方法就是体力运动和精神转移，而有些人则表现为磨牙。心理学家戈伯认为，磨牙症是由拒绝表示愤怒和憎恨，或无能力表示情欲所导致的一种现象。从精神角度分析，磨牙代表一种心理状况，特别是在生气、焦虑、愤恨、悲观和受虐待时，显得更为突出。这些人潜意识中所表现的心理状况，是一种受挫和不满意。许多学者的调查和分析结果还表明，磨牙症者较非磨牙症者的悲观情绪更严重。也有学者认为，老年人磨牙是心理疲劳的一种特征，应当注意休息和调整自己的心态。但老年人磨牙常不被重视，究其原因，与人们对老年人磨牙症的认识误区有关。偶尔磨牙对健康影响很小，但长期磨牙，或每次入睡后磨牙的时间太长，则可导致心理及生理上的障碍。因此，有磨牙症的老年人应积极就医，不可马虎对待。在排除生理疾病引起的磨牙后，应注意考虑是否存在心理障碍。如果存在心理障碍，则应该进行自我调适，或找心理医师治疗。实践证明，通过多种方式摆脱心理压力、稳定情绪，是治疗磨牙症的一剂"良药"。

三、临床表现及危害

医学专家指出：磨牙致使牙齿强烈地叩击在一起，又没有食物缓和，可造成牙齿表面的保护物质过分磨损，使保护物质下面的牙本质暴露出来。轻者对冷、热、酸、甜等刺激食物过敏；重者可导致牙床经常出血、发炎、牙齿松动甚至脱落。

危害最严重的是夜间的紧咬牙和夜磨牙。夜间磨牙虽然暂时不会感到有什么痛苦，但是长期下去，可引起牙齿粉面和邻面的严重磨损及并发上述的各种病症，顽固性磨牙症会导致牙周组织破坏、牙齿松动或移位，牙龈退缩，齿槽骨丧失。白天我们咀嚼食物也摩擦牙齿，但对牙齿很少有损害，这是因为咀嚼时，上下牙齿之间的食物好比是个垫子，同时还有充足的唾液，使牙齿滑润，所以就不容易磨损。在进食时看上去咀嚼了很长时间，但大部分时间是在上下运动，经研究真正直接牙齿接触只有4分钟左右。如果在夜间磨牙，则情况大不相同，口内既无食物，口腔内的分泌也减少，牙齿得不到必要的润滑，而形成"干磨"，就好比推空磨一样。这样牙齿的磨损很大，后果也相当严重，此时磨损的牙齿往往会有不同程度的发酸或疼痛，有时因破坏了牙𬌗系统的形态和功能，也会造成颞下颌关节功能紊乱症。它又可引起咀嚼肌功能异常，如咀嚼肌功能亢进、痉挛、疲乏、疼痛等。肌肉收缩不平衡、牙𬌗位异常、颌间垂直高度改变、盘突位置关系失调，也直接影响颞下颌关节的正常形态和功能，表现出下颌关节处疼痛、关节弹响、张口受限等症状。疼痛为压迫性和钝性，早晨起床时尤为显著。而且夜磨牙者会影响他人睡眠。

此外，长期夜磨牙还可能引发一系列的并发症，如导致咀嚼肌得不到休息，造成咀嚼肌的疲劳和疼痛、腮部疼痛，严重时引发头痛、颈背部阵痛等；还会导致睡眠质量下降、记忆力减退，引发口臭或口腔异味，损伤听力和味觉。个别磨牙较重患者会发生脸型不对称，出现心理抑郁而悲观厌世甚至产生轻生等可怕的后果。很多重度患者还同时伴有肠胃失调、便秘、睡眠质量下降、疲乏、无精力、对事物缺乏兴趣等现象，特别是因为磨牙导致睡眠质量受影响，白天工作学习都比较容易疲乏，所以一定要引起重视。

长期的磨牙会使牙齿组织广泛损耗，牙齿外形破坏、边缘锐利，常可刺伤唇颊、舌软组织，面下 1/3 变短；使面容苍老，影响患者的面部美观和发音；牙床经常出血、发炎，导致牙齿松动和脱落，牙齿磨损导致过敏而遇冷、热、酸疼痛；颊区和侧面耳部区域疼痛，损伤听力；头颈部肌肉酸痛和僵硬，导致复发性头痛；导致咬破口腔黏膜、咬伤牙床、咬裂牙齿，所以一定要特别重视。

四、治疗

磨牙症的治疗包括以下几方面。

（1）去除致病因素特别是心理因素和局部因素。

（2）治疗与磨牙症发病有关的全身疾病。

（3）对顽固性病例，应注意保护牙周组织和肌肉。可制作表面平滑坚硬的垫，覆盖在牙齿面并延伸到颊舌侧的外形高点，以避免侧方咬合时产生干扰力量。需定期检查。

（4）治疗由过度磨损所引起的各种并发症。

磨牙症的治疗方法有多种，临床上主要以减轻磨牙给牙齿咬合面带来的破坏、减轻肌肉关节的症状为目的。原则是阻断病因，减少损害。

（1）心理治疗：精神心理因素的作用可使颌骨肌肉张力过度。应消除紧张情绪，解除不必要的顾虑，合理安排工作。必要时口服地西泮片，每日 1～2 次，每次 1 片。有依赖性。

（2）减轻大脑兴奋的治疗：睡前休息放松、做适当的体操、避免兴奋性食品和吸烟、改善睡眠环境等有利于减轻大脑的兴奋状态。调动患者的自我意识、自我控制的心理作用来减轻磨牙的发生。作用很小。

（3）肌肉松弛疗法：颌骨肌肉过分紧张是引起磨牙症的原因之一，治疗中解除肌肉过度紧张是控制磨牙症的必要手段。常用的方法有应用肌肉松弛仪、进行咀嚼肌的生理功能训练、按摩、视听暗示等。作用很小。

（4）睡眠中唤醒刺激的治疗：通过生物反馈使患者在磨牙发生时被声音等电信号惊醒，从而暂时停止磨牙。有学者对唇进行暂时性的传入电刺激，结果显示对控制磨牙症有效。

但这种方法干扰了患者和同居者的睡眠，效果不长期。

（5）调整牙𬌗治疗：通过调磨少量牙体组织，去除咬合干扰及咬合早接触，建立咬合平衡关系，以达到牙𬌗、咀嚼肌、颞下颌关节三者间的生理平衡，消除磨牙症。对于有牙𬌗畸形的患者先进行正畸或进行修复。然后服用磨牙停胶囊进行调理，去除磨牙症。

（6）咬合板治疗：制作一个牙垫，晚上睡前戴在牙𬌗上，早晨取下，缓解肌肉紧张。目前此法最容易被医师和患者接受，防止牙磨损效果明显但并不能治疗磨牙症。

（7）纠正牙𬌗系统不良习惯，如单侧咀嚼、咬铅笔、常嚼口香糖。

（8）药物治疗：主要着眼点是试图调整牙𬌗面运动障碍和肌肉张力失常。

第六节　老年性夜间发作性肌张力障碍

一、概念

夜间发作性肌张力障碍（nocturnal paroxysmal dystonia，NPD）是在 NREM 睡眠期反复出现的刻板的肌张力障碍或运动障碍（如投掷样或手足徐动、舞蹈动作）。

本病的首次报道来自 1969 年 Horner 和 Jackson 对两个发作性运动异常家系的研究，此后，一些家族性和散发病例先后被报道。1981 年，Lugaresi 和 Cirignotta 描述了一种在 NREM 睡眠期反复出现肌张力异常、舞蹈手足徐动样动作及颤搐发作的疾病。他们把此病命名为 NPD 并认为它可能是癫痫的一种类型。2000 年，Lombroso 报道了 1 例患 NPD 的 5 岁男孩，在手术切除的右侧额叶的发育不良病灶后终止了发作。2001 年 Arroyo 等报道了 1 例 NPD 患者，经 MRI 检查发现存在额叶的发育不良病灶，其中 1 例 SPECT 结果显示该病灶在发作时和发作间期存在异常灌注。

二、病因及发病机制

病因及发病机制目前尚不明确，对本病的性质和疾病归类仍存在争议。有学者认为NPD 是一种单纯的睡眠障碍疾病，属于异态睡眠，主要与 NREM 有关。也有人因其表现与发作性运动源性舞动徐动症（PKC）和发作性肌张力障碍性舞动徐动症（PDC）相似而把它作为发作性运动异常的一种。多数学者认为 NPD 是一种起源于额叶的癫痫，因其具有发作时间的短暂性、动作的刻板性、反复发作、抗癫痫药物有效等特点，认为它与常染色体显性遗传夜间发作性额叶癫痫为同一种病，不应属于发作性运动异常的范畴，呈常染色体显性遗传。Phillips 等在对一个澳大利亚家系的研究中，把 NPD 的致病基因定位于染色体 20q13.2 上，该基因（CHRNA4）实际上是编码神经元 N- 乙酰胆碱受体 α4 亚基的基因。Lombroso 报道了 1 例患 NPD 的 5 岁男孩，在手术切除了右侧额叶的发育不良病灶后终止了发作。Arroyo 等报道了 1 例 NPD 患者，经 MRI 检查发现存在额叶的发育不良病灶，其中 1 例 SPECT 结果显示该病灶在发作时和发作间期存在灌注的异常。

三、临床表现

NPD 发病男女无差异，存在两种发作形式。

1. 短时间发作　多见，持续时间为 15 ～ 30 秒，不超过 1 分钟，发作通常在临床和脑电图觉醒前，每晚可反复发作数次，最多达 15 次，每夜或几乎每夜均有发作，发作时眼睛张开，头抬起，随后出现躯体和肢体肌张力障碍的姿势，伴随着投掷样或舞蹈样或手足徐动样刻板动作，常伴有声音出现，发作结束时神志清醒，如果不被打扰，通常可以恢复睡眠。通常很少出现在清醒期。

2. 长时间发作　少见，持续时间可达 1 小时，临床表现与短时间 NPD 相似，某些患者偶尔在清醒时有类似的发作。曾报道一例夜间发作性肌张力障碍，每夜发作 1 ~ 15 次，发作时双眼半睁、上翻，躯干扭动翻转，四肢出现投掷样或舞蹈样动作，下颌咀嚼样刻板运动。无干扰状态下发作约 60 分钟后可安静入睡，症状消失。发作期间呼之能应，清醒后症状亦消失。

NPD 发作可以引起失眠，使同床睡眠者受到影响，不自主运动可以很剧烈，当碰到坚硬的物体时可能引起躯体损伤。

四、辅助检查

1. 多导睡眠图（PSG）　发作主要出现在 NREM 睡眠第 2 期，但也可出现在第 3、4 期。

2. 脑电图　非同步化提示唤醒通常出现在运动症状出现之前几秒，运动症状也出现在中枢性的呼吸停顿、心率减慢和皮肤电变化之前。发作时由于运动的干扰，脑电图描记常产生大量伪迹。但在肌张力障碍出现之前、之中或之后立即描记，均无癫痫样波形，考虑可能源于额叶内侧面，其脑电图可表现为无性放电或多灶性放电而无明显的局灶性起步点。曾有 3 例 NPD 患者通过用蝶骨或颧骨的脑电图特殊电极检测到了痫性放电。

3. 影像学检查　Arroyo 等报道了 1 例 NPD 患者，经 MRI 检查发现存在额叶的发育不良病灶，其中 1 例 SPECT 结果显示该病灶在发作时和发作间期存在异常灌注。

五、诊断和鉴别诊断

1. 诊断　①睡眠期间有发作性异常运动的症状；②主要是肌张力障碍或运动障碍；③不存在能够解释症状的躯体和精神疾病，如额叶癫痫；④症状不符合其他类型睡眠障碍疾病的诊断标准。

2. 鉴别诊断　本病需与睡眠中惊恐发作、REM 睡眠行为障碍、发作性睡行症、周期性肢体运动和癫痫等鉴别。

六、治疗

对短时间发作者用小剂量卡马西平有良好的治疗效果，睡前口服 200 mg，可逐渐增加剂量直到症状控制，如果有不良反应或治疗无效，可以试用苯妥英钠、苯巴比妥或其他抗癫痫药，但除卡马西平以外的药物治疗效果不佳。对发作持续 2 分钟以上者无有效的处理方法。

第七节　老年疾病引起的睡眠相关运动障碍

一、概念

老年人随着机体组织结构逐渐老化，器官功能逐步发生退变，身体抵抗力下降，活动能力减低，运动的协同能力显著下降，从而出现老年人易患的多种疾病，如老年脑退行性病变，如帕金森病、痴呆等；心脑血管疾病，如脑卒中、冠心病等；代谢性疾病，如痛风、糖尿病；呼吸系统疾病及各种感染和肿瘤、骨关节疾病等。这些疾病均可能会引发与睡眠相关的运动障碍。

二、病因及发病机制

目前老年疾病引起的睡眠相关运动障碍的病因和发病机制尚不完全清楚，包括中枢性和周围性（周围神经和神经肌肉接头）运动障碍两类，其中以中枢神经系统相关睡眠运动障碍较为常见。这些老年疾病发生后机体会出现异常代谢和神经递质异常所引发的与睡眠障碍有关的运动障碍。老年心脑血管疾病患者肾上腺素、去甲肾上腺素、5-羟色胺、多巴胺、儿茶酚胺的分泌失衡，交感和副交感神经调节功能失去平衡，可导致血压波动、兴奋性异常、心脏节律异常、心脑耗氧量改变，从而引发各种睡眠运动障碍。老年内分泌失调或肿瘤等疾病会导致一部分患者出现情绪改变包括急躁易怒、心烦意乱、失眠多梦等，从而引发睡眠相关运动障碍。还有其他如呼吸系统疾病、慢性炎症或疼痛等，以及自身免疫性疾病和副肿瘤综合征等均可能造成睡眠障碍，从而可能引发一系列的睡眠运动障碍性疾病。

三、临床表现

由于老年疾病的多样性、复杂性，老年患者在睡眠中可以发生不同或者相同的运动障碍性疾病，如各种发作性疾病、睡惊症、睡行症及严重的急性老年病变引发的各种睡眠中发作的癫痫。

老年脑器质性疾病，如脑退行性病变、老年痴呆症、震颤性麻痹、脑外伤、脑炎等，可以引起异常觉醒、慢波睡眠出现异常运动（如周期性的上下肢运动、睡眠节律紊乱等）。老年心血管疾病、冠心病的心绞痛，常在夜间睡眠或午睡时发作，可以使患者从睡眠中觉醒或者频繁觉醒，出现异常捂胸或捂腹、捶胸背、揉腹揉背样动作。老年呼吸系统疾病（如慢性支气管炎、哮喘）患者睡眠特点是，由于呼吸困难、咳嗽、哮喘而频繁觉醒，出现异常的摸索和捶胸背等动作。老年代谢性疾病，如糖尿病也可以导致睡眠运动障碍的问题，如夜间多尿、反复起床、坐卧不安，以及全身瘙痒造成睡眠时挠抓躯体；甲状腺功能亢进引发异常肢动症。还有一些其他老年疾病，如精神疾病患者在睡眠中出现躁狂发作、异常抖动等表现。部分老年疾病，如心脑血管疾病、肺部疾病、自身免疫性疾病、副肿瘤综合征等可能引发周围神经过度兴奋，引起睡眠中自发持续性肌肉收缩，表现为肌颤搐、肌痉挛、假性肌强直，常伴有出汗增多；合并自主神经功能紊乱、中枢神经系统功能障碍时，在病程中可伴发面-臂肌张力障碍发作，眼阵挛，双眼不自主、无规律快速眼动，慢性炎症性多发性神经根病变患者在睡眠中可发生震颤、肌阵挛、多动，还可能有痫样发作。

四、治疗

老年疾病引起的睡眠相关运动障碍临床表现多样，表现形式复杂，其病理生理学机制不尽相同，治疗方案更是多样。一般在老年疾病得到有效控制后，大部分睡眠相关运动障碍会部分甚至完全改善，治疗原则应采取以治疗原发病为主的综合治疗。部分患者考虑对症治疗，发作少者可考虑只对原发病进行治疗，发作频繁的老年患者，可考虑服用苯二氮草类药物,氯硝西泮0.5～1.0mg睡前口服,多数患者在使用后发作次数就明显减少甚至消失。目前没有关于氯硝西泮治疗此类疾病长期疗效及何时停药的研究,部分患者对多巴胺受体拮抗剂治疗也有一定作用,由于疾病的多样性、复杂性,应提高认识。随着相关研究的开展,将会有更多更有效的方法用于干预此类疾病。

第八节 药物或物质引起的睡眠相关运动障碍

一、概念

老年人的器官和组织功能逐渐退化,易发生抵抗力下降,导致多种疾病的发生,如心脑血管疾病、感染性疾病、精神类疾病、前列腺疾病和肾脏疾病,而且身体抵抗力下降后,活动能力减低,运动的协同能力下降,这些情况需要用相关的药物或物质来改善,而所用的某些药物或物质可能会引起老年人在睡眠时出现异常运动,导致睡眠障碍,称为药物或物质引起的睡眠相关运动障碍。

二、病因及发病机制

饮酒、物质和药物滥用、药物和某些物质依赖,以及成瘾的某些物质和药物的戒断症状均可引起睡眠相关运动障碍。常见药物有中枢兴奋药、镇静药、甲状腺素、避孕药、抗心律失常药物等,均会引起老年睡眠相关运动障碍。中枢兴奋作用较强的药物(如治疗儿童多动症的哌甲酯、匹莫林、苯丙胺)、含咖啡因的各种复方制剂(如联邦止咳露)、治疗哮喘用的氨茶碱、麻黄碱等都能使大脑皮质的兴奋性提高,从而导致入睡困难、觉醒次数增多、睡眠中出现异常的运动障碍。治疗帕金森综合征的药物如左旋多巴、金刚烷胺、溴隐亭等药物会影响脑内多巴胺神经递质的含量,造成老年人多种形式的睡眠相关运动障碍,老年人所用的降压药也容易引起本病的发生,尤其是β受体阻滞剂,这类药可使晚间睡眠觉醒次数增多,导致睡眠中异常肢动症,其原因可能与褪黑素有关。褪黑素对睡眠及睡眠周期有促进和调节作用,褪黑素含量越低,睡眠运动障碍发生率越高,而利血平、普萘洛尔等药物有减少夜间褪黑素分泌的作用。各种肾上腺皮质激素类药物,如泼尼松、地塞米松、可的松等,都有精神兴奋作用,会引发老年睡眠相关运动障碍。其他如甲状腺药物、利尿剂也会引起睡眠运动障碍。某些药物的副作用也会干扰正常睡眠,引发睡眠运动障碍,如常用的抗生素引起胃肠道反应,会干扰患者的正常睡眠而导致睡眠相关运动障碍。药物依赖是常见的引起睡眠相关运动障碍的原因。使用各种催眠药,可导致离子通道开放频率及开放时间减少或受体脱敏增加,引起催眠药失效而导致睡眠运动障碍。长期使用催眠药、中枢性抗胆碱药、5-羟色胺再摄取抑制,突然停用或换药撤药时会引起睡眠相关运动障碍。

三、临床表现

有关药物引起的睡眠相关运动障碍早在唐朝开元年间,唐郑綮撰写的小说《开天传信记》中就有记载,开元年间,唐明皇中宫的宠妃称夜间梦游,被人邀请至一密室中,纵酒幽会,极尽欢乐而归,醒来却仍在宫中,但虚汗连连、神情倦怠、萎靡不振。据称,当时宠妃出现夜间"梦游"可能是蒙汗药或催眠术所致。2006年5月的某一天,美国共和党议员帕特里克·肯尼迪驾车冲上国会大厦门外一个道路安全隔离桩，此事惊动了当地媒体。这条消息之所以引人注目，就在于肯尼迪声称事发时自己是"梦驾"，也就是一个人在夜晚睡梦中起床，然后开车出行，而自己却毫无记忆。而他之所以"梦驾"是因为此前服用了一种催眠药，据此他认为自己是在药物作用下发生车祸，法庭最终只判他一年缓刑并强制接受药物治疗。帕特里克·肯尼迪所指的"梦驾"即是梦游，也就是睡行症，是一种睡眠相关运动障碍，只是，"曹操梦中杀人"的不同在于肯尼迪的梦游缘于服用了催眠药。因此，经过各方认证后，美国 FDA 宣布，所有处方类催眠药均可能导致服用者出现"梦驾"，即人会在无意识的状态下驾车上路。并非只有一种催眠药可能导致服用者出现"梦驾"的情形，任何一种具有"镇静和催眠"作用的药物均有可能导致这一结果。服用者也可能出现其他梦游活动，包括打电话、进食、性行为及危及自身或他人生命的行为。然而，除了"梦游"这种相对比较复杂的行为外，药物引起的睡眠中异常行为或动作，还包括一些简单的肢体动作和不适感，如感到下肢莫名其妙运动，觉得腿部疼痛，似有虫咬、灼烧和蚂蚁爬行感，觉得脚总是静不下来，需要伸腿或是行走才能缓解等。虽然，这些问题并不像"梦游"容易引人注意，但是这种情况发生的概率却很高，有些人因为症状轻，并没有意识到。有些人认为是其他疾病，四处求医，有老年人因此而拒绝服药，也有老年人因为不适而睡眠困难，进而不断地服用助眠药。当然，有很多原因可引起这些睡眠中的异常行为和动作。

四、治疗

根据上述的不同原因可对药物或物质引发的老年睡眠相关运动障碍进行治疗，如为药物，可根据出现临床表现的不同情况更换药物、改变用药剂量和时间。某些成瘾物质的逐渐戒除，需要家庭、社会的共同努力和多方面的综合治疗才可能实现。总之，药物和物质引发的老年睡眠相关运动障碍的治疗是一个较为复杂的过程，还没有统一的标准，需要我们不断深入研究。

第九节　老年未分类的睡眠相关运动障碍

一、概念

目前，还有某些未分类的老年睡眠相关运动障碍，如老年睡眠分离性疾病、老年睡眠遗尿、老年睡眠呻吟、老年睡眠幻觉等疾病，在临床上尚未进行分类，这些疾病是一些复杂的睡眠相关运动障碍，包含精神心理因素、情感障碍及各种异常行为的表现。

二、临床表现及治疗

老年分离性的主观和客观睡眠相关运动障碍是生活中的重大事件、情绪原因、心理暗示等，在作用于易感个体后引发的在睡眠中出现的类精神障碍表现的一类疾病，可表现为在睡眠中出现哭笑、怪异行为、短暂幻觉，没有相应的器质性损害基础。这些疾病发生率较低，但不容忽视。目前对本病的治疗主要包括心理疗法、物理疗法及药物疗法。

老年睡眠遗尿通常与泌尿系统疾病有关，如前列腺增生、膀胱炎、膀胱结石、膀胱肿瘤等，可能和尿道损伤及老年性尿道括约肌松弛有关，因为器官功能的减退导致神经功能减退，而出现神经性尿失禁，在睡眠中会出现频繁的翻身动作、下肢不自主的反复屈伸动作，需要睡前减少水分摄入，还要对前列腺等泌尿系统疾病进行治疗。

老年睡眠呻吟又称老年夜间呻吟，主要在 REM 睡眠期间断发生呼吸周期的呼气相延长同时伴随呻吟。睡眠呻吟通常发生在夜间，特点是呼气时呻吟，典型的是一次深吸气之后伴随着一次长呼气并在呼气期间发出声音，成串出现，多见于或仅见于 REM 睡眠期，也可见于或主要见于 NREM 睡眠期，患者一般自己意识不到呻吟，多半因干扰同寝者睡眠而被发现，睡眠呻吟非常少见。可尝试用氯硝西泮、加巴喷丁、曲唑酮等治疗，某些患者也可考虑手术或佩戴口腔矫治器治疗。

患有睡眠幻觉的老年人在睡眠时反复出现夜间入睡后幻视、幻听，自诉见到各种鬼怪（具体不能详细描述），有时在睡眠时大叫、躁动不安，甚至被惊醒，醒后容易出现嗜睡、烦躁、情绪激动。发作次数可逐渐增多，平素睡眠增多，脾气暴躁，情绪不稳定，易激惹，注意力欠集中。主要与情绪紧张、压力过大、身体虚弱有关，针对以上情况可以对症治疗，也可用改善睡眠和情绪的中药或苯二氮䓬类药物治疗。

（王晓成　李　雪　常虎飞）

参考文献

白洁，马铁，张文娟，等，2016. 睡眠相关的节律性运动障碍的临床 特点 [J]. 中华神经科杂志，49(3):243-246.

侯月，黄朝阳，王玉平，等，2017. 罕见的成人睡眠相关节律性运动 障碍一例并文献复习 [J]. 中国现代神经疾病杂志，17(9):665-670.

孙一鸣，王翠，尹文超，2018. 睡眠相关的节律性运动障碍 [J]. 中国神经免疫学和神经病学杂志，25(5):359-362.

Castroflorio T, Bargellini A, Rossini G, et al, 2017. Sleep bruxism and related risk factors in adults:a systematic literature review[J].Arch Oral Biol, 83:25-32.

Chiaro G, Maestri M, R iccardi S, et al, 2017. Sleep-relate rhythmic movement disorder and obstructive sleep apnea in five adult patients[J].J Clin Sleep Med, 13(10):1213-1217.

Fang M R, Wu Y N, Zhang D L, et al, 2015. Mandibular motion features of 11 wakeful patients with bruxism[J]. Acta Acad Med Wannan, 34(6):596-599.

Goldstein R E, Auclair Clark W, 2017. The clinical management of awake bruxism[J].J Am Dent Assoc, 148(6):387-391.

Gwyther A R M, Walters A S, Hill C M, 2017. Rhythmic movement disorder in childhood:an integrative review[J]. Sleep Med Rev, 35:62-75.

Hay K A, 2018. Cytokine release syndrome and neurotoxicity after CD19 chimeric antigen receptor? modified(CAR-)T cell therapy[J]. Br J Haematol, 183(3):364-374.

Hu W, Xin Y, He Z, et al, 2018. Association of neurofascin IgG4 and atypical chronic inflammatory demyelinating polyneuropathy:a systematic review and Meta- analysis[J].Brain Behav, 8(10):e01115.

Iber C, Ancoli-Israel S, Chesson A L, 2007. The AASM manual for the scoring of sleep and associated events:rules, terminology and technical specifications[M].American Academy of Sleep Medicine.

Oh S Y, Kim J S, Dieterich M, 2019. Update on opsoclonus-myoclonus syndrome in adults[J]. J Neurol, 266(6):1541-1548.

Peter Z, Oliphant M E, Fernandez T V, 2017. Motor stereotypies:a pathophysiological review[J]. Front Neurosci,

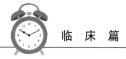

11:171.

Serra-Negra J M, Lobbezoo F, Martins C C, et al, 2017. Prevalence of sleep bruxism and awake bruxism in different chronotype profiles:hypothesis of an association[J].Med Hypotheses, 101:55-58.

Wang Z Y, Huang H, Ma M, et al, 2016. Occlusion changes of the young subjects with bruxism before and after treatment by elastic occlusal splint[J].J Pract Stomatol, 32(6):857-860.

Zhang Y, Liu F, Xu R Y, et al, 2016. Survey of the selfrated health status and socio-demographic factors in bruxers[J].Chin J Prosthodont, 17(4):225-228.

第15章 老年睡眠障碍与各系统疾病

第一节 老年睡眠障碍与呼吸系统疾病

一、概述

睡眠障碍是指睡眠的始发和（或）维持发生障碍，导致睡眠时间或睡眠质量不能满足个体的生理需要，并且影响日间功能的一种综合征。

睡眠障碍的发病率呈增龄性增长，因此在老年人中最常见，国外文献报道，65 岁以上的老年人睡眠障碍患病率为 25% ～ 45%，我国约有 50% 老年人存在各种形式的睡眠障碍，其中老年女性睡眠障碍患病率显著高于老年男性。长期睡眠障碍可导致焦虑抑郁、认知功能下降、跌倒，影响老年人的日常生活。

（一）老年人睡眠特点

与年轻人相比，老年人的睡眠改变特点主要表现如下。

1. 睡眠时间缩短　老年人夜间总睡眠时间减少，导致睡眠质量降低。

2. 睡眠结构改变　研究发现，60 岁以上老年人的深睡眠占总睡眠时间的 10% 以下，70 ～ 80 岁的老年人仅为 5% ～ 7%。

3. 睡眠觉醒节律改变　老年人的睡眠节律位相前移，或者深睡眠减少、白天睡眠增多。

4. 睡眠效率降低　睡眠的启动和维持主要与下丘脑视前区内表达甘丙肽的神经元数量有关，该神经元数量随着年龄的增长而显著下降，因此老年人容易出现入睡困难及夜间易醒等。

（二）老年睡眠障碍的评估

老年睡眠障碍的评估方法主要包括临床评估、量表评估和客观评估。临床评估包括睡眠情况、用药史、基础疾病，进行睡眠问卷调查和心理状态评估。量表评估常用匹兹堡睡眠质量指数量表（Pittsburgh sleep quality index，PSQI）、阿森斯失眠量表（Athens insomnia scale，AIS）等。客观评估常用多导睡眠图（PSG）监测，用于睡眠障碍的诊断和鉴别诊断。

（三）睡眠障碍与呼吸系统相关疾病

常见的老年睡眠障碍包括失眠、睡眠呼吸障碍、昼夜节律性睡眠障碍、异态睡眠、睡眠相关运动障碍等。

1. 失眠（insomnia）　是最常见的老年睡眠障碍，通常指患者对睡眠时间和（或）质量不满意并影响日间社会功能的一种主观体验。失眠可以是原发病，也可由包括呼吸系统

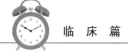

疾病在内的许多疾病引起，如哮喘、慢性阻塞性肺疾病、肺癌等，老年人常使用多种药物，如平喘药物（茶碱、沙丁胺醇）、糖皮质激素等也可引起失眠。同时失眠反过来又影响这些疾病的诊断和治疗。例如，哮喘可以引起失眠，尤其是夜间哮喘，导致患者夜间入睡困难和反复觉醒，而失眠又导致患者焦虑和哮喘治疗效果不佳，这样往往造成恶性循环，导致成为难治性哮喘。因此，临床上一定要注意患者全身情况的变化，尤其是常规治疗效果不佳时，是否存在失眠等睡眠障碍的情况。

2. 睡眠呼吸障碍（sleep-disordered breathing，SDB） 是一组以睡眠期呼吸节律异常和（或）通气异常为主要特征的疾病，可伴或不伴清醒期呼吸异常。SDB包括阻塞性睡眠呼吸暂停（OSA）、中枢性睡眠呼吸暂停（CSA）、睡眠相关低通气、睡眠相关低氧血症、原发性鼾症等。其中以OSA最常见，SDB与许多疾病的发生和发展密切相关，是许多慢性病的病因和加重因素，本节重点介绍SDB，尤其是OSA和呼吸系统相关疾病的关系，详细内容参见后文。

3. 昼夜节律性睡眠障碍（circadian rhythm sleep disorder，CRSD） 是指患者的昼夜节律与常规的昼夜节律明显不一致，患者在刚入夜就感觉困倦和清晨早醒，年龄相关的昼夜生物节律变化、较少的日光暴露和活动减少，可能是老年人CRSD患病率高的主要原因。

4. 异态睡眠（parasomnia）和睡眠相关运动障碍 是指一类发生于入睡时、觉醒过程中或睡眠中以异常动作或情绪体验为主要表现的睡眠障碍，如梦魇症、梦语症、睡行症、不宁腿综合征、睡眠相关磨牙症等。

（四）老年人呼吸系统的特点

随着年龄的增长，人体各个脏器功能逐渐衰退，呼吸系统也不例外。因此，1954年Rappaport等首先提出"衰老肺"的概念，指由增龄引起的肺结构老化。Verbeken等在1992年进一步明确了"衰老肺"的定义，即没有已知肺部基础疾病的老年人群中，在没有肺气肿破坏或肺纤维化的情况下发生的肺泡扩张和肺泡管扩张，进一步说明老年人呼吸系统与年轻人有所不同。

老年人呼吸系统的主要临床表现如下。

1. 肺脏结构改变 老年人肋软骨、关节钙化，椎间关节、椎间盘间隙缩小，骨质疏松等均导致胸壁顺应性降低、胸廓的活动度受限、胸廓变形呈桶状胸。

2. 肺功能下降 老年人肌肉质量减少，咽部气道更容易塌陷，增加上气道阻力；气管及支气管黏膜腺体分泌功能下降，影响纤毛运动，降低呼吸道防御和净化能力；老年人支气管上皮细胞及浆细胞分泌IgA和肺泡Ⅱ型上皮细胞分泌的表面活性物质减少，也使得呼吸系统的防御功能下降。老年人气体交换功能下降的原因：①胸廓结构的改变，如桶状胸；②肺泡壁胶原含量增加导致细支气管和肺泡管改变，引起气流受限；③肺泡表面积减少，使肺泡动脉氧分压差增大；④弹性组织减少导致气道塌陷、通气灌注比例失调。

3. 咳嗽反射减弱 老年人由呼吸肌力减弱、支气管平滑肌张力降低，喉部闭合缓慢等原因导致咳嗽反射减弱，极易发生误吸，引发吸入性肺炎。

（五）老年睡眠障碍对呼吸系统的影响

老年睡眠障碍是严重影响老年人生活质量和健康的原因之一，夜间失眠、白天困乏、嗜睡、注意力不集中，可产生焦虑、抑郁，随着病程进展，甚至可引起多脏器功能损害。睡眠呼吸障碍是常见的老年睡眠期疾病，老年人呼吸系统随着年龄增长，其结构和功能不断退化，常伴随肺功能的进行性下降，更容易罹患肺部疾病。老年人常见的呼吸系统疾病有气道阻塞性疾病（慢性阻塞性肺疾病、哮喘）、感染性疾病、肺部肿瘤、肺血管病等。老年人睡眠障碍与呼吸系统疾病相互影响，进一步加重肺功能损害，长期反复低氧导致患者日间认知功能下降，严重影响患者的生活质量，甚至导致猝死，其中老年阻塞性睡眠呼吸暂停（OSA）与呼吸系统疾病关系更为密切，更易引起呼吸衰竭。

（六）睡眠障碍影响呼吸系统疾病的发病机制

1. 氧化应激及炎症　OSA 患者睡眠结构紊乱，睡眠过程中反复气道闭合导致间歇性低氧和复氧，类似缺血再灌注，继而引起氧化应激反应和炎症；交感神经张力增高及内皮功能受损，导致局部及系统性炎症反应，对于慢性阻塞性肺疾病（COPD）和哮喘，可以加重气道炎症，参与 COPD 急性加重事件，还有研究认为间歇性低氧是肺癌发生、发展的促进因素。

2. 胃食管反流　OSA 患者在睡眠时极易发生胃食管反流，进而引起气道高反应，诱发哮喘发作。胃食管反流也是老年人发生吸入性肺炎的常见原因。

3. 气道高反应性　OSA 可以通过很多途径引起气道高反应性，从而诱发或加重哮喘：①缺氧可诱导内源性腺苷的产生，而腺苷在哮喘气道高反应性的发生、发展中起重要作用。②机械效应：OSA 患者打鼾时反复刺激咽部、声门入口及喉头，睡眠过程中反复出现上气道塌陷，造成这些部位的黏膜水肿，刺激这些部位的神经感受器释放速激肽，可引起支气管收缩。③ OSA 患者夜间胃食管反流的发生，亦可影响气道高反应性。

4. 睡眠片段化　是 OSA 特征性的病理生理性改变。越来越多的研究表明睡眠片段化与肿瘤的生长、进展及死亡率增加有关。

5. 机体免疫力下降　长时间的睡眠障碍还会影响机体免疫功能，促进炎症物质如 TNF-α、IL-6、C 反应蛋白（CRP）等的释放，而这些炎症物质不仅会增加呼吸道的炎症水平，还会增加心血管疾病发生、发展的风险。

（七）老年睡眠障碍的诊断与治疗

老年睡眠障碍有较高的发病率，并且对呼吸系统疾病有非常重要的影响，与呼吸系统疾病的发生、发展密切相关，因此，在老年呼吸系统疾病的诊治过程中，一定要关注老年睡眠障碍的情况，尤其是按照常规治疗而疗效不佳时，应该注意是否合并有睡眠障碍。当发现睡眠障碍与呼吸系统疾病相关时，应及时诊断、同时治疗。由于呼吸系统疾病往往是睡眠障碍的基础，在老年呼吸系统疾病的治疗中，在积极治疗原发病的基础上，有效诊断和治疗睡眠障碍可以明显改善原发病的预后与转归。

（杜延玲　刘东利）

二、老年阻塞性睡眠呼吸暂停与慢性阻塞性肺疾病

（一）概述

老年人机体功能随着年龄的增长而逐渐衰退，最常见的是睡眠问题，而睡眠障碍原因错综复杂，除了生理因素之外，还包括社会因素、心理因素、慢性躯体疾病、药物因素等。相对于其他慢性病，慢性阻塞性肺疾病患者睡眠障碍的发生率高达 50% ～ 75%，其主要原因如下：①夜间呼吸道症状，尤其是咳嗽、睡眠呼吸紊乱或这些过程的组合导致夜间缺氧；②与阻塞性睡眠呼吸暂停一起引发重叠综合征，从而引起更严重的睡眠结构紊乱和夜

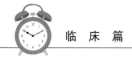

间低氧。国外有研究显示，老年人睡眠时，常会发生舌根及下颌关节松弛、悬雍垂粗长及软腭下垂等，导致呼吸时上气道阻力增高，这可能是导致老年人发生内源性（原发性）睡眠障碍中阻塞性睡眠呼吸暂停的原因之一。而本部分主要阐述睡眠呼吸相关障碍中的阻塞性睡眠呼吸暂停与慢性阻塞性肺疾病之间的关系。

慢性阻塞性肺疾病（chronic obstructive pulmonary disease，COPD），简称慢阻肺，是一种以不可逆性气流受限、肺功能进行性下降为主要特征的慢性常见病，受遗传和环境因素共同影响。

阻塞性睡眠呼吸暂停（obstructive sleep apnea，OSA）是一种夜间睡眠中反复发生上呼吸道阻塞，引起呼吸暂停和低通气，导致以氧饱和度降低和微觉醒为主要特征的一类综合征。OSA 不但影响患者睡眠质量，而且可以引起夜间反复低氧，造成机体器官不同程度的损伤，诱发和加重包括高血压、糖尿病、冠心病、COPD 等疾病，目前认为 OSA 也是一种重要的慢性病。

COPD 和 OSA 都是常见的呼吸道疾病，1985 年，Flenley 首次将 COPD 和 OSA 两者共存称为重叠综合征（overlap syndrome，OS）。两种疾病不是简单的重叠，而是一种疾病会加重和恶化另一种疾病，因而两种疾病的重叠具有与原单一疾病不同的临床表现、治疗策略。OS 患者与单纯 COPD 及单纯 OSA 患者相比，更易加重气道堵塞，导致缺氧程度加重，发生更严重的低氧血症、高碳酸血症和睡眠结构紊乱，从而较早出现肺动脉高压及肺心病，以及更容易引起全身多器官、多系统损害，其对人类的危害越来越受到医学界和社会各界的关注。

（二）流行病学

近 20 年对 OS 的流行病学研究，主要探索两种疾病是否可能通过交互作用增加患病率，但鉴于各研究纳入的研究对象和诊断方法不同，以及对 COPD 和 OSA 疾病定义存在差异，很难对不同研究进行比较进而得出结论。有研究表明，普通人中 OS 发病率仅为 1% ～ 3.6%，但是在 COPD 患者中 OS 的发病率高达 7.6% ～ 55.7%，在 OSA 患者中 OS 的发病率为 2.9% ～ 65.9%。

（三）发病机制

COPD 与 OSA 之间有着复杂的相互作用，并有多种作用机制参与，如缺氧、炎症反应、氧化应激等。其中，睡眠中反复缺氧和复氧作为始动因素，在其中扮演重要角色。

1. 睡眠中反复缺氧和复氧 COPD 患者一般白天缺氧明显，并且可能由于上气道舒张肌力减弱，对缺氧的反应性减弱等原因，在睡眠过程中可发生间断性缺氧，但其程度一般较轻。OSA 患者常发生夜间间断性缺氧，其间其血氧饱和度一般正常。而对于 OS 患者，表现出两者综合的特点，即在持续性缺氧基础上出现间断性缺氧加重。由于氧解离曲线的特点，在 OS 患者发生间断性缺氧加重时，氧饱和度变化更大，而持续性缺氧使机体对缺氧的反应性减弱，使缺氧在 OS 患者中更为明显。

2. 氧化应激及炎症 睡眠过程中因为呼吸暂停导致的间歇性低氧和复氧（intermittent hypoxia reoxygen，IHR）过程类似缺血再灌注，可以诱发中性粒细胞活性氧（ROS）的生成。ROS 作用于血管内皮细胞及细胞间连接，使内皮细胞受损及细胞间隙增大。在气道黏膜，内皮细胞受损通过损伤相关分子模式（DAMP）作用于 Toll 样受体（TLR），激活局部固有免疫反应，引起巨噬细胞激活、中性粒细胞浸润和促炎因子的释放。多种炎症因子可能参与 OS 的全身性炎症，如 TNF-α、IL-6、IL-8、细胞间黏附分子（ICAM）、核因子 κB（NF-κB）等。在动物实验中，间歇性缺氧的小鼠肺组织中氧自由基增多、巨噬细胞增多、弹性蛋白酶水平升高。在 COPD 合并 OSA 患者支气管肺泡灌洗液（BALF）中发现中性粒细胞比值、TNF-α、IL-8 水平较单纯 COPD 增加。因此，OSA 引起的间歇性缺氧加重可能通过加重 COPD 气道炎症参与 COPD 急性加重事件。OS 患者中性粒细胞计数较单纯 COPD 也显著升高。

（四）重叠综合征的相互作用

1. 两种疾病共同的危险因素可能解释这种双向关系。两种疾病均与年龄相关，随着年龄增长，两种疾病的患病率也增加。吸烟是 COPD 的重要危险因素，同时可增加上呼吸道炎症和水肿，增加上呼吸道阻力，也是 OSA 的危险因素之一。OSA 患者常出现日间嗜睡和疲劳，较无 OSA 人群可能会增加吸烟量，加重 COPD 的风险和程度。肥胖是 OSA 的常见特征之一，然而当 COPD 合并较低的体重指数时，可能对合并 OSA 有一定保护作用。此外，COPD 患者存在肌肉病变，吸入糖皮质激素会进一步影响上呼吸道的肌肉功能，促进上呼吸道塌陷。同时吸入糖皮质激素可促进向心性肥胖和水钠潴留，加重上呼吸道狭窄，升高上气道临界闭合压并增加打鼾和 OSA 风险。

2. 不同的 COPD 临床表型会影响 COPD 合并 OSA 的可能性，其中肺气肿表型常伴随较低的体重指数，可能降低 OSA 患病率。另外，COPD 的慢性支气管炎表型常伴随较高的体重指数，可增加 OSA 患病率，并且更易发生低氧血症和高碳酸血症，肺心病发病率也较高。

3. COPD 和 OSA 的主要病理变化分别发生于上呼吸道和下呼吸道，而上、下呼吸道之间有直接联系，称为气道牵引，肺过度膨胀可通过降低睡眠期间上气道临界闭合压来防止气道塌陷，减少 OSA 的发生。一项重度 COPD 患者的队列研究中，胸部 CT 显示肺气肿和气道陷闭程度与 OSA 严重程度呈负相关。

4. OSA 可加重 COPD 患者的下气道炎症，将 OS 患者支气管肺泡灌洗液与中重度 COPD 患者支气管肺泡灌洗液进行比较，发现 OS 患者中性粒细胞和炎性细胞因子（IL-8 和 TNF-α）水平升高。OSA 诱导的慢性缺氧引起下气道炎症模式改变、蛋白酶与抗蛋白酶失衡诱导的肺组织重构，包括近端气道壁纤维化和周围形成"肺气肿样变"，最终导致呼气流量受限的肺实质结构改变。

（五）临床表现

1. OS 患者并无特征性的临床表现，不同患者主诉往往不同，其临床特征主要体现在睡眠质量下降、夜间和白天低氧血症、晨起头痛等方面。睡眠质量下降主要是总睡眠时间缩短、睡眠质量低、唤醒指数增高、打鼾及夜间觉醒等。除 COPD 典型的咳嗽和气喘症状外，如果 COPD 患者在清醒时出现异常低氧血症或高碳酸血症，并且伴有肺动脉高压、不明原因晨起头痛，则应进行 PSG 监测；有持续性打鼾、呼吸暂停、窒息和日间过度思睡的 COPD 患者也应进行 PSG 监测，以确定是否为 OS 患者。

2. OS 并非两种疾病的简单重叠，而是相互影响、相互促进，导致 OS 患者出现更严重的低氧、更多的并发症及更高的病死率，导致全身多个系统的损害，如在呼吸系统中会增加肺心病、肺栓塞的发生；在循环系统中会增加心血管疾病、高血压、心律失常的发生等，因此在日常工作中对 COPD 或 OSA 患者应进行 OS 及相关并发症的筛查，注意相关系统

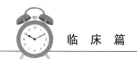

疾病的临床表现，一旦发现应进行早期干预，以免造成多脏器功能衰竭甚至死亡，以减轻患者家庭及社会的经济负担。

（六）诊断

OS 目前尚无统一的诊断标准，通常以 COPD 和 OSA 同时诊断而确诊。需要注意的是 COPD 由于白天症状明显容易引起关注，从而可获得及时诊断，而 OSA 由于白天症状不明显，容易漏诊。因此，对于 COPD 患者一定要注意是否合并 OSA，特别是当 COPD 治疗效果不佳，或病程缩短、并发症过早出现等情况时。

1. COPD 的诊断　COPD 主要依据危险因素（吸烟、职业、接触、室内/外污染等）暴露史、症状（慢性咳嗽、咳痰、呼吸困难等）、体征（桶状胸、双侧语颤减弱、肺部叩诊过清音、双肺呼吸音减弱等）及肺功能检查等临床资料，并排除可引起类似症状和持续气流受限的其他疾病，综合分析确定。肺功能检查表现为持续性气流受限是确诊 COPD 的必备条件，吸入支气管舒张剂后第一秒用力呼气量（FEV_1）/ 用力肺活量（FVC）< 70% 即明确存在持续的气流受限。

2. OSA 的诊断　我国诊断标准为，根据患者睡眠时打鼾伴呼吸暂停、白天嗜睡、肥胖、颈围粗、上气道狭窄及其他临床症状，可初步考虑 OSA 诊断，进一步行多导睡眠图（PSG）监测，若显示每夜至少 7 小时的睡眠过程中呼吸暂停和（或）低通气反复发作 30 次以上，或者 AHI ≥ 5 次 / 小时，且以 OSA 为主，可以确诊 OSA。美国睡眠医学会（AASM）界定的诊断标准是 AHI > 15 次 / 小时，伴或不伴临床症状（如白天嗜睡和疲劳）；或 AHI ≥ 5 次 / 小时，伴有临床症状可确诊。

（1）目前尚无研究证实便携式睡眠监测对 COPD 患者中 OSA 的诊断价值。同样夜间血氧饱和度监测由于不能分辨夜间低氧来源，并且无法区分可能存在的睡眠呼吸暂停的类型，因此不推荐用于诊断，但由于其检查操作简单且具有较强的阴性排除意义，或许可以用于 COPD 患者中 OSA 的初筛。

（2）对于缺乏条件进行上述检查的医疗机构，临床医生怀疑 COPD 患者合并 OSA 时，可考虑行睡眠呼吸暂停临床评分（sleep apnea clinical score，SACS）评估，近期国内有文章报道 SACS 对 COPD 患者合并 OSA 有很好的预测价值。

（3）临床上对怀疑合并有 OSA 的 COPD 患者进行 PSG 检测非常有必要，建议对以下 COPD 患者积极进行 PSG 检查：①颈围、BMI、腰臀比增加，即向心性肥胖者；②有睡眠时打鼾、白天嗜睡、记忆力减退等症状者；③清醒状态下存在高碳酸血症者；④红细胞增多者；⑤发病年龄轻、肥胖、发绀、肺部影像以气道炎症为主者；⑥出现与 COPD 病情不相符的呼吸衰竭、肺动脉高压及右心功能不全者。

（七）治疗

OS 的治疗主要是 COPD 和 OSA 的综合治疗，目的是纠正机体缺氧、防止和减少并发症、改善患者生活质量及降低病死率。

1. 一般治疗

（1）控制体重：包括饮食控制、药物或手术。

（2）睡眠体位改变：侧位睡眠，抬高床头。

（3）戒烟酒，慎用镇静催眠或肌肉松弛药物。

（4）康复锻炼：缩唇 - 腹式呼吸、阻力呼吸运动和其他呼吸运动可以在一定程度上改善肺功能。

2. 加强 COPD 管理

（1）对于稳定期 COPD 患者，加强教育与管理，减少危险因素暴露，给予药物治疗预防和控制症状，减少急性加重的频率和严重程度，对于并发慢性呼吸衰竭者给予长期家庭氧疗，提高生活质量，同时指导患者进行康复锻炼，改善活动能力，提高生命质量。

（2）对于急性加重期 COPD 患者，确定急性加重的原因及病情严重程度，同时给予药物、吸氧等治疗，必要时行机械通气治疗。

（3）对于少数有特殊指征的患者可给予外科治疗，包括肺大疱切除术、肺减容术、肺移植术等。

3. 无创呼吸机治疗　OS 患者同时存在上、下气道阻塞，缓解气道阻塞是治疗的关键。无创机械通气（NIV）可以改善患者的呼吸生理参数和预后，有利于呼吸肌疲劳的缓解，下调二氧化碳分压，减少心血管事件的发生，降低病死率。无创气道正压通气治疗常用模式包括双水平气道正压通气（bilevel positive airway pressure ventilation，BiPAP）、CPAP 和智能 CPAP。OS 患者应采用无创气道正压通气治疗，并结合患者血气分析和病情选择合适的呼吸机模式。在 OSA 与 COPD 重叠的治疗中应用得较多的是 BiPAP，与间断 BiPAP 相比，持续 BiPAP 疗效较好，可持续增加氧气浓度，避免因间断通气影响疗效，可明显改善缺氧、预防 CO_2 潴留，改善患者预后，但在应用时患者可能会出现腹胀等不良反应，应注意避免和随时监测血气变化。

4. 氧疗　OS 患者可能会存在严重而持续的低氧，由于单独使用 CPAP 治疗可能无法完全纠正 OS 的低氧血症，因此建议对此类患者进行长期氧疗。但对 OS 患者进行单纯氧疗有加重和延缓呼吸暂停、引发或加重 CO_2 潴留的风险。因此，在对于需要夜间氧疗的 OS 患者，最好将氧疗与无创正压通气治疗联合使用。

5. 手术治疗　悬雍垂腭咽成形术（UPPP）是 OSA 的有效治疗方法。该方法通过口腔去除扁桃体及一些软腭的后缘包括悬雍垂，增加口咽和鼻咽入口的直径，减少因括约肌引起的痰量，以防止上呼吸道阻塞并达到治疗目的。同时也可以使用激光辅助咽成形术、下颌骨前移位、颌面前移和舌骨肌悬吊术。需要注意的是由于 OSA 老年人上气道阻塞往往是多平面的，即可能存在口咽、鼻咽和喉咽平面的同时病变，而手术治疗一般只能解除单一平面的阻塞，因此疗效有限，同时由于手术后阻塞容易复发和老年人手术风险多，因此，对于老年 OSA 患者和 OS 患者一般不采用手术治疗。对于重度 COPD 患者可通过胸腔镜或开胸手术进行肺减容术，通过切除肺气肿的部分肺组织，改善通气，减少残余空气量，实现姑息治疗，但术前也应该做综合评价，认真和细致地评估手术风险获益比。有学者认为，肺减容术可使血清 TNF-α、IL-1、IL-6 等炎症因子水平降低，可在一定程度上改善包括上气道在内的气道炎症，有利于 OS 的治疗。

（王小军　田青鸽　杜廷玲）

三、老年阻塞性睡眠呼吸暂停与支气管哮喘

（一）概述

睡眠障碍在老年人中普遍存在，包括失眠、睡眠呼吸障碍、睡眠节律障碍、异态睡眠、睡眠相关运动障碍等，其中睡眠呼吸障碍（sleep-disordered breathing，SDB）最常见，

它是一组以睡眠期呼吸节律异常和（或）通气异常为主要特征的疾病，主要包括阻塞性睡眠呼吸暂停（obstructive sleep apnea，OSA）、中枢性睡眠呼吸暂停（central sleep apnea，CSA）、睡眠相关低通气、睡眠相关低氧血症、原发性鼾症等。SDB 中以 OSA 为最常见的睡眠相关呼吸障碍性疾病，主要临床表现为睡眠过程中上气道反复塌陷、阻塞引起呼吸暂停，进而引起低氧、高碳酸血症和睡眠结构紊乱，与许多疾病的发生和发展密切相关。支气管哮喘（bronchial asthma，BA）是一种气道慢性炎症性疾病，以气道高反应、可逆性气流受限为特征。近十几年来 OSA 与支气管哮喘日益受到关注，越来越多的研究表明 OSA 与支气管哮喘之间关系密切，二者相互影响、互为因果。

虽然 OSA 和哮喘的呼吸道病变部位和发病机制不同，但是两种疾病可以共存，而且有共同的并发症，如肥胖、变应性鼻炎和胃食管反流。当它们共存时，哮喘增加了 OSA 发生的风险，OSA 加重了哮喘症状。因此，2013 年国际上将 OSA 与哮喘共存定义为交替重叠综合征（alternative overlap syndrome，AOS），以区别于重叠综合征（OS）。

（二）流行病学

OSA 和哮喘都是呼吸系统常见疾病，由于临床对于 OSA 的诊断不足，AOS 的流行病学统计差异很大，有研究显示 OSA 伴哮喘者高达 52%，其中重度哮喘达 33.6%，哮喘患者经多导睡眠呼吸监测提示 AHI > 5 次 / 小时者约占 66%，AHI > 15 次 / 小时者约占 43%。在 Teodorescu 等针对 115 例成年哮喘患者的研究中，86% 的患者伴有打鼾，38% 有习惯性打鼾，31% 有呼吸暂停。在一项包括 606 名受试者的研究中，OSA 患者哮喘的发病率是 35%，也有研究显示非重度哮喘患者中 OSA 患病率为 19% ～ 60%，重度哮喘患者中 OSA 患病率高达 88% ～ 95%。

（三）OSA 与哮喘相互影响的机制

OSA 与哮喘同为呼吸道阻塞性疾病，具有许多相似的病因、病理生理和临床症状，两种疾病相互影响，但是确切机制尚不清楚，炎症可能是一个关键因素，上气道疾病、胃食管反流、血管内皮生长因子（VEGF）、气道高反应性及肥胖等也起着重要作用。

1. **气道炎症**　众所周知，哮喘的本质是气道慢性炎症。OSA 患者睡眠结构紊乱，反复气道闭合导致间歇性低氧和复氧，继而引起氧化应激反应、炎症、交感神经张力增高及内皮功能受损，导致局部及系统性炎症反应，加之局部力学作用、神经反射、血管因素及合并心功能不全等，均在加重哮喘发病中发挥一定的作用。有研究观察到 OSA 患者呼出气中 8- 异前列烷和 IL-6 水平升高及中性粒细胞较常人增多，且与 OSA 的严重程度和低氧负荷相关，提示 OSA 可能促成了难以控制或重型哮喘患者中的非嗜酸性粒细胞炎症反应。

2. **上气道疾病**　哮喘患者常并发慢性或过敏性上气道疾病，如鼻窦炎、鼻息肉、过敏性鼻炎等。上气道疾病也是 OSA 的常见病因，OSA 患者上气道阻塞增加了下气道阻力负荷，睡眠期间吸气流速受限与哮喘患者呼气流速受损相结合，对患者的呼吸功能和症状会产生倍增效应。此外，打鼾所产生的远端机械张力可能对下气道产生不利影响。上气道关闭及打鼾能触发迷走神经介导的支气管收缩并导致气道高反应性，其可通过改变化学觉醒阈值或阻力负荷来实现上述效应。

3. **胃食管反流（gastroesophageal reflux，GER）**　OSA 患者在睡眠时极易发生 GER，而 GER 是夜间哮喘发作的常见诱因。OSA 引起 GER 可通过以下机制解释：跨膈压力梯度增加导致胸腔负压加大；自主神经功能紊乱或呼吸暂停引起的觉醒导致短暂的食管下括约肌舒张。GER 导致哮喘的直接作用机制是通过气道的微吸入作用，导致呼吸系统黏膜被胃（胃酸和胃蛋白酶）和十二指肠（胆汁酸和胰液）内容物损伤，间接作用机制是由迷走神经介导的支气管痉挛。

4. VEGF　是一种对低氧敏感的糖蛋白，能促进血管生长。OSA 与哮喘均会导致机体组织缺氧，而缺氧是调控 VEGF 在体内合成及活性的重要因子，可通过改变细胞的氧化还原状态导致体内缺氧诱导因子（hypoxia-inducible factor，HIF）-1α 积聚，从而诱导 VEGF 的表达。越来越多的证据显示 VEGF 在哮喘发病中发挥重要的作用，并可能促进了支气管炎症、气道高反应性、气道阻塞和（或）血管重构。OSA 患者中游离氧自由基和内皮素水平的升高可能也上调了 VEGF 基因的表达，OSA 患者 VEGF 水平升高与疾病的严重程度有关。但是，目前 OSA 患者中升高的 VEGF 水平与共存的哮喘气道炎症之间的关系仍有待进一步明确。

5. 气道高反应性　是哮喘发病机制之一。而 OSA 可以通过多种途径引起气道高反应性：①缺氧可诱导内源性腺苷的产生，而腺苷在哮喘的气道高反应性发生、发展中起重要作用；②机械效应：OSA 患者打鼾时反复刺激咽部、声门入口及喉头，睡眠过程中反复出现的上气道塌陷，造成这些部位的黏膜水肿，刺激这些部位的神经感受器释放速激肽，可引起支气管的强烈收缩，增加气道高反应性；③ OSA 患者夜间 GER 的发生，亦可影响气道高反应性。

6. 肥胖　是引起 OSA 的主要因素之一，体重增加与 AHI 有直接关系。肥胖也是导致哮喘难以控制的又一重要因素，是除气道炎症、肺功能、气道高反应性之外哮喘的独立危险因素，由于脂肪的累积，压迫肺组织，使胸廓顺应性减低、肺容量减少、动脉血氧供应不足，进而增加哮喘的发病率及疾病严重程度。

7. 吸入糖皮质激素　支气管哮喘需要长期吸入激素治疗，但有研究显示长期吸入糖皮质激素可能会加重 OSA，且呈剂量依赖性。其可能的机制为长期使用糖皮质激素导致上气道及其周边脂肪重分布，加重上气道阻塞。

（四）临床表现

OSA 主要表现为睡眠时反复打鼾，伴呼吸暂停，以及日间嗜睡、疲乏、记忆力下降等，而哮喘的典型症状为发作性喘息、气急、胸闷，伴有双肺广泛哮鸣音。合并 OSA 的哮喘患者容易出现夜间哮喘，发作频率增加，促使平喘药物使用剂量增加。睡眠期哮喘的出现，表示病情加重，常可伴有低氧血症。哮喘相关睡眠障碍主要是睡眠维持困难，表现为觉醒次数增加、觉醒时间延长、再入睡困难、睡眠效率及质量下降、日间疲乏和嗜睡及日间认知能力受影响，此外，茶碱及激素等治疗哮喘的药物本身也会导致夜间睡眠障碍。当哮喘患者经过正规治疗效果不佳或者存在肥胖、颈粗、上气道狭窄时，需要考虑是否合并 OSA。目前已经证实，OSA 是哮喘控制不佳的独立危险因素之一，研究发现 5% ~ 10% 的难治性哮喘患者尽管接受了最佳的治疗，但仍有严重的、难以控制哮喘症状。美国国家哮喘教育和预防指南已推荐对于难治性哮喘患者，应该注意是否存在 OSA。同时，OSA 与哮喘的重叠并非单纯症状的叠加，而是存在协同效应，二者互相影响，进一步加重气道阻塞，导致更严重的低氧血症，甚至呼吸衰竭、肺动脉高压、右心衰竭等，AOS 患者睡眠质量更差，喘息症状及夜间低氧更严重，死亡率更高。

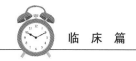

（五）诊断

由于 OSA 与哮喘具有一些共同的症状，有时会同时发生并相互影响，二者共存时可相互加重，诊断时既要注意鉴别，又要注意二者重叠的情况。在临床上，需要详细询问病史及夜间症状，尤其当哮喘难以控制时，应考虑合并 OSA 的可能性。AOS 的诊断目前没有统一标准，应该同时具备 OSA 与哮喘的诊断条件。

1. 支气管哮喘的诊断

（1）典型哮喘的临床表现

1）反复发作喘息、气急，胸闷或咳嗽，夜间及晨间多发，常与接触变应原、冷空气、理化刺激及病毒性上呼吸道感染、运动等有关。

2）发作时双肺可闻及散在或弥漫性哮鸣音，呼气相延长。

3）上述症状和体征可经治疗缓解或自行缓解。

（2）肺功能检查

1）支气管舒张试验阳性。

2）支气管激发试验或运动试验阳性。

3）昼夜呼气流量峰值（PEF）变异率 ≥ 20%。

符合上述症状和体征，同时具备肺功能检查中的任意一条，并排除其他疾病所引起的喘息、气急、胸闷和咳嗽，可以诊断为哮喘。

2. OSA 的诊断　OSA 诊断的金标准是 PSG 监测，OSA 合并哮喘时 PSG 显示睡眠效率下降，总睡眠时间减少，睡眠微觉醒及醒转次数增加，同时可以发现有睡眠呼吸暂停或低通气的发生，哮喘多发生于 REM 期。食管压力测定也可以协助 AOS 的诊断，研究发现在哮喘发作前和发作中胸内负压增加。

（六）鉴别诊断

AOS 需与急性左心衰竭、睡眠相关性 GER、睡眠相关性异常吞咽综合征及睡眠相关性喉痉挛等疾病相鉴别。

（七）治疗

对于 AOS 的治疗目前还没有统一指南或者共识，治疗原则包括在规范治疗哮喘的同时进行适当 OSA 治疗，以及对过敏性鼻炎、肥胖、GER 等共病的识别和治疗。

1. 一般性治疗，如有效控制体重，夜间侧卧睡眠和戒烟酒。

2. 针对哮喘的治疗。原则上按照哮喘指南进行治疗，对于夜间症状明显者，可睡前吸入支气管扩张剂，选用长效支气管扩张剂，如福莫特罗、沙美特罗等，改善睡眠期肺功能和睡眠障碍。

3. 针对 OSA 的治疗。睡眠期哮喘发作是病情加重的表现，应积极监测，有效治疗睡眠障碍也能够减轻哮喘的临床症状。CPAP 于 1981 年由 Sullivan 首先提出，已作为 OSA 的主要治疗方法，同时能够改善哮喘合并 OSA 患者的症状。CPAP 治疗通过提供气道正压减少外周气道塌陷，降低气道高反应性及炎症水平，可改善缺氧，有效缓解打鼾，改善睡眠结构、呼吸暂停和低通气等。此外，CPAP 可通过降低胸腹压力差减少 GER 的发生，从而进一步改善哮喘症状。但由于人机配合等原因，CPAP 并不推荐用于哮喘合并 OSA 的所有患者。

4. 针对共存病的治疗。对于共存疾病应该积极治疗，尤其是过敏性鼻炎，它可能是导致哮喘患者 OSA 患病率高的根本原因。合并 GER 者，可以选择外科手术、抑酸、增加胃动力药物等治疗。

5. 其他，如悬雍垂腭咽成形术、口腔矫形器或手术干预等替代治疗 OSA 的作用尚未被研究；减肥手术可以改善哮喘控制、肺功能和生活质量。减肥手术也可以改善 OSA 参数，但其对 AOS 的影响尚未研究。

6. 生物治疗和白三烯受体拮抗剂对 AOS 的影响尚未研究。

（杜延玲　薛世民　栾强强）

四、老年阻塞性睡眠呼吸暂停与肺炎

（一）概述

1. 老年睡眠障碍概述　睡眠障碍是指脑内网状激活系统及其他区域的神经失控或与睡眠有关的神经递质改变而导致的睡眠功能减退或睡眠影响呼吸功能。老年人并非睡眠需要减少，而是睡眠能力减退。睡眠障碍能引起相当的觉醒时病态（如生活质量下降甚至致命性损害），因此，老年睡眠障碍是目前老年医学研究的重点。

老年睡眠障碍的主要症状及体征如下。

（1）入睡和维持睡眠困难：由于多种病因或干扰因素的影响，老年人常入睡困难和不能维持睡眠，表现为睡眠潜伏期延长、有效睡眠时间缩短。由于白天活动减少或小睡导致夜间睡眠 - 觉醒周期缩短，早起或猫头鹰式的夜间活动在老年人中十分常见。而且，随增龄或疾病影响，睡眠的昼夜节律障碍更加明显，表现为昼夜颠倒、时差变化睡眠障碍和夜间工作所致的昼夜律紊乱。

（2）睡眠呼吸障碍：多见于 50 岁以上人群，睡眠后均可能发生呼吸障碍，如睡眠呼吸暂停、睡眠加重呼吸疾病、夜间吸入或夜间阵发性呼吸困难。睡眠呼吸暂停综合征是老年人最常见的睡眠呼吸障碍，占睡眠疾病的 70%，且随增龄而发病率增加，男女发病之比为 10：1 ～ 5：1。睡眠呼吸暂停综合征又分 3 型，即阻塞性睡眠呼吸暂停（OSA，指口鼻气流停止，但胸腹式呼吸运动存在）、中枢性睡眠呼吸暂停（CSA，指口鼻气流停止，同时胸腹式呼吸运动也暂停）和混合性睡眠呼吸暂停（MSA，指一次呼吸暂停中，先出现 CSA，继而出现 OSA）。气道梗阻型睡眠呼吸暂停的特点是鼾声响，呼吸间歇 > 10 秒后发生喘息或鼻音，梗阻缓解。OSA 反复出现，可使血氧含量显著减少、血压升高，轻者表现为打鼾（习惯性打鼾即使不是呼吸暂停，也可加重心脏病或高血压，是 OSA 的常见症状）、烦躁不安、白天嗜睡、抑郁、头痛、夜尿、阳痿，重者则可出现夜间睡眠心律失常、猝死、卒中、肺动脉高压、抽搐及认知功能下降等。有睡眠呼吸暂停综合征发生者，脑血管病发病率升高，尤其是缺血性脑卒中的发病率升高。

（3）嗜睡：是老年人睡眠障碍的另一常见现象，其原因有脑部疾病（脑萎缩、脑动脉硬化、脑血管病、脑肿瘤等）、全身病变（肺部感染、心力衰竭、甲状腺功能低下等）、药物因素（催眠药）及环境因素等。由于老年人对身体病变的反应迟钝或症状不明显，有时仅表现为嗜睡；因此，了解老年人嗜睡的意义就在于明确嗜睡的原因，并使之得到尽早地治疗。

2. 肺炎概述　肺炎（pneumonia）指肺实质（呼吸单位）的炎症，由感染、理化刺激和免疫损伤等所致，以感染最常见，现在也常将其定义为各种病原微生物引起的肺部炎症。

肺炎在影像学上至少可见一处浸润性阴影,区别于气道感染,抗生素前时代肺炎曾经被称为"人类死亡的船长",随着社会经济发展、抗菌治疗和护理的进步,肺炎死亡总体趋于减少。据全球疾病负担报告,肺炎死亡数从1990年的340万人到2010年已降至280万人。但是下呼吸道感染(肺炎占绝大多数)仍居世界人口十大死因的第4位,在低收入国家中则居首位。目前肺炎病死率最高的人群为5岁以下儿童和75岁以上老年人群。肺炎作为"老年人朋友",现今在老龄化迅猛来袭的我国无疑是一大挑战。

几乎所有致病微生物和寄生虫都可以引起肺炎。细菌性病原体最为常见;近年来病毒性肺炎在增加;由于免疫受损人群增多,真菌、原虫和疱疹病毒等所致肺炎日益常见。肺炎发病缘于宿主防御机制缺陷、病原体毒力强和入侵量大,或者三者的综合作用。按不同依据肺炎有多种分类。抗生素时代肺炎分类从以X线形态学为基础的解剖学分类转为按病原体分类,这是肺炎历史上的重要进步。但肺炎病原学诊断仍然存在诸多困难和诊断滞后,而流行病学研究表明,不同途径感染获得方式及不同宿主的肺炎在病原学上具有不同分布规律,临床亦各具特点。故现在多主张按发病场所和宿主状态分类,分为社区获得性肺炎、医院获得性肺炎、免疫损害宿主肺炎、儿童肺炎、老年人肺炎等,一旦责任病原体诊断明确,则应当按照病原学进行分类。

3. 老年睡眠障碍与肺炎的相互关系 老年人出现睡眠障碍是因为老年人肺部自身功能下降,从而进行血氧交换的能力下降。当发生肺炎时会进一步导致肺功能的下降,出现各个脏器的缺氧。大脑是需氧的大户,当氧含量偏低时,脑部会保护性地出现嗜睡,以降低耗氧量,达到维持生命体征的目的。另外,肺炎也会诱发患者出现呼吸衰竭,当发生Ⅱ型呼吸衰竭时,由于二氧化碳的潴留,大量二氧化碳进入体内也会抑制脑神经而出现嗜睡等症状,严重者将会发生肺性脑病,从而引起昏迷等严重症状。所以当老年人存在睡眠障碍的同时发生肺炎等肺部感染性疾病时,应当积极进行相关对症支持及综合治疗,以改善肺炎及治疗老年睡眠障碍。

近几年不断有学者发现,老年睡眠障碍患者不仅心脑血管疾病的患病风险增加,同时社区获得性肺炎(CAP)的风险增加了3倍,而这种风险增加与睡眠障碍的严重程度有关,睡眠障碍是肺炎患者常见合并症之一。

(二)病因及发病机制

1. 气道炎症反应 OSA的主要病理生理基础是睡眠过程中反复发生的间歇性低氧,致炎症反应增强,诱导相关易感基因表达及炎症蛋白等生物活性物质的合成,进而导致多器官系统性损害。HIF-1是能被缺氧激活的关键核转录因子,是组织在低氧条件下缺氧应答的重要因子,由 α 和 β 亚基构成,其中 HIF-1β 在细胞中稳定表达,HIF-1α 受氧浓度的紧密调控,因此 HIF-1 的生物学活性主要由 HIF-1α 所决定。HIF-1α 作为关键调控因子之一,调控一系列与反复间歇性低氧适应、炎症发生发展相关的靶基因表达。OSA 在慢性间歇性低氧条件下可诱导核转录因子 HIF-1 启动,激活 ROS 系统,产生大量氧自由基,促进炎症因子的转录因子 NF-κB 的释放,并进一步促进 IL-6、TNF-α、CRP 等炎症因子表达增加,从而引起一系列炎症反应和肺组织损伤。

2. 肺表面活性物质 在 OSA 患者气道中表面活性物质相关蛋白含量发生变化,可能参与了气道局部炎症的发生,加剧气道上皮损伤,引起气道阻力增加,形成 OSA 的恶性循环。肺表面活性物质相关蛋白包含四种特有的蛋白质:表面活性蛋白 SP-A、SP-B、SP-C、

SP-D。表面活性蛋白 SP-A、SP-D 通过抑制细菌生长、促进宿主细胞摄取细菌，促进凝集和调理病原体，在宿主防御功能中起重要作用。这些表面活性蛋白能与革兰阴性菌和革兰阳性菌结合。SP-A/SP-B 可与肺炎克雷伯菌、大肠杆菌、铜绿假单胞菌、嗜肺军团菌来源的细菌脂多糖相互作用，最终导致凝集反应，增加病原体摄取吸收，导致细菌的生长抑制。动物研究表明 SP-A、SP-D 增加组织胞浆菌细胞膜渗透性，直接抑制其生长，SP-A、SP-D 也可与烟曲霉菌、皮炎芽生菌、球孢子菌属、新型隐球菌和卡氏肺孢菌结合，导致凝集反应，促进吸收，抑制肺泡巨噬细胞的吞噬作用，同时也抑制真菌生长。

许多呼吸道感染也显示出可改变表面活性物质组成，如铜绿假单胞菌抑制表面活性物质生物合成，降低宿主防御和生理学功能并分泌弹性蛋白酶降解 SP-A、SP-D。OSA 中 ROS 的大量生成直接或间接损伤内皮细胞，促进各种炎症反应，从而损伤机体。氧化应激不仅可以引起外周循环中内皮细胞损伤，而且造成肺组织中肺泡上皮及内皮细胞损伤，导致肺泡壁通透性增加，并可引起肺泡表面活性物质蛋白表达下降，反复的气道塌陷会加重气道上皮细胞损伤并加重肺损伤。

3. 误吸　OSA 与上呼吸道炎症和喉部炎症有关，并与喉部感觉功能障碍和喉内收肌反射衰减有关。另外，OSA 与咳嗽反射弱或不存在有关，这些改变共存可能会导致口咽微生物区系发生变化，产生无声抽吸并导致下呼吸道炎症。这种炎症可能会触发全身炎症因子和缺氧再充氧。这些事件的连续性和相互关系会导致肺炎。

（三）OSA 合并肺炎的临床表现

1. OSA 的主要临床表现

（1）症状

1）夜间症状有打鼾、憋醒、呼吸暂停、多动不安、夜尿增多、睡眠行为异常等。

2）白天症状有嗜睡、疲乏无力、头痛头晕、个性变化、性功能减退等。

（2）体征：多数患者肥胖或超重，可见颈短粗、下颌短小、下颌后缩、鼻甲肥大和鼻息肉、鼻中隔偏曲、口咽部阻塞、软腭垂肥大下垂、扁桃体和腺样体肥大、舌体肥大、舌根后坠等。

2. 肺炎的主要临床表现

（1）症状：常见症状为发热、咳嗽、咳痰（可有脓性痰或血痰）、胸痛、呼吸困难、呼吸窘迫等。

（2）体征：早期肺部体征无明显异常，重症者可有呼吸频率增快，鼻翼扇动，发绀。肺实变时有典型的体征，如叩诊浊音、语颤增强和支气管呼吸音等，也可闻及湿啰音，并发胸腔积液者，患侧胸部叩诊浊音，语颤减弱，呼吸音减弱。

（四）辅助检查

1. PSG 监测　对于临床怀疑为睡眠呼吸暂停低通气综合征者，明确是否存在相关呼吸事件，进行诊断或协助鉴别诊断。标准的 PSG 包括至少 7 个参数，包括脑电图、眼电图、肌电图、心电图、口鼻气流、胸腹呼吸运动和血氧饱和度等，还应监测患者体位、腿动等，需有技术人员参与，必要时进行干预。可根据患者实际情况进行：①整夜 PSG 监测，OSA 诊断的标准手段，需不少于 7 小时的睡眠，客观评估患者夜间不良事件与疗效，鉴别诊断其他睡眠障碍疾病等；②夜间分段 PSG，前 2～4 小时进行 PSG 监测，之后进行 2～4 小时的持续气道正压通气（CPAP）压力调定，可减少检查和治疗费用；③午后小睡的 PSG 监测，

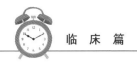

可用于白天嗜睡明显者，需保证 2 ～ 4 小时睡眠（包括 REM 和 NREM）。

2. 便携式睡眠监测（PM）　需至少包括口鼻气流、血氧饱和度、胸腹运动等参数。可用于：①临床症状严重且提示有呼吸暂停，需尽快治疗，且无法进行标准 PSG 者；②无法在睡眠实验室进行监测者；③已明确诊断者，用于疗效随访。由于 PM 未记录睡眠分期、体位和呼吸相关觉醒，监测结果阴性时仍不能除外 OSA。

3. 其他通气测定方法　直接监测通气用咬口或面罩收集呼出气，不易耐受，且影响自然睡眠状态。间接监测通气包括定性和半定量两种方法。定性方法应用热敏电阻或快速 CO_2 分析仪监测呼出气体。半定量方法采用磁强计或呼吸感应性体表描记仪。胸腹呼吸运动可用膈肌电图、经膈压测定和呼吸感应性体表描记仪监测。监测的内容主要有动脉氧分压（PaO_2）、动脉二氧化碳分压（$PaCO_2$）和动脉血氧饱和度（SaO_2）。

4. 实验室检查　包括血常规、痰细菌涂片和细菌培养、血清抗体滴度、尿抗原测定、分子生物学等相关检查。

5. 影像学检查　胸部 CT 是诊断肺炎的金标准，在胸部 CT 上不同的肺炎类型表现也不相同，大叶性肺炎往往呈局限性的实变阴影，而小叶性肺炎往往双肺多发。病毒性感染的肺炎患者双肺可以呈网格状的间质性改变，也可以呈磨玻璃样改变。胸部 CT 在肺炎患者中非常重要，不仅可以诊断肺炎，对肺炎的预后判断也至关重要，可以在充分抗炎后判断治疗前和治疗后的胸部 CT 变化，从而判断疗效。

（五）OSA 合并肺炎的诊断和鉴别诊断

OSA 容易合并肺炎，肺炎可能加重 OSA，二者并存影响治疗效果，因此对于肺炎久治不愈或者反复发生时，需要考虑是否合并 OSA，OSA 患者常规行肺部影像学检查排除肺炎。

1. OSA 的诊断

（1）PSG：是确诊 OSA 的主要手段，通过监测可确定病情严重程度，并与其他疾病相鉴别，评价各种治疗手段对 OSA 的疗效。

（2）胸部 X 线：并发肺动脉高压、肺心病时可有心影增大、肺动脉突出等相应表现。

（3）肺功能检查：患者可表现为限制性通气功能障碍，肺功能受损程度与血气改变不匹配，提示有 OSA 可能。

（4）血常规和动脉血气：病程长、低氧血症严重者，血红细胞计数和血红蛋白水平可有不同程度的增高，合并肺心病时可出现呼吸衰竭、高碳酸血症和呼吸性酸中毒。

（5）心电图和超声心动图：合并肺心病时可出现心肌肥厚、心肌缺血和心律失常等变化。

根据患者睡眠时打鼾伴呼吸暂停、白天嗜睡、肥胖、颈围粗、上气道狭窄及其他临床症状，可初步考虑 OSA 诊断，进一步需行 PSG 监测，若 PSG 监测显示每夜至少 7 小时的睡眠过程中呼吸暂停和（或）低通气反复发作 30 次以上，或者 AHI ≥ 5 次 / 小时，且以 OSA 为主，可以确诊 OSA。美国睡眠医学会（AASM）界定的诊断标准是，AHI ≥ 15 次 / 小时，伴或不伴临床症状（如白天嗜睡和疲劳），或 AHI ≥ 5 次 / 小时，伴有临床症状。

过去的 10 年里，研究者对潜在的 OSA 生物学标志物进行研究。潜在的诊断标志物中，IL-6、TNF-α 和超敏 C 反应蛋白（hsCRP）是最常见的评估生物标志物。研究血液生物标志物的评价居多，只有少数研究评估尿液、唾液和（或）呼出气冷凝液（EBC）生物标志物，即便这种方法是非侵入性的，容易收集。然而，目前还没有在临床实践中可使用的简单有用的明确 OSA 生物学标志物。

2. 肺炎的诊断　主要依据临床表现和胸部 X 线或 CT 等影像学检查，实验室检查包括血常规、降钙素原、C 反应蛋白等，痰培养及药敏试验是明确病原学及选择抗生素的主要依据。

3. 鉴别诊断

（1）单纯性鼾症：睡眠时有明显的鼾声，规律而均匀，可有日间嗜睡、疲劳。PSG 检查 AHI < 5 次 / 小时，睡眠低氧血症不明显。

（2）上气道阻力综合征：上气道阻力增加，PSG 检查反复出现 α 觉醒波，夜间微觉醒 > 10 次 / 小时，睡眠连续性中断，有疲倦及白天嗜睡，可有或无明显鼾声，无呼吸暂停和低氧血症。食管压力测定可反映与胸腔内压力变化及呼吸努力相关的觉醒。试验性无创通气治疗常可缓解症状。

（3）发作性睡病：是引起白天嗜睡的第二大病因，仅次于 OSA。主要表现为日间过度思睡、发作性猝倒、睡眠瘫痪和睡眠幻觉，多发生在青少年。除典型的猝倒症状外，主要诊断依据为多次睡眠潜伏时间试验时平均睡眠潜伏期 < 8 分钟伴 ≥ 2 次的异常快速眼动睡眠。

鉴别时应注意询问家族史、发病年龄、主要症状及 PSG 监测的结果，同时应注意本病与 OSA 合并发生的机会也很多。

（六）治疗

OSA 与肺炎共存时需要同时治疗两种疾病。

1. OSA 的治疗　包括一般治疗、无创呼吸机治疗和手术治疗。一般治疗：减轻体重、改变睡眠体位、戒烟酒、慎用镇静促眠药物等。无创正压通气一般是指经鼻持续气道正压通气（CPAP），是目前治疗中重度 OSA 的首选方法。双水平气道正压通气（BiPAP）主要用于合并 COPD 的患者，一般需要同时进行氧疗。智能（CPAP）呼吸机治疗是根据患者夜间气道阻塞程度及阻力的不同，随时调整呼吸机送气压力，患者舒适度高，耐受性好，一般优于 CPAP 治疗。手术治疗一般包括耳鼻喉科手术和口腔颌面外科手术两大类，其主要目的是纠正鼻部及咽部的解剖狭窄，扩大口咽腔面积，解除上气道阻塞及降低气道阻力。

2. 肺炎的治疗　一般根据病原学检查结果选择适当抗生素治疗。对于合并 OSA 的患者，应及早进行呼吸机治疗，同时需要预防呼吸机相关肺炎的发生。注意预防胃食管反流导致的误吸，可以适当加用抑酸剂等。

（王国芳　郝文东）

五、老年阻塞性睡眠呼吸暂停与肺癌

（一）概述

阻塞性睡眠呼吸暂停（obstructive sleep apnea，OSA）是一种临床常见的睡眠呼吸紊乱性疾病，以睡眠中反复发生上气道部分或完全阻塞为主要特征。其临床表现为睡眠时反复的呼吸暂停和低通气，间歇性低氧、睡眠片段化及白天嗜睡。OSA 是高血压、冠心病、心律失常、脑卒中、糖尿病等多种疾病的独立危险因素，对身体健康和生命造成极大的危害，

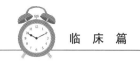
严重影响患者的生活质量和寿命。

肺癌的发病率和死亡率男性高于女性，并且随着年龄的增长明显升高。肺癌已经成为威胁我国居民的头号杀手，随着人均寿命的提高，人口老龄化的加剧，经济快速增长带来的工业化、城市化进程的高速发展而导致的环境恶化，以及吸烟率居高不下，我国老年肺癌的问题严重性正逐渐显现。2013 年国际睡眠医学领域重大进展首次报道了 OSA 与肿瘤的关系，认为 OSA 可以增加肿瘤的发病率和死亡率。体外实验发现，肿瘤细胞若处在反复低氧的环境中，则血管再生及肿瘤细胞增殖加速。因此，OSA 与老年肺癌的关系已经引起临床肿瘤工作者的关注。OSA 如何影响老年肺癌发病、诊断和治疗也成为肿瘤学界越来越受重视的研究课题。

（二）流行病学

关于 OSA 与肺癌的直接相关性研究较少。目前多数研究主要集中在 OSA 和癌症之间关系的研究。流行病学研究已经证实，OSA 人群无论是肿瘤发病率还是死亡率都呈增高的趋势，且与 OSA 的低氧程度及持续时间密切相关。一项前瞻性的研究显示，重度 OSA 患者中，所有肿瘤的死亡率比非 OSA 患者死亡率增加 5 倍，在中度 OSA 患者中增高约 1 倍，并且认为其机制可能与睡眠中的反复间歇性低氧有关。2012 年美国威斯康星进行了一项有关 OSA 与肿瘤之间联系的大型人群调查研究，研究纳入了 1522 例 OSA 患者，超过 22 年的随访数据显示，呼吸暂停低通气指数（apnea hypopnea index，AHI）与肿瘤总死亡率之间存在明显的剂量 - 反应关系。AHI ≥ 30 次 / 小时是肿瘤患者死亡的独立预测因素之一；并且当把 $SaO_2 < 90\%$ 占监测时间的百分比（Tsat90）作为观测 OSA 严重程度的替代指标时，这种关联性更强。2013 年西班牙的一项多中心队列研究再次证实了 OSA 与肿瘤死亡率之间的关系，随访 20 年的结果表明，中重度 OSA 是导致癌症死亡和发病的独立危险因素。由于肺癌的发病率在整个肿瘤中占有非常高的比例，可以推测 OSA 同样会增加肺癌的发病率和死亡率。

（三）发病机制

1. OSA 的发病机制 OSA 的发生与上呼吸道特别是咽部解剖结构密切相关。咽部是个肌性结构，缺乏骨性支持，附着于咽部的肌肉群在清醒状态下，依赖神经系统控制保持着张力，维持咽部开放状态。在睡眠状态下，神经兴奋性下降，这些肌肉群的张力减弱会导致咽腔缩窄，严重者完全闭塞，发生阻塞性呼吸暂停。一些生理或病理状态也可以加重上呼吸道的阻力，如肥胖、颈短粗、舌后坠、鼻腔阻塞、扁桃体肥大、软腭松弛、悬雍垂过长过粗、咽腔狭窄、咽部肿瘤、咽腔黏膜肥厚、舌体肥大、下颌后缩、颞颌关节功能障碍及小颌畸形等。由于是气道机械性梗阻，胸腹呼吸运动仍可见。而气道再次开放、呼吸恢复可能与微觉醒有关。因为绝大多数 OSA 结束时都伴有微觉醒的发生，微觉醒可中断睡眠，增加交感神经活性，从而使咽部肌肉张力增高。

2. 间歇性低氧（intermittent hypoxia，IH） OSA 的主要特征是睡眠时呼吸暂停、低通气导致反复的间歇性低氧和复氧，从而引起细胞间歇性缺氧。研究显示 OSA 患者的间歇性低氧可能是癌症发生和发展的促进因素。①间歇性缺氧期间的再氧合可能刺激基因表达的变化，在间歇性低氧条件下，由于 DNA 代谢相关的酶活性受损，基因突变频率可以增加到 3 ～ 4 倍。②间歇性缺氧影响癌细胞的行为和诱导特定基因表达变化，包括 *ADM*（肾上腺髓质素）、*ANGPTL4*、*GP1*、*HK2*、*IGFBP1*、*VEGFA* 等基因的过表达和 *Caspase1*、

CASP1（细胞凋亡相关半胱氨酸肽酶）、*CAT*、*CHGA* 等基因的下调表达。③间歇性低氧对癌细胞具有强大的选择性压力，是肿瘤克隆进化的重要选择性力量。由于间歇性低氧诱导，DNA 修复缺陷的克隆群体更倾向于基因组不稳定的细胞和肿瘤进展期细胞，同时，抗细胞凋亡表型保护这些细胞免受免疫反应和肿瘤治疗性干预的影响。④反复发生的低氧和再氧合过程促进机体产生大量 ROS，ROS 可促进细胞分裂，损伤细胞的 DNA、蛋白质及脂质等，从而使细胞核 DNA 的突变率提高，使正常细胞癌变可能性增加，同时有利于肿瘤细胞转变为具有侵袭及转移能力的细胞。⑤间歇性低氧可促进内皮细胞的增殖，暴露于间歇性低氧的内皮细胞具有凋亡抵抗、放疗抵抗的表型，其运动迁移能力和血管组织再生能力增强。间歇性低氧保护内皮细胞和肿瘤新生血管免受多种应激因素的影响，促进血管水平的血管生成。

3. **睡眠片段化**（sleep fragmentation，SF） 是 OSA 常见的、特征性的病理生理性改变。越来越多的研究表明 SF 在致癌方面有一定的作用。影响睡眠和昼夜节律的生活模式与癌症发病率和死亡率的增加有关。早期的研究都是对实验动物进行睡眠剥夺，发现睡眠不足可增加肿瘤发生、发展及相关死亡。Hakim 等对大鼠的实验表明，与正常睡眠的大鼠相比，1 周的 SF 会导致肿瘤的大小和重量及肿瘤侵袭周围组织的能力增强。其研究结果也支持了肿瘤相关巨噬细胞（TAM）和 TLR4 信号通路加速肿瘤生长和进展的观点。最新研究表明 SF 促进了肿瘤的生长和对邻近组织的侵袭。其可能机制是 SF 改变了肿瘤组织的微环境，导致 TAM 中的 CD8$^+$T 细胞产生的颗粒酶 B 生成减少，从而使肿瘤细胞逃避免疫的监视。同时，SF 可以影响肿瘤干细胞的自我更新，从而增加肿瘤的恶性程度。

（四）临床表现

OSA 主要表现为睡眠时反复打鼾伴呼吸暂停、日间嗜睡、疲乏、记忆力下降等，老年患者的症状尤为明显。而不同的肺癌患者之间临床表现具有很大差异，与肿瘤大小、类型、发展阶段、所在部位、有无并发症或转移有密切关系。一般来说5%～15%的肺癌患者无症状，仅在常规体检、胸部影像学检查时发现。其余患者或多或少地表现与肺癌有关的症状与体征。例如，当患者出现咳嗽、咯血、气短或喘鸣、胸痛、发热、消瘦、声音嘶哑等症状时，应该考虑到肺癌的可能。肿瘤向支气管内生长，或转移到肺门淋巴结致使肿大的淋巴结压迫主支气管或隆突，或引起部分气道阻塞时，可出现呼吸困难、气短、喘息，偶尔表现为喘鸣，听诊时可发现局限或单侧哮鸣音。偶可见主支气管阻塞，造成气道狭窄，从而和睡眠呼吸暂停相关联。当患者出现脑转移时，可能会出现中枢性睡眠呼吸暂停。

（五）辅助检查和诊断

1. **OSA 的诊断** OSA 诊断的金标准是PSG，根据患者睡眠时打鼾伴呼吸暂停、白天嗜睡、肥胖、颈围粗、上气道狭窄及其他临床症状，可初步考虑 OSA 诊断，进一步确诊需要行PSG 监测，若 PSG 监测显示每夜至少 7 小时的睡眠过程中睡眠暂停和（或）低通气反复发作 30 次以上，或者 AHI ≥ 5 次 / 小时，且以 OSA 为主，可以确诊 OSA。

2. **肺癌的诊断** 肺癌的早期诊断仍然是目前肺癌防治的关键和主要方法。OSA 在肿瘤的发生发展中起重要作用，因此，一定要注意 OSA 患者的肺癌筛查。对于老年患者，可询问病史，多有咳嗽、咳痰、咯血、消瘦为主要表现，既往多有长期吸烟史、职业致癌因素、空气污染等因素及肺结核、反复发作的肺炎等高危因素，可以根据情况行胸部 CT、纤维支气管镜检查、经皮肺穿刺术、PET/CT 检查等。活检组织的病理诊断仍然是所有癌症诊断的金标准。

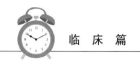

（六）治疗

由于 OSA 可能是肺癌发生的危险因素，临床上要重视老年患者 OSA 的诊断和治疗，及早发现 OSA 并给予相应的治疗，以减少肿瘤发生的风险。对于已经确诊的早期老年肺癌患者，原则上首选手术治疗；对于不能手术治疗的老年肺癌患者，可以根据病理和基因检测结果给予靶向治疗、静脉化疗、局部化疗及局部介入治疗；对于不能手术的气管或支气管内肿瘤，可以给予无创呼吸机辅助呼吸，缓解气道阻力，其他治疗包括安放气道内记忆合金支架，或气管成形术等治疗方案。OSA 与肺癌都是静脉血栓栓塞（VTE）的高危因素，二者同时存在时 VTE 发生风险更大，如诊断明确，可给予抗凝治疗；也可尝试血管介入阻塞肿瘤的营养血管、局部化疗，或气道内放疗。

（高建全　刘东利　代　婵）

六、老年阻塞性睡眠呼吸暂停与间质性肺疾病

（一）概述

阻塞性睡眠呼吸暂停（obstructive sleep apnea，OSA）是一种以睡眠打鼾伴呼吸暂停和日间思睡为主要临床表现的睡眠呼吸疾病。以往认为 OSA 与间质性肺疾病（interstitial lung disease，ILD）是两种独立的疾病，但近年来越来越多的研究表明 OSA 在 ILD 患者中的发病率很高，特别是在特发性肺纤维化（idiopathic pulmonary fibrosis，IPF）中，美国胸科协会、欧洲呼吸学会、日本呼吸学会和拉丁美洲胸科协会关于 ILD 的国际指南都确认了 OSA 作为合并症的重要性。

ILD 是一大类具有异质性的肺疾病，包括 200 多种疾病，这些疾病导致限制性肺通气功能障碍，肺容量减少，肺顺应性降低。IPF 是 ILD 的一种特殊形式，原因不明，患者生存率低，主要发生在老年男性。尽管 IPF 以单器官受累为特征，但其他疾病可能会影响 IPF 的预后，改变其自然病程。事实上，与睡眠相关疾病，如 OSA，被认为是一种重要的共患病出现在 IPF 诊断和管理的最新官方指南中。此外，OSA 被认为与 IPF 更快速的临床恶化有关。

然而，大多数临床医师治疗 ILD 时往往主要关注患者日间症状，而在睡眠过程中可能出现的睡眠障碍及其与呼吸和氧合恶化的关系常被忽视。

（二）流行病学

虽然在提高对 ILD-OSA 的认识方面取得了一定的进展，但在一般人群中其仍未得到充分诊断。目前在 IPF 的患者中，男性 OSA 的患病率估计为 22%，女性患病率约为 17%。然而，由于诊断技术和标准不尽相同，在不同的研究中得出的数据也有差异。希腊的一项研究纳入了 31 名 IPF 患者，发现 OSA 患病率最高达 91%。相反，美国一项大型回顾性研究记录 IPF 的患病率仅为 5.9%。在两项包括 50 例 IPF 患者的前瞻性研究中，OSA 患病率分别为 82.3% 和 88%。其他纤维化性 ILD 的 OSA 患病率调查资料较少，少数研究的结果表明估计值与 IPF 没有显著性差异。

（三）ILD 合并 OSA 的发病机制

越来越多的人认识到 OSA 在 ILD 患者中的高患病率，但其与 ILD 之间的关联机制尚不清楚。有学者认为 ILD 可加重 OSA 的发生。他们在 ILD 中观察到，较低的肺容积可能通过减少气管牵引和增加咽部收缩而促进 OSA 的进展。研究者推测，OSA 可能通过间歇性缺氧和再复氧导致早期肺泡上皮细胞损伤。在一项研究中发现，11 名 OSA 患者和 10 名

对照组使用了诊断 ILD 和预后的生物标志物 KL-6（Krebs von den Lungen 6），OSA 组的 KL-6 水平显著高于对照组。这些结果提示，OSA 患者循环 KL-6 水平升高，可能反映肺泡壁通透性增加和肺泡屏障损伤。还有学者认为 OSA 导致缺氧，破坏细胞和组织稳态，从而导致 IPF 进展更快，同时阻塞性事件导致胸膜压力的大幅波动可能拉伸肺泡壁，导致肺泡上皮细胞的重复损伤。这些重复的损伤，连同细胞外基质的异常重塑，可能是一些 ILD 患者疾病开始、进展和最终死亡的潜在机制。

体重指数（body mass index，BMI）与 OSA 的发病密切相关，但 BMI 对 ILD 患者存活率的影响一直有相互矛盾的数据。虽然一些研究表明，BMI 较高的患者发生急性 ILD 加重的风险增加，但其他研究表明，BMI 与生存期没有关系，甚至在基线 BMI 较高的患者中生存期有所改善。因此，尽管肥胖是 OSA 的一个重要危险因素，但尚不清楚增加 BMI 是否影响 ILD 患者的疾病进展和生存。

目前的研究还发现，胃食管反流、糖尿病和 OSA 是纤维化性 ILD 亚型中最常见的共病。在 IPF 中患有 OSA 的男性肺功能下降更明显、生存期更差。另外，夜间低氧饱和度引起的氧化应激、呼吸暂停期间频繁发生的反复 Muller 机制引起的肺泡损伤及胃食管反流病（GERD）可能是 IPF 潜在或加重的因素。

总之，ILD 和 OSA 在发病机制上可能互相影响、互为因果。尽管有众多可能的机制，但目前 ILD-OSA 患者的发病机制仍不清楚，尚需更多研究来证实和进一步探索 OSA 和 ILD 不良结局之间的潜在联系和可能机制。

（四）临床表现

ILD 常表现为呼吸浅快，这可能与肺组织中迷走神经受刺激有关；通气的总体水平远高于二氧化碳的产生，这将会导致低碳酸血症的发生。这些患者会出现更多的觉醒、睡眠状态改变及多于正常的睡眠中断。SaO_2 低于 90% 的患者较 SaO_2 高于 90% 的患者更容易发生间断性睡眠，表现为显著的 1 期睡眠增多及 REM 减少。不同的 ILD 其临床表现不完全相同，多数隐匿起病。呼吸困难是最常见的症状，疾病早期仅在活动时出现，随着疾病的进展进行性加重。其次是咳嗽，多为持续性干咳，如患者有免疫相关征象时要排除胶原血管性疾病。ILD 较有特征的体格检查为肺部爆裂音，这是 ILD 的常见体征。

OSA 主要表现为睡眠时反复打鼾伴呼吸暂停、日间嗜睡、疲乏、记忆力下降等。当两种疾病共存时，打鼾可能是怀疑 ILD 患者伴有 OSA 的唯一线索。如果 ILD 的严重程度与临床结果之间不一致，如运动能力、呼吸困难程度、生活和睡眠质量，且出现日间过度思睡，必须警惕合并 OSA 的可能，应该进行 OSA 相关检查。

（五）诊断

ILD-OSA 的诊断目前没有统一标准，确诊应该同时具备 OSA 与 ILD 的诊断条件。

1. OSA 的诊断　OSA 诊断的金标准是 PSG。根据患者睡眠时打鼾伴呼吸暂停、白天嗜睡、肥胖、颈围粗、上气道狭窄及其他临床症状可初步考虑 OSA 诊断，进一步确诊需要行 PSG 监测，若 PSG 监测显示每夜至少 7 小时的睡眠过程中睡眠暂停和（或）低通气反复发作 30 次以上，或者 AHI ≥ 5 次 / 小时，且以 OSA 为主，可以确诊 OSA。美国睡眠医学会（AASM）界定的诊断标准是 AHI ≥ 15 次 / 小时；或 AHI ≥ 5 次 / 小时，伴有临床症状。

2. ILD 的诊断　是一个复杂的过程，除需要依赖病史、体格检查、血液化验、支气管肺泡灌洗、肺功能检查外，高分辨 CT（HRCT）也是诊断 ILD 的重要手段。典型的 IPF 在排

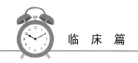

除了其他已知的因素后，HRCT 表现为典型普通型间质性肺炎（UIP）即可诊断，而其他类型 ILD 诊断的金标准仍需依赖外科肺活检。一般而言，OSA 合并 ILD 的患者一般情况下肺功能较差，不能耐受外科肺活检，通常经上述手段检查后，由多学科讨论给予临床诊断。

当 IPF 患者被考虑为 OSA 时，临床医师必须意识到 IPF 患者可能症状更少，颈围可能更小。与经典 OSA 相比，即使年龄和 BMI 相同，PSG 也可能表现为 AHI 较低、低呼吸次数更多。很明显，OSA 的存在会影响患者睡眠和生活质量，因此，如果临床怀疑存在，就必须进行 PSG 检查。共同评估这两种疾病的严重程度是至关重要的。

（六）辅助检查

1. HRCT　是目前诊断 ILD 的重要手段，可以评估病变程度和提示可能的病理类型，特异度和敏感度均高达 80% 以上，是 ILD 的首选检查工具。当 OSA 患者出现阻塞性通气功能损害时，HRCT 也能更好地观察小气道及其结构的改变。

2. 肺功能检查　ILD 患者以限制性通气功能障碍和气体交换障碍为特征。限制性通气功能障碍表现为肺容量包括肺总量（TLC）、肺活量（VC）和残气量（RV）均减少，肺顺应性降低，FEV_1/FVC 正常或增加。气体交换障碍表现为一氧化碳弥散量（DLco）减少。在同时合并 OSA 的患者中，患者可能会同时出现阻塞性通气功能障碍表现，主要表现为 FEV_1、TLC 降低及 RV/TLC% 增高的小气道阻塞为主的功能受限。

3. PSG（包括脑电图）　是诊断 OSA 的标准手段，但对于部分不能耐受固定检查室的整夜监测患者来说，初筛便携式诊断仪亦可同时记录、分析多项睡眠生理数据，并方便移动至睡眠室外进行诊断，对 ILD-OSA 来说不失为一种较好的选择。

（七）治疗

对于 ILD-OSA 目前国际上还没有形成统一的指南或者共识，ILD-OSA 的治疗主要是针对两种疾病的综合治疗。

1. 一般治疗　主要针对 ILD 可能的病因进行治疗，包括激素、免疫抑制剂、吡非尼酮、尼达尼布的使用，针对其共患病（如 GERD）的治疗，以及终末肺的移植。

2. 氧疗　研究发现，ILD-OSA 患者呼吸睡眠模式的特点是低呼吸频率高于呼吸暂停频率，而且大多数低呼吸频率之前都会有一系列高呼吸频率事件。Khoo 等报道吸氧可解决 ILD-OSA 高呼吸 - 低呼吸的周期性模式，对于提高血氧分压、改善组织器官缺氧、预防潜在的严重并发症（如肺动脉高压）至关重要。由于吸氧比 CPAP 耐受性好，增加了选择性 ILD-OSA 患者的治疗依从性。对于不耐受 CPAP 的 OSA 患者，目前采用补充氧作为挽救性治疗方法。

3. 无创正压通气（NIPV）　作为治疗 OSA 的重要手段，有助于去除睡眠期的低氧，纠正睡眠结构紊乱，提高患者睡眠质量和生活质量，但对于 ILD-OSA 患者而言，由于其肺结构的不可逆改变，肺的顺应性下降，虽 NIPV 病死率明显低于有创机械通气，但相对而言其病死率仍较高，不过对于危重症患者 NIPV 仍不失为重要手段，可为患者赢得更多的治疗时机。

4. 康复治疗　近年来越来越多的研究表明呼吸康复治疗对于 ILD 及 OSA 是一项重要的、安全有效的治疗手段。但哪一型的 ILD 会从康复治疗中获益更多、康复的时长及 ILD 急性加重后是否能早期呼吸康复还未可知，需开展进一步的研究。

（康　睿　常小红）

七、老年阻塞性睡眠呼吸暂停与肺动脉高压

（一）概述

肺动脉高压（pulmonary hypertension，PH）是一种血流动力学和病理生理学疾病，指由各种原因引起的肺血管床结构和（或）功能改变，导致以肺血管阻力进行性升高为特点的临床综合征。最终致使右心室扩张，引起心力衰竭甚至死亡。血流动力学诊断标准为，在海平面、静息状态下，右心导管测量平均肺动脉压（mPAP）≥ 25mmHg。

在众多的肺动脉高压原因中，睡眠呼吸障碍（SDB）是其重要的继发性原因之一。2013 年在法国召开的第五届肺动脉高压大会中对肺动脉高压临床类型进行了重新修订，确认睡眠呼吸暂停是肺动脉高压的独立危险因素（表 15-1）。其中又以阻塞性睡眠呼吸暂停（OSA）最常见。

随年龄增长，OSA 的发病率增加，50 ～ 70 岁的就诊者最多见。一般认为在普通成年人群中，睡眠呼吸紊乱的发生率约为 4%。随年龄的增长，睡眠呼吸紊乱的发生率明显上升。可能是由随年龄增长各种器官功能减退，咽部肌张力降低所致。

表 15-1　2013 年肺动脉高压的分类（法国尼斯）

1. 动脉性肺动脉高压

　1.1 特发性肺动脉高压

　1.2 可遗传的肺动脉高压

　　1.2.1 *BMPR2*

　　1.2.2 *ALK1*、*Endoglin*、*SMAD9*、*CAV1*、*KCNK3*

　　1.2.3 未知

　1.3 毒品和毒素诱导

　1.4 疾病相关性肺动脉高压

　　1.4.1 结缔组织病

　　1.4.2 人体免疫缺陷病毒感染

　　1.4.3 门静脉高压症

　　1.4.4 先天性心脏病

　　1.4.5 血吸虫病

　1.5 肺静脉闭塞性疾病和（或）肺毛细血管瘤病

　1.6 新生儿持续性肺动脉高压

2. 左心疾病所致肺动脉高压

　2.1 左心室收缩功能障碍

　2.2 左心室舒张功能障碍

　2.3 瓣膜病

　2.4 先天性 / 获得性左心室流入 / 流出道梗阻和先天性心肌病

3. 肺疾病和（或）缺氧引起的肺动脉高压

　3.1 慢性阻塞性肺疾病

续表

3.2 间质性肺疾病

3.3 其他具有混合限制性和阻塞性模式的肺部疾病

3.4 睡眠 - 呼吸紊乱

3.5 肺泡低通气障碍

3.6 长期暴露于高空

3.7 发育异常

4. 慢性血栓栓塞性肺动脉高压

5. 未明多因素机制所致肺动脉高压

5.1 血液病：慢性溶血性贫血、骨髓增生异常、脾切除

5.2 全身性疾病：结节病、肺组织细胞增多症、淋巴管肌瘤病

5.3 代谢障碍：糖原贮存病、戈谢病、甲状腺疾病

5.4 其他：肿瘤梗阻、纤维性纵隔炎、慢性肾衰竭、节段性肺动脉高压

（二）流行病学

由于血流动力学参数、诊断测试的范围及潜在的混杂疾病，确定 OSA 所致肺动脉高压的患病率具有挑战性。在 220 名连续接受右心导管插入术的 OSA 患者中，Chaouat 等观察到有 37 名（17%）患者的 mPAP 大于 25mmHg，达到肺动脉高压的诊断标准，在这 37 名患者中，有 19 名（51%）进行了肺功能测试，显示 FEV_1/FVC < 65%，表明患有阻塞性肺病，说明在 OSA 引起的肺动脉高压中，常可能混杂其他因素，尤其是阻塞性肺部疾病。Sajkov 等在没有缺氧性肺病的情况下，对 32 例 OSA 患者进行研究，发现 34% 的受试者的 mPAP（多普勒超声心动图估计）为 25mmHg。Hetzel 等研究了 49 例肺功能测试正常的 OSA 患者，使用右心导管插入术进行静息状态肺动脉压值监测，发现 6 例（12%）患者显示 mPAP > 25mmHg。说明 OSA 引起的肺动脉高压具有非常大的隐匿性，在临床上往往容易被忽视和漏诊。

总体来看，在各种病因的肺动脉高压患者中，OSA 患病率较高。同样，OSA 患者患肺动脉高压的风险也在增加。一般来说，27% ～ 30% 没有左心室功能不全或低氧性肺病的 OSA 患者患有肺动脉高压，而且 OSA 合并肺动脉高压患者的生活质量较低，死亡率高于无肺动脉高压的患者。

（三）发病机制

OSA 引起肺动脉高压的机制较为复杂，可能有多种机制参与了肺动脉高压的形成。

1. **左心功能受损** 研究发现 OSA 可以引起肺动脉高压，其可能是通过导致左心功能受损，引起左心射血能力降低和左心充盈压力增加而形成。长期的这种作用可以引起肺静脉压力增高和炎性介质的异常，再加上长期的缺氧性肺血管收缩，导致血管内皮增生和重塑，最终形成肺动脉高压。

2. **间歇性缺氧** OSA 患者睡眠过程中的反复缺氧，造成肺血管对低氧的收缩反应增强，有利于肺血管重构；同时呼吸暂停时胸腔内压力的变化和快动眼睡眠时相中交感神经的兴奋，可以导致血管收缩、外周阻力增加，进一步加重心脏后负荷，导致肺血管结构发生改变、肺动脉高压形成。

3. 氧化应激　OSA 间歇性低氧可以损害内皮细胞功能, 引起内皮细胞损伤, 破坏血管内环境的稳定, 促使血管收缩因子内皮素 (ET) -1 合成和释放增加; 血管舒张因子 NO 合成、释放减少, 引起血管平滑肌紧张性增加和血管重构。同时夜间反复缺氧可使血细胞比容增加, 并且血流速度加快, 这些机制或许也参与了肺动脉高压的形成。

4. 肺心病的形成　肺循环是一个低阻力、低压系统, 而右心室是一个相对薄壁和顺应性结构, 通常在低后负荷下工作, 并适应可能遇到的可变容积。在 OSA 情况下, 随着肺循环阻力增加和时间的推移, 肺动脉压力增高, 右心发挥其代偿功能, 以克服升高的肺动脉阻力而发生右心室肥厚。右心室肥厚可能是由肺血管阻力和后负荷的逐渐增加引起的。然而, 右心室收缩储备有限, 随后发生扩张, 收缩强度降低。这反过来会增加右心室壁张力和需氧量, 同时减少灌注, 导致恶性循环的发展。肺动脉高压早期, 右心室尚能代偿, 舒张末期压仍正常。随着病情的进展, 肺动脉压持续升高, 超过右心室的代偿能力, 右心失代偿, 右心排血量下降, 右心室收缩末期残留血量增加、舒张末期压增高, 促使右心室扩大和右心衰竭。

（四）临床表现

临床表现主要为 OSA 和肺动脉高压及肺心病的症状和体征。

1. OSA 的临床表现

（1）症状：①夜间症状包括打鼾、呼吸暂停、憋醒、多动不安、夜尿增多、睡眠行为异常等; ②白天症状包括嗜睡、疲乏无力、认知行为功能障碍、头痛头晕、个性变化、性功能减退等。

（2）体征：多数患者有肥胖或超重, 可见颈短粗和向心性肥胖。一些由解剖结构异常引起的 OSA 患者, 可以发现有下颌短小、下颌后缩、鼻甲肥大和鼻息肉、鼻中隔偏曲、口咽部阻塞、悬雍垂肥大下垂、扁桃体和腺样体肥大、舌体肥大、舌根后坠等表现。

2. 肺动脉高压及肺心病的临床表现　主要有胸闷气短、劳累后轻度头痛、疲乏、胸痛、晕厥、心悸、食欲缺乏、腹胀、恶心等, 有时也可以出现下肢水肿。

（1）症状：①呼吸困难, 是最常见的症状, 多为首发症状, 主要表现为活动后呼吸困难, 进行性加重, 直至在静息状态下即感呼吸困难, 与心排血量减少、肺通气血流比例失衡等因素有关。②胸痛, 由右心负荷加重、耗氧量增多及冠状动脉供血减少等引起。③头晕或晕厥, 由心排血量减少, 脑组织供血突然减少所致。常在活动时出现, 有时休息也可以发生。④咯血, OSA 患者合并肺动脉高压发生咯血情况较为罕见。

（2）体征：主要表现为肺动脉高压和右心衰竭体征, 表现为呼吸频率增加、脉搏细速; 右心衰竭时可出现体循环淤血相关体征, 如颈静脉充盈或怒张、肝大、双下肢水肿等。

（五）辅助检查与诊断

1. PSG　是确诊 OSA 的主要手段, 通过监测可确定病情严重程度, 并与其他疾病相鉴别, 评价各种治疗手段对 OSA 的疗效。

2. 胸部 X 线　并发肺动脉高压、肺心病时可有心影增大、肺动脉突出等相应表现。X 线下肺动脉高压征：①右下肺动脉干扩张, 其横径 ≥ 15mm 或右下肺动脉横径与气管横径比值 ≥ 1.07, 或动态观察右下肺动脉干增宽 > 2mm; ②肺动脉段明显突出或其高度 ≥ 3mm; ③中心肺动脉扩张和外周分支纤细, 形成"残根"征; ④圆锥部显著凸出或其高度 ≥ 7mm; ⑤右心室增大。具有上述任何一条均可诊断。

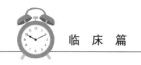

3.**心电图** 可以显示右心劳损的特征。

4.**肺功能检查** 患者可表现为限制性通气功能障碍,肺功能受损程度与血气改变不匹配,提示有 OSA 可能。

5.**血常规和动脉血气** 病程长、低氧血症严重者,血红细胞和血红蛋白可有不同程度的增加,当病情严重或已并发肺心病、呼吸衰竭时,可出现呼吸衰竭、高碳酸血症和呼吸性酸中毒。

6.**超声心动图** 是一种容易获得和无创性的测试,用于帮助诊断,指导危险分层和监测进展的肺动脉高压患者。SDB 患者的超声心动图除了监测心室内压外,还可以评估肺动脉压、右心室结构和功能及心室间相互作用,评估心脏分流、瓣膜或原发性心肌疾病。

7.**心脏磁共振成像(MRI)** 在评价右心室大小、形态和功能方面,以及在无创评价血流,包括每搏量、心排血量、肺动脉扩张性和右心室质量方面,是准确和可重复的。

8.**右心导管检查及急性肺血管反应试验** 右心漂浮导管检查可直接测量肺动脉压力,测定心排血量,计算肺血管阻力,确定有无左向右分流等,有助于制订治疗策略。

(六)治疗

由 OSA 引起的肺动脉高压,首先需要针对 OSA 进行治疗。

1.**OSA 的治疗**

(1)一般治疗:减轻体重,改变睡眠体位,戒烟酒,慎用镇静催眠药物等。

(2)病因治疗:纠正引起 OSA 发生或加重的基础疾病,如口服甲状腺素治疗甲状腺功能减低等。

(3)无创气道正压通气

1)经鼻持续气道正压通气(CPAP):是治疗中重度 OSA 的首选方法。

2)双水平气道正压通气(BiPAP):使用 BiPAP 辅助通气,可迅速纠正低氧血症和酸中毒,还可降低气管插管的概率,缩短患者住院时间及降低住院费用。无创 BiPAP 治疗 OSA 合并呼吸衰竭及心力衰竭的优势:①肺泡内正压对肺内有挤压作用,减少渗出,有利于肺水肿消退;②正压通气通过增加肺功能残气量,改善肺顺应性,减少肺泡萎陷,减轻肺内分流,改善通气血流比例失调;③机械通气提高胸腔内压,减少回心血量,降低心脏前负荷,同时胸腔内压增高使左室跨壁压下降(左室内压、胸腔内压),从而减少心脏后负荷,有利于左心功能的改善;④通过提高氧合,能增强药物治疗心力衰竭的作用。

3)智能 CPAP 呼吸机治疗:根据患者夜间气道阻塞程度及阻力的不同,呼吸机送气压力随时调整。患者舒适度高、耐受性好,优于 CPAP 治疗。

4)手术治疗:包括耳鼻喉科手术和口腔颌面外科手术两大类,其主要目的是纠正鼻部及咽部的解剖狭窄,扩大口咽腔面积,解除上气道阻塞及降低气道阻力。

2.**肺动脉高压的药物治疗** 近几年肺动脉高压靶向治疗药物如内皮素受体拮抗剂波生坦、磷酸二酯酶 5 型抑制剂西地那非等已在临床得到应用,并且已经有靶向治疗药物应用于 COPD 的报道,但尚未有靶向治疗药物治疗 OSA 相关肺动脉高压的报道。

3.**肺心病的治疗** 治疗原则为积极治疗原发病,通畅呼吸道,改善呼吸功能,纠正缺氧,控制心力衰竭,预防并发症。

4.**心力衰竭的药物治疗**

(1)利尿剂:通过抑制肾脏钠、水重吸收而增加尿量,消除水肿,减少血容量,减轻右心前负荷的作用。利尿剂应用后易出现低钾、低氯性碱中毒、痰液黏稠不易排出和血液浓缩，应注意预防。常用利尿剂有呋塞米、螺内酯、氢氯噻嗪、托拉塞米等。

（2）正性肌力药：慢性肺心病患者由于慢性缺氧，对洋地黄类药物的耐受性低，易中毒，出现心律失常。因此要慎重使用。指征：①以右心衰竭为主要表现而无明显感染的患者；②合并室上性快速心律失常，如室上性心动过速、心房颤动（心室率 > 100 次 / 分）者；③合并急性左心衰竭的患者。常用毒毛花苷 K $0.125 \sim 0.25mg$，或毛花苷丙 $0.2 \sim 0.4mg$ 加入 10% 葡萄糖注射液内缓慢静脉注射。用药前应注意纠正缺氧，防止低钾血症，以免发生药物毒性反应。

（3）血管扩张药：在扩张肺动脉的同时也扩张体动脉，往往造成体循环血压下降，反射性产生心率增快、氧分压（PO_2）下降、二氧化碳分压（PCO_2）上升等不良反应，因此限制了血管扩张药在慢性肺心病中的临床应用。

总之，目前 OSA 患者呈逐年上升趋势，其合并肺心病的发生率将逐年增高，而肺心病的预后不良，因此对于 OSA 合并肺心病的患者，临床给予早期干预，可降低 OSA 患者死亡率，提高患者生存质量。

（赵　炫　张宇祥）

八、老年阻塞性睡眠呼吸暂停与呼吸衰竭

（一）概述

阻塞性睡眠呼吸暂停（obstructive sleep apnea，OSA）是一种常见的睡眠相关呼吸障碍性疾病，其病理生理学特点是间歇性缺氧和睡眠结构紊乱，夜间反复发生的呼吸暂停和低通气造成慢性间歇性低氧、二氧化碳潴留。呼吸衰竭通常在原有肺部疾病基础上发生，若患者处于呼吸衰竭稳定期，此时虽然 $PaCO_2$ 升高且 PaO_2 降低，但是患者仍可以通过治疗与代偿稳定病情，正常从事一般生活活动或是工作，但若出现呼吸道感染，或是存在其他诱因，导致 $PaCO_2$ 明显升高且 PaO_2 显著降低，则代表病情发展至急性期，治疗难度较大。

OSA 患者并发急性呼吸衰竭临床上并不少见，且具有较高的死亡风险。Fletcher 等将 OSA 合并呼吸衰竭称为"近猝死"（near miss death）综合征。国内李庆云和黄绍光于 1998 年首次报道 OSA 致急性呼吸衰竭的病例。反复间歇性低氧血症、高碳酸血症、睡眠结构紊乱是 OSA 最基本、最核心的病理生理变化，可导致严重心律失常、昏迷、猝死。急性呼吸衰竭往往是昏迷和死亡的前兆。

（二）病因及发病机制

由 OSA 导致呼吸衰竭的发病机制是在睡眠时由于肥胖、慢性扁桃体肿大、镇静药物、过量饮酒等原因，引起上呼吸道反复阻塞，发生呼吸暂停或低通气，从而导致血氧分压下降、二氧化碳分压上升，是属于通气功能障碍的 Ⅱ 型呼吸衰竭。OSA 引起呼吸衰竭与各种其他原因如肺炎、肺血管疾病、哮喘、急性呼吸窘迫综合征（ARDS）等疾病引起的呼吸衰竭相比，其发病过程和进展相对缓慢。

1. 肥胖　对膈肌和胸壁的作用造成限制性通气功能障碍 [严重肥胖者一般肺总量（TLC）< 预计值的 80%]；肥胖者的呼吸肌肌力下降，可能与肥胖所致胸壁顺应性下降或肺容量减小有关；呼吸功的增加更进一步加重了已受损的呼吸肌劳损。

肥胖者膈肌处于高位，补呼气量（ERV）降低，功能残气量（FRC）减少。在最大呼气流量 -

容积曲线上，肥胖者的平静呼吸环处于低肺容量区域，而气流受阻现象通常在低肺容量下更显著。这样，肥胖使患者不得不在更易出现气流受阻加重的肺容量范围下呼吸。ERV 降低使患者即使在直立时呼吸也接近残气位，即气道阻力增加最明显的区域。ERV 的降低与肥胖引起的 FRC 下降及气道阻塞导致的残气量增加有关，因而 ERV 的下降反映了肥胖和气道阻塞这两个机械因素在 OSA 伴 CO_2 升高中起着共同作用。但 OSA 患者因肥胖和呼吸中枢通气反应性降低引起 CO_2 潴留的机制尚不确定，因为有些患者虽有类似情况，但并不表现 CO_2 潴留。高碳酸血症也与夜间呼吸暂停的频度和持续时间无明显相关性。

2. 过量饮酒　使人的呼吸中枢对缺氧及高 CO_2 的敏感性下降，而且饮酒本身可抑制上气道扩张肌的张力，还能抑制中枢唤醒机制，延长呼吸暂停时间，更易发生呼吸衰竭。

3. 镇静催眠药物　可能通过结合苯二氮䓬（BZD）受体，特别是 BZ2 受体来抑制中央通气驱动，以激活运动神经元、边缘系统和脊髓后角中的 γ- 氨基丁酸（GABA）系统。当 BZD 与阿片类药物结合使用时，这种呼吸抑制作用可能具有协同效应。其次，催眠药可能会降低 OSA 患者的肌肉张力与已经功能病态的上气道扩张肌肉张力，然后进一步导致呼吸暂停低通气指数（apena hypopnea index，AHI）增大。

总之，OSA 患者存在呼吸肌驱动和通气化学感受器敏感性降低，使其在呼吸暂停间期不能产生足够的通气反应，因此认为 OSA 患者通气负荷和呼吸驱动的降低相互影响、共同作用，引起呼吸衰竭。

（三）临床表现

OSA 合并呼吸衰竭患者多半表现有睡眠时打鼾、反复夜间呼吸暂停及白天嗜睡症状，严重者可有意识改变，甚至出现尿失禁及抽搐。傅卜年等报道 5 例 OSA 引起的急性呼吸衰竭临床表现中，5 例患者病史中均有睡眠时打鼾、频频呼吸暂停及白天嗜睡症状，4 例有意识混浊或呈昏睡状态，1 例发生尿失禁及抽搐。发生急性呼吸衰竭的 OSA 患者均存在肥胖和通气反应性降低，出现血 CO_2 浓度升高，一般以女性病例居多，肥胖程度较重。

OSA 患者发生急性呼吸衰竭时通气衰竭出现较快。MacGregor 于 20 世纪 70 年代初已注意到肥胖低通气综合征患者合并呼吸衰竭时快速死亡，甚至来不及采取一些必要措施。另外，OSA 患者病史较长，常伴有支气管炎或其他呼吸系统病史，但程度较轻，从其病史、发病前体力、活动能力及肺功能分析，均不支持现有的呼吸系统功能损害状况可发展至严重呼吸衰竭的程度，但第一诊断往往误诊为 COPD 合并呼吸衰竭。需要注意的是，OSA 伴呼吸衰竭患者在临床病情稳定后，其 pH 趋向正常，但血 CO_2 水平仍高，说明通气敏感性降低，呼吸中枢极其脆弱，很易产生意识障碍。OSA 对危重症患者的影响还表现为易引起术后呼吸衰竭，特别是肥胖及重度 OSA 患者。手术中给予的镇静药、麻醉药可抑制上气道肌肉活性，加重气道的阻塞，同时也使中枢对 $PaCO_2$ 和 PaO_2 反应性降低，术后可出现呼吸衰竭、清醒延迟、呼吸机撤离困难。出现中枢性呼吸暂停及气管插管后水肿也会造成拔管后 OSA 的加重。另外，饮酒特别是醉酒可通过类似机制诱发急性呼吸衰竭，甚至导致猝死。

OSA 并发急性呼吸衰竭常具有下列特点：①通气衰竭出现较快，意识障碍程度较重；②由于 OSA 病程较长，常伴有支气管炎病史或其他呼吸系统病史，但一般程度较轻，从病史、病前活动能力及肺功能来看，均不支持由呼吸系统功能损害达到此严重程度；③患者均较肥胖；④针对 OSA 治疗后，恢复较 COPD 致呼吸衰竭快，机械撤离较快，时间缩短。

（四）诊断

OSA 诊断依靠 PSG 监测，根据患者睡眠时打鼾伴呼吸暂停、白天嗜睡、肥胖、颈围粗、上气道狭窄及其他临床症状可初步考虑 OSA 诊断，进一步需要行 PSG 监测，若 PSG 监测显示每夜至少 7 小时的睡眠过程中睡眠暂停和（或）低通气反复发作 30 次以上，或者 AHI ≥ 5 次 / 小时，且以 OSA 为主，可以确诊 OSA。

OSA 合并呼吸衰竭时诊断有赖于动脉血气分析：在海平面、静息状态、呼吸空气条件下，$PaO_2 < 60mmHg$，伴或不伴 $PaCO_2 > 50mmHg$，可诊断呼吸衰竭。

（五）辅助检查

1. 动脉血气分析　对判断呼吸衰竭和酸碱失衡的严重程度及指导治疗均具有重要意义。pH 可反映机体的代偿情况，有助于鉴别急性或慢性呼吸衰竭。

2. 肺功能检测　尽管在某些重症患者，肺功能检查受到限制，但能通过肺功能判断通气功能障碍的性质（阻塞性、限制性或混合性）及是否合并换气功能障碍，并对通气和换气功能障碍的严重程度进行判断。

3. 胸部影像学检查　包括普通胸部 X 线检查、胸部 CT 等，有助于明确呼吸衰竭发生原因及诱因。

（六）防治

1. 提高认识　在急性呼吸衰竭鉴别诊断中，即使尚未确诊 OSA，也要考虑 OSA 发生急性呼吸衰竭的可能性。需特别关注以下情况：①体形肥胖患者很快出现的发绀、嗜睡、昏迷；②出现高 CO_2、急性呼吸衰竭和呼吸性酸中毒；③手术或危重患者使用麻醉药、镇静药后，出现不可解释的呼吸衰竭；④需问及打鼾和嗜睡病史及感染等诱因。应及时采取有效措施，提高抢救成功率。出现病情加重时应积极治疗，而非急于做 PSG 监测。

2. 避免诱因　对于肥胖及未经治疗的中重度 OSA 等中枢稳定性差的患者，要避免饮酒及应用镇静药物，预防感染，手术后加强监测，必要时延长气管插管保留时间，直到患者完全清醒。

3. 积极治疗

（1）氧疗：是指通过不同吸氧装置增加肺泡内氧分压以纠正机体低氧血症的治疗方法。确定吸氧浓度的原则是在保证 PaO_2 迅速提高到 60mmHg 或脉搏血氧饱和度（SpO_2）达 90% 以上前提下，尽量降低吸氧浓度。

（2）机械通气：NIPV 作为一线治疗手段，有助于消除睡眠期低氧，纠正睡眠结构紊乱，提高睡眠质量和生活质量，降低相关并发症发生率和病死率。建议依照患者具体情况选择适合的 NIPV 工作模式及相关参数设置。尤其合并呼吸衰竭患者可无创呼吸机联合制氧机共同使用。

综上所述，OSA 引起呼吸衰竭一旦诊断明确，在对症支持治疗同时，早期应用机械通气十分必要，效果非常明显。经鼻 CPAP 是治疗 OSA，尤其治疗中重度患者的首选、有效的方法。在治疗 OSA 引起的呼吸衰竭时 CPAP 更显得重要。这与其他原因所致呼吸衰竭有明显区别。在应用机械通气时，应尽量先采用无创通气（如 CPAP 或 BiPAP 模式），对病情较重患者（如有昏迷或意识障碍时）可考虑插管，但一旦病情改善应立即改用无创通气。

（刘东利　高建全　薛　鑫）

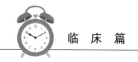

九、老年中枢性睡眠呼吸暂停

（一）概念

中枢性睡眠呼吸暂停（central sleep apnea，CSA）是一类以睡眠呼吸努力减弱或消失所致呼吸暂停和低通气为主要特征的睡眠呼吸障碍，临床表现为呼吸暂停、睡眠片段化和白天嗜睡、乏力等。呼吸事件的发生可呈间歇性或周期性，患者可合并阻塞性呼吸事件，其睡眠期间中枢性呼吸暂停/低通气≥ 5 次/小时且中枢性呼吸暂停和低通气事件占所有睡眠紊乱事件的 50% 以上，通常导致氧减饱和度。老年人易发生的睡眠呼吸障碍（SBD）需要高度重视。

（二）病因

1. **特发性 CSA**　特发性中枢性睡眠呼吸暂停的病因尚不完全明确，罕见于新生儿特发性 CSA，可能与结肠性神经节细胞缺失症（Hirschsprung 病）有关。80% ～ 90% 的患者发病与 *PHOX2* 基因突变有关。80% ～ 90% 患者存在 *PHOX2* 基因突变。突变导致不同的表型，临床症状源自显性遗传。

2. **合并充血性心力衰竭**　CSA 的充血性心力衰竭患者不管是觉醒还是睡眠时 PCO_2 均较低。过度通气使 PCO_2 维持于接近呼吸暂停阈值，叹息或睡眠觉醒导致突然增加的过度通气使 PCO_2 低于呼吸暂停阈值以下，加速 CSA。一旦周期性呼吸触发，在过度通气和呼吸暂停过程中 PCO_2 波动于呼吸暂停阈值上下。化学感受器敏感性的提高使呼吸中枢对 CO_2 的通气增加。心力衰竭合并 CSA 患者交感神经 - 肾素 - 血管紧张素系统激活，血和尿中去甲肾上腺素及肾上腺素水平都升高，虽然对心脏泵功能衰竭是一种代偿作用，但是儿茶酚胺类激素水平的升高使得化学感受器敏感性提高，从而导致呼吸中枢对高 CO_2 的通气增益增加，引发过度通气；还可直接引起频繁觉醒，使 CO_2 水平降低。心力衰竭患者白天通常都存在潜在的过度通气，他们的 CO_2 水平通常都在正常低限或更低，接近发生呼吸暂停的阈值水平。

3. **神经系统疾病**　脑血管病、慢性神经肌肉疾病、脑干和延髓部位的肿瘤、脑炎等。

4. **高海拔睡眠呼吸暂停**　如果身处海拔非常高的地方，可能会出现潮式呼吸模式。这种海拔高度的氧气变化是交替快速呼吸（换气过度）和呼吸不足的原因。长期居住高原及高海拔地区患者，由于低氧环境影响，缺氧引起肺血管收缩，从而限制血液进入低通气肺段，以保持通气及灌注之间的正常比例。生活在高海拔地区（低压缺氧）导致的慢性低氧均可引起肺血管收缩，肺血管阻力持续增加，从而加重右心负荷引起右心衰，使患者生活质量下降，寿命缩短。

5. **药物或物质滥用及治疗不恰当**　服用某些特定药物，例如吗啡、羟考酮或可待因等阿片类药物，可能会导致呼吸频率增加或减少，或使得呼吸运动变得不规则、甚至暂时完全停止；持续 CPAP 治疗。一些患有阻塞性睡眠呼吸暂停的人在使用持续气道正压通气（CPAP）进行睡眠呼吸暂停治疗时可能发生中枢性睡眠呼吸暂停，这种疾病被称为治疗后中枢性睡眠呼吸暂停，是阻塞性睡眠呼吸暂停和中枢性睡眠呼吸暂停的结合。CSA 可引发一系列急性生理后果，包括 SaO_2 降低、高血氧饱和度、睡眠破碎和血压升高，而这些反过来又可以刺激交感神经激活，可能会加剧潜在的疾病，如心血管事件和死亡的风险增加。

（三）发病机制

1. 睡眠中呼吸中枢自身的驱动力下降。

2. 睡眠中呼气、吸气转换机制异常。

3. 睡眠中呼吸中枢对传入刺激的反应能力下降。

4. 睡眠中外周与中枢化学感受器的传入冲动减少。

5. 睡眠中呼吸冲动的（神经）传出障碍。

6. 睡眠中呼吸肌萎缩 / 无力。

CSA 很少单独出现，绝大多数患者既有中枢性，也有混合性和阻塞性睡眠呼吸暂停，提示不同的呼吸暂停发生机制可能有所重叠。

（四）病理

1. 高碳酸型 CSA　不是一个独立的疾病，而是发生在具有一些关键特征的多种疾病中。大部分受累的患者是由于神经肌肉疾病或异常的呼吸机制继发的觉醒状态下的通气功能损伤，主要包括先天性中枢性通气不足（CCHS）、肥胖低通气综合征（OHS）、Arnold-Chiari 畸形、肌肉萎缩症、肌萎缩侧索硬化、脊髓灰质炎后综合征、脊柱后侧凸等。

从生理学角度看，高碳酸型 CSA 可以划分为中枢发生器输出异常型或者呼吸发生器末端的呼吸发动输出受损型。

另一种高碳酸型 CSA 常见形式是 OHS。这是在觉醒状态下肥胖（体重指数 > 30kg/m^2）与动脉高碳酸血症（PaCO$_2$ > 45mmHg）的结合，但是其他导致通气不足的原因无法解释。在 NREM 睡眠及进一步的 REM 睡眠中通气不足进一步加重，导致明显的高碳酸血症和低氧血症。典型的症状可能和 OSA 相似，包括晨起头痛和嗜睡。

中枢呼吸发生器输出完整的高碳酸型 CSA 患者可能是上运动神经元直到呼吸肌的神经运动枢椎的异常，包括一系列神经肌肉疾病包含重症肌无力（神经肌肉接头）、肌萎缩侧索硬化（运动神经元病）、脊髓灰质炎后综合征和肌病（如酸性麦芽糖酶缺乏）。

2. 非高碳酸型 CSA　是中枢性呼吸暂停中最普通的形式，表现为呼吸暂停与呼吸增强交替周期性发生。其主要包括中枢性呼吸暂停的初期、高海拔的周期性呼吸、慢性心力衰竭、肢端肥大症、甲状腺功能减退、慢性肾衰竭和特发性 CSA。这种类型的中枢性呼吸暂停是以化学反应性增强为特征，而高碳酸型 CSA 则是以化学反应性减弱为特征。所以中枢性呼吸暂停与其说是通气控制缺乏造成的，不如说是通气控制系统的短暂性不稳定造成的。化学感受器的输入在通气量的调节中起着重要的作用。在不同个体和不同疾病状态下，呼气运动造成的 PaO$_2$ 和 PaCO$_2$ 变化（即化学敏感性）可有很大的不同。高度敏感的化学反应性可以使个体处于不稳定的呼吸模式中，对化学刺激的微小变化都会"过度反应"。在负反馈循环控制通气中固有的延迟也会促成不稳定性发展的危险。

（五）临床症状

CSA 的临床表现因病因不同而各异，CSA 和 OSA 临床特征比较如表 15-2 所示。

（六）辅助检查

1. PSG 监测　是有效诊断 CSA 及其严重程度的客观检查手段，睡眠期间中枢性呼吸暂停/低通气 ≥ 5 次/小时且中枢性呼吸暂停和低通气事件占所有睡眠紊乱事件的 50% 以上，可诊断 CSA。

2. 食管气囊测压或膈肌肌电图　用于鉴别 OSA 和中枢性睡眠呼吸暂停最为有效。但其为有创性，且受设备限制，目前临床上很少应用。

3. 动脉血气分析　检查有无低氧血症。

表 15-2 睡眠呼吸暂停的临床特征

高碳酸型 CSA	非高碳酸型 CSA	OSA
白天嗜睡	白天嗜睡	白天嗜睡
打鼾	轻度间歇打鼾	响亮的鼾声
红细胞增多	唤醒（窒息、气短）	呼吸暂停、憋气
肺心病	失眠（睡眠不宁）	通常肥胖
呼吸衰竭	正常体型	

4. **基础疾病的相关检查** 包括头颅影像、超声心动图、甲状腺功能、肌电图等。

（七）诊断和鉴别标准

1999 年美国睡眠医学会有关原发性 CSA 的诊断标准如下。

1. **诊断标准** 根据 ICSD-3，原发性 CSA 的诊断标准必须同时满足下列条件：①患者至少存在以下一种表现：a. 困倦；b. 睡眠起始或维持困难，频繁从睡眠中醒来或非恢复性睡眠；c. 因气短而唤醒；d. 打鼾；e. 呼吸暂停。② PSG 监测出现以下所有表现：a. 每小时睡眠中枢性呼吸暂停和（或）中枢性低通气事件 ≥ 5 次；b. 中枢性呼吸暂停和（或）中枢性低通气事件的数量占呼吸暂停和低通气事件总数的 50% 以上；c. 无陈 - 施呼吸综合征。③无日间或夜间肺泡低通气的证据。④疾病不能以另一现患睡眠障碍、内科或神经系统疾病，或药物或物质使用来解释。

2. **分类诊断** 2014 年发布的 ICSD-3，将 CSA 进行了详细分类。

（1）中枢性呼吸暂停伴潮式呼吸

1）病因

①主要见于慢性心力衰竭患者，约 60% 的慢性心力衰竭患者存在不同类型呼吸暂停事件，其中 CSA 发生率为 25% ～ 40%。心力衰竭患者发生潮式呼吸的危险因素包括男性、年龄 60 岁以上、心房颤动病史、日间肺泡低通气（$PaCO_2 \leqslant 38mmHg$）等。

②少部分继发于脑卒中、某些神经系统疾病或肾衰竭。

2）发病机制

①潮式呼吸：包括过度通气导致 $PaCO_2$ 显著降低，动脉循环时间延长和功能残气量降低等。潮式呼吸单次循环长度常 > 40 秒（多为 45 ～ 60 秒），与心排血量成反比，与动脉循环时间成正比。潮式呼吸模式常与清醒期向 NREM 睡眠过渡时及浅睡眠期间 (N1、N2 期) 出现，深睡眠期（N3 期）$PaCO_2$ 升高（甚至高于呼吸暂停阈值），REM 睡眠期通气反应相对降低，缓解了由过度通气导致的 $PaCO_2$ 下降程度。潮式呼吸具有重要临床预测价值，因此潮式呼吸事件即使未达到诊断标准（< 50%），仍需在 PSG 监测报告中显示。

②中枢性睡眠呼吸暂停伴陈 - 施呼吸（CSA-CSB）：通过低氧本身及增加心肌耗氧使心力衰竭患者病情进一步加重，合并潮式呼吸的心力衰竭死亡及心脏移植风险相对较高。

（2）疾病所致中枢性呼吸暂停不伴潮式呼吸

1）病因：继发于血管性、肿瘤性、退化性、脱髓鞘性病变或创伤性损伤所造成的不同程度的脑干功能障碍，进而导致呼吸调控机制受损，常见病因包括 Chiari 畸形、脑血管意外（CVA）、脑干新生物及多系统萎缩症（MSA）等。

2）诊断：PSG 监测可见明显呼吸异常表现，如共济失调性呼吸模式，表现为呼吸节律及呼吸幅度 / 潮气量均不规则，一般持续时间 ≤ 5 个呼吸周期，且不符合潮式呼吸标准，患者可能同时存在睡眠相关肺泡低通气，应监测夜间 $PaCO_2$ 以避免漏诊。对于无明显诱因的 CSA，应进一步行 MRI 明确诊断与评估。CVA 后可出现显著的 CSA 事件，其所占比例可随时间而逐渐减少。尽管在 CVA 后也常出现 OSA，但初期一般仍以 CSA 为主，部分可出现 CSA-CSB。此外，脑干新生物、MSA 等其他脑干功能障碍也可表现为潮式呼吸。

（3）高原型周期性呼吸（periodic breathing，PB）致 CSA

1）流行病学

①登高到海拔 1500m 即可出现 PB，发生率随海拔上升而增加，2500m 时为 25%，4000m 时几乎达 100%，长期生活在海拔 2500m 以上的人群可也发生 PB。

②高原相关 PB 易患人群为低氧高碳酸反应性高者，由于男性反应性更高，因此发生率高于女性。

③在高原环境中工作的军人容易发生此种类型睡眠疾病。

2）临床症状

①可存在频繁觉醒、睡眠欠佳、胸闷、窒息感及日间嗜睡、乏力，这些症状及 PB 频率在中等海拔处常随时间推移而逐渐改善，但在海拔极高地区可能持续存在。

② CSA 事件主要出现在 NREM 睡眠期，持续时间较短（8 ～ 10 秒），而 PB 单次循环长度通常 < 40 秒（一般为 12 ～ 20 秒）。

③觉醒指数相对较高，但睡眠结构不受 PB 本身影响。

3）诊断

①主要依据近期登高原史及 PSG 监测特点，应排除其他类型 CSA。

② PB 与高原病（或称高山病、高原肺水肿、急性高原病及高原脑水肿）之间的关系尚不清楚。事实上，PB 是机体对高原缺氧高反应性的标志，总体上有助于改善高海拔所致的低血氧状态。

（4）原发性 CSA：原发性 CSA 也称为特发性 CSA（idiopathic central sleep apnea，ICSA）。

1）流行病学及发病机制

①流行病学：较少见，病因未明，中老年男性患病率较高。

②发病机制：觉醒过渡至睡眠期呼吸调控系统不稳定所致，故大多发生于浅睡眠期，在 REM 睡眠期不常见。CO_2 通气反应性较高者，清醒期及睡眠期 $PaCO_2$ 水平仍较低，且睡眠期 $PaCO_2$ 与呼吸暂停阈值之间的梯度较小，通气小幅度增加即可使 $PaCO_2$ 低于呼吸暂停阈值，从而抑制呼吸。

2）临床症状及 PSG 监测特点

①成人日间嗜睡、疲劳等症状较为突出。

②睡眠时周期性 CSA 后紧接着均匀的深大呼吸，最多持续 5 个呼吸周期，单次循环长度较短（20 ～ 40 秒），无类似潮式呼吸的逐升逐落表现。

③低氧程度较轻，清醒期 $PaCO_2$ 水平常低于 40mmHg。

④不存在清醒期或睡眠相关低通气。

⑤觉醒常发生于呼吸暂停终止时，N1 期睡眠与觉醒之间的频繁交换易导致睡眠结果

破坏。

3）诊断属于排除性诊断，应明确排除其他潜在因素导致的 CSA。

（5）治疗相关性 CSA

1）原因及发病机制

①病因：OSA 患者由于接受不设置后备频率的 CPAP 治疗，阻塞性呼吸事件消除后出现中枢性呼吸事件。

②发病机制：觉醒阈值低，难进入 N3 睡眠期，CO_2 通气反应高，血中 $PaCO_2$ 水平与呼吸暂停阈值差异较小，过度滴定（治疗压力过高），滴定不充分（CSA 事件后出现呼吸努力相关觉醒），BiPAP 代替 CPAP 治疗，面罩侧漏致觉醒，以及实施分夜 PSG 监测等。

2）临床症状及 PSG 监测特点

①临床症状：持续存在的片段化睡眠与日间嗜睡等，抱怨治疗无效，依从性差。

② PSG 监测：经 CPAP 治疗消除阻塞性事件及部分中枢事件后，NREM 睡眠期 AHI 高于 REM 睡眠期，能消除 REM 睡眠期阻塞性事件的压力水平，对 NREM 睡眠期无效，但若患者能进入 N3 期睡眠，中枢性呼吸暂停 / 低通气事件可明显减少，甚至再次觉醒或再次转入浅睡眠。

3）鉴别诊断：①阻塞性 / 混合性睡眠呼吸暂停；②中枢性肺泡低通气综合征；③睡眠窒息综合征；④睡眠相关性喉痉挛；⑤发作性睡病；⑥睡眠不足综合征；⑦特发性过度睡眠；⑧周期性肢体运动障碍；⑨心理生理性失眠。

（八）治疗

1. 原发病的治疗 积极治疗原发病，如神经系统疾病、充血性心力衰竭的治疗等。

2. 氧疗 夜间吸氧短期内能消除呼吸暂停相关的缺氧，能减轻 CSA，然而超过 1 个月后吸氧对心功能或生活质量改善不明显。氧疗可能会加重 CO_2 潴留，应密切监护。

3. 膈肌起搏 体外膈肌起搏可用于由膈肌瘫痪或疲劳而引起呼吸暂停的患者。膈肌起搏是用电刺激膈神经，使膈肌周期性收缩，可用于中枢神经系统病变引起的呼吸功能紊乱，但临床应用较少。

4. 药物治疗 效果有限，应用呼吸兴奋剂，如咖啡因、尼可刹米、洛贝林、甲羟孕酮、乙酰唑胺、茶碱等，对脑干损害引起的 CSA 可能有效。

5. 吸入 2% ～ 3% CO_2 可以增加并维持 PCO_2 高于呼吸暂停阈值，兴奋呼吸中枢，改善通气和睡眠结构，减少呼吸暂停次数。副作用是面罩给患者带来不适，影响睡眠效率；设备受限等。适用于低碳酸血症者。

6. 无创气道正压通气治疗 经鼻或经口鼻面罩 CPAP 治疗对部分 CSA 有效，尤其是充血性心力衰竭所导致的 CSA 和特发性 CSA。无创正压通气包括 CPAP、BiPAP 和适应性伺服通气（adaptive servo-ventilation，ASV），都能减轻 CSA。BiPAP 及 ASV 可能是替代 CPAP 治疗 CSA 的更好方案，特别是 ASV 较吸氧、BiPAP 及 CPAP 更能提高睡眠状态下的基础 PaO_2 水平。夜间运用 CPAP 持续 3 个月能增加左室射血分数，减少二尖瓣反流、夜尿次数和白天血浆去甲肾上腺素，改善生活质量。应用 CPAP 能降低 5 年内病死率和心脏移植概率。

（刘　霖　王欢欢　赵力博）

十、老年肥胖低通气综合征

（一）概述

肥胖低通气综合征（obesity hypoventilation syndrome，OHS）是一种常见的睡眠呼吸疾病，是肥胖引起的慢性通气不足，伴有不同程度的睡眠呼吸障碍，清醒状态下存在 CO_2 潴留，并除外其他已知的可引起肺泡低通气的疾病，如严重的慢性阻塞性肺疾病、胸壁畸形、甲状腺功能减退、神经肌肉疾病和中枢性肺泡低通气综合征等原因所致的高碳酸血症，是病态肥胖的严重并发症之一。"不同程度的睡眠呼吸障碍"指阻塞性睡眠呼吸暂停（obstructive sleep apnea，OSA）或睡眠低通气（与清醒时 $PaCO_2$ 相比，睡眠期间 $PaCO_2$ 增加 > 10mmHg 或 $PaCO_2$ > 55mmHg 且持续 10 分钟）。OHS 在一般人群中的患病率为 0.3% ~ 0.4%，其症状和心血管后果比 OSA 更严重，住院和死亡风险也更大。在 ICSD-3 中，OHS 已作为一种独立的疾病。90%OHS 患者同时存在 OSA；在 OSA 中发病率为 10% ~ 20%；在 BMI > 35kg/m^2 的住院人群中发病率约31%，在 BMI ≥ 40kg/m^2 的 OSA 患者中，OHS 的患病率高达 20% ~ 30%。从预后来看，OHS 患者生活质量明显下降，社会经济负担增加，医疗费用增加。

（二）病因及发病机制

本病可能与肺功能受损、呼吸中枢驱动力改变、上气道阻力增加、瘦素（leptin）抵抗等有关。

（三）临床症状及诊断标准

1.临床症状

（1）典型临床表现为日间低氧血症和高碳酸血症，以及由此造成的多系统功能损害。

（2）重度 OHS 患者常表现为呼吸困难、面色发绀、下肢水肿、活动无耐力。

（3）因为通常合并 OSA，所以常会伴有嗜睡、打鼾、晨起头晕口干、乏力、夜尿增多等临床表现。

2.诊断标准

（1）必要条件

1）肥胖（BMI ≥ 30kg/m^2）。

2）日间高碳酸血症（$PaCO_2$ > 45mmHg，1mmHg=0.133kPa），即清醒状态下存在 CO_2 潴留。

（2）约90% 的 OHS 患者合并有 OSA，临床上易将二者混淆。但 OHS 患者确诊以清醒状态下的 CO_2 潴留为前提，而 OSA 患者不一定伴有清醒期的 CO_2 潴留。

（3）排除其他原因引起的高碳酸血症，如肺实质疾病、气道及肺血管疾病、神经系统、肌肉骨骼或其他原发性疾病、先天性中枢性肺换气不足综合征、药物或毒麻药使用。

（四）治疗及注意事项

1.治疗

（1）减重

1）减重是 OHS 的基础治疗，能显著增加 OHS 患者肺容量，减轻睡眠呼吸暂停和肺泡低通气，改善肺动脉高压和左心室功能障碍，从而减少心血管并发症。

2）生活方式干预是体重管理的基础，包括控制饮食和增加体力活动。

3）必要时可考虑行手术减重治疗。国际肥胖研究协会、国际内分泌学会和美国临床内分泌医师协会指南推荐，凡 BMI > $40kg/m^2$ 或 BMI > $35kg/m^2$ 伴肥胖相关合并症（如 2 型糖尿病）均是减重手术的适应证。

（2）气道正压通气（positive airway pressure，PAP）治疗是 OHS 患者的基础干预措施，可改善 OHS 患者肺泡通气不足，改善肺顺应性，减轻呼吸肌疲劳，改善日间症状、生活质量、睡眠质量及日间和夜间的气体交换，减少胸腔内压力波动和交感神经活动，扩张塌陷的上气道，是纠正 OHS 患者低氧和高碳酸血症的首选治疗方法。患者治疗前应在 PSG 监测下进行无创正压通气（non-invasive positive ventilation，NIPV）压力滴定，确定合适的模式和压力。

1）CPAP 通过提供单水平气道正压而保持上气道开放，首要作用在于有效减少或消除 OSA，其次增加呼气末肺容量，纠正小气道陷闭及呼气流量受限，从而减少呼吸功，间接改善通气与换气功能，适用于多数合并 OSA 的稳定期 OHS 患者，如肥胖不明显、肺功能保存较好、呼吸暂停低通气指数（apnea hypopnea index，AHI）较高但总睡眠时间中血氧饱和度 < 90% 的时间占比较小者。

2）双水平气道正压通气（bilevel positive airway pressure，BiPAP）可提供由吸气与呼气压差构成的压力支持，增加潮气量，并直接改善通气功能。若 OHS 患者使用最佳 CPAP 模型时仍然存在持续夜间氧合不佳或睡眠肺泡低通气，则需考虑转为 BiPAP 模式。此外，对于肥胖程度较重、清醒状态下 $PaCO_2$ 较高和 PaO_2 较低的 OHS 患者，BiPAP 效果更好。

3）严重的日间或夜间呼吸衰竭患者（SpO_2 < 80% 或在应用 CPAP 治疗的情况下 $PaCO_2$ 升高仍超过正常上限 8mmHg）应选择 BiPAP，若已达到较高压力（20 ～ 22cmH_2O，$1cmH_2O=0.098kPa$），而氧饱和度仍很低，或高水平吸气相压力（inspiratory positive airway pressure，IPAP）与低水平呼气相压力（expiratory positive airway pressure，EPAP）的差值在 8 ～ 10cmH_2O 时，氧合仍差，则需增加氧疗。

4）初始治疗时即采用 BiPAP 治疗的患者，12 周后应再次进行 CPAP 滴定，以明确 CPAP 的治疗反应。

5）平均容量保证压力支持通气（average-volume assured pressure support，AVAPS）是以 BiPAP 为基础的新型 NIPV 模式，它实现了压力控制与容量控制的结合。与 CPAP 相比，AVAPS 对呼吸功能和夜间睡眠情况的改善更加显著。其中 AVAPS 对通气的改善更为明显。

（3）多学科综合治疗

1）无创通气治疗主要针对纠正睡眠呼吸紊乱，而将无创通气治疗和生活方式干预（包括运动和营养管理）集于一体的多学科综合康复治疗显示出更大的优越性。

2）有证据表明，在 OHS 患者中，无创通气联合饮食及运动指导的多学科康复治疗组与单用无创通气治疗组相比较，其体重减轻量、运动能力、一般健康情况的改善更明显。

（4）氧疗：OHS 患者低通气导致的缺氧易对机体产生危害，并可能在此基础上出现二次损害，因而为 OHS 患者补充氧气是临床必要的治疗手段，但由于 OHS 患者 $PaCO_2$ 升高，在此基础上不可给予高浓度氧气，若给氧浓度过高，则可抑制缺氧反射性刺激外周化学感受器的呼吸兴奋作用，导致 CO_2 潴留加重，促发 CO_2 麻醉甚至呼吸骤停。故当 OHS 患者出现低氧血症时，应先给予低流量吸氧，必要时需配合 PAP 治疗。

2. 注意事项

（1）肥胖是 OHS 发展的主要危险因素。目前对 OHS 患者的治疗主要集中在用 PAP 治疗 SDB，而不是解决潜在的肥胖症或降低整体心血管风险。尽管足够坚持 PAP，但是涉及重度肥胖的重要心血管和代谢危险因素依然存在，心血管发病率和死亡率仍居高不下。减肥干预可以改善 OHS 和 OSA，以及心血管和代谢结果。对于以肥胖为突出特征的 OHS 患者，建议使用减重干预措施，使体重持续减轻 25%～30% 的实际体重。这种水平的体重减轻最有可能减少临床上有意义的换气不足。

（2）OHS 患者分为两种亚型：第一种亚型以 OSA 为主要发病机制，AHI 显著升高，而呼吸力学的改变较小，这种患者使用 CPAP 治疗疗效显著；第二种亚型的患者肥胖更严重，以中重度限制性通气功能障碍为主，伴显著的夜间低氧，而 AHI 较低，这种亚型患者使用 BiPAP 疗效更好。

（3）PAP 是控制和逆转 OHS 患者清醒时高碳酸血症的主要管理选择。建议伴随严重 OSA 的 OHS 患者，使用 CPAP 作为稳定的非卧床成人 OHS 和并发严重 OSA（AHI ≥ 30 次 / 小时）的慢性稳定呼吸衰竭患者的初始治疗。

（4）怀疑患有 OHS 的住院患者应在出院前开始无创通气治疗，并在出院后的前 3 个月在 PSG 监测下进行 NIPV 滴定以确定合适的 PAP 模式和压力。

（5）并不是所有 OHS 患者都能接受 NIPV 治疗，10%～20% 的患者拒绝治疗，10%～20% 的患者治疗不充分，如何在肥胖低通气综合征患者中更好地实施无创通气治疗仍然是临床医师亟待解决的问题。稳定期无创通气的目标是纠正睡眠和清醒状态下的低通气，改善异常的气体交换，及时的治疗可以避免急性呼吸衰竭发生、插管上机，并改善睡眠质量、白天嗜睡情况和生活质量，延长生存期。

（刘　霖　苏小凤）

十一、老年高通气综合征

（一）概念

高通气综合征是以呼吸困难为突出表现，与自主呼吸调节的稳定性破坏有关，没有器质性心肺疾病，伴随焦虑和过度通气的一组综合征。过度通气状态是指 $PaCO_2$ 的降低，与高通气综合征不同。很多器质性疾病，尤其是支气管哮喘、肺栓塞、甲状腺功能异常等，均可伴随过度通气状态、$PaCO_2$ 降低，但不属于高通气综合征的范畴。

（二）病因

焦虑是高通气综合征患者的主要特征，约 70% 的患者同时符合精神疾病分类标准中焦虑障碍的诊断标准，所不同的是焦虑障碍的诊断强调精神焦虑，同时要求伴随躯体症状，而高通气综合征的诊断更加偏重躯体症状和呼吸生理改变。

焦虑是影响老年人健康老化过程的很常见心理问题，有研究提示，我国老年人焦虑的发生率为 5.61%～7.96%。睡眠时间也是老年人焦虑发生的影响因素，睡眠时间不足会使老年人得不到充分休息而处于疲劳状态，进而出现头晕、心慌和记忆力减退等症状，从而容易产生焦虑等不良情绪。一项 meta 分析发现，老年人睡眠质量与焦虑的患病风险呈中度相关，同时焦虑亦可干扰个体 NREM 睡眠，从而导致老年人睡眠时间减少，终而形成互为因果的恶性循环。良好的社会支持网络及和谐的家庭关系可以帮助老年人对抗和缓解压力，促进其心理健康。

（三）发病机制

多数研究认为本病是由精神焦虑导致呼吸调节异常，当患者的呼吸受到刺激时，呼吸调节功能发生一过性紊乱，可能与脑干以上的高位神经结构（如下丘脑）对呼吸的调节功能过强有关，出现过度通气，继而产生胸闷、肢体麻木等症状，躯体症状也与呼吸性碱中毒有关。

（四）临床表现

1. 呼吸渴求：长吸气、气短、吸气费力、有意识辅助呼吸。

2. 胸部发紧、气堵在胸部、胸闷、胸部压迫感。

3. 肢体麻木或针刺感、抽搐、头晕。

4. 焦虑：精神紧张、心烦意乱、坐卧不宁、烦躁、恐惧、濒死感。

5. 临床多数为慢性过程，伴急性发作。急性发作时间多在 10 ～ 30 分钟，严重时长达 1 小时以上，多自然缓解。临床上可表现为短期内频繁的症状发作，而又可有较长的相对缓解期，迁延为慢性。严重发作时有濒死感。经过正确的诊断和处理，预后常较好。

（五）诊断和鉴别诊断

1. **诊断标准** 需要排除其他器质性心肺疾病，同时符合以下 3 个条件，可诊断为高通气综合征；如果符合第 3 条，而前 2 条仅部分符合，则判断为可疑高通气综合征；如果 3 个条件均不符合，则可排除高通气综合征。

（1）有呼吸急促、憋气、胸痛等典型症状，Nijmegen 症状问卷累计分数 ≥ 23 分。Nijmegen 问卷中包含有 16 项症状（胸痛、精神紧张、视物模糊、头痛头晕、呼吸深而快、精神错乱、胸部发紧或不适、气短、腹胀、手指强直、呼吸困难、手指针刺感、口唇周围发紧、手足冰冷、心悸心慌、焦虑不安），按其出现的频率程度计分，0= 从来没有，1= 偶尔，2= 有时，3= 经常，4= 频繁，16 项症状总积分达到或超过 23 分作为临床症状学诊断标准。

（2）过度通气激发试验呈阳性（患者发作时禁用）。

（3）症状出现前有精神紧张、精神创伤、过度劳累或应激反应等诱发因素。

在排除其他器质性疾病的基础上，对患者进行 Nijmegen 问卷积分调查，同时结合血气分析结果，是临床上实用又方便的诊断高通气综合征方法。

2. **鉴别诊断** 高通气综合征需与支气管哮喘、肺栓塞、甲状腺功能异常等相鉴别。

（六）治疗

1. **腹式呼吸训练治疗** 分为以下三个步骤。

（1）向患者解释症状和过度通气之间的联系，告知该疾病的性质和预后，解除患者的疑病观念，消除恐惧心理。

（2）学习腹式呼吸，通过减慢呼吸频率减少或消除过度通气的倾向。

（3）患者需要接受 20 次呼吸训练。该治疗措施在缓解症状、减少发作频率和降低发病强度方面有很好的疗效，经过 2 ～ 3 个月的治疗，60%～ 70% 的患者症状可得到缓解，1 ～ 2 年后随访，疗效稳定，复发率低。

2. **药物治疗** 精神药物治疗与腹式呼吸训练相比，有疗程长、容易形成心理依赖、撤药反跳和复发率高等缺点。对于焦虑突出、躯体症状不明显、伴有抑郁的患者，应该在精神专科医师的指导下使用相关药物，包括苯二氮䓬类（如阿普唑仑）、选择性 5- 羟色胺再摄取抑制剂（如西酞普兰）等。

3. **认知行为疗法** 已应用于治疗高通气综合征，无论单独或是与其他治疗合用，多项研究都说明其是一种独立有效的治疗方法。认知行为疗法是在对患者进行疾病知识的系统教育后，让患者逐渐暴露于使其焦虑的实际场景并学会自我控制的一种方法。

　　4. 面罩（或囊袋）重复呼吸法　是针对急性发作期的治疗方法，通过增加呼吸无效腔，使动脉血中二氧化碳分压增加，从而降低通气，使症状迅速得到缓解。

（刘　霖　赵　哲　赵力博）

参考文献

傅卜年，朱建华，黄依琴，2004. 重度阻塞性睡眠呼吸暂停综合征引起的急性呼吸衰竭 [J]. 现代实用医学，16(8):486-487.

傅桂清，姚志强，2013. 高通气综合征患者的临床治疗分析 [J]. 吉林医学，34(5):824-825.

高莹卉，王慧玲，李静，等，2012. 睡眠呼吸紊乱与呼吸衰竭及心力衰竭关系的研究 [J]. 中华结核和呼吸杂志，35(6):429-434 .

葛均波，徐永健，王辰，2018. 内科学 [M]. 9 版 . 北京：人民卫生出版社 .

韩江娜，朱元珏，李舜伟，1998. 高通气综合征的临床诊断与治疗 [J]. 中华结核和呼吸杂志，(2):98-101.

黄绍光，邓伟吾，李敏，1998. 阻塞性睡眠呼吸暂停综合征致急性呼吸衰竭的临床分析 [J]. 中华结核和呼吸杂志，21(9):544-546.

李进让，2018. 阻塞性睡眠呼吸暂停低通气综合征患者的病情评估问题 [J]. 中国耳鼻咽喉颅底外科杂志，24(5):397-400.

李凛，张永涛，李琛琦，2011. 精神心理障碍相关阵发性呼吸困难 - 高通气综合征的诊治探讨 [J]. 中国全科医学 (医生读者版), (7):27-30.

李庆云，2016. 女性睡眠障碍管理实践指南 [M]. 上海：上海交通大学出版社 .

李庆云，黄绍光，2009. 阻塞性睡眠呼吸暂停低通气综合征与急性呼吸衰竭 [J]. 内科理论与实践，4(5):382-384.

李庆云，王琼，2015. 中枢性睡眠呼吸暂停综合征 [J]. 中华结核和呼吸杂志，38(9):645-647.

李斯言，潘燕，李学军，2016. 阻塞性睡眠呼吸暂停与肿瘤的关系 [J]. 生理科学进展，47(3):211-214.

刘晓红，陈彪，等，2020. 老年医学 [M].3 版 . 北京：人民卫生出版社 .

马畅，吴晓梅，彭京兰，2020. 慢性阻塞性肺疾病合并 OSA 的重叠综合征研究进展 [J]. 临床肺科杂志，25(4):625-4628.

莫濡冰，2013. 高通气综合征的临床诊断方法探讨 [J]. 海南医学，24(18):2755-2756.

聂帅，崔宇杰，刘岩，等，2020. 阻塞性睡眠呼吸暂停与肿瘤相关性进展 [J]. 山东大学耳鼻喉眼学报，34(5):152-156.

尚伟，2016.《国际睡眠疾病分类第三版》解读 [J]. 山东大学耳鼻喉眼学报，30(5):18-20.

童慧，王迎难，2020. 慢性阻塞性肺疾病合并阻塞性睡眠呼吸暂停低通气综合征的研究进展 [J]. 沈阳医学院学报，22(2):158-161.

汪苗，潘庆，2021. 我国老年人焦虑状况城乡差异及影响因素分析 [J]. 中国全科医学，24(31):3963-3970.

汪滔，2019. 无创呼吸机在呼吸衰竭合并睡眠呼吸暂停低通气综合征患者治疗中的应用效果 [J]. 医疗装备，32(24):130-131.

汪耀，2014. 实用老年病学 [M]. 北京：人民卫生出版社 .

王业，2012. 成人 OSA 睡眠结构与睡眠觉醒研究进展 [J]. 西部医学，24(6):1216-1218.

闫新，张立强，2019. 肥胖低通气综合征治疗的新进展 [J]. 中国实用内科杂志，39(5):466-469.

张娜，杨冲，王蓓，2020. 阻塞性睡眠呼吸暂停低通气综合征相关呼吸系统并发症研究进展 [J]. 临床肺科杂志，25(11):1758-1761.

张亚平，2020. COPD 合并 OSA 患者发生呼吸衰竭的影响因素分析 [J]. 临床医学工程，(10):1433-1434.

赵忠新，2016. 睡眠医学 [M]. 北京：人民卫生出版社 .

郑钰莹, 杨胜昌, 吉恩生, 2020. 间歇性低氧与肺癌研究进展 [J]. 中国肿瘤, 29(11):885-890.

中国医师协会睡眠医学专业委员会, 2018. 成人阻塞性睡眠呼吸暂停多学科诊疗指南 [J]. 中华医学杂志, 98(24):1902-1914.

中华医学会呼吸病学分会睡眠呼吸障碍学组, 2012. 阻塞性睡眠呼吸暂停低通气综合征诊治指南 (2011 年 修订版)[J]. 中华结核和呼吸杂志, 35(1):9-12.

周雯, 李艳, 杨志敏, 2010. 中枢性睡眠呼吸暂停的研究进展 [J]. 广东医学, 31(3):382-384.

朱敏, 许生敏, 2015. 56 例青年士兵高通气综合征的临床分析 [J]. 中国现代医学杂志, 25(21):69-72.

Alchanatis M, Tourkohoriti G, Kakouros S, et al, 2001. Daytime pulmonary hypertension in patients with obstructive sleep apnea:the effect of continuous positive airway pressure on pulmonary hemodynamics[J]. Respiration, 68(6):566-572.

American Thoracic Society, European Respiratory Society, 2002. International multidisciplinary consensus classification of the idiopathic interstitial pneumonias[J]. Am J Respir Crit Care Med, 165(2):277-304.

Asai K, Kanazawa H, Kamoi H, et al, 2003. Increased levels of vascular endothelial growth factor in induced sputum in asthmatic patients[J].Clin Exp Allergy, 33(5):595-599.

BaHammam A S, Esquinas R A M, 2014. OSA among patients with pneumonia:a higher risk for complications or simply an overlapping disorder[J]. Chest, 146(5):e176.

Baillieul S, Revol B, Jullian-Desayes I, et al, 2019. Diagnosis and management of central sleep apnea syndrome[J]. Expert Rev Respir Med, 13(6):545-557.

Biselli P, Grossman P R, Kirkness J P, et al, 2015. The effect of increased lung volume in chronic obstructive pulmonary disease on upper airway obstruction during sleep[J]. J Appl Physiol, 119(2):266-271.

Bosi M, Milioli G, Fanfulla F, et al, 2017. OSA and prolonged oxygen desaturation during sleep are strong predictors of poor outcome in IPF[J]. Lung, 195(5):643-651.

Bousquet J, Khaltaev N, Cruz A A, et al, 2008. Allergic Rhinitis and its Impact on Asthma(ARIA)2008 update(in collaboration with the World Health Organization, GA(2)LEN and AllerGen)[J].Allergy, 63 Suppl 86:8-160.

Bärtsch P, Maggiorini M, Ritter M, et al, 1991. Prevention of high-altitude pulmonary edema by nifedipine[J]. N Engl J Med, 325(18):1284-1289.

Byun M K, Park S C, Chang Y S, et al, 2013. Associations of moderate to severe asthma with obstructive sleep apnea[J].Yonsei Med J, 54(4):942-948.

Cabezas E, Pérez-Warnisher M T, Troncoso M R, et al, 2019. Sleep disordered breathing is highly prevalent in patients with lung cancer:results of the sleep apnea in lung cancer study[J]. Respiration, 97(2):119-124.

Chaouat A, Weitzenblum E, Krieger J, et al, 1996. Pulmonary hemodynamics in the obstructive sleep apnea syndrome:results in 220 consecutive patients[J].Chest, 109(2):380-386.

Choi K M, Thomas R J, Kim J, et al, 2017. Overlap syndrome of COPD and OSA in Koreans[J]. Medicine, 96(27):e7241.

Corral J, Mogollon M V, Sánchez-Quiroga M, et al, 2018. Echocardiographic changes with non-invasive ventilation and CPAP in obesity hypoventilation syndrome[J].Thorax, 73(4):361-368.

D'Antono B, Bouchard V, 2019. Impaired sleep quality is associated with concurrent elevations in inflammatory markers:are post-menopausal women at greater risk [J]. Biology of sex differences, 10(1):34.

Dudley K A, Malhotra A, Owens R L, 2014. Pulmonary overlap syndromes, with a focus on COPD and ILD[J]. Sleep Med Clin, 9(3):365-379.

Dumitrascu R, Tiede H, Eckermann J, et al, 2013. Sleep apnea in precapillary pulmonary hypertension[J].Sleep Med, 14(3):247-251.

Duxbury B, Chucri S, Janssens J P, et al, 2018. Pulmonary diseases. Asthma, COPD and sleep apnea syndrome[J]. Expert Rev Respir Med, 14(588-589):85-89.

Duyar S S, Sener M U, Ozyurek B A, et al, 2020. An integrated approach toward the clinical and polysomnographic characteristics of OSA accompanying IPF[J]. Turk Thorac J, 21(5):334-339.

Eckert D J, Jordan A S, Merchia P, et al, 2007. Central sleep apnea:pathophysiology and treatment[J]. Chest, 131(2):595-607.

Eckert D J, Lo Y L, Saboisky J P, et al, 2011. Sensorimotor function of the upper-airway muscles and respiratory sensory processing in untreated obstructive sleep apnea[J]. J Appl Physiol(1985), 111(6):1644-1653.

Fletcher E C, Shah A, Qian W, et al, 1991. "Near miss" death in obstructive sleep apnea:a critical care syndrome[J]. Crit Care Med, 19(9):1158-1164 .

Frostell C G, Blomqvist H, Hedenstierna G, et al, 1993. Inhaled nitric oxide selectively reverses human hypoxic pulmonary vasoconstriction without causing systemic vasodilation[J]. Anesthesiology, 78(3):427-435.

Goldbart A D, Tal A, Givon-Lavi N, et al, 2012. Sleep-disordered breathing is a risk factor for community-acquired alveolar pneumonia in early childhood[J]. Chest, 141(5):1210-1215.

Gozal D, Almendros I, Phipps A I, et al, 2020. Sleep apnoea adverse effects on cancer:true, false, or too many confounders[J] .Int J Mol Sci, 21(22):8779.

Guven S f, Dursun A B, Ciftci B, et al, 2014. The prevalence of obstructive sleep apnea inpatients with difficult-to-treat asthma[J].Asian Pac J Allergy Immunol, 32(2):153-159.

Hetzel M, Kochs M, Marx N, et al, 2003. Pulmonary hemodynamics in obstructive sleep apnea:frequency and causes of pulmonary hypertension[J]. Lung, 181(3):157-166.

Horváth A, Montana X, Lanquart J P, et al, 2016. Effects of state and trait anxiety on sleep structure:a polysomnographic study in 1 083 subjects[J]. Psychiat Res, 244(3):279-283.

Ioachimescu O C, Teodorescu M, 2013. Integrating the overlap of obstructive lung disease and obstructive sleep apnoea:OLDOSA syndrome[J].Respirology, 18(3):421-431.

Javaheri S, Dempsey J A, 2013. Central sleep apnea[J]. Compr Physiol, 3(1):141-163.

Jean R E, Gibson C D, Jean R A, et al, 2015. Obstructive sleep apnea and acute respiratory failure:An analysis of mortality risk in patients with pneumonia requiring invasive mechanical ventilation[J]. J Crit Care, 30(4):778-783.

Jiang L, Xu Y, Li M, et al, 2019. Lobar pneumonia after adenotonsillectomy in children:a case report[J]. Lin Chung Er Bi Yan Hou Tou Jing Wai Ke Za Zhi, 33(6):565-566, 576.

Jilwan F N, Escourrou P, Garcia G, et al, 2013. High occurrence of hypoxemic sleep respiratory disorders in precapillary pulmonary hypertension and mechanisms[J].Chest, 143(1):47-55.

Kakkar R K, Berry R B, 2009. Asthma and obstructive sleep apnea:at different ends of the same airway[J]. Chest, 135(5):1115-1116.

Krachman S L, Tiwari R, Vega M E, et al, 2016. Effect of emphysema severity on the apnea-hypopnea index in smokers with obstructive sleep apnea[J]. Ann Am Thorac Soc, 13(7):1129-1135.

LancasterL H, Mason W R, Parnell J A, et al, 2009. Obstructive sleep apnea is common in idiopathic pulmonary fibrosis[J]. Chest, 136(3):772-778.

Lavie L, 2003. Obstructive sleep apnoea syndrome-an oxidative stress disorder[J]. Sleep Med Rev, 7(1):35-51.

Lee J H, Park C S, Song J W, 2020. Obstructive sleep apnea in patients with interstitial lung disease:prevalence and predictive factors[J]. PLoS One, 15(10):e0239963.

Leiter J C, Knuth S L, Bartlett D, 1985. The effect of sleep deprivation on activity of the genioglossus muscle[J].Am Rev Respir Dis, 132(6):1242-1245.

Lindenauer P K, Stefan M S, Johnson K G, et al, 2014. Prevalence, treatment, and outcomes associated with OSA among patients hospitalized with pneumonia[J]. Chest, 145(5):1032-1038.

Maas M B, Kim M, MalkaniR G, et al, 2021. Obstructive sleep apnea and risk of COVID-19 infection, hospitalization and respiratory failure[J]. Sleep Breath, 25(2):1155-1157.

Macrea M M, Owens R L, Martin T, et al, 2019. The effect of isolated nocturnal oxygen desaturations on serum

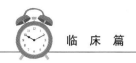
hs-CRP and IL-6 in patients with chronic obstructive pulmonary disease[J] .Clin Respir J, 13(2):120-124.

Margaritopoulos G A, Antoniou K M, Wells A U, 2017. Comorbidities in interstitial lung diseases[J]. Eur Respir Rev, 26(143):160027.

Mavroudi M, Papakosta D, Kontakiotis T, et al, 2018. Sleep disorders and health-related quality of life in patients with interstitial lung disease[J]. Sleep Breath, 22(2):393-400.

Mermigkis C, Chapman J, Golish J, et al, 2007. Sleep-related breathing disorders in patients with idiopathic pulmonary fibrosis[J]. Lung, 185(3):173-178.

Mokhlesi B, Masa J F, Brozek J L, et al, 2019. Evaluation and management of obesity hypoventilation syndrome. An official american thoracic society clinical practice guideline:executive summary[J]. Am J Respir Crit Care Med, 200(3):280-291.

Molina V R R, Jiménez J F M, de Terreros Caro F J G, et al, 2020. Effectiveness of different treatments in obesity hypoventilation syndrome[J]. Pulmonology, 26(6):370-377.

Montesi S B, Bajwa E K, Malhotra A, 2012. Biomarkers of Sleep Apnea[J]. Chest, 142(1):239-245.

Pihtili A, Bingol Z, Kiyan E, et al, 2013. Obstructive sleep apnea is common in patients with interstitial lung disease[J].Sleep Breath, 17(4):1281-1288.

Prasad B, Nyenhuis S M, Imayama I, et al, 2020. Asthma and obstructive sleep apnea overlap:what has the evidence taught us [J] .Am J Respir Crit Care Med, 201(11):1345-1357.

Raghu G, Collard H R, Egan J J, et al, 2011. An official ATS/ERS/JRS/ALAT statement:idiopathic pulmonary fibrosis:evidence-based guidelines for diagnosis and management[J]. Am J Respir Crit Care Med, 183(6):788-824.

Ryan D H, Kahan S, 2018. Guideline recommendations for obesity management[J]. Med Clin North Am, 102(1):49-63.

Sajkov D, McEvoy R D, 2009. Obstructive sleep apnea and pulmonary hypertension[J]. Prog Cardiovasc Dis, 51(5):363-370.

Sajkov D, Wang T, Saunders N A, et al, 1999. Daytime pulmonary hemodynamics in patients with obstructive sleep apnea without lung disease[J]. Am J Respir Crit Care Med, 159(5Pt1):1518-1526.

Sato K, Chitose S I, Sato K, et al, 2021. Recurrent aspiration pneumonia precipitated by obstructive sleep apnea.[J]. Auris Nasus Larynx, 48(4):659-665.

Seda G, Tsai S, Lee-Chiong T, 2014. Medication effects on sleep and breathing[J]. Clin Chest Med, 35(3):557-569.

Seijo L M, Pérez-Warnisher M T, Giraldo-Cadavid L F, et al, 2019. Obstructive sleep apnea and nocturnal hypoxemia are associated with an increased risk of lung cancer[J]. Sleep Med, 63:41-45.

Smith P L, Hudgel D W, Olson L G, et al, 1994. Indication and standards for use of nasal continuous positive airw ay pressure(CPAP)in sleep apnea syndrome[J]. Am J Respir Crit Care Med, 150(6):1738 -1745 .

Soler X, Gaio E, Powell F L, et al, 2015. High prevalence of obstructive sleep apnea in patients with moderate to severe chronic obstructive pulmonary disease[J]. Ann Am Thorac Soc, 12(8):1219-1225.

Steveling E H, Clarenbach C F, Miedinger D, et al, 2014. Predictors of the overlap syndrome and its association with comorbidities in patients with chronic obstructive pulmonary disease[J]. Respiration, 88(6):451-457.

Su V Y, Liu C J, Wang H K, et al, 2014. Sleep apnea and risk of pneumonia:a nationwide population-based study[J]. Canadian Medical Association Journal, 186(14):415-421.

Teodorescu M, Xie A, Sorkness C A, et al, 2014. Effects of inhaled fluticasone on upper airway during sleep and wakefulness in asthma:a pilot study[J]. J Clin Sleep Med, 10(2):183-193.

Tuleta I, Stockigt F, Juergens UR, et al, 2016. Intermittent hypoxia contributes to the lung damage by increased oxidative stress, inflammation, and disbalance in protease/antiprotease system[J]. Lung, 194(6):1015-1020.

Ulrich S, Fischler M, Speich R, et al, 2008. Sleep-related breathing disorders in patients with pulmonary hypertension[J].Chest, 133(6):1375-1380.

Varol Y, Anar C, Tuzel O E, et al, 2015. The impact of active and former smoking on the severity of obstructive sleep apnea[J]. Sleep Breath, 19(4):1279-1284.

Wang SH, Chen WS, Tang SE, et al, 2020. Benzodiazepines associated with acute respiratory failure in patients with obstructive sleep apnea[J]. Front Pharmacol, 9:1513.

Wang Y, Hu K, Liu K, et al, 2015. Obstructive sleep apnea exacerbates airway inflammation in patients with chronic obstructive pulmonary disease[J]. Sleep Med, 16(9):1123-1130.

White L H, Bradley T D, 2013. Role of nocturnal rostral fluid shift in the pathogenesis of obstructive and central sleep apnoea[J]. J Physiol, 591(5):1179-1193.

Wong A W, Lee T Y, Johannson K A, et al, 2020. A cluster-based analysis evaluating the impact of comorbidities in fibrotic interstitial lung disease[J].Respir Res, 21(1):322.

Zhao Y Y, Blackwell T, Ensrud K E, et al, 2016. Sleep apnea and obstructive airway disease in older men:outcomes of sleep disorders in older men study[J]. Sleep, 39(7):1343-1351.

第二节　老年睡眠障碍与心血管系统疾病

随着社会和经济的不断发展，人们的生活水平日益提升，高血压、冠心病等心血管方面慢性病的发生率也随之增加，睡眠障碍也越来越高发。研究显示因心血管疾病而死亡的人数显著高于其他疾病患者的死亡人数，并且心血管疾病发病率呈逐年上升的趋势。睡眠障碍是指睡眠的量、质异常，或者是在睡眠中或睡眠 - 觉醒转换时发生异常的行为或生理事件。老年最常见的睡眠障碍为阻塞性睡眠呼吸暂停（obstructive sleep apnea，OSA）和失眠。睡眠时间是心血管疾病预后的重要指标。研究显示睡眠质量差的短睡眠者与睡眠质量好的正常睡眠者相比，心血管病的风险高63%，冠心病的风险高79%。

一、老年睡眠障碍与冠心病

冠状动脉粥样硬化性心脏病（coronary atherosclerotic heart disease）指冠状动脉发生粥样硬化引起管腔狭窄或闭塞，导致心肌缺血缺氧或坏死而引起的心脏病，简称冠心病（coronary heart disease，CHD），属缺血性心脏病（ischemic heart disease）。冠心病是动脉粥样硬化导致器官病变的最常见类型，也是严重危害人类健康的常见病。本病多发于40岁以上成人，男性发病早于女性，经济发达国家发病率较高；近年来发病呈年轻化趋势，已成为威胁人类健康的主要疾病之一。

（一）冠心病临床特点

1. 分型　由于病理解剖和病理生理变化的不同，冠心病有不同的临床表型。近年来，为适应冠心病诊疗理念的不断更新、便于治疗策略的制订，临床上提出两种综合征的分类，即慢性心肌缺血综合征（chronic ischemic syndrome，CIS）和急性冠脉综合征（acute coronary syndrome，ACS）。慢性心肌缺血综合征也称慢性冠状动脉病（chronic coronary artery disease，CAD）。慢性心肌缺血综合征包括隐匿性冠心病、稳定型心绞痛、缺血性心肌病等；急性冠脉综合征包括不稳定型心绞痛（unstable angina，UA）、非ST段抬高心肌梗死（non-ST segment elevation myocardial infarction，NSTEMI）和ST段抬高心肌梗死（ST segment elevation myocardial infarction，STEMI），也有将冠心病猝死包括在内。

2. 流行病学　以冠心病为代表的心脑血管疾病是目前人类主要死亡原因之一。据世界卫生组织官网报道，全球每年有 1790 万人死于心血管疾病，其中估计 740 万人死于冠心病。目前我国冠心病患者达 1100 万，死亡率达 113/10 万，且自 2012 年以来继续呈增加态势；冠心病多发生于中老年人群，男性多于女性，以脑力劳动者居多，是工业发达国家的流行病，已成为欧美国家最多见的病种，随着我国的不断发展，近 10 余年冠心病发病率在我国也有明显升高的趋势。冠心病发病率一般以心肌梗死发病率为代表，有明显的地区和性别差异。

（二）病因

1. **高血压**　显著增加冠心病的发生风险。大量研究表明，高血压是冠心病的主要危险因素，无论单因素分析还是多因素分析均显示，收缩压和舒张压均与冠心病发病率显著相关，而且随着血压升高，冠心病的发病率和死亡率均呈上升趋势。即使血压处于正常高值，其危险性也高于一般普通人群。胡大一教授主持的一项我国人群的研究证实，在 > 60 岁的人群中，收缩压与不良心血管事件及心血管死亡率具有更密切的联系。

2. **血脂异常**　高胆固醇血症、高甘油三酯血症、低密度脂蛋白水平增高与冠心病的发病均存在密切关联。胆固醇是动脉粥样硬化的重要组成物质，已经被大量的人群研究及动物实验所证实。血胆固醇水平为 200 ～ 220mg/dl 时，冠心病发生风险相对稳定；超过此限度，冠心病发生风险将随胆固醇水平升高而增加。血胆固醇分为不同组分，其中低密度脂蛋白胆固醇（low density lipoprotein cholesterol，LDL-C）与心血管疾病发生呈正相关，而高密度脂蛋白胆固醇（high density lipoprotein cholesterol，HDL-C）则与心血管疾病发生呈负相关。

3. **糖尿病**　是冠心病发病的高危因素。2017 年美国心脏协会（American Heart Association，AHA）公布的资料显示，约 2340 万美国成年人患有糖尿病，而估计有 760 万美国成年人患有糖尿病但未得到诊断。至 2030 年，全球范围内糖尿病的患病率将升高至 7.7%。流行病学研究显示糖尿病患者易发生冠心病。研究显示，男性糖尿病患者冠心病发病率较非糖尿病患者高 2 倍，女性糖尿病患者冠心病发生风险则增加 4 倍。

4. **OSA**　OSA 患者心血管疾病的发病率和死亡率均会增加，OSA 已成为冠心病的重要危险因素。呼吸暂停低通气指数（AHI）是动脉粥样硬化病变进展的独立危险因素。近年来，国内外开展了大量关于 OSA 与冠心病发病、病变情况、治疗和预后影响的研究。

5. **慢性失眠**　中国老年医学会睡眠分会调查显示，2009 年慢性失眠症盛行率为 21.8%，和 2006 年 11.5% 的盛行率相较，中国慢性失眠症患者倍增，显示国人深受失眠之苦。失眠抑郁等心理疾病虽然看起来不影响人的日常生活，但若不及时治疗，发展严重也会导致免疫力下降，诱发高血压、冠心病、脑出血等多种躯体疾病，严重危害患者身心健康。

6. **肥胖和超重**　肥胖在冠心病危险因素中的作用是被逐步发现的。超重可增加冠心病的发生风险，向心性肥胖更是冠心病的高危因素。实际上，心血管疾病发生风险的增加不仅限于与重度肥胖有关，在"正常体重"范围上限时，心血管疾病的发生风险就开始增加，随着体重的增加，危险性逐步增大。

7. **吸烟**　烟草中含有 2000 多种有害物质，目前已明确吸烟是冠心病的重要危险因素之一。发达国家人群的吸烟率有所下降，但全球烟草使用量却在增加。在全球范围内，吸烟（包括二手烟）约导致 630 万人死亡。冠心病发生风险与每天吸烟量及烟龄有关。Framingham 研究发现每天吸烟大于、等于、小于 20 支烟的人群冠心病发生风险分别提高 7.25 倍、2.67 倍、1.43 倍。此外，吸烟者心肌梗死发生风险较不吸烟者高出 1.5 ～ 2.0 倍。

8. **不良饮食习惯**　过多的热量摄入导致超重和肥胖，过多的胆固醇摄入引起血脂紊乱，过多的盐摄入导致血压不稳等。

9. 性别　冠心病发病存在性别差异。研究发现，美国白种人和非白种人的男性冠心病发病率均高于女性。Framingham 研究发现绝经后女性冠心病发病率为非绝经女性的 2 倍。

（三）发病机制

当冠脉的供血与心肌的需血之间发生矛盾时，冠脉因各种原因血流量不能满足心肌代谢的需要，就可以引起急剧的、暂时的心肌缺血缺氧而导致心绞痛，而持续的、严重的心肌缺血可能会引起心肌完全或不完全坏死，即心肌梗死。心肌细胞是人体缺氧较敏感的细胞，耗氧量相对较大，心肌细胞摄取血液氧含量的 65% ～ 75%，明显高于身体其他组织的 10% ～ 25%。因此，心肌平时对血液中氧的摄取已接近最大量，氧需再增加时已难从血液中更多地摄取氧，只能依靠增加冠状动脉的血流量。睡眠的不同阶段会改变循环系统的活动，循环系统的异常活动会影响睡眠结构，从而形成恶性循环，进一步加重心血管疾病的病情。失眠影响心血管系统功能的可能机制主要包括自主神经系统功能紊乱、下丘脑 - 垂体 - 肾上腺轴功能紊乱及炎症因子增加等。自主神经系统功能紊乱是失眠影响心血管疾病的重要病理生理基础。失眠也可通过激活交感神经 - 肾上腺髓质系统而增加肾上腺素、去甲肾上腺素、儿茶酚胺的分泌，引起心率、呼吸加快，血压上升，使心脑血流量增加，诱发心绞痛甚至心律失常、高血压、心力衰竭等并发症的发生。

（四）诊断与评估

1. OSA 合并冠心病诊断　OSA 是一种常见的睡眠障碍，特点是反复出现短暂的可逆性上气道狭窄或阻塞，引起睡眠呼吸暂停或低通气，并伴有鼾声、日间睡眠和乏力等症状。OSA 经典的诊断方法是 PSG 监测。根据 PSG 记录的 AHI 的高低，可将 OSA 分为轻度（5 次 / 小时≤ AHI < 15 次 / 小时）、中度（15 次 / 小时≤ AHI ≤ 30 次 / 小时）和重度（AHI > 30 次 / 小时）。

2. 失眠合并冠心病的诊断　诊断心血管疾病合并失眠时必须满足失眠的诊断标准，参照 ICSD-3，关于失眠的诊断如下。

（1）至少存在下列 1 个或多个睡眠障碍症状。

1）入睡困难：儿童或青年 > 20 分钟，中老年 > 30 分钟。

2）难以维持睡眠。

3）早醒：比平时睡眠模式早醒 30 分钟以上。

4）睡醒后无恢复感。

（2）存在 1 个或 1 个以上与失眠相关的症状。

1）疲劳或全身不适感。

2）注意力不集中或记忆障碍。

3）影响学习、工作、家庭和社会交往能力。

4）情绪紊乱、烦躁。

5）白天困倦。

6）出现行为问题（如冲动、易激惹）。

7）精力和体力下降。

8）工作或操作过程中易出现失误。

9）因过度关注睡眠而产生焦虑不安。

（3）失眠不能单纯用没有合适的睡眠时间或恰当的睡眠环境来解释。

（4）慢性失眠及与之相关的日间症状每周至少发生 3 次，持续至少 3 个月。

（5）失眠及相关日间功能障碍不能用其他睡眠障碍解释。

3. 评估

（1）主观评估：包括症状体征、睡眠日记的评估。

（2）客观评估：可以通过 PSG 监测、体动记录仪、匹兹堡睡眠质量指数量表、失眠严重程度指数量表、汉密尔顿焦虑量表、汉密尔顿抑郁量表进行评估。

（五）治疗

1. 失眠合并冠心病的治疗

（1）非药物治疗：包括睡眠卫生教育、睡眠限制疗法、认知行为疗法、刺激控制疗法等。睡眠卫生教育包括营造适宜的睡眠环境，规律作息时间，适当运动，睡前避免饮用兴奋性物质、避免剧烈运动及观看引起兴奋的书籍及影视等；睡眠限制疗法包括减少日间小睡、减少卧床时间、规律起床时间等。饮食治疗，包括低盐低脂饮食、戒烟限酒，必要时减轻体重。

（2）药物治疗

1）苯二氮䓬类药物种类较多，国内常用的有地西泮、氟西泮、夸西泮、艾司唑仑、替马西泮、劳拉西泮。持续使用苯二氮䓬类药物后，在突然停药时可能会出现戒断症状，应逐步减量至停药。对于有物质依赖史的失眠患者，需要考虑到潜在的药物滥用风险。苯二氮䓬类药物禁用于妊娠或哺乳期妇女、肝肾功能损害者、OSA 及重度通气功能障碍患者。高龄的心血管疾病患者应用时尤须注意药物的肌松作用和引起的跌倒风险，且可能加重合并OSA。如需使用，其剂量应在常规成人剂量的一半或最小治疗剂量。总之，在可使用非苯二氮䓬类药物时，不推荐将苯二氮䓬类药物作为心血管疾病伴失眠患者的首选治疗药物。

2）非苯二氮䓬类药物：以唑吡坦、右佐匹克隆为代表，目前是国家药品监督管理局批准用于临床治疗失眠的主要药物，这些药物主要用于睡眠起始和维持困难的患者，且可长期使用。对于老年患者和严重肝功能受损者，推荐使用常规剂量的一半。

3）褪黑素和褪黑素受体激动剂：国内尚无此类药物用于临床。

4）其他：对于合并抑郁、焦虑等精神障碍的患者，必要时可与精神心理专科会诊，考虑使用包括具有催眠作用的抗抑郁药物、非典型抗精神病药物及抗癫痫药，如多塞平3 ～ 6mg 治疗失眠障碍。

5）药物治疗策略：苯二氮䓬受体激动剂在夜间睡前服药，每晚服用 1 次。对于慢性失眠患者，提倡非苯二氮䓬类药物按需服用。有临床结果显示，患者每周服用 3 ～ 4 次唑吡坦即可达到睡眠要求。

6）疗程：失眠的药物治疗时间没有明确规定，应根据患者具体情况调整维持时间和剂量。若连续治疗超过 4 周疗效不佳，则需重新评估，必要时请相关专科会诊，变更治疗方案或者根据患者睡眠改善状况适时采用按需服用原则。

2. OSA 合并冠心病的治疗

（1）非药物治疗：控制体重，侧卧位睡眠等。

（2）CPAP 治疗：OSA 的治疗还包括无创的 CPAP 治疗和有创的手术治疗。近年来，围绕 CPAP 治疗对 OSA 患者心血管疾病的影响开展了大量研究。CPAP 治疗能降低 OSA患者心血管疾病的发生风险。这也从另一方面证实了 OSA 与心血管疾病的相关性。研究提示，对中重度 OSA 且伴有冠心病的患者行 CPAP 治疗可以改善患者的睡眠和心理，并能改善患者的心功能，减少并发症的发生。

（3）手术治疗：仅适用于手术确实可解除上气道阻塞的患者，需严格掌握手术适应证。通常手术不宜作为本病的初始治疗手段。可选用的手术方式包括悬雍垂腭咽成形术（UPPP）及其改良术、下颌骨前徙术，符合手术适应证者可考虑手术治疗。这类手术仅适用于上气道口咽部阻塞（包括咽部黏膜组织肥厚、咽腔狭小、悬雍垂肥大、软腭过低、扁桃体肥大）者。对于某些非肥胖而口咽部阻塞明显的重度 OSA 患者，可以考虑在应用 CPAP 治疗 1 ～ 2 个月、夜间呼吸暂停及低氧已基本纠正情况下施行 UPPP 手术治疗。术前和术中严密监测，术后必须定期随访，如手术失败，应使用 CPAP 治疗。

二、老年睡眠障碍与高血压

我国 60 岁以上老年人高血压的患病率将近 50%，是最重要的心血管疾病危险因素之一，也是危害老年人健康的重大公共卫生问题。而在 60 ～ 90 岁的老年人中，有 80% ～ 90% 被睡眠障碍所困扰，在睡眠障碍中以失眠和睡眠呼吸障碍最为常见，二者可对血压造成重要影响，是许多老年人高血压甚至是难治性高血压的重要因素。在正常情况下，夜间睡眠期间的血压呈杓型改变。而失眠会影响血压的生理变化性调节，打破血压昼夜和杓型节律，引起血压调控机制的紊乱。由于老年人是失眠的高发人群，由失眠造成的血压异常在老年人中更为常见。阻塞性睡眠呼吸暂停（obstructive sleep apnea，OSA）与高血压的关系非常密切。目前已经确认，OSA 是继发性高血压的主要原因，OSA 相关高血压与普通高血压不同，常规的抗高血压药物治疗效果有限，需在睡眠过程中应用无创呼吸机治疗，才可能达到治疗效果。因此，临床上及时发现 OSA 相关高血压对提高高血压的控制率和改善高血压的预后具有非常重要的作用。

（一）发病率

高血压是一种以体循环系统动脉血压在收缩期和（或）舒张期持续性升高为主要特点的慢性非传染性全身性疾病。全球有 26.4% 的人口受到高血压的危害，其导致了 13.5% 的人口死亡，是慢性病死亡的首要危险因素。目前高血压的患病率呈上升趋势，预计到 2050 年将有 15 亿的患病人群。我国目前有超过 2 亿高血压患者，其中又以老年人为主。睡眠障碍，尤其是失眠是现代社会高血压患病率上升和血压控制不佳的重要因素。每天睡眠时间少于或多于 7 ～ 8 小时，均会增加高血压的发病率。一项研究显示，睡眠质量差的高血压患者，夜间非杓型血压比例明显增高，并且即使在白天补偿夜间睡眠不足，也不能改变这种情况。而最近的另一项研究发现，睡眠不足显著增加高血压风险，睡眠质量差的人群高血压的患病率为 87.1%，而睡眠质量好的人群高血压患病率为 35.1%。

OSA 与高血压的关系非常密切，研究发现，OSA 患者中有 35% ～ 70% 合并高血压，并且 OSA 程度越重，合并高血压的可能性也越大，在 AHI ≥ 30 次 / 小时的重度 OSA 患者中，60% 的患者患有高血压。反过来，40% 的高血压患者存在 OSA。AHI 与高血压的发生存在剂量 - 效应关系，即 AHI 越高，发生 OSA 相关高血压的可能性也越大。Marin 等对 1889 例参与者进行高血压发病随访，从 1994 年开始到 2011 年，平均随访时间为 12 年，结果发现普通人群发生高血压的风险为 2.19，OSA 患者发生高血压的风险高达 5.84，而消除 OSA 的因素后发生高血压的风险降为 3.06。研究也发现，这种关系有一定的年龄范围，

OSA 和高血压的相关性在 < 50 岁人群中比老年人更为明显，也就是说年轻人比老年人更易患 OSA 相关高血压。性别影响着原发性高血压的发病率，同样也影响着 OSA 和 OSA 相关高血压的发病率，OSA 相关高血压同样是男性多于女性，绝经期后女性和男性发病率趋同。

（二）发病机制

睡眠障碍是由各种心理、社会因素和一些器质性疾病引起的睡眠与觉醒障碍，睡眠障碍主要表现为失眠。失眠症是一种以失眠为主的睡眠质量不佳状况，表现为难以入睡、睡眠不深、易醒、多梦、早醒、醒后不易再睡、疲乏和白天困倦等症状。越来越多的研究表明，失眠是发生包括高血压在内的心血管疾病和不良心血管事件的危险因素之一。失眠导致交感神经过度兴奋可能是其重要的发病机制之一。心率变异性频谱分析显示，失眠人群的夜间交感神经活性明显增强，副交感神经活性明显降低。对失眠患者心脏迷走神经和脑电图慢波相关分析显示，二者有明显的生理相关性。Lanfranchi 等对 13 名血压正常的失眠患者进行动态血压和 PSG 监测显示，失眠患者夜间收缩压增高，另外一些研究也证实失眠和睡眠时间缩短与高血压密切相关。因此，睡眠障碍可能通过交感神经和副交感神经的失衡对血压产生影响，睡眠结构紊乱破坏了正常睡眠对血压的调控，引起白天和夜间血压升高，加速高血压和靶器官损害。但具体机制仍有待进一步研究。

OSA 和高血压在病因上有许多共同之处，包括遗传因素、年龄、体重增加、脂代谢异常等。上气道结构异常和颈围增加，可能是 OSA 相对特异的病因。OSA 相关高血压的发病机制较为复杂，目前认为可能有多种机制参与。

1. 慢性炎症机制 OSA 患者睡眠过程中的反复间歇性低氧（intermittent hypoxia，IH）引起机体慢性炎症，是导致 OSA 相关高血压的重要机制之一。目前认为 OSA 患者在睡眠过程中，因为上呼吸道反复发生完全或不全阻塞，形成睡眠过程中的呼吸暂停和低通气，造成睡眠中的 IH。在重度 OSA 的患者中，每小时的呼吸暂停次数都在 30 次以上，而脉搏氧饱和度在 80% 以下，对应的血氧分压在 60mmHg，已经达到呼吸衰竭的水平。睡眠中的这种情况不但影响睡眠结构，使深睡眠减少，而且更重要的是反复的 IH，类似组织器官的缺血再灌注，可引起氧化应激反应，依次激活巨噬细胞、淋巴细胞等炎症细胞，释放炎症因子和血管活性物质，形成机体慢性炎症，这些炎症细胞、炎症因子和血管活性物质，进一步造成血管紧张度增加、血管内皮损伤和血管重塑，从而形成高血压。除此之外，睡眠结构紊乱和 IH 还可以引起肾素血管紧张素活性增强，醛固酮水平增高，进一步促使血压升高。

2. 自主神经兴奋机制 OSA 患者睡眠中除了反复的 IH 外，还可发生睡眠结构的紊乱，导致深睡眠减少和微觉醒增加，引起交感神经活性增强，外周血管收缩；同时交感神经过度活跃，直接或间接参与肾素血管紧张素系统的激活，并且这与常见的交感神经活动增强不同，可增强交感神经的基础张力。交感神经基础张力起源于下丘脑，并可能受皮质影响。目前还发现，OSA 相关高血压的发病机制也可能涉及自主神经系统的改变和皮质 - 下丘脑连接。研究结果表明 OSA 使睡眠结构紊乱和慢波睡眠（SWS）时间减少，慢波睡眠的减少与 OSA 相关高血压的发生相关，这一点在年龄小于 60 岁、病情为中度和重度 OSA 男性患者中最为明显。慢波睡眠减少的程度和 OSA 相关高血压发生的风险呈剂量效应关系。

3. 肾素 - 血管紧张素 - 醛固酮系统活性增强机制 研究发现 OSA 患者睡眠中的 IH 能

促进血管紧张素Ⅰ和Ⅱ的表达。动物研究表明，缺氧可以刺激颈动脉体。国外的 meta 分析也发现 OSA 患者的血管紧张素Ⅱ和醛固酮水平高于对照组。

4. 压力感受器钝化和睡眠时液体重分布　即卧位时体液由下肢转移至头颈部，一方面加重上呼吸道阻塞和睡眠呼吸暂停，另一方面也使血压增高。

（三）临床表现

老年睡眠障碍相关高血压的主要表现为正常的"双峰一谷"的血压昼夜节律发生改变。夜间非杓型血压发生率增加，夜间血压和晨起血压增高。因此，对于存在睡眠障碍的患者出现晨起头痛、头晕、精神差的表现，应该注意是否有高血压，并且应该进行 24 小时动态血压监测，观察血压的昼夜节律变化。对于存在睡眠障碍、精神压力大及需要值班和轮班工作的人员等尤其要警惕。

同样，老年 OSA 相关高血压的临床表现和普通高血压相比，一般在时间上有一定的特殊性，比较常见的是晨起高血压和夜间高血压。并且在年轻人中有时表现为一过性或暂时性高血压。OSA 相关高血压的另一个重要特征是夜间非杓型高血压，研究发现，OSA 与夜间收缩压的非杓型改变有关，并且 OSA 越重，夜间收缩压的非杓型改变的可能性越大。正因为如此，OSA 相关高血压在临床上不易被发现而漏诊。因此，对于有晨起头痛、头晕、口干，夜间有憋气或憋醒的患者，都要警惕是否有 OSA 相关高血压的可能。其次，目前还发现 OSA 相关高血压多有高血压家族史，以男性、肥胖、年龄和颈围较大、合并代谢综合征者多，这些特点与原发性高血压相类似，使得二者不易鉴别而误诊。另外，对于临床上治疗效果不佳的高血压及难治性高血压也要注意是否由 OSA 的因素所导致。

（四）辅助检查

常规血液检查：血生化（钾、空腹血糖、血清总胆固醇、甘油三酯、高密度脂蛋白胆固醇、低密度脂蛋白胆固醇和尿酸、肌酐），全血细胞计数、血红蛋白和血细胞比容、尿液分析（尿蛋白、糖和尿沉渣镜检）。

其他辅助检查：心电图检查、24 小时动态血压监测（ABPM）、超声心动图检查、颈动脉超声检查、PSG 监测，对有合并症的高血压患者，进行相应的脑功能、心功能和肾功能检查。

（五）诊断和鉴别诊断

高血压定义为，在未使用抗高血压药物的情况下，收缩压 ≥ 140mmHg 和（或）舒张压 ≥ 90mmHg。根据血压升高水平，又进一步将高血压分为 1 级、2 级和 3 级。一般需要非同日测量 2 ～ 3 次来判断血压升高及其分级，尤其是轻、中度血压升高。

心血管风险分层：根据血压水平、心血管危险因素、靶器官损害、临床并发症和糖尿病，分为低危、中危、高危和极高危 4 个层次。3 级高血压伴 1 项及以上危险因素、合并糖尿病或临床存在心、脑血管病或慢性肾脏疾病等并发症患者，属于心血管风险极高危患者。

对于确诊的 OSA 患者，都要评估有无高血压的可能，尤其是重度 OSA 患者。而对于发现血压高的患者，也要注意判断是否有 OSA 的可能。由于 OSA 相关高血压主要表现为夜间高血压和晨起高血压，因此，常规用白天随机 3 次血压测量来诊断高血压的方法有很大的局限性，应该行 24 小时动态血压监测，以免漏诊，尤其是对于中度以上的 OSA 患者。对于已经诊断为 OSA 相关高血压的患者，初始评估的目标是确定患者的基线，评估靶器

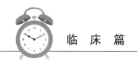

官损害，筛选潜在可治愈的原因，识别存在的危险因素和确定预后，针对患者病情选择治疗方法。

（六）治疗

1. 老年睡眠障碍相关高血压的治疗

（1）睡眠管理：分为主动睡眠管理和被动睡眠管理。主动睡眠管理即自我睡眠管理和调节，首先应当纠正不良睡眠习惯，养成早睡早起的健康睡眠习惯。睡前避免剧烈运动和饮用含咖啡因的饮料，白天适当运动，调整好心态，及时释放学习和工作压力。被动睡眠管理是指通过医师管理或借助仪器改善睡眠，目前使用的方法有刺激控制治疗、放松训练等。

（2）睡眠药物治疗：对于一些睡眠管理效果不好的患者，可以使用睡眠药物治疗。由于此类药物的副作用和依赖性问题，应遵循短程、足量、足疗程的原则。目前常用的药物有苯二氮䓬类、非苯二氮䓬类及 5- 羟色胺再摄取抑制剂。

（3）高血压的治疗：包括一般治疗和药物治疗。一般治疗包括改善睡眠、合理膳食、运动锻炼、戒烟限酒和合理作息等。药物治疗的原则是使用有效药物、有效剂量、治疗达标、最小副作用、治疗依从。根据患者情况进行个体化治疗，并教育患者提高治疗依从性。

2. 老年 OSA 相关高血压的治疗　对于确诊的 OSA 相关高血压患者，应按照相关因素进行分级分层，确定降压目标值，然后开始治疗。OSA 相关高血压的治疗除了应用药物降压外，一个重要的方法就是解除夜间呼吸道阻塞，应用无创呼吸机治疗。当然，如果患者有颌面部和上呼吸道解剖异常，还可以考虑手术治疗。

（1）无创呼吸机治疗：持续气道正压通气（continous positive airway pressure，CPAP）是目前 OSA 患者治疗的首选方法，它不仅可以消除夜间睡眠呼吸障碍，纠正夜间缺氧，同时也可以改善 OSA 患者夜间睡眠结构，使深睡眠时间增加。研究显示 CPAP 治疗对 OSA 相关高血压也有非常好的疗效。研究发现，CPAP 治疗 OSA 相关高血压存在明显的线性关系，即 OSA 越重，CPAP 治疗的降压效果越明显。Green 等纳入 576 名 OSA 相关高血压的 meta 分析表明，CPAP 治疗不但可以使血压有不同程度的降低，收缩压降低 4.8 mmHg（95%CI：2.0 ~ 7.7mmHg），舒张压降低 5.1mmHg（95%CI：2.3 ~ 8.0mmHg）；而且可以降低机体儿茶酚胺水平，说明 CPAP 的治疗作用是通过降低交感神经的张力来实现的。Navarro-Soriano 在对 161 例合并 OSA 的难治性高血压的研究中发现，CPAP 的长期治疗（约 5 年）不仅可以使血压降低（收缩压和舒张压的最大降幅分别为 5.5mmHg 和 4.9mmHg），而且可以减少抗高血压药物的使用（平均使用 1.1 种药物，而且主要是螺内酯类）。Torre 等用 CPAP 治疗 OSA 相关难治性高血压，发现 CPAP 治疗有效（CPAP 治疗 3 个月收缩压下降大于 4.5mmHg）的患者中，有 3 组微 RNA（micro RNA）（miR378a-3p、miR486-5p、miR 100-5p）表达增高，他们认为这些 micro RNA 有可能成为 CPAP 治疗的有效标志物，他们还发现 CPAP 治疗可以降低醛固酮对肾素的反应性，这样更有利于血压的降低。目前认为 CPAP 治疗 OSA 相关高血压的疗效与 CPAP 的治疗依从性有关，长期接受 CPAP 治疗，且每晚治疗时间大于 5 小时的患者,降压效果明显。除此之外,CPAP 治疗还可以降低炎症水平，改善动脉僵硬程度和内皮功能，说明 CPAP 对高血压的治疗可能是多方面作用的结果。

（2）抗高血降压药治疗：有关 OSA 相关高血压的药物治疗目前的研究资料不多，有些研究认为利尿剂，特别是抗醛固酮类利尿剂，可以作为 OSA 患者的一线抗高血压治疗药物。利尿剂可以通过改善咽旁水肿和继发性上气道阻塞，减轻 OSA 的严重程度而降低血压。并且利尿剂的这种作用在肥胖（体重指数 25 ～ 35kg/m^2）合并高血压的患者身上最为明显，在不喜欢运动和心力衰竭的患者中效果不明显。

三、老年睡眠障碍与心律失常

阻塞性睡眠呼吸暂停（obstructive sleep apnea，OSA）是老年人中非常常见的睡眠障碍疾病，其特征为睡眠过程中由咽部气道塌陷导致的反复发生的通气中断。流行病学研究提示，成年人约每 5 人中就有 1 人患轻度 OSA，每 15 人中就有 1 例中重度 OSA 患者。老年人亦是失眠的高发人群，一项 meta 分析显示，每 3 个老年人中即有 1 个失眠患者。心房颤动（atrial fibrillation，AF）是老年人中最常见的心律失常性疾病，随年龄增长，AF 患病率增加，AF 患者中有 1/3 以上的人群年龄在 80 岁以上。近年来，越来越多的证据表明睡眠障碍和心律失常疾病尤其是 AF 关系密切，本部分主要对睡眠障碍与心律失常疾病的关系进行介绍，并着重介绍 OSA 与 AF 的关系。

（一）流行病学

1. OSA 与 AF　有研究系统回顾了我国 2000 ～ 2017 年抽样方法明确的 14 项 OSA 流行病学研究，发现 OSA 总患病率为 3.93%（95%CI：3.14% ～ 4.73%），男性 5.19%（95%CI：4.14% ～ 7.23%），女性 2.17%（95%CI：1.00% ～ 3.34%）。有研究显示，60 岁以上中国老年人群 OSA 患病率约为 5.8%，其中男性患病率约为 7.6%，女性患病率约为 4.1%。

2012 ～ 2015 年中国高血压调查发现，我国 ≥ 35 岁居民的 AF 患病率为 0.7%，农村居民患病率（0.75%）高于城市居民（0.63%）。其中 34.0% 的患者为新发现的 AF，自己并不知晓。≥ 75 岁居民患病率高达 2.4%。

OSA 患者 AF 发病风险显著增加。早在 1993 年，Flemons 等发现 OSA 患者的 AF 发病率增高，但是由于研究的样本量较少，结果未能达到具有统计学意义的差异。1998 年 Javaheri 等在 91 例男性研究对象中发现 OSA 患者的 AF 风险显著增高。睡眠心脏研究数据显示，睡眠呼吸暂停患者的 AF 发病风险是无睡眠呼吸暂停人群的 4 倍。Gami 等的研究显示年龄小于 65 岁的 OSA 患者未来 5 年发生 AF 的风险是无 OSA 人群的 3 倍。其他有关 OSA 与 AF 发病风险的研究详见表 15-3。相反，AF 患者相较普通人群合并 OSA 的可能性也显著增高。一项横断面研究显示，在校正体重指数、高血压、糖尿病和颈围后，AF 患者合并 OSA 的比值比（OR）为 2.19。Stevenson 等的研究纳入了 90 例阵发性和永久性 AF 但左心室功能正常的年轻患者和 45 例健康对照，其多因素校正结果显示，AF 与睡眠呼吸障碍（AHI > 15 次/小时）的 OR 为 3.04。

2. OSA 与室性心律失常　严重 OSA 患者的室性心律失常患病率高于健康对照人群。一项基于数据库的大型研究发现 OSA 患者患室性心动过速的 OR 高于无 OSA 人群（OR=1.22，95%CI：1.21 ～ 1.24）。在睡眠心脏健康研究中，研究者比较了睡眠呼吸障碍患者和无睡眠呼吸障碍患者心律失常的患病率，在校正了年龄、性别、种族和体重指数后，睡眠呼吸障碍患者患非持续性室性心动过速的 OR 为 3.40（95% CI：1.03 ～ 11.20），患复杂性室性期前收缩的 OR 为 1.74（95% CI：1.11 ～ 2.74）。在男性骨质疏松骨折睡眠研究中，OSA 严重程度和缺氧程度均与复杂心室异位节律（二联、三联、四联和非持续性室性心动过速）相关。

表 15-3　OSA 患者中 AF 发病风险研究

研究者	OSA 诊断标准	研究结果
Mooe 等（1996）N=121	PSG	OSA 患者 CABG 术后 AF 风险增高（OR=2.8，95%CI：1.2 ～ 6.8）
Gami 等（2004）N=463	BQ	OSA 与 AF 相关（OR=2.19，95%CI：1.40 ～ 3.42）
Mehra 等（2006）N=566	PSG	OSA 患者 AF 风险（OR=4.02，95%CI：1.03 ～ 15.74）
Tanigawa 等（2006）N=1763	脉搏氧饱和度	重度 OSA 患者 AF 风险（OR=5.66，95%CI：1.75 ～ 18.34）
Gami 等（2007）N=3542	PSG	65 岁以下 OSA 患者新发 AF 风险（HR=3.29，95%CI：1.35 ～ 8.04）
Van Oosten 等（2014）N=277	BQ	OSA 是术后 AF 的独立预测因子（45.5% vs. 29.7%，P=0.007）
Zhao 等（2015）N=171	PSG	OSA 是 CABG 术后 AF 的独立预测因子（OR=4.4，95%CI：1.1 ～ 18.1）
Wong 等（2015）N=545	PSG	OSA 患者 CABG 术后 AF 风险（HR=1.83，95% CI：1.30 ～ 2.58）
Cadby 等（2015）N=6841	PSG	AHI > 5 次 / 小时是 AF 的独立预测因子（HR=1.55，95% CI：1.21 ～ 2.00）
Akyuz 等（2015）N=90	PSG	AHI 与 AF 显著相关（OR=1.91，95% CI：1.26 ～ 3.32）

注：OSA. 阻塞性睡眠呼吸暂停；AF. 心房颤动；PSG. 多导睡眠图；CABG. 冠状动脉旁路移植术；OR. 比值比；CI. 可信区间；BQ. 柏林问卷；HR. 风险比；AHI. 呼吸暂停低通气指数

3. **OSA 与心源性猝死**　室性心律失常，尤其是心室颤动是导致心源性猝死（sudden cardiac death，SCD）的主要原因。如前文所述，OSA 相关的缺氧、交感迷走功能失衡、胸内负压对心室游离壁的机械牵拉作用是导致异常心电活动、增加心律失常易感性的主要原因。在普通人群中，SCD 发病高峰是在早 6：00 至中午 12：00 之间，在午夜至早 6：00 最低。不同于普通人群，Gami 等发现 OSA 患者发生 SCD 的高峰在睡眠时。一项纳入超过 10 000 例研究对象的队列研究发现，在平均 5.3 年的随访时间内，在校正了年龄、高血压、冠心病、心力衰竭和室性心律失常等因素后，OSA 和夜间缺氧均与 SCD 独立相关。既往研究表明，OSA 亦与植入型心律转复除颤器（implantable cardioverter defibrillator，ICD）的放电治疗相关。Bitter 等发现 OSA 患者中首次室性心律失常发生时间和首次 ICD 有效放电治疗时间显著短于非 OSA 患者。此外，Serizawa 等发现睡眠呼吸障碍是心力衰竭行 ICD 治疗患者发生致命性室性心律失常的独立预测因素。心力衰竭行 ICD 治疗患者合并睡眠呼吸障碍时，ICD 有效放电次数显著高于未合并睡眠呼吸障碍的患者。

4. **失眠与 AF**　国内有研究者纳入了 47 篇文献行 meta 分析发现，中国老年人失眠患病率高达 35.9%。失眠患者发生 AF 的风险显著增加。一项来自国内的横断面研究纳入了 8371 例研究对象以探究失眠与 AF 的关系，研究结果显示失眠者患 AF 的风险增加（OR=1.92，

95%CI：1.00 ～ 3.70），尤其是年龄 < 40 岁者（OR=6.52，95%CI：1.64 ～ 25.83）。国外一项队列研究纳入了 64 421 例失眠患者和 128 842 例健康对照，并进行了中位随访时间 5.9 年的随访，在随访期内，失眠患者的 AF 发病率为 2.6%，无失眠健康对照组 AF 发病率为 2.3%。在校正了性别、年龄和共病因素后，失眠患者发生 AF 风险显著增加（HR=1.33，95%CI：1.25 ～ 1.41）。

（二）OSA 导致心律失常疾病的发病机制

OSA 对心脏电活动的即刻效应包括通过微觉醒 / 觉醒、间歇性低氧、高碳酸血症、胸腔内压变化引发自主神经系统功能波动，进而导致心肌细胞异常自律性；间歇性低氧、高碳酸血症可导致心房肌细胞有效不应期缩短；胸腔内压变化可导致 QT 间期延长。OSA 的中介效应主要通过以下 3 条途径引发：增加机体系统性炎症 / 氧化应激水平；血管内皮细胞功能失调；上调血栓前通路活性。通过以上 3 种方式，OSA 可引起心房和心室解剖结构重塑和电重塑，进而导致心肌细胞异常自律性、心房肌细胞有效不应期缩短、QT 间期延长等心律失常表现。

（三）睡眠障碍与心律失常疾病的诊断评估

成人 OSA（包括老年人）定义为每夜 7 小时睡眠过程中呼吸暂停及低通气反复发作 30 次以上，或 AHI ≥ 5 次 / 小时。呼吸暂停事件以阻塞性事件为主，伴打鼾、睡眠呼吸暂停、白天嗜睡等症状。AHI 指睡眠中平均每小时呼吸暂停与低通气的次数之和。

1. OSA 的诊断　需满足以下条件。

（1）出现以下任何 1 项及以上症状：①白天嗜睡、醒后精力未恢复、疲劳或失眠；②夜间因憋气、喘息或窒息而醒；③习惯性打鼾、呼吸中断；④高血压、冠心病、脑卒中、心力衰竭、AF、2 型糖尿病、情绪障碍、认知障碍。

（2）PSG 监测或便携式睡眠监测（PM）：AHI ≥ 5 次 / 小时，以阻塞性事件为主。

（3）无上述症状，PSG 或 PM：AHI ≥ 15 次 / 小时，以阻塞性事件为主。

符合条件（1）和（2）或者只符合条件（3）可以诊断成人 OSA。

心律失常的诊断往往在患者因发生心律失常而出现不适症状时行心电图检查而被确诊，一般需行 12 导联心电图检查，对阵发性 AF 患者未被 12 导联心电图检测到的，需行 24 小时动态心电图检查。

2. 临床评估　失眠的诊断需依赖对患者的全面临床评估、主观测评和客观测评。其中临床评估包括患者主诉、睡前状况、睡眠 - 觉醒节律、夜间症状、日间活动和功能、其他病史、体格检查和家族史等。主观测评工具包括睡眠日记和评估量表，其中常用的评估量表有匹兹堡睡眠质量指数量表（PSQI）、睡眠障碍评定量表（SDRS）、Epworth 嗜睡量表（ESS）、失眠严重指数量表（ISI）、清晨型 - 夜晚型量表（MEQ）等。客观测评工具包括 PSG、多次睡眠潜伏时间试验（MSLT）和体动记录仪检查等。当前我国对失眠的诊断和鉴别诊断应参照中国睡眠研究会 2017 年发布的《中国失眠症诊断和治疗指南》，在此不做赘述。

（四）睡眠障碍合并心律失常疾病的治疗

当老年人睡眠障碍合并心律失常疾病时，往往需同时针对这两类疾病进行治疗，如针对 OSA 行长期、多学科的治疗管理及针对 AF 行口服抗凝治疗或射频消融治疗。

持续气道正压通气（CPAP）是 OSA 的首选和标准治疗方案。CPAP 可减轻咽部气道塌陷和呼吸道阻塞程度。有研究表明，CPAP治疗能逆转OSA患者的心房重塑。Bayir等发现6个月的CPAP治疗能改善OSA患者左右心房的电机械延迟和P波离散度。Vural等的研究提示CPAP治疗12周能逆转OSA患者左心房容积和形态异常，持续治疗24周能逐渐改善左心房结构重塑。Neilan等的研究则发现CPAP治疗能减小OSA患者的心房容积，减轻心室重量。此外，研究显示CPAP治疗能降低OSA患者从阵发性AF转变为持续性AF的风险。亦有研究发现未经治疗的OSA患者行射频消融术后AF的复发率高于无OSA患者，经CPAP治疗后AF复发率显著降低。Qureshi等行meta分析发现，射频消融术后合并OSA的AF患者经CPAP治疗后AF复发风险降低42%。Li等的meta分析结果显示合并OSA的AF患者射频消融术后AF复发风险增高31%，在未经CPAP治疗的OSA患者中AF复发风险则增高57%，需要注意的是，接受CPAP治疗的OSA患者与无OSA患者的AF复发风险相当。然而，Patel等发现OSA是AF患者肺静脉前庭电隔离术（pulmonary vein antrum isolation，PVAI）失败的独立预测因素，OSA患者经CPAP治疗能改善PVAI成功率。Fein等则发现CPAP治疗是OSA合并AF患者接受肺静脉隔离（pulmonary vein isolation，PVI）术后1年心律失常复发的预测因素。

对于CPAP能否减少室性心律失常的发生，当前研究仍不充分，且多为小样本观察性研究。一项日本研究纳入了1394例研究对象（1350例OSA患者和44例无OSA对照），发现CPAP治疗能显著减少OSA患者室性期前收缩的发生。一项小型研究纳入了18例心力衰竭伴OSA患者，旨在探究CPAP治疗能否减少室性期前收缩的发生，结果显示CPAP治疗能使室性期前收缩发生率减少58%。相反，一项随机对照试验（RCT）在83例中到重度OSA患者中比较了治疗性CPAP和安慰性CPAP效果的差异，研究发现治疗性CPAP只能降低OSA患者的24小时平均心率，并不能减少室性心律失常的发生。

OSA的其他治疗措施、失眠的治疗及AF抗凝和消融治疗方案请参照相关疾病的指南和专家共识，本部分不再详细说明。

四、老年睡眠障碍与心力衰竭

心力衰竭（heart failure，HF）是多种心脏疾病，如高血压心脏病、冠心病、糖尿病心脏病、心肌病等的终末阶段。严重HF是老年患者住院的首位原因，近年来虽然HF的治疗取得较大进展，但由HF导致的死亡人数仍然居高不下。前文已述及，老年人群中最常见的睡眠障碍为睡眠呼吸障碍，也是HF患者中最常出现的睡眠障碍，本部分主要对睡眠相关呼吸障碍与HF的关系进行论述。

（一）流行病学

睡眠呼吸障碍主要包括阻塞性睡眠呼吸暂停（obstructive sleep apnea，OSA）和中枢性睡眠呼吸暂停（central sleep apnea，CSA）。一项基于我国OSA流行病学研究的meta分析结果显示，我国成年人OSA患病率约为3.93%，男性约为5.19%，女性约为2.17%。当前我国尚缺乏HF患者中OSA患病率的研究，国外流行病学研究显示，HF患者中OSA的患病率为11%～38%，而HF患者中CSA的患病率为28%～82%。

（二）发病机制

OSA与HF的关系是双向的，OSA可导致HF，而HF也会导致OSA。OSA与多种可导致HF的疾病关系密切，如高血压、动脉粥样硬化性心脏病等，因此OSA与HF的关系主要是一种间接的关系，OSA 导致 HF 疾病的具体发病机制见本书相关章节，本部分主要讲述 HF 引发 OSA 的可能机制。

OSA 的特征表现为睡眠时反复发生的上气道塌陷。部分或完全性气道阻塞导致低通气状态和呼吸暂停的出现。在 HF 患者中还存在容易引发上气道塌陷的其他原因，HF 患者存在明显的外周水肿，夜晚患者平躺后会出现体液转移，部分体液会从下肢转移至上呼吸道，引发或加重上气道塌陷，继而引发或加重 OSA。

动脉血 CO_2 分压（$PaCO_2$）是白天和夜晚显示肺通气驱动力最重要的指标。CSA 的特点是存在中枢性呼吸暂停，一般发生在一个高通气时相后，此时 $PaCO_2$ 低于呼吸暂停阈值，患者将出现呼吸暂停直至 $PaCO_2$ 上升超过呼吸暂停阈值，这个过程伴随着 PaO_2 下降。$PaCO_2$ 波动于呼吸暂停阈值上下，引发呼吸暂停和呼吸增强的交替出现。HF 患者因左心室功能不全导致肺充血和肺静脉压力增高，刺激肺内牵张感受器，继而导致高通气状态和低碳酸血症。肺内牵张感受器可通过迷走神经传入通路增加呼吸中枢对 CO_2 的敏感性。当有外周水肿症状的 HF 患者躺平后，下肢静脉回流增多，肺充血加重，进一步刺激肺内迷走神经受体，导致高通气状态。因此，CSA 更容易出现在 HF 患者仰卧位时，即夜间睡眠时，而患者采取侧卧位可一定程度上减轻 HF 患者 CSA 的严重程度。总体上讲，多数研究者认为 CSA 是 HF 的结果而非病因。需要注意的是，CSA 可以通过 $PaCO_2$ 和 PaO_2 的波动激活交感系统，加重体液潴留而导致 HF 加重，或导致血压升高，引发或加重左心室重塑，进而加重 HF。这一机制提示 CSA 与 HF 之间存在相互恶化加重的关系。

（三）临床表现和诊断

大多数合并 HF 和 OSA 或 CSA 的患者没有白天困倦的主诉，可能原因在于 HF 患者交感神经系统的高张力状态，此类患者的其他睡眠呼吸暂停的典型主诉也不多见。相反，合并 HF 和睡眠呼吸暂停患者最常见的症状是失眠和较差的夜间睡眠质量。需通过询问与患者夜间一起休息的伴侣或照护者识别 HF 患者的睡眠呼吸障碍症状。OSA 和 CSA 的临床特点和诊断标准详见表 15-4。

表 15-4 OSA 和 CSA 的临床特点和诊断标准

OSA	CSA
临床特点	
1. 不明原因的白天嗜睡	1. 很少有白天嗜睡症状
2. 伴侣或照护者发现患者呼吸努力且伴随异常的睡眠噪声（喘气大声的呼吸暂停）	2. 反复出现的呼吸暂停但不伴异常呼吸噪声，不伴呼吸努力
3. 疲乏	3. 睡眠质量差
4. 难治性高血压	4. 心律失常
5. 心律失常	5. HF 症状，尤其是外周水肿
6. 肥胖 / 腰围、颈围大	
7. 口咽部狭窄	
8. HF 症状，尤其是外周水肿	

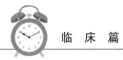

续表

OSA	CSA

诊断

1. 每小时 ≥ 5 次阻塞性呼吸事件（阻塞性和混合性呼吸暂停、呼吸浅慢或呼吸努力相关性微觉醒），且伴随至少一条下述症状：

　A. 困倦、无法恢复体力的睡眠、疲劳或失眠症状

　B. 在憋气、喘气或窒息中醒来

　C. 伴侣或照护者发现存在习惯性打鼾或呼吸中断

　D. 存在高血压、情绪疾病、认知功能障碍、冠心病、卒中、充血性心力衰竭、心房颤动或 2 型糖尿病

2. 每小时 ≥ 15 次阻塞性呼吸事件（阻塞性和混合性呼吸暂停、呼吸浅慢或呼吸努力相关性微觉醒），无论是否伴随相关症状或合并症即可诊断

1. 每小时 ≥ 5 次中枢性呼吸暂停和（或）中枢性呼吸浅慢；中枢性呼吸暂停和（或）中枢性呼吸浅慢需大于总呼吸暂停和呼吸浅慢次数的 50%

2. 陈 - 施呼吸；如无陈 - 施呼吸或白天、夜间低通气，应考虑为原发性 CSA

3. 具备以下至少一项症状：困倦，难以入睡或难以维持睡眠，频繁醒来，或无法恢复体力的睡眠；醒来时气短；打鼾；呼吸暂停，或存在心房颤动或心房扑动、充血性心力衰竭或神经性疾病

4. 疾病无法被当前已知其他睡眠疾病或药物滥用导致的疾病所解释

（四）OSA 和 CSA 的治疗

当前尚无充分证据表明治疗心力衰竭的药物能够改善 OSA 的严重程度。然而，有研究数据表明，呋塞米和螺内酯治疗合并严重 OSA 和舒张期 HF 的患者可使 AHI 显著降低（从 75 次 / 小时下降至 57 次 / 小时）。对于合并 HF 和 OSA 患者的其他一般治疗包括减轻体重、戒烟和戒酒。既往多个临床试验探究了 CPAP 治疗合并 OSA 的慢性 HF 患者的心血管获益情况。Malong 等首先报道了在非缺血性扩张型心肌病患者中针对 OSA 行 CPAP 治疗 1 个月能够提高患者左室射血分数（left ventricular ejection fraction，LVEF），并改善患者的纽约心脏病协会（NYHA）心功能分级，而停止 CPAP 治疗后，上述改善消失。随后 Kaneko 等进行了一项随机对照试验，将 24 例合并慢性 HF 和 OSA 的患者（LVEF ≤ 45%，AHI ≥ 20 次 / 小时）随机分为两组，对照组接受优化 HF 治疗方案，试验组除接受优化 HF 治疗方案外在夜间额外给予 CPAP 治疗。治疗 1 个月后，试验组患者 LVEF 较治疗前提高 9%（从 25%±3% 至 34%±2%，$P < 0.001$），且白天血压水平显著降低 [从 （126±6）mmHg 至 （116±5）mmHg，$P < 0.001$]。Mansfield 等对合并慢性 HF 和 OSA 的患者（LVEF ≤ 55%，AHI ≥ 5 次 / 小时）进行 CPAP 治疗 3 个月，接受 CPAP 治疗的患者 LVEF 显著升高（从 38%±3% 至 43%±0%，$P=0.04$），夜间尿去甲肾上腺素水平亦显著降低（$P=0.036$），伴随患者生活质量显著改善及嗜睡症状减少。

目前 CSA 是否需要治疗及最优治疗方案仍不清楚。对 CSA 患者应优化 HF 治疗，以

减轻全身和肺部充血，从而减少 CSA 的发生。对于 HF 患者，使用利尿剂减少血管内容量和减轻静脉充血可以通过减少夜间体液潴留和体液转移减轻 OSA 及 CSA 的严重程度。少数研究探究了夜间吸氧治疗对 CSA 患者的效果，发现 2～4 周的吸氧能够使合并慢性 HF 和 CSA 患者的 AHI 降低约 50%，夜间尿去甲肾上腺素水平降低。但是吸氧治疗并不能改善白天血浆去甲肾上腺素水平，上述研究也为检验吸氧治疗是否能改善心功能和死亡结局，因此，当前关于吸氧治疗的获益证据仍不充分。既往单中心随机对照试验发现，1～3 个月的 CPAP（7.5～12.5cmH₂O）治疗能够提升 CSA 患者呼吸肌力量，提高 LVEF，降低夜间和白天交感神经系统活性及改善二尖瓣反流。一项来自加拿大的多中心临床试验纳入了 258 例合并 CSA 的 HF 患者，研究主要结局是 64 个月内的死亡和心脏移植事件。试验发现 CPAP 治疗能够减轻 CSA，增加夜间氧饱和度，提高 LVEF，降低血浆甲肾上腺素水平，增加 6 分钟步行距离，但并不能减少死亡和心脏移植事件的发生，不能减少住院事件的发生，亦不能改善患者生活质量。当前研究证据并不支持在合并 CSA 的 HF 患者中常规采用 CPAP 治疗。HF 合并 OSA 和 CSA 可能获益的治疗方案见表 15-5。

表 15-5　HF 合并 OSA 和 CSA 可能获益的治疗方案

治疗方案	证据级别
OSA	
无创气道正压通气： 　持续气道正压通气 　双水平气道正压通气	高
减重	高
下颌前移矫治器	小样本研究
袢利尿剂和螺内酯	初步研究
舌下神经刺激	初步研究
CSA	
无创气道正压通气： 　持续气道正压通气 　双水平气道正压通气	较高
乙酰唑胺和茶碱	小样本研究
吸氧	证据不充分
膈神经刺激	初步研究

（陈开兵　钱　昆　薛　鑫　徐伟豪）

参考文献

韩清华，孙建勋，2018. 内科学 [M]. 8 版 . 北京：人民卫生出版社 .

李承羽，陈耀龙，胡嘉元，等，2018. 冠心病中西医结合临床实践指南研制现状及思考 [J]. 世界科学技术 -
中医药现代化，20(12):2101-2108.

王传池，吴珊，江丽杰，等，2020. 1990 ～ 2020 年我国冠心病中医证的流行病学调查研究概况 [J]. 中国中
医基础医学杂志，26(12):1883-1893.

张玉珍，小超，2014. 警惕：睡眠不好易发心脑血管疾病 [J]. 中老年保健，(6):48.

赵健，贺治青，厉娜，等，2018. 阻塞性睡眠呼吸暂停低通气综合征与冠状动脉粥样硬化心脏病的关系 [J].
国际心血管病杂志，45(2):69-72.

中国药师协会，2018. 冠心病合理用药指南 [M]. 2 版 . 北京：人民卫生出版社 .

Cappuccio F P, 2020. The role of nocturnal blood pressure and sleep quality in hypertension Management[J].Eur
Cardiol, 15:e60.

Domin R, Owsik K, Szybowicz U, et al, 2021. Effect of sleep duration on blood pressure in women over 55
years of age - Poznan Cohort study[J].Neuro Endocrinol Lett, 41(6):318-328.

Goudis C A, Ketikoglou D G. 2017. Obstructive sleep and atrial fibrillation:pathophysiological mechanisms and
therapeutic implications[J]. Int J Cardiol, 230:293-300.

Green M, Ken-Dror G, Fluck D, et al, 2021. Meta-analysis of changes in the levels of catecholamines and
blood pressure with continuous positive airway pressure therapy in obstructive sleep apnea[J]. J Clin
Hypertens(Greenwich), 23(1):12-20.

Hayes D Jr, Anstead M I, Ho J, et al, 2009.Insomnia and chronic heart failure[J]. Heart Fail Rev, 14(3):171-182.

Hohl M, Linz B, Böhm M, et al, 2014. Obstructive sleep apnea and atrial arrhythmogenesis[J]. Curr Cardiol
Rev, 10(4):362-368.

Jiao J, Dong Y, Wang P, et al, 2021. Profile of gut flora in hypertensive patients with insufficient sleep
duration[J].J Hum Hypertens, 36(4):390-404.

Kawada T, 2020. Sleep quality, sleep duration and hypertension[J].J Psychosom Res, 136:110174.

Kushida C A, 2007. Obstructive sleep apnea:pathophysiology, comorbidities and consequence[M]. CRC
Press:293-322.

Kwon Y, Koene R J, Johnson A R, et al, 2018. Sleep, sleep apnea and atrial fibrillation:questions and answers[J].
Sleep Med Rev, 39:134-142.

Lavergne F, Morin L, Armitstead J, et al, 2015. Atrial fibrillation and sleep-disordered breathing[J]. J Thorac
Dis, 7(12):E575-E584.

Linz D, Linz B, Hohl M, et al, 2016. Atrial arrhythmogenesis in obstructive sleep apnea:therapeutic
implications[J]. Sleep Med Rev, 26:87-94.

Li S, Fong D Y T, Wong J Y H, et al, 2021. Indoor nocturnal noise is associated with body mass index and blood
pressure:a cross-sectional study[J].BMC Public Health, 21(1):815.

Makarem N, Alcántara C, Williams N, et al, 2021. Effect of sleep disturbances on blood pressure[J].
Hypertension, 77(4):1036-1046.

Marulanda-Londoño E, Chaturvedi S, 2017. The interplay between obstructive sleep apnea and atrial
fibrillation[J]. Front Neurol, 8:668.

Navarro-Soriano C, Torres G, Barbé F, et al, 2020. The HIPARCO-2 study:long-term effect of continuous
positive airway pressure on blood pressure in patients with resistant hypertension:a multicenter prospective
study[J].J Hypertens, 39(2):302-309.

Ning Y, Zhang T S, Wen W W, et al, 2019. Effects of continuous positive airway pressure on cardiovascular biomarkers in patients with obstructive sleep apnea:a meta-analysis of randomized controlled trials[J].Sleep Breath, 23(1):77-86.

Parati G, Lombardi C, Castagna F, et al, 2016.Heart failure and sleep disorders[J]. Nat Rev Cardiol, 13(7):389-403.

Parish J M, Somers V K, 2004. Obstructive sleep apnea and cardiovascular disease[J]. Mayo Clin Proc, 79(8):1036-1046.

Raghuram A, Clay R, Kumbamet A, et al, 2014. A systematic review of the association between obstructive sleep apnea and ventricular arrhythmias[J]. J Clin Sleep Med, 10(10):1155-1160.

Saxena T, Ali A O, Saxena M, 2018. Pathophysiology of essential hypertension:an update[J]. Expert Rev Cardiovasc Ther, 16(12):879-887.

Shantsila A, Shantsila E, Lip G Y H, et al, 2021. Hypertension and sleep health:a multidimensional puzzle[J]. J Hypertens, 39(4):600-601.

Stambolliu E, Kollias A, Bountzona I, et al, 2021. Nighttime home blood pressure in children:association with ambulatory blood pressure and preclinical organ damage[J].Hypertension, 77(6):1877-1885.

Wolk R, Gami A S, Garcia-Touchard A, et al, 2005. Sleep and cardiovascular disease[J]. Curr Probl Cardiol, 30(12):625-662.

第三节　老年睡眠障碍与胃肠道系统疾病

老年人从社会、家庭、社交角色转变后心理压力较大,焦虑、抑郁情绪不断滋生,睡眠问题成为首先出现的疾病之一。睡眠障碍可增加消化系统疾病的发生率,且长期睡眠质量的下降也是焦虑、抑郁形成的一个危险因素。同时伴有睡眠障碍和消化不良的老年患者常出现不同程度的焦虑、抑郁和躯体化障碍等。老年睡眠障碍患者的夜间觉醒次数和时间增多,睡眠潜伏时间延长,睡眠效率下降,临床表现为夜间总睡眠时间缩短,患者睡眠不足,睡眠习惯紊乱及快速眼动(rapid eye movement, REM)睡眠比例减少等,同时非快速眼动(non rapid eye movement, NREM)睡眠比例相应增加,表现为前移现象,以早睡早醒为主,后续造成昼夜节律变化,深度睡眠时间减少。多导睡眠图(PSG)监测可表现为 NREM1 期、2 期睡眠增加,3 期睡眠减少,同时可能出现睡眠呼吸暂停、周期性肢体运动增加等。部分合并焦虑、抑郁情绪的患者则出现夜间频繁醒来,或是早醒。借助图(PSG)监测可更好地帮助诊断及治疗睡眠相关问题。

消化系统与中枢神经系统关系密切,大脑与胃肠道之间的双向神经连接被称为脑 - 肠轴,脑 - 肠轴通过传递双向信息将胃肠道与中枢的情感和认知紧密联系在一起。据近些年的文献资料显示,越来越多的消化系统疾病患者存在不同程度的睡眠障碍。

一、老年睡眠障碍与功能性消化不良

功能性消化不良(functional dyspepsia, FD)是老年人常见疾病之一,由生物、精神心理及社会等因素共同作用引起,发病率较高,病情容易复发,在临床上除了有上腹胀、早饱感等症状外,大多伴有不同程度的睡眠障碍和焦虑、抑郁等负面心理,严重影响患者身心健康和生活质量。

(一)病因

FD 的病因尚未明确,随着生物 - 心理 - 社会医学模式的发展,国内外的研究者们开始关注社会精神心理因素在疾病发生中的重要作用。FD 还可能与下列因素，如遗传因素、胃肠动力障碍、内脏感觉过敏、胃底对食物的受容性舒张功能下降、黏膜免疫和炎症因素、神经系统因素等有关。

（二）发病机制

FD 可能与脑-肠轴功能紊乱存在相关性。脑-肠双向调节在 FD 中起重要作用，肠神经系统（enteric nervous system，ENS）通过传入神经元传递胃肠感觉到中枢神经系统（central nervous system，CNS），CNS 可将中枢及脊髓接收的信息整合后通过自主神经系统或者神经内分泌系统传到 ENS。这种双向环路对胃肠道的调控称为脑-肠互动。研究表明，长期的压力和精神心理因素破坏大脑边缘系统和下丘脑-垂体-肾上腺轴（HPA 轴）平衡，引起自主神经功能紊乱，导致胃肠功能障碍，反过来影响患者的情绪。从解剖学角度证实了精神心理因素通过脑-肠轴导致胃肠功能异常的机制，结果显示 FD 患者的前额叶皮质、顶叶下皮质及后扣带回皮质减少，这些区域正好与焦虑抑郁有关。国内研究数据表明 FD 患者胃肠运动功能异常，使 CNS 处于兴奋状态，继而引起睡眠障碍。

（三）临床表现

FD 是消化系统常见的一种慢性病。临床症状主要包括餐后饱胀感、早饱感、腹胀、恶心、嗳气、呕吐、食欲缺乏等。起病缓慢，呈持续性或反复发作，可能与饮食及精神因素相关。老年睡眠障碍同时伴有 FD 的患者常有不同程度的焦虑、抑郁、躯体化障碍等症状。具体睡眠问题为入睡困难、睡眠浅、夜间易醒，夜间一般醒来两次以上，连续睡眠时间较短，夜间醒后常感到疲乏、精神不振、早醒、醒后难以入睡，睡眠质量差。睡眠中存在多种影响因素，如打鼾、梦语、肢体活动等。老年性睡眠障碍与 FD 存在密切关系。

（四）实验室及其他检查

1. PSG 监测。是根据患者脑电图、眼动图、肌电图、胸式和腹式呼吸张力图、鼻及口通气量、体位体动等来分析睡眠的分期及相关事件，并判断睡眠相关疾病的严重程度及预后。

2. 消化不良的患者可进行胃镜检查及幽门螺旋杆菌检查，以评估患者有无器质性胃肠疾病，还可以选择血常规、便常规、上腹部 CT、消化系统彩超等检查手段。

（五）诊断

罗马Ⅳ标准将 FD 分为两个亚型。

1. **餐后不适综合征**　主要临床症状为早饱、餐后饱胀。

2. **上腹痛综合征**　主要症状为上腹痛、上腹烧灼感。

根据罗马Ⅳ诊断标准如下。

餐后不适综合征：下列症状每周发作必须超过 3 天。①餐后腹胀，严重影响日常生活；②早饱感，严重影响日常生活；③常规检查（包括上消化道内镜检查）没有发现器质性、系统性疾病、代谢性疾病的证据；④患者常可表现为餐后腹痛、过度嗳气、上腹膨胀、恶心等症状；⑤呕吐常需考虑其他疾病；⑥烧心、消化不良症状常会合并存在。肛门排气排便后症状缓解通常不被认为是消化不良症状。

上腹痛综合征：下列症状每周必须发作 1 天以上。①上腹痛，严重影响日常活动；②上腹烧灼感，严重影响日常活动，烧心不是消化不良的症状，但可同时存在；③常规检查（包括上消化道内镜检查）没有发现器质性、系统性疾病、代谢性疾病的证据；④进餐或饥饿可导致腹痛，进餐也可缓解腹痛；⑤患者也可有餐后的腹部膨胀、嗳气及恶心症状，持续呕吐可提示其他疾病；⑥不符合胆系疼痛的标准；⑦肛门排气排便后症状缓解通常不被认为是消化不良症状。

（六）治疗

遵循综合治疗和个体化治疗的原则。

1. 认知心理行为治疗　精神心理因素与睡眠障碍及胃肠功能疾病的发生密切相关。建立良好的生活习惯，规律作息，减少熬夜的次数，戒烟酒，少饮咖啡、饮料等刺激性饮品。调整饮食结构，减少进食刺激性食物的频率以避免诱发胃肠不适而导致的焦虑、抑郁。根据患者的个体情况，设定个体化的心理治疗方案。

2. 改善胃肠功能的药物

（1）抑酸剂：FD 的患者通常有正常的酸分泌，但抑酸治疗通常是作为一线治疗。两种主要的抑酸剂包括质子泵抑制剂和组胺受体拮抗剂。质子泵抑制剂显示在控制 FD 症状方面比组胺受体拮抗剂更有效。

（2）促胃动力药：一般适用于以餐后饱胀、早饱为主要症状的患者，可选用多潘立酮、莫沙必利或者依托必利。对于疗效不佳的患者，抑制胃酸药和促胃肠动力药可换用或者合用。

（3）助消化药：消化酶抑制剂可作为治疗消化不良的辅助用药，可以治疗各种原因引起的消化不良症状，如食欲缺乏、腹胀、腹痛、腹泻及嗳气等。

3. 抗抑郁药　改善神经功能失调与睡眠障碍的药物，临床常用的抗焦虑抑郁药物有多种，其中盐酸氟西丁和帕罗西汀都是强效的选择性 5- 羟色胺重摄取抑制剂，该类药物治疗 FD，不但能改善患者心理障碍，还能诱导胃肠方面躯体化症状的缓解。

二、老年睡眠障碍与胃食管反流病

胃食管反流病是消化系统常见病、多发病，指胃液或胃内容物通过食管下括约肌反流而引起食管黏膜损伤或不适症状及并发症的慢性病。胃食管反流病的患者还常有嗳气、胸骨后疼痛等不典型症状及咽痛、声嘶、咳嗽等食管外表现，有的患者还伴有睡眠障碍、焦虑抑郁等精神心理异常，在老年患者中较为常见。近年来研究发现胃食管反流病常与睡眠障碍合并存在，反流可导致患者出现睡眠质量差、失眠、白天嗜睡，甚至呼吸暂停等睡眠障碍，而睡眠障碍可加重反流症状，影响患者治疗及预后，两者互为因果、互相影响。

（一）病因及发病机制

胃食管反流病的病因：①抗反流屏障结构和功能异常，如某些食物、药物引起食管下括约肌功能障碍或者一过性松弛延长造成反流现象；②食管清除作用降低，食管蠕动和唾液分泌异常；③食管黏膜屏障功能降低等。

胃食管反流病与睡眠障碍关系密切，二者分别为消化系统及呼吸系统的常见病，好发人群为老年人、男性及肥胖者。

老年患者在睡眠状态下食管蠕动减慢及内脏感知能力下降，致使食管清除酸能力下降，导致食管黏膜与酸接触时间延长，形成反流。另外，为了清除食管内反流物及防止误吸，机体的自我保护作用可导致夜间反流直接刺激，使患者从睡眠中觉醒。夜间机体处于睡眠状态时，食管蠕动次数减少，胃排空频率下降，可导致酸清除时间延长，因此多数患者有夜间酸反流症状，而这些症状可影响患者的睡眠，导致睡眠质量下降和时间缩短。反之，

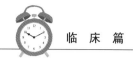

睡眠障碍也会导致胃肠道症状加重。

（二）临床表现

胃食管反流病（gastro-oesophageal reflux disease，GERD）的临床表现多样，轻重不一，主要表现如下。

1. *食管症状*　烧心和反流是本病的典型症状，亦是最常见症状，且具有特征性。烧心和反流常在餐后 1 小时出现，部分患者上述症状可于夜间入睡时发生。此外，GERD 可出现胸痛、吞咽困难等症。前者由反流物刺激食管引起，疼痛发生在胸骨后。严重时可为剧烈刺痛，酷似心绞痛，可伴有或不伴有烧心和反流。吞咽困难可能由食管痉挛或功能紊乱所致，症状呈间歇性。少部分患者吞咽困难是由食管狭窄引起的，此时吞咽困难可呈持续性或进行性加重。有严重食管炎或并发食管溃疡者，可伴吞咽疼痛。

2. *食管外症状确*　由反流物刺激或损伤食管以外的组织或器官引起，如咽喉炎、慢性咳嗽和哮喘。严重者可发生吸入性肺炎，甚至出现肺间质纤维化。一些患者诉咽部不适，有异物感、棉团感或堵塞感，但无真正的吞咽困难，称为癔球症。近年来研究发现 GERD 常与睡眠障碍合并存在，反流可导致患者出现睡眠质量差、失眠、白天嗜睡甚至呼吸暂停等睡眠障碍，而睡眠障碍可加重患者反流症状，影响 GERD 患者治疗及预后，两者互为因果、相互影响。

（三）实验室及其他检查

内镜检查是诊断反流性食管炎最准确的方法，并能判断反流性食管炎的严重程度和有无并发症，结合活检可与其他原因引起的食管炎和其他食管病变（如食管癌等）相鉴别。其他检查包括 24 小时食管 pH 监测、食管吞钡 X 线检查、食管滴酸试验、食管压力测定等。

（四）诊断

胃食管反流病的诊断是基于：①有反流症状；②内镜下可能有反流性食管炎的表现；③食管过度酸反流的客观证据。临床上对疑诊为本病而内镜检查阴性患者常用质子泵抑制剂（PPI）作试验性治疗，如有明显效果，本病诊断一般可成立。对症状不典型患者，常需结合内镜检查、24 小时食管 pH 监测和试验性治疗进行综合分析来做出诊断。

（五）治疗

本病治疗的主要目标在于控制症状，减少复发，提高生活质量。

1. *基础治疗*

（1）改变饮食结构，戒烟及禁酒，避免进食高脂肪、巧克力、咖啡、浓茶等可能造成食管括约肌肌力降低的食物。不使用可能造成胃排空延迟的药物，如抗胆碱能药物、钙通道阻滞剂、硝酸甘油等。

（2）调整睡眠方式：白天进餐后不即刻卧床，睡前 2 小时内不宜进餐，将床头抬高 15 ～ 20cm 以减少卧位及夜间反流。

2. *药物治疗*

（1）质子泵抑制剂：是治疗老年胃食管反流病的一线用药，目前临床上传统的质子泵抑制剂药物包括奥美拉唑、埃索美拉唑、兰索拉唑、雷贝拉唑、泮托拉唑等，可有效缓解患者的临床症状，促进食管黏膜愈合，明显减轻患者胃体、胃窦的炎症。

（2）H_2 受体拮抗剂：是治疗胃食管反流病的主要药物，可有效减少胃液反流的量和酸度，并抑制睡前的胃酸分泌。临床上常用的 H_2 受体拮抗剂主要有西咪替丁、法莫替丁、雷尼替丁等。

（白宗鹭　杨　佳）

参考文献

慈书平，张希龙，杨宇，等，2005. 睡眠与睡眠疾病 [M]. 北京：军事医学科学出版社：118.

姜礼双，崔亚，卜平老，2017. 老年胃食管反流病的治疗进展 [J]. 实用医学杂志，33(16):2609-2612.

李艳，2017. 中西医结合睡眠障碍研究新进展 [M]. 北京：人民卫生出版社：109-114.

田倩弟，徐俊荣，2017. 胃食管反流病与睡眠障碍的相关性 [J]. 国际消化病杂志，37(4):224-226.

徐蓉娟，2007. 内科学 [M]. 2 版 . 北京：中国中医药出版社：151-199.

张秀华，2012. 睡眠障碍诊疗手册：各科睡眠问题及对策 [M]. 北京：人民卫生出版社：162.

赵忠新，2016. 睡眠医学 [M]. 北京：人民卫生出版社：405-411.

周仲瑛，2007. 中医内科学 [M].2 版 . 北京：中国中医药出版社：186-217.

Browning K N, Travagli R A, 2014. Central nervous system control of gastrointestinal motility and secretion and modulation of gastrointestinal functions[J]. Compr Physiol, 4(4):1339-1368.

Kuniyoshi F H S, Garcia-Touchard A, Gami A, et al, 2008. Day-night variation of acute myocardial infarction in obstructive sleep apnea[J].J Amer Coll Cardiol, 52(5):343-346.

Liu P, Wang G, Zeng F, et al, 2018. Abnormal brain structure implicated in patients with functional dyspepsia[J]. Brain Imaging Behav, 12(2):459-466.

Tkacova R, Wang H, Bradley T D, 2006.Night-to-night alterations in sleep apnea type in patients with heart failure[J].J Sleep Res, 15(3):321-328.

Westhoff M, Arzt M, Litterst P, 2012. Prevalence and treatment of central sleep apnoea emerging after initiation of continuous positive airway pressure in patients with obstructive sleep apnoea without evidence of heart failure[J]. Sleep Breath, 16(1):71-78.

第四节　老年睡眠障碍与神经系统疾病

随着年龄的增长，人体器官会逐步老化，其中常见的为神经系统老化，主要表现如下。①神经细胞减少：病理学研究表明，老年人的脑神经细胞数量较年轻人减少 10%～30%，重量也减少 5%～20%，皮质变薄，脑沟、脑裂加宽加深。②蛋白等物质沉积：随年龄增长，脂褐质、淀粉样蛋白、丝状物等物质在神经元内及周围沉积，逐渐使神经细胞失去功能。③脑血管改变：脑血管主要变化为内膜增生、中层纤维变性和透明变性，导致血管狭窄阻塞。④神经递质改变：受体、酶及结合力的改变，导致神经功能异常。基于神经系统的特殊性，随年龄增长，其在生物钟基因的影响下逐渐出现原发性改变，如淀粉样蛋白沉积、α-突触核蛋白沉积等，同时由于老年人神经系统及其支持结构脆性大，可塑性和修复能力降低，损害可累积导致出现症状，再加上老年患者容易合并高血压、糖尿病等基础疾病，最终形成一系列复杂的神经系统功能障碍。

各类神经系统疾病，如脑卒中、脑炎、肿瘤、脑变性病、癫痫、脱髓鞘等，可广泛性或针对性损害相应脑区及核团，异常性放电等引起皮质异常兴奋或神经递质异常，从而损害神经功能，其中睡眠 - 觉醒及睡眠维持多为核团及脑区间的相互联系，不同部位有不同的神经递质，如觉醒系统的脑干网状结构、蓝斑去甲肾上腺素能神经元、背缝核 5- 羟色胺能神经元，睡眠维持系统的下丘脑腹外侧视前区、基底前脑等，以及快速眼动睡眠启动部位脑桥及中脑部位，因此，神经系统损害可引起相应的失眠、睡眠增多、异态睡眠。同时脑干延髓为呼吸中枢，部分中枢性支配涉及腿部运动等，损害可导致中枢性睡眠呼吸暂停及不宁腿综合征、周期性肢体运动等，各类神经系统疾病可导致各种原发性睡眠障碍，加之社会心理因素、焦虑抑郁继发睡眠障碍及神经肌肉疾病引起的阻塞性睡眠呼吸暂停等，使得多数神经系统疾病合并睡眠障碍，且合并各种类型睡眠障碍，如睡眠增多、失眠、睡眠呼吸暂停、异态睡眠等。

同时睡眠障碍也使原有神经系统疾病加重，影响预后，如睡眠呼吸暂停可使卒中患者的住院日期延长、症状残留较多等。失眠、睡眠呼吸暂停可使癫痫发作频率增加，难以控制，甚至转变为难治性癫痫。

一、老年卒中相关睡眠障碍

卒中相关睡眠障碍（stroke-related sleep disorder，SSD）是指卒中后首次出现或卒中前已有的睡眠障碍在卒中后持续存在或加重，并达到睡眠障碍诊断标准的一组临床综合征，实际上包括两种类型：卒中后睡眠障碍和卒中伴随睡眠障碍（即既往睡眠障碍在卒中后持续存在或加重）。其中卒中主要包括短暂性脑缺血发作（transient ischemic，TIA）、脑梗死及脑出血。近几年发现老年人出现的小血管疾病引起的白质脱髓鞘、腔隙性脑梗死、血管间隙等可导致认知功能下降、尿频及睡眠障碍。卒中的症状较多，除偏瘫及失语等外，越来越多的研究发现卒中与焦虑、抑郁及睡眠障碍相关，明确相关的有卒中后睡眠呼吸障碍。

睡眠障碍的类型包括失眠、日间嗜睡、睡眠呼吸暂停、快速眼动睡眠行为障碍、不宁腿综合征（RLS）/睡眠周期性肢体运动（periodic limb movement in sleep，PLMS）、昼夜节律失调性睡眠 - 觉醒障碍等。卒中的发病率、患病率、死亡率随年龄增长而增加，65 岁以上人群增加最为明显，在我国的发病率为 115.6/10 万，患病率为（400 ～ 700）/10 万。

卒中相关睡眠障碍患病率国外报道为 44% ～ 78%，国内报道为 62% ～ 80%。超过 70% 的急性卒中患者都存在不同程度和不同形式的睡眠障碍。脑卒中后失眠的发病率为 30% ～ 45%。这一数据远远高于普通人群的 15%，其中约 50% 以上为卒中后新发失眠。卒中相关失眠发生率为 57%，其中 38% 患者在卒中前有失眠症状。女性卒中相关失眠发生率高于男性，独居和高龄者发生失眠的风险增高，失眠不仅影响卒中康复及生活质量，而且增加卒中复发、残疾、焦虑、认知功能下降、自杀等躯体及心理问题的风险。急性期失眠的发生率常高达 30% ～ 68%，而在卒中后恢复期失眠的发病率明显下降。日间嗜睡及睡眠需求增多，发生在约 50% 的急性卒中患者中，随着卒中后时间的推移，嗜睡的程度往往会有所改善。不宁腿综合征 / 周期性肢体运动等与睡眠相关的运动障碍在卒中患者中的发病率为 12.4%，有感觉异常的患者可能比没有感觉异常的患者发生率更高。快速眼动睡眠行为障碍（rapid eye movement sleep behavior disorder，RBD）是卒中患者较常见的睡眠障碍亚型，有研究显示急性卒中患者 RBD 的发病率为 10.9%，脑干部位梗死患者 RBD 发病率明显高于其他部位梗死的患者，为 22%。卒中相关睡眠障碍不仅增加卒中死亡及复发风险，而且对卒中的康复与预后造成不利影响。除明确的睡眠呼吸暂停是一个确定的卒中的独立危险因素，不宁腿综合征、异态睡眠等也可使卒中发生率增加。睡眠障碍还可以使卒中后肢体运动、认知、情绪等相关症状加重。老年脑卒中仍以缺血性卒中为主，男性患者发病率明显高于女性。

（一）病因

卒中相关睡眠障碍确切的病因目前尚未完全确定，可能与以下因素相关。

1. 解剖因素 现阶段一般认为与睡眠有关的解剖位置主要有丘脑、下丘脑、基底节区、额叶底部、脑干网状结构抑制区、眶区皮质等，大脑皮质下、左侧大脑半球发生卒中后患者更容易出现睡眠障碍。卒中损害脑内睡眠调节的相关结构，导致睡眠效率减低、睡眠 - 觉醒周期异常。卒中损伤部位及严重程度对睡眠有影响，如脑干梗死常见 RBD、睡眠呼吸暂停，丘脑卒中可见嗜睡。部分研究认为，脑梗死患者比脑出血患者伴发睡眠障碍更多。部分研究认为脑出血患者比脑梗死患者更容易发生睡眠障碍，原因在于脑出血发生后，继发性脑水肿的形成使得上行投射系统的传导阻断，下丘脑与第三脑室侧壁上的觉醒中枢在卒中发生时受到损害，因此患者发生睡眠障碍。

2. 神经生物学因素 多种神经递质、细胞因子、免疫因子、神经激素和肽类物质等参与正常睡眠的维持与调控，如 5- 羟色胺、褪黑素、乙酰胆碱、多巴胺、去甲肾上腺素、前列腺素 D_2、IL-1β、食欲肽、促肾上腺激素释放激素。卒中后脑组织损害时可引起神经递质和神经内分泌失调，产生炎症状态，从而导致睡眠障碍的发生。

3. 机体整体功能状态 卒中相关睡眠障碍与伴发躯体疾病高血压、糖尿病、心脏病等相关。

4. 社会心理学因素 急性住院期间的环境嘈杂、习惯性打鼾、卒中病程、日常生活能力及神经功能受损等均会使卒中伴发睡眠障碍。环境因素如噪声、光线、重症监护装置等，卒中继发的身体活动受限、疼痛、心肺功能障碍、癫痫、继发性感染、发热及相关药物使用等均会引起睡眠障碍。卒中常伴有严重的焦虑抑郁、心理应激。

（二）发病机制

卒中相关睡眠障碍类型较多，以下分别介绍其中的机制。

1. 睡眠呼吸障碍

（1）卒中相关睡眠呼吸暂停：卒中和睡眠呼吸障碍的发生频率和严重程度具有相关性，尤其在伴有高 BMI、糖尿病和老年患者中更容易发生。卒中发生时，当梗死部位参与调控呼吸相关的肌肉（上气道、肋间肌、膈肌）时，可能会导致呼吸异常。卒中导致患者夜间体位改变不便、仰卧位比例增加，这些因素一定程度上都会增加 OSA 的发生。在脑干延髓部分的呼吸中枢内有中央化学感受器（外周化学感受器位于颈动脉体）。化学感受器反射可通过环路增益反馈系统控制呼吸，故当存在延髓梗死时，可能会导致化学感受器的敏感性下降，从而导致中枢性睡眠呼吸异常。急性脑干梗死患者发生呼吸节律及模式的异常（尤其睡眠时），不仅与梗死灶的水平部位明确相关，更与梗死灶大小和双侧性相关。与皮质病变相比，脑干和小脑的幕下病变通常导致较高的低通气指数。目前还没有研究证实脑干病变是否与呼吸觉醒阈值的变化有关。额叶、基底节、内囊卒中可能导致呼吸失用，脑干卒中可能导致多种呼吸形式，如神经性换气过度（中脑或脑桥）、深吸气性呼吸、比奥呼吸、中枢性睡眠呼吸暂停及通气不足（延髓和延髓上部）。卒中通过脑干呼吸中枢及口咽部肌肉受累加重睡眠呼吸障碍，但是在大多数患者中，睡眠呼吸障碍发生于卒中之前。

（2）呼吸障碍对卒中的影响：现有研究明确睡眠呼吸暂停与卒中相互影响、互为因果，睡眠呼吸障碍引起卒中，为卒中明确的危险因素，并且加重卒中后的症状，甚至引发二次卒中。睡眠呼吸障碍引起的低氧血症、高碳酸血症增加内皮素 1（ET-1）水平，同时使交感神经神经兴奋，激活肾素血管紧张素系统，加之继发的血脂紊乱、氧化应激、高血压、胰岛素抵抗等，从而直接或间接地导致了内皮功能的损害。低氧血症引起活性氧（ROS）在细胞内蓄积，增加氧化型低密度脂蛋白（ox-LDL）水平，ox-LDL 能够刺激内皮细胞分泌多种炎症因子和黏附分子，促进血小板黏附、聚集和血栓形成，同时抑制 NO 的释放，加剧内皮功能损害，使血管内皮容易形成血栓。缺血再灌注后基质金属蛋白酶（MMP）可破坏血脑屏障，使得血管内的大分子物质进入脑组织，引发脑水肿、炎症细胞浸润。缺氧引起的促红细胞生成素增多，血细胞比容（Hct）增大，血液黏滞性增加。彩超检查显示睡眠呼吸暂停时颈动脉内膜中层厚度（intima-media thickness，IMT）增加，颅内压升高，脑血流速度减慢、流量减少，脑血流量降低 15% ～ 20%（最高可达 50%）。OSA 患者在发生气道阻塞时出现的低氧血症和高碳酸血症能够触发脑内盗血现象，与 7% 的急性卒中的神经功能恶化有关，称为逆向 Robin Hood 综合征（reversed Robin Hood syndrome）。

2. 日间过度思睡

（1）卒中相关日间嗜睡：卒中损伤网状上行激活系统时可能导致睡眠过多。这些部位包括双侧丘脑、丘脑 - 中脑的通路、脑桥延髓的中上部位等一些网状上行激动系统集中的部位。因为上行激活系统较弥散，所以大脑半球的梗死可能与日间嗜睡的关系不大。但是，大面积的半球梗死也会导致嗜睡。丘脑旁正中部位梗死所致的过度嗜睡较为严重，同时伴有注意力和记忆力受损，过度嗜睡可能在脑梗死后 12 个月有所改善，而认知损害依然持续存在。另一种是继发于睡眠呼吸障碍，由于夜间低通气患者睡眠期间频繁觉醒或处于缺氧状态，早晨醒后依然自觉乏力和不清醒，因而出现日间睡眠增多。食欲肽是下丘脑外侧神经元分泌的神经肽，其生理功能除了调控摄食行为和能量代谢，还能维持与促进清醒状态，从而调节睡眠与清醒。当下丘脑、脑桥、中脑尾端等部位发生梗死时，会导致食欲肽分泌降低或其与受体结合发生障碍，导致食欲肽不能正常发挥生理功能，患者会出现嗜睡症。皮质下区、丘脑、丘脑 - 中脑及脑桥被盖部的卒中患者，可能出现睡眠 - 觉醒周期紊乱所致的夜间躁动和日间过度睡眠。

（2）日间嗜睡影响卒中：目前机制未明，日间嗜睡是缺血性卒中的独立危险因素。Gangwisch 等发现，日间嗜睡与代谢性疾病（高血压、糖尿病、高胆固醇血症）及睡眠障碍（包括睡眠时间、鼾声、倒班工作和睡眠不充足）相关，代谢性疾病和睡眠障碍是缺血性卒中的独立危险因素。研究结果表明睡眠时间 ≥ 9 小时或 ≤ 6 小时与缺血性卒中的发生存在关联。睡眠时间 ≤ 6 小时或 ≥ 9 小时是缺血性卒中的危险因素，而 6 小时 < 睡眠时间 < 7 小时为保护因素。

3. 失眠　卒中破坏了正常睡眠调节机制，影响正常睡眠 - 觉醒功能的维持，引发睡眠障碍，其原因较为复杂，与卒中病灶的解剖位置、卒中症状、基础疾病、精神心理及社会环境等相关。卒中的合并症如睡眠呼吸障碍、心力衰竭、焦虑、抑郁、疼痛及环境因素（声音、灯光、监测设备）等多种因素在失眠的发生中起作用。急性期患者可能由于病情发展快、临床症状明显、治疗用药及患者心理变化大等因素，或卒中后出现肢体瘫痪及言语障碍，以致患病后失去自理能力，对家庭造成沉重负担，而形成焦虑抑郁状态，从而出现并加重失眠。也有研究认为急性期患者白细胞介素（IL-17）水平增高明显，可能与睡眠障碍的炎性病理机制有关，导致急性期炎症反应更明显。缺血性卒中患者失眠发生率高于出血及出血合并脑梗死患者。研究认为卒中患者急性期失眠发生率高达 68%，18 个月后则降为 18.1%，提示缺血性卒中急性期患者失眠发生率较高，而在恢复期其发生率会有所下降。脑干背侧或被盖部、丘脑旁正中及外侧、皮质下等部位的损伤可引起卒中后失眠。部分患者可以在失眠和睡眠增多之间快速转换，这与丘脑、基底前脑、脑桥中脑和脑桥延髓连接等脑区对睡眠与觉醒调节的双重作用有关。卒中后失眠患者外周血中的褪黑素、抗氧化物质水平较卒中后非失眠患者低。卒中后的失眠也与特定部位的梗死有关，丘脑、脑干梗死常与失眠有关，如小脑幕上的病变及脑桥中脑连接处、脑桥中缝核等病变会影响非快速眼动睡眠，低位脑桥病变可能会减少快速眼动睡眠，另外，小脑幕下的卒中也会减少非快速眼动 2 期睡眠。卒中是认知功能障碍的独立危险因素，卒中患者认知功能障碍发病率为 6%～23%，其中以缺血性卒中认知功能受损居多。而 60% 的认知功能损害患者存在不同类型睡眠障碍，认知功能损害患者的失眠发生率约为 49.9%。卒中后可引起多种神经递质失调，目前研究最多的包括 5 - 羟色胺（5 -hydroxytryptamine，5 -HT）、去甲肾上腺素（norepinephrine，NE）和 γ- 氨基丁酸（γ-aminobutyric acid，GABA）。而卒中患者若出现丘脑、基底节和内囊等区域病变，导致 5-HT 和 NE 的传递受阻，则患者血清中 NE 及 5-HT 均减少，从而引起失眠。Hosinian 等的研究表明，卒中患者 GABA 含量降低，而促进睡眠的神经元主要由 GABA 组成，所以卒中后患者容易出现失眠。脑小血管病与睡眠障碍为近年来研究的热点。慢性脑小血管缺血引起腔隙性梗死、脑微出血、血管腔间隙、白质疏松，损害脑深部结构，如额叶皮质、基底节、下丘脑等，在弥散性皮质病变或脑室周围病变影响下，患者睡眠质量严重降低。因脑血流量减少，脑血管病可能发展为脑白质病变，脑血流量及代谢需求增加，快速眼动睡眠受影响，从而出现睡眠障碍。

4. 睡眠相关运动障碍

（1）卒中相关睡眠运动障碍：卒中与 RLS/PLMS 的因果关系目前尚不明确。关于 PLMS 的发病机制研究相对较少，主要与皮质下结构相关。脑桥梗死时常引起 PLMS 发生，可能因累及脑干网状结构或脑桥核，对脊髓的抑制性调控减少，导致脊髓传递通路呈现去抑制化。合并 RLS 的缺血部位多位于皮质下区域的锥体束及基底节 - 脑干轴上，这些区域参与运动功能及睡眠 - 觉醒周期的调控，当这些部位发生梗死时，容易导致卒中患者出现 RLS 症状。病灶累及这些多巴胺能神经通路时，患者容易出现 RLS/PLMS 的症状。当 PLMS 发生时，会伴随脉率和血压的升高，提示 RLS/PLMS 可能与交感神经过度兴奋有关，这与快速眼动睡眠期肌张力降低相关的通路包括蓝斑核附近的结构损伤有关。卒中后 1 个月时 RLS 的流行率为 12.4%，卒中后 RLS 患者脑梗死区域涉及脑桥、丘脑、内囊、基底节区、放射冠，75% 的患者症状是双侧的，在单侧症状的患者中，受影响的是病灶对侧的肢体。目前研究发现皮质下结构如基底节、脑干、丘脑外侧部损伤的患者存在与卒中相关的 PLMS 或 RLS，这些部位与运动和睡眠 - 觉醒周期密切相关，皮质对基底节通路抑制的缺失解释了卒中后 PLMS 或 RLS 的机制。

（2）睡眠相关运动障碍影响卒中：具体机制不明，RLS/PLMS 常伴发睡眠障碍（如失眠、OSA），也是高血压和心脑血管疾病的危险因素。

5. 异态睡眠　至今关于 RBD 的发病机制还不明确，但既往的动物及人类试验研究发现，脑干外侧背盖核和脑桥核的胆碱能神经元受损及脑桥被盖部蓝斑核的去甲肾上腺素神经元受损与快速眼动睡眠期的肌张力障碍有关。

6. **睡眠节律紊乱** 目前卒中相关昼夜节律紊乱的发病机制尚不清楚。病灶发生在纹状体、丘脑、中脑和脑桥的卒中患者易出现睡眠 - 觉醒节律颠倒现象。除卒中损伤之外，环境因素（如噪声、灯光、医疗操作）、合并症（心力衰竭、睡眠呼吸障碍、癫痫、感染和发热等）及某些影响睡眠的药物、心理因素（焦虑、抑郁、精神压力）等都可能参与睡眠 - 觉醒节律异常的发生。下丘脑视交叉上核是昼夜节律调节的部位，受外界环境（如灯光、声音和工作时间等因素）的影响，卒中患者由于住院期间对病房内环境不适应，加之长时间卧床不能活动，心情紧张焦虑，易出现昼夜节律失调。褪黑素是由松果体分泌的激素，褪黑素的合成和分泌具有昼夜节律性，对人体昼夜节律具有调节作用。研究表明，褪黑素在出血性卒中模型中具有神经保护作用，其分子机制包括抗氧化作用。其他脑区的损害也可能导致睡眠 - 觉醒昼夜节律紊乱，位于侧脑室枕角前部、丘脑外侧、岛叶后方、颞叶内侧的脑区只是其中之一。

（三）临床表现

1. **卒中与睡眠呼吸障碍** 表现为夜间入睡困难、呼吸困难、打鼾、喘鸣、呼吸暂停、频繁觉醒、睡眠片段化、心慌、多汗、恐惧、端坐呼吸、遗尿、呃逆，严重时睡眠中可有异常动作，严重的低氧导致睡眠中觉醒异常而引起猝死，还可表现为日间疲劳、精力差、嗜睡、注意力不集中、记忆力减退、做事错误率高、焦虑和抑郁。卒中患者的呼吸障碍常与自主神经功能异常有关，如 Wallenberg 综合征患者睡眠呼吸障碍表现为吞咽困难、不规则呼吸、睡眠呼吸暂停、中枢性低通气、失眠、多汗甚至猝死。10% ～ 40% 卒中患者在发病的最初几天出现陈 - 施呼吸。脑干卒中患者可以出现几种少见的异常呼吸形式。脑桥腹侧被盖部卒中出现神经源性过度通气。双侧脑桥腹侧被盖部后内侧损伤时出现长吸气呼吸。延髓损伤可出现共济失调式呼吸（又称比奥呼吸）。

2. **卒中与日间过度思睡** 日间过度思睡（excessive daytime sleepiness，EDS）是一种普遍存在的睡眠障碍，主要表现为白天在安静或单调环境下，不分场合和时机地出现不同程度、不可抗拒的睡眠，伴有疲乏、劳累、精力差。EDS 会增加冠状动脉粥样硬化的严重程度，并且是中老年人群卒中发病的独立危险因素之一。有学者认为，EDS 通过与其他危险因素（如代谢因素、睡眠因素、高血压等）相结合来提高卒中和冠心病的发病风险。EDS 的典型病变位于双侧旁正中丘脑处，同时伴有淡漠、运动能力减弱、垂直凝视麻痹，以及记忆能力减弱和幽默感的缺失。其机制可能是损伤阻断了患者丘脑或者脑干网状核团（如蓝斑核等），从而阻断了网状上行激动系统，减弱了觉醒状态的产生与维持，还减少了脑干单胺能通路的传入。

3. **卒中与失眠** 卒中后失眠往往表现为入睡时间延长、易醒、醒后难以入睡，随着患者对卒中及失眠的担心、焦虑，逐渐进展为失眠症，从而加剧患者的身心疲惫，影响情绪，加重卒中症状，甚至引发二次卒中。皮质下、丘脑、中脑及脑桥被盖部梗死时，失眠可以伴有睡眠与觉醒倒转，表现为夜间失眠和激越，白天睡眠增多。卒中后谵妄是一种急性的脑高级功能障碍，患者对周围环境的认识及反应能力均下降，表现为认知、注意力、定向、记忆功能受损，思维推理迟钝，语言功能障碍，错觉、幻觉，连带出现夜间睡眠紊乱，入睡困难。

4. **卒中与睡眠相关运动障碍** 不宁腿综合征（RLS）是一种常见的神经系统感觉运动障碍性疾病。RLS 的主要特征为一种强烈活动肢体的欲望，伴或不伴肢体感觉异常，在安静或休息时加重，活动后缓解，80% ～ 90% 的 RLS 合并 PLMS，表现为单侧或双侧下肢周期性反复出现刻板样不自主运动，形式多样，典型表现为踇趾节律性背伸及踝部背屈，偶有髋膝屈曲。卒中后可以新发 RLS，可引发 RLS 的病变部位主要包括脑桥、丘基底核和放射冠。RLS 多为双侧，常在卒中后 1 周内出现，伴有周期性肢体运动障碍。卒中后，周期性肢体运动障碍可以较以前增多，甚至新发周期性肢体运动障碍，引起失眠。

5. 卒中与 RBD　RBD 是卒中后常见的异态睡眠，是指在快速眼动睡眠期中出现的与梦境相关的异常行为，通常以暴力行为为主，并可对床伴或自己造成伤害。我国香港地区的一项研究显示，在 119 例急性脑梗死患者中，RBD 的发病率为 10.9%，其中脑干梗死患者中 RBD 的发病率为 22.2%，经过多因素回归分析发现脑干梗死是预测 RBD 的独立危险因素。

6. 卒中与睡眠节律紊乱　睡眠节律紊乱是卒中后的并发症之一，发生率高。其常见表现包括夜间失眠、日间嗜睡、睡眠节律紊乱、睡眠呼吸障碍等。严重时睡眠倒错亦称睡眠颠倒，主要表现为白天无精打采、昏昏欲睡，重则深睡不醒，而夜间清醒、精神兴奋、躁扰不宁，甚至彻夜不眠。

（四）辅助检查

1. PSG　为各类睡眠障碍的"金标准"，用于药物难治性或认知障碍相关失眠，或怀疑存在其他睡眠障碍的患者。对于伴 OSA 高危因素的患者，《卒中相关睡眠障碍评估与管理中国专家共识》仍建议在有条件的中心开展筛查和（或）PSG 监测，并给予相应的治疗。视频 PSG 是确诊 RBD 的金标准，但考虑到卒中的严重程度及患者的配合程度，应权衡利弊后采用。对于无法配合 RLS 量表的患者通过 PSG 评估。

2. 睡眠量表　一些问卷如 Epworth 嗜睡量表和疲劳严重度量表（fatigue severity scale）有助于卒中后嗜睡和疲劳鉴别。匹兹堡睡眠质量指数量表（PSQI）、失眠严重程度指数量表（ISI）可评估失眠重程度。汉密尔顿焦虑量表（HAMA）、汉密尔顿抑郁量表（HAMD）用于评估合并的焦虑抑郁等。RBD 筛查问卷与香港版 RBD 问卷均可用于 RBD 筛查，且后者可用于评估 RBD 的发作频率和严重程度；RBD 严重程度量表可用于评估患者症状的轻重。其他异态睡眠量表包括 RBD 单问卷筛查和 Mayo 睡眠问卷。对于入睡困难患者，需询问或根据观察患者行为推测是否存在 PLM，或使用 RLS 问卷或量表评估。

3. 体动记录仪　可以描述睡眠类型，尤其适用于自身睡眠感知能力较差的患者。当患者对睡眠评价较差时可使用。

（五）诊断和鉴别诊断

1. 诊断　包括全面的病史询问、体格检查、睡眠问卷调查和（或）PSG 监测等，以明确睡眠障碍与卒中的关系及睡眠障碍的类型。

根据 ICSD-3，卒中相关睡眠障碍需同时满足卒中和睡眠障碍的诊断标准。其中具体又包括卒中相关失眠、卒中相关睡眠障碍、卒中相关快速眼动睡眠行为障碍（RBD）、卒中相关日间思睡（EDS）、卒中相关不宁腿综合征（RLS）/ 睡眠周期性肢体运动（PLMS）、卒中相关昼夜节律失调性睡眠 - 觉醒障碍（CRSWD）。

2. 鉴别诊断

（1）其他脑部疾病相关睡眠障碍：卒中的典型表现是先前"健康的"患者突发大脑功能障碍。通常可详细询问病史及体格检查排除脑膜炎、脑炎等感染及颅内肿瘤、头部外伤、

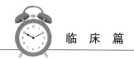
慢性硬膜下血肿、多发性硬化、低血糖、癌症，以及药物过量所致的脑功能减退。在此基础上方能得出相应脑部疾病相关睡眠障碍的诊断。

（2）卒中合并其他躯体疾病相关睡眠障碍：如甲状腺功能减退、甲状腺功能减低、嗜铬细胞瘤，血液病、贫血、心脏病、心律失常、瓣膜病，慢性阻塞性肺疾病/哮喘、过度换气综合征、癫痫等，在此基础上方能得出相应躯体疾病相关睡眠障碍的诊断。

（3）原发性睡眠障碍：多与社会心理因素、人格特征、原发疾病等有关，无明显的躯体疾病或其他精神障碍，为导致失眠的原发疾病，且卒中发生前一段时间已经具有明确症状。

（六）治疗

原则上应进行卒中的规范化治疗。全面筛查并控制影响睡眠的多种因素，包括睡眠呼吸障碍、疼痛、焦虑抑郁等。指导患者规律作息和保持良好的睡眠卫生。对睡眠障碍的处理应该根据动态评估结果进行相应的调整。

1.卒中相关睡眠呼吸暂停

（1）危害宣教及睡眠指导：向患者宣教 OSA 的危害、OSA 对卒中预后影响，鼓励患者减肥、戒烟、戒酒、慎用镇静催眠药物和肌肉松弛药物。对体位性 OSA 或轻度 OSA 或不耐受/不接受 CPAP 治疗的患者进行体位指导。

（2）无创正压通气：经 PSG 监测证实 OSA 持续存在，且 AHI ≥ 15 次/小时，结合患者基础疾病，必要时建议患者采用 CPAP。具体根据呼吸暂停类型，采用不同呼吸机模式如 BPAP、CPAP、伺服通气等。若合并肺心病，可同时给予氧疗。无创呼吸机治疗效果差、中枢性睡眠呼吸暂停、低通气或低氧严重等患者，建议机械通气，严重时进行气管切开。

（3）基础疾病处理：卒中后期建议患者于耳鼻喉、呼吸科治疗，进行评估，必要时给予口腔矫治器，行改良腭咽成形术、鼻中隔矫正术、软腭成形术等。

2.卒中相关日间过度思睡　高压氧治疗、康复锻炼可能有效。积极控制肥胖、糖尿病等卒中相关危险因素也非常重要，可能减少卒中相关日间嗜睡的发生。使用苯丙胺、莫达非尼、哌甲酯和多巴胺能药物治疗可增加觉醒时间、改善嗜睡现象。可以在白天为其使用声疗、光疗、疼痛刺激、运动功能训练等进行治疗。

3.卒中相关失眠

（1）睡眠卫生与健康教育：鼓励患者尽早进行康复锻炼，限制烟、酒、咖啡或茶等兴奋物质，晚餐不宜过饱，保持良好生活习惯和营造良好的睡眠环境。

（2）认知行为疗法：失眠的认知行为疗法（CBTI）被认为是失眠最有效、安全的治疗手段。

（3）药物治疗

1）苯二氮䓬类：包括阿普唑仑、艾司唑仑、地西泮等，具有镇静、抗焦虑、肌松和抗惊厥作用。这些药物可增加总睡眠时间，减少夜间觉醒次数。但长期使用可导致药物依赖、药效减退、药源性失眠、成瘾等问题。另外，此类药物明显的肌松作用限制了其在卒中后失眠患者中的使用。

2）非苯二氮䓬类：包括酒石酸唑吡坦、右佐匹克隆、扎来普隆等，半衰期短，药物依赖风险较传统苯二氮䓬类药物低。研究显示酒石酸唑吡坦、右佐匹克隆可以有效改善睡眠状况，且不良反应发生率低，安全性较高。

3）褪黑素受体激动剂：包括雷美尔通、阿戈美拉汀等，可以稳定睡眠 - 觉醒节律，缩短睡眠潜伏期，但缺乏其对卒中睡眠的治疗研究，疗效尚不明确。

（4）中医、中药

1）中成药物：研究显示百乐眠胶囊对卒中急性期失眠具有一定疗效，治疗组患者睡眠质量、生活自理能力能均显著改善，日间功能障碍评分和改良 Rankin 量表评分较对照组明显改善。另外，病例对照组研究显示应用百乐眠胶囊治疗老年卒中后失眠，能有效改善老年卒中后失眠患者脑内神经递质水平，提高睡眠质量。

2）针灸治疗：对卒中相关失眠有一定疗效，经验针刺疗法效果良好。此外，护理对卒中相关失眠也有改善作用。

4. 卒中相关肢体运动障碍　正常老年人群中，适当的体力锻炼能显著缓解 RLS 的症状。这在一定程度上提示，卒中后的肢体活动功能障碍也可能促进了 RLS 的发生。RLS 的一线治疗为多巴胺受体激动剂如普拉克索、罗匹尼罗等，难治性 RLS 患者可联合使用多巴胺能药物和氯硝西泮等。常见的卒中危险因素包括高血压、糖尿病、高脂血症、肥胖、吸烟和饮酒，也与 RLS 的发生有关，需要常规治疗和控制。咖啡因、酒精和某些药物（包括多巴胺受体阻滞剂、选择性 5- 羟色胺再摄取抑制剂、5- 羟色胺和去甲肾上腺素再摄取抑制剂及三环类抗抑郁药等）可能加重 RLS 和 PLMS 的症状，因此应避免接触。

5. 卒中相关 RBD　应优化睡眠环境，降低患者本人与看护者的受伤风险，同时需关注是否合并其他类型的睡眠障碍。药物治疗方面，氯硝西泮、褪黑素可作为常规药物选择。需注意的是，氯硝西泮用于卒中相关 RBD 患者时需注意其对呼吸的抑制作用，尤其是在脑干梗死患者中尤为注意。一些小规模研究显示，普拉克索、氯氮平等可能有效，但仍需进一步研究证实。

6. 卒中相关昼夜节律紊乱　预后纠正不良睡眠行为，可通过光疗、声疗、运动功能训练、疼痛刺激等方法剥夺日间过多睡眠，通过聊天，听广播、音乐等丰富日间活动，延长白天觉醒时间。褪黑素及其受体激动剂可调节睡眠 - 觉醒节律，从而减少睡眠潜伏期和觉醒频率，但尚需进一步研究。卒中相关昼夜节律紊乱患者应用抗组胺类药物能延长睡眠时间和减少中途觉醒，进而缩短入睡潜伏期。

二、老年帕金森病相关睡眠障碍

帕金森病（Parkinson's disease，PD）是仅次于阿尔茨海默病的第二常见的神经变性病，是老年常见病变。发病率取决于诊断标准、研究人群及流行病学方法，尽管一般认为患病率在普通人群约 0.3%。但随年龄增长，发病率逐渐上升，60 岁以上人群约 1%，65 岁以上为 1%～2%，全球约有 500 万人患有 PD。PD 常见症状为运动障碍，静止震颤、肌强直、运动迟缓及姿势平衡障碍为常见的四大症状。现阶段研究更多关注 PD 的非运动症状，其中睡眠 - 觉醒障碍为常见的非运动症状，存在于 90% 非运动症状的患者中，反映了中缝核、蓝斑区域的退化。这些区域构成了 Braak 提出的病理分期系统的临床前 I 和 II 期。2015 年国际帕金森运动障碍协会认为 PD 的诊断应该包含 3 个阶段，包括临床前 PD、前驱期 PD 和临床期 PD。前驱期 PD 是指在显著的帕金森综合征之前存在的各种非运动症状，包括快速眼动睡眠行为障碍（REM sleep behavior disorder，RBD）、嗅觉减退、便秘、嗜睡、症状性低血压、勃起障碍、泌尿系相关症状和抑郁等，当然这些非运动症状可持续存在于 PD 的整个过程中。睡眠 - 觉醒周期中断会导致生活质量差、情绪受损、认知能力差和事故风险增加，从而导致该人群发病率和死亡率增加。帕金森相关睡眠障碍常见失眠（insomnia）、RBD、睡眠呼吸障碍 (sleep disordered breathing，SDB)、不宁腿综合征 (restless leg syndrome，RLS)、周期性肢体运动（periodic limb movement，PLM）、日间过度思睡 (excessive day-time sleepiness，EDS)、昼夜节律紊乱等。睡眠障碍可作为 PD 的首发症状出现。流行病学研究表明 PD 患者中存在睡眠障碍者高达 60% ～ 98%。

（一）病因

PD 被认为是一种多因素疾病，由环境因素与易感基因背景的复杂相互作用引起。虽然 PD 的病理特征是黑质多巴胺能神经元的丢失并伴有突触核蛋白的积累，但目前的病理生理学观点认为 PD 的发病机制是多系统的受累，不仅存在于器官，也存在于细胞和多种亚细胞分子水平。目前解释疾病进展的一个观点认为睡眠质量是该疾病潜在风险和疾病进展的重要因素。值得注意的是，亚组分析显示，慢性失眠（持续 3 个月以上）患者的 PD 风险最大。对护士轮班工人的纵向研究也指出，与没有夜班工作的护士相比，其患 PD 的风险增加。RBD 的前驱症状与更严重的运动型和非运动型 PD 亚型有关，这意味着睡眠障碍具有显著的疾病调节作用。疾病调节效应可以解释为什么睡眠障碍在 PD 的运动症状阶段更常见，并且随着疾病的严重程度进一步增加。尽管有些睡眠障碍是由于其他与 PD 相关的症状（如夜尿症），但从这些观察中可以清楚地看出，睡眠异常与 PD 的风险机制、前驱症状和症状性疾病进展密切相关。

（二）发病机制

睡眠障碍的起因常是运动症状对睡眠的影响、抗帕金森药物的副作用及神经系统退行性疾病引起的脑内核团改变。

1. **帕金森病相关失眠症**　多重因素可以导致睡眠片段化，包括夜间 PD 运动症状加重带来的翻身移动困难、身体僵硬疼痛、肢体抽搐或痛性痉挛，药物并发症带来的运动障碍如异动、肌张力障碍，抑郁焦虑，不宁腿样症状，睡眠呼吸障碍及夜尿频等。这些症状常是早醒的原因。入睡困难常与焦虑及睡前的震颤加重有关。PD 不仅累及黑质致密部多巴胺能神经元，而且导致迷走神经背核网状结构、孤束核、中缝核、蓝斑等与睡眠相关的结构神经元变性，引起睡眠 - 觉醒障碍。

2. **帕金森病相关快速眼动睡眠行为障碍**　大多数特发性 RBD 病例最终将被诊断为 PD、路易体痴呆（DLB）或多系统萎缩（MSA），172 例 RBD 病例的临床病理相关性显示绝大多数患者有 α- 突触核蛋白病。这些疾病中，细胞丢失在调节快速眼动睡眠失调症的神经元结构（脑干中的丘脑下核及杏仁核）中是常见的，这与大脑的情感内容有关。位于脑桥的蓝斑下核 - 蓝斑核复合体可能是 RBD 发生的关键区域。RBD 的特征性表现为快速眼动睡眠相关的伴有梦境的行为异常。

3. **帕金森病相关睡眠呼吸障碍**　SDB 在 PD 人群中尚未得到广泛的研究。虽然最初的 SDB 报告显示，与普通人群相比，PD 中 SDB 的患病率更高，但最近针对旧报告方法学局限性的研究发现，PD 和普通人群中 SDB 的患病率相似。PD 相关 SDB 的几个特征值得强调：①阻塞性、中枢性和混合性呼吸暂停在 PD 中可能同样具有代表性；②肥胖是一般人群中 SDB 的一个强有力的预测因子，不能预测 PD 的这种紊乱；③ SDB 与 PD 患者自我报告的和客观的嗜睡指标没有很好的相关性。

4. 帕金森病相关不宁腿综合征/周期性肢体运动障碍 RLS 是一种睡眠相关的运动障碍。RLS 在 PD 中似乎比一般人群更为常见，约影响 20% 的 PD 患者。PD 严重程度高、合并抑郁、血清铁结合能力降低是 PD 患者 RLS 的危险因素。虽然 PD 和 RLS 对多巴胺能药物反应良好，但这两种疾病在病理学上没有相似之处，也没有证据表明 RLS 进展为 PD 的可能。很多 PD 的症状可能与 RLS 相似，包括消退症状、静坐不能、夜间运动症状，因此，即使应用成熟的 RLS 诊断标准，PD 中 RLS 的诊断也可能相当具有挑战性。PD 和 RLS 症状的波动性及治疗这两种疾病的药物重叠使这一问题更加复杂。

5. 帕金森病相关日间过度思睡 PD 病变脑内核团刚好为睡眠觉醒相关核团，常见蓝斑核、中缝核、基底前脑、下丘脑等，发生变性时引起睡眠节律紊乱、晚间睡眠较差及 EDS。此外，夜间运动症状引起的身体疼痛、翻身不能等也是常见因素，还有研究认为存在中枢性嗜睡可能。

6. 帕金森病相关昼夜节律紊乱 视交叉上核是哺乳动物最重要的昼夜节律中枢，参与控制睡眠 - 觉醒周期的多种节律活动。PD 患者的运动和非运动症状均表现出强烈的波动性，提示了 PD 中昼夜节律系统驱动生物节律变化的可能性。在常见的神经退行性病变（包括阿尔茨海默病、PD、亨廷顿病）中，昼夜节律紊乱已经成为睡眠障碍的一个重要原因，且昼夜节律系统的紊乱先于这些疾病特征性认知和运动症状的出现。目前尚不清楚昼夜节律系统与神经变性病之间的因果关系，但研究表明正常昼夜节律的破坏可在分子水平上通过时钟基因调节直接影响神经变性的基因和生物化学过程，加剧神经变性病的进展，进一步加重睡眠障碍。

（三）病理

PD 相关睡眠障碍公认有两大病理特征：①黑质多巴胺能神经元及其他含色素神经元大量丢失，黑质致密部明显，其他部位如蓝斑核、中缝核、迷走神经背核等。②神经元胞质内出现嗜酸性包涵体（路易小体）。Braak 等认为路易小体的分布体现了 PD 疾病的进展过程，路易小体最先起源于嗅前区和低位脑干（1 期），然后进展至脑桥被盖部、中缝核和蓝斑（2 期），中脑黑质受累为 3 期，此期出现运动症状，该理论解释了 PD 前驱期出现嗅觉障碍、RBD 和自主神经功能紊乱等非运动症状的原因。

（四）临床表现

1. 帕金森相关失眠症 失眠是 PD 最常见的睡眠障碍。PD 患者通常没有入睡困难，常见的为睡眠维持困难、睡眠片段化。高达 80% 的患者报告有早醒。睡眠维持困难原因难以确定，包括运动性帕金森病症状的干扰、多巴胺能药物的影响、其他原发性睡眠障碍的共存、自主神经功能障碍、原发性神经退行性变对睡眠 - 觉醒调节中心的影响等。焦虑抑郁在 PD 中也非常常见。因此，对患者睡眠的评估至关重要。患者主观和客观的睡眠测量结果往往相互矛盾。尤其是患有失眠症的中老年人，他们往往高估自己睡眠不足的程度，并且报告的睡眠持续时间总是比用 PSG 测量的短。PD 患者的睡眠潜伏期增加，睡眠效率降低，非快速眼动 1 期睡眠增加，快速眼动睡眠减少。长期失眠可造成日间嗜睡、认知障碍、精神障碍等严重后果，临床医师需要引起关注。

2. 帕金森相关快速眼动睡眠行为障碍 RBD 是一种睡眠障碍，在诊断后 10 年内超过 80% 的患者合并出现 PD 和其他 α- 突触核蛋白病。RBD 影响约 50% 的 PD 患者。肌张力障碍、跌倒、疾病严重程度高、运动波动更大和左旋多巴剂量使用高的患者更有可能合并 RBD。RBD 的存在预示着 PD 认知能力的下降更明显。临床表现有 3 种形式：①异常的动作 / 梦境演绎行为，起始时通常是一些肢体重复动作，之后出现一些似乎有目的的自我保护动作，如挥拳、脚踢、挥舞手臂，因此可能导致外伤和睡眠中断。②异常发声，患者可以出现大喊、尖叫或者发誓样语气，与平常的柔和语调不同，提示其可能正在噩梦中。③梦中心境改变，大多数患者均可在醒后回忆起梦中不愉快片段，其发出的声音和动作往往是梦境的演绎，到了梦境最后，患者通常会突然醒来，并清晰说出梦中的内容。很多人在此后数周甚至数年后还能回忆起这些梦境的片段。睡眠过程中 RBD 患者的肌张力并没有像正常人一样处于失张力状态，仍处在一个比较活跃的状态，因此伴随着梦境，患者展现出梦境相关的动作和声音，这种睡眠中的肌张力异常可以通过肌电图记录到。

3. 帕金森相关睡眠呼吸障碍　临床类型包括：①阻塞性睡眠呼吸暂停（OSA），表现为睡眠中反复出现的伴有胸腹运动但无气流通过的呼吸暂停，伴有明显的鼾声，与上气道的塌陷阻塞有关；②吸气性喘鸣，表现为吸气时出现的高调刺耳的声音，由部分或完全声带外展受限所致，常提示帕金森综合征特别是多系统萎缩（MSA）的可能性；③中枢性呼吸障碍，为睡眠中反复出现的无呼吸动作的呼吸暂停，表现形式有陈 - 施式呼吸、长吸式呼吸、不规则式呼吸等。PD 患者中常见形式是 OSA，有些患者同时伴有 EDS 并可能是 EDS 的原因。

4. 帕金森相关不宁腿综合征 / 周期性肢体运动障碍　RLS 是 PD 患者常见的症状，发病率为 8% ~ 50%。ICSD-3 中 RLS 的定义为双下肢极度难受或不舒服感，导致患者强烈的移动下肢的迫切意念。症状在下肢停止活动如坐位或卧位时开始或加重；活动和肢体拉伸时减轻；夜间加重。RLS 的临床症状有时难以描述或表达多样，下肢深部的撕裂感、虫爬感、针扎样、烧灼感、疼痛或者瘙痒感是患者常有的描述，容易与 PD 患者的一些感觉症状混淆。即使是神经专科医师也容易误诊和漏诊。临床上可以通过对 RLS 症状特点进行有效提问及一些量表评定来提高诊断率。

5. 帕金森相关日间过度思睡　EDS 在 PD 患者中很常见，可能影响 50% 的患者。原因众多，易感因素包括男性、PD 的持续时间和严重程度及多巴胺能药物的累积效应。在 PD 内在 EDS 的原因中，食欲肽神经元的丢失受到关注，即便并非所有研究都报道了 PD 患者食欲肽神经元系统的改变。嗜睡可以先于运动症状出现。其中又包括睡眠发作（SA）和 EDS。SA 为无前驱症状的不可抗拒的突然睡眠，持续数十秒。SA 会引发意外，因此在症状改善前要告知患者避免从事驾驶等其他需要高度集中精力的操作。多巴胺受体激动剂的使用是 SA 常见的诱因。一旦出现应更换可能诱发 SA 的药物。EDS 常见于 PD 病程的中晚期，表现为在日间发生的过多睡眠或非意愿性思睡状态，可出现在日间的任何时候，不分场合地点，更多在患者低活动状态时出现。轻者表现为白天困倦、爱打瞌睡，严重者表现为不可遏制的睡眠出现。EDS 常与 PD 的其他精神行为障碍如认知功能下降、抑郁、幻觉共存并互相影响，严重影响患者判断能力。EDS 与夜间的睡眠障碍互相影响，患者出现白天嗜睡、夜间失眠的症状，对 PD 患者及其照顾者的生活质量都有极大的影响。

6. 帕金森相关昼夜节律紊乱　在调节睡眠 - 觉醒周期中起主要作用的昼夜节律功能在 PD 人群中尚未得到系统的研究。包括基础研究和临床研究在内的新证据表明，昼夜节律系统的显著改变在帕金森病睡眠功能障碍中有重要意义。

（五）辅助检查

1. 相关量表评估　失眠评估量表主要是对睡眠质量进行评估，以此判断患者失眠的严重程度及治疗效果，目前常用的有失眠严重程度指数量表（ISI）、匹兹堡睡眠质量指数量表（PSQI）、阿森斯失眠量表等。可通过量表的方式检查患者主观嗜睡情况，常用 Epworth 嗜睡量表（ESS）。夜间有异常睡眠行为者，给予 RBD 筛查问卷（RBDSQ）、Mayo 睡眠问卷（MSQ）、香港版 RBD 问卷（RBDQ-HK）、RBD 单问卷筛查（RBDIQ）。对于有可疑睡眠呼吸暂停患者给予 STOP 问卷、STOP-Bang 问卷等。不宁腿综合征量表包括 4 个问题，可以筛查患者的夜间腿动情况。

2. PSG 监测　各类睡眠障碍虽无特异性 PSG 表现，但 PSG 依旧是诊断的金标准。下列 PSG 特征经常可见。

（1）失眠症：觉醒和唤醒增加，睡眠潜伏期延长，睡眠觉醒时间增加，REM 睡眠比例下降是疾病广泛恶化的特征改变。

（2）快速眼动睡眠行为障碍：下颌肌电改变如下。①紧张性活动：每帧（30 秒）＞50% 的下颌肌电幅度高于非快速眼动睡眠期的最小振幅。②时相性活动：每帧（30 秒）快速眼动睡眠期中，分为 10 个 3 秒小帧，至少 5 小帧（＞50%）含有爆发的、短暂的肌电活动。多数短暂性肌电活动持续 0.1 ～ 5 秒，幅度＞4 倍背景肌电活动。PSG 是诊断快速眼球运动睡眠行为障碍的金标准。

（3）睡眠呼吸障碍：可出现中枢性和阻塞性睡眠呼吸暂停、发作性低通气、吸气模式紊乱等，特别是伴有自主神经功能异常的患者。

（4）不宁腿综合征：往往伴有周期性肢体运动，但周期性肢体运动不都为不宁腿综合征。

（5）日间过度思睡：MSLT 或日间 PSG 记录能够显示日间过度思睡。部分日间过度思睡患者可出现觉醒状态下的背景活动减慢。

3. 体动记录仪检查　费用低廉，可以在自然环境下记录睡眠状态，能够记录日间和夜间的行为活动，并能进行长时间记录，对于无法适应实验室环境的昼夜节律紊乱患者具有良好优势。

4. 帕金森相关辅助检查　常规检查血常规、脑脊液、结构影像学（CT、MRI）未见明显改变。多巴摄取 PET 显像显示多巴递质合称减少。多巴转运体功能显像显示转运减少，目前仅用于部分医院。嗅觉测试的嗅卡、黑质超声等正逐步应用于临床。

（六）诊断和鉴别诊断

帕金森病相关睡眠障碍与其他神经系统相关睡眠障碍诊断相同，先符合帕金森相关症状，有时处于疾病前期，需要详细的病史询问、体格检查、临床观察等，然后根据 ICSD-3 诊断相应睡眠障碍。再根据时间及症状相关性明确二者关系。通过睡眠障碍的具体类型和时间规律、PD 症状及其运动特征及各种药物特别是多巴胺能药物的应用情况，结合睡眠日记、量表评估、PSG 监测、体动记录仪检查等明确诊断，并试图发现可能的原因。

主要需要鉴别夜间帕金森症状与 RLS、RBD 等，因其发作及症状具有相关性，鉴别相对困难，需 PSG 监测进行区分。

（七）治疗

1. 帕金森相关失眠症治疗　对药物治疗方案的全面回顾、夜间帕金森病症状的优化、

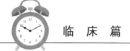

夜尿症的处理及夜间幻觉和迷茫的治疗可能会改善睡眠巩固，还应评估患者护理者的睡眠质量，因为患者的睡眠剥夺可能会对护理工作产生负面影响。尽管失眠的总体负担较重，但系统的治疗指南和干预研究是有限的。帕金森病相关失眠的治疗方法包括行为干预和药物治疗。

（1）睡眠宣教：增加日间活动，限制午睡时间，增加白天光照。失眠的认知行为疗法（CBTI）被认为是最有效的治疗方法。在一项为期 6 周的随机、非盲 CBTI 联合 10 000lx 光疗研究中，观察到自我报告的失眠症症状显著减轻。另一项对 23 名 PD 患者进行的研究在 3 个月的 30 分钟电话会议中使用 CBTI。这种干预措施改善了睡眠日记和体动记录的睡眠指标。

（2）药物治疗：苯二氮䓬类药物应用于 PD 相关失眠时需特别谨慎，易造成宿醉反应，艾司唑仑与安慰剂组相比，在 30 例帕金森病失眠患者中，有助于改善睡眠质量和维持睡眠，有 13% 的患者出现副作用，包括嗜睡和头晕。抗抑郁药和抗精神病药常被用来治疗帕金森病患者的共同病态精神症状。然而，这些药物可能会加重 RLS、周期性肢体运动和 RBD。褪黑素对帕金森病患者的主观睡眠质量有影响，但客观睡眠参数只有轻微的益处。长期研究无法确定褪黑素的这些睡眠益处是否有效持续。多巴胺能药物可以改善 PD 患者的夜间睡眠。左旋多巴、普拉克索、罗替戈汀透皮给药及缓释制剂罗匹尼罗能显著改善睡眠质量。这些疗效可能是通过改善夜间运动性 PD 症状实现的，其他机制也可能涉及。PD 手术治疗如脑深部刺激（DBS）也可以改善 PD 患者失眠症状。DBS 对睡眠影响的前瞻性研究将有助于确定其在改善 PD 人群睡眠健康方面的作用机制。

2. 帕金森相关快速眼动睡眠行为障碍治疗

（1）安全防护：RBD 管理的第一步也是最重要的一步是对患者及其护理者进行适当的防护教育。应采取安全措施以确保睡眠环境中的最大安全。这可能包括调整家具位置、地板覆盖软垫、固定窗户及移除任何可能在做梦过程中造成伤害的物体。可能需要劝告和建议与伴侣分室居住直到 RBD 得到控制。

（2）药物治疗：有关患者疗效的数据有限，氯硝西泮是 RBD 最常用的治疗药物，对 RBD 的症状管理非常有效，高达 90% 的患者报告症状部分或完全缓解，剂量范围为 0.5～2mg。但它似乎能减少快速眼动睡眠期间的时相性肌电活动，而对强直活动无明显影响。氯硝西泮用于 PD 患者可能导致不良反应，包括镇静、日间过度思睡、跌倒等。褪黑素也被证实对 RBD 具有较好疗效，每日剂量高达 12mg。睡前服用褪黑素会增加快速眼动期的松弛，与 RBD 症状的消失相关。但褪黑素对 RBD 的作用机制尚不清楚。有研究认为胆碱酯酶抑制剂多奈哌齐、利斯的明对 RBD 的发作频率也有减轻作用。

（3）其他：PD 患者常用的抗抑郁药物会加重 RBD 的症状，应权衡使用。应治疗其他共存的睡眠障碍，尤其是睡眠呼吸障碍。

3. 帕金森相关睡眠呼吸障碍治疗　PD 患者的 SDB 治疗方案遵循与普通人群相同的治疗原则。经鼻气道正压治疗仍然是帕金森病患者 SBD 的主要治疗方法。一项为期 6 周的随机、安慰剂对照、持续气道正压通气（CPAP）试验显示，呼吸暂停低通气指数、血氧饱和度、睡眠持续性和白天嗜睡均有改善。但并非所有 PD 患者对 CPAP 均耐受良好。对于不能耐受 CPAP 和 SBD 较轻的患者，可以考虑使用下颌托装置。夜间呼吸问题可以通过多巴胺类药物缓解。

4. 帕金森相关不宁腿综合征治疗　　RLS 与 PD 共存的治疗研究尚缺乏。与普通人群中 RLS 的治疗相似，PD 人群中最常用的药物是多巴胺受体激动剂、钙通道阻滞剂、氯硝西泮和阿片类药物。多巴胺受体激动剂和左旋多巴是 PD 的主要治疗药，调整这些药物的服用时间可能对 RLS 有益。如果铁蛋白水平低，应考虑补充铁。与未使用氯硝西泮治疗的 PD 患者相比，使用氯硝西泮治疗的 PD 患者的周期性肢体运动（PLM）更少，嗜睡更少。已知会加重 RLS 的药物，如多巴胺受体阻滞剂、抗胆碱能和抗组胺药物应停止使用。RLS 加重表现为一天中较早出现 RLS 症状、症状严重程度增加和（或）休息时 RLS 症状的潜伏期缩短。在接受多巴胺受体激动剂和左旋多巴治疗的患者中，随着时间的推移，RLS 倾向于加重。双盲、安慰剂对照试验中，接受普瑞巴林治疗的患者与接受两种剂量普拉克索治疗的患者相比，加重率显著降低（2.1%）。因此，钙通道阻滞剂（包括普瑞巴林），可能是 RLS 的一个很好的治疗选择，以尽量减少病情加重的风险。使用阿片类药物作为二线治疗也可使 RLS 加重的患者受益。DBS 可调节 PD 的 RLS。一些研究报道了丘脑底核（STN）DBS 对 RLS 术后的有利影响。这可能是术后多巴胺受体激动剂的剂量普遍减少所致。

5. 帕金森相关白天思睡治疗　　PD 患者 EDS 的治疗首先要仔细记录可能导致 EDS 的因素。必须仔细检查药物治疗方案，尤其是多巴胺能药物和具有催眠作用的药物，并根据需要进行调整。及时诊断和治疗并存的原发性睡眠障碍是至关重要的，因为其可能会对患者的警觉性产生负面影响。非药物治疗方法可能是 EDS 的主要治疗方法。良好的睡眠卫生、体育锻炼和白天充足的光照是加强白天警觉性的有效方法。针对 PD 患者 EDS 治疗的药物干预研究很少。研究最广泛的药物是莫达非尼。几个随机对照临床试验显示了不同的结果，使得莫达非尼对 PD 患者嗜睡影响的结论存在争议。几项研究表明，100 ～ 400mg/d 的莫达非尼可显著改善 EDS，这是由 Epworth 嗜睡量表（ESS）和临床总体印象量表（CGIS）评估的，具有较轻的副作用。另外两项莫达非尼研究未能证明 EDS 有显著改善。

6. 帕金森相关昼夜节律紊乱　　包括基础研究和临床研究在内的新证据表明，昼夜节律系统的显著改变在 PD 睡眠功能障碍中具有重要意义。这些进展将昼夜节律系统定位为 PD 的一个潜在治疗靶点。光疗法是睡眠医学中经常使用的一种昼夜节律紊乱的干预措施，在改善睡眠和提高警觉性方面显示出良好的效果。120 名 PD 患者在习惯性就寝前 60 分钟照射剂量为 4000 ～ 6000lux 的亮光，并随访数月至 8 年。83 名依从性良好的患者报告焦虑减少、情绪和运动功能改善。

三、老年阿尔茨海默病相关睡眠障碍

阿尔茨海默病（Alzheimer's disease，AD）是目前最常见的痴呆类型，是一种神经系统退行性疾病，主要表现为进行性认知、精神功能障碍及行为损害，出现记忆力、言语和智力下降。世界范围内有近 4700 万人患有 AD 或痴呆相关疾病，其中大多数患者年龄在 65 岁以上。65 岁老年人群 AD 的患病率为 1% ～ 2%，年龄每增长 5 岁，患病率将增加 1 倍，85 岁人群患病率高达 50%。预计 2050 年，全球 AD 患者将从 16 亿增加到 80 亿。我国 AD 的发病率约占 65 岁以上人群的 4.8%，占 75 岁以上人群的 11.5%，占 85 岁以上人群的 30%。流行病学调查发现，高达 40% 的 AD 患者合并有睡眠障碍。AD 患者在症状未出现之前，就表现出频繁、严重的睡眠障碍，睡眠障碍不仅仅是 AD 的并发症，也可能是 AD 的主要致病因素之一。睡眠障碍加重 AD 的认知损害，同时影响预后。长期睡眠片段化会增加淀粉样沉积，且淀粉样沉积的严重程度与睡眠片段化的程度呈显著正相关。睡眠呼吸暂停（OSA）可以促进 β 淀粉样蛋白（β-amyloid protein，Aβ）沉积，OSA 和 AD 之间存在病理生理学的相似性，睡眠呼吸紊乱可能通过影响 *AporE ε 4* 等位基因增加患老年痴呆的风险，因此通过对 OSA 的早期预防干预，可以有效延缓 AD 的病程。

（一）病因

AD 的危险因素包括抑郁症病史、性别（女性高发）、教育程度低、头围小、唐氏综合征家族史等，头部外伤、麻醉史及缺少体力活动也会增加 AD 的发病率。与代谢综合征相关的血管危险因素，包括体重增加、高血压、糖尿病、胰岛素抵抗或高血脂等，都是 AD 的危险因素，其中高龄及 *AporE ε 4* 等位基因是 AD 最重要的危险因素。

AD 分为家族型及散发型，其中 20% 存在家族史，80% 为散发型。家族型中第一个发现的基因突变是 21 号染色体的 β 淀粉样蛋白前体（APP），突变位点位于 Aβ 序列中，这些突变可改变 Aβ 的代谢，导致 Aβ 水平持续增高，Aβ 是形成老年斑的核心成分，APP 基因突变引起 AD 和脑淀粉样血管病。另外，有一些早发性 AD 家族中出现 14 号染色体上的早老素 -1（*PS-1*）和 1 号染色体上的早老素 -2（*PS-2*）基因突变，这些基因编码的早老素蛋白与其他蛋白质形成 γ- 分泌酶复合物，后者是淀粉样前体蛋白代谢过程中的关键酶。位于 19 号染色体的 *AporE ε 4* 等位基因是散发 AD 的危险因素，ApoE 在中枢系统是重要的脂质转运蛋白，也是重要的可溶性 Aβ 转运蛋白。近几年在 AD 家族中的老年患者和健康人群中开展了全基因组关联研究，采用基因芯片发现了染色体上的单核苷酸多态性，与晚发性 AD 相关的有 *CLU*、*PICALM* 和 *BIN-1* 等。一项包含多个大规模样本的全基因组关联研究发现，*ABCA7*、*MS4A/MS4A6E*、*CD2UAP*、*CD33*、*EPHA1* 基因与 AD 具有相关性。

（二）发病机制

随着年龄的增长，正常老化的人会出现睡眠的改变，如总睡眠时间（TST）减少、睡眠效率下降、慢波睡眠减少、睡眠起始后唤醒（WASO）增加、N1/N2 增加和快速眼动睡眠减少等。由于生物节律系统改变，老年人难以适应时差、轮班工作制和环境变化。

AD 患者在正常老化改变的同时，因结构与病理生化的改变，出现相应的睡眠障碍。

1. 下丘脑视交叉上核（SCN）变性　SCN 是脑内生物节律的调节中心，在此产生各种生理、生化和行为节律，并且使它们同步化。含血管活性肠肽（vasoactive intestinal peptide，VIP）和促胃液素释放肽（gastrin releasing peptide，GRP）的细胞接收视网膜的传入信息，将光信号传向 SCN 区的生物节律细胞，从而保证生物节律细胞正常功能的发挥。AD 小鼠与非转基因小鼠相比，含 VIP 的细胞减少，在细胞外 Aβ 沉积还未出现时就发现其昼夜节律起搏改变，夜间自主活动明显减少，提示昼夜节律异常可能成为 AD 病理的一种早期预测手段。SCN 从视网膜、下丘脑其他核团、边缘前脑、中缝核和中脑网状等结构接收纤维投射，以完成对昼夜节律的控制。许多与睡眠 - 觉醒周期调控及行为活动有关的脑区都受到 SCN 传出纤维投射的影响。SCN 还可以通过视网膜 -SCN- 松果体轴调节褪黑素的分泌。从视网膜到 SCN 的光信号可以调节内源性脑活动，从而调整睡眠 - 觉醒周期，并与外界明暗活动保持一致。有研究证明，AD 患者出现快速眼动睡眠时间和频率的减少，是由于 Meyner 基底核和丘脑下部生物节律起搏器的神经脱失，引起丘脑网状结构的生物节律中枢的去抑制，进而导致睡眠障碍。在 AD 患者中，SCN 出现明显萎缩，体积减小，伴有神经元变性坏死和数量减少，并可观察到明显的神经原纤维缠结和 β 淀粉样斑块等

AD 特征性病理变化。其中两种主要的精氨酸升压素和血管活性肽神经元数目和密度显著下降，导致 AD 患者 SCN 功能下降。SCN 病变及其功能下降使 AD 患者睡眠障碍进一步加重，出现昼夜节律紊乱。另外，褪黑素的分泌也受到 SCN 及视网膜病变的影响，褪黑素的分泌峰出现时间改变，日节律消失，分泌节律的振幅减小，每日总分泌量减少，出现睡眠障碍。

2. 细胞、外脑脊液中 Aβ 沉积　可溶性 Aβ 含量受神经元活性及睡眠 - 觉醒周期调控，其与之后脑内出现的 Aβ 沉积情况直接相关。研究表明，一旦出现 Aβ 蛋白沉积，小鼠的睡眠周期即会被打破，脑脊液中 Aβ 的昼夜波动也随之消失。使用 Aβ42 主动免疫小鼠，消除脑内 Aβ 沉积，可使小鼠睡眠 - 觉醒周期和脑脊液 Aβ 昼夜波动均恢复正常，这表明 Aβ 沉积是导致睡眠障碍的一大诱因。睡眠 - 觉醒周期的变化直接影响着脑内 Aβ 的含量，睡眠剥夺可增加脑内 Aβ 的聚集，而睡眠增加对 Aβ 的影响则相反。Aβ 的聚集又可造成觉醒时间延长及睡眠方式的改变。Roh 等发现在 AD 模型小鼠身上，Aβ 的聚合与睡眠 - 觉醒周期紊乱之间存在正反馈环路。Aβ 的形成可使其在脑组织间隙中的昼夜波动和睡眠 - 觉醒周期发生紊乱，其主要影响夜间的睡眠效率，而对总睡眠时间无明显影响。Aβ 的聚合在 AD 症状出现前很多年就开始了，这表明 AD 患者的睡眠变化可能在疾病早期就存在。

3. 褪黑素与松果体　褪黑素是由松果体分泌的一种吲哚胺类物质，具有多种生理功能，包括调节睡眠节律、清除自由基、改善免疫力和抑制各种生物分子的氧化，在睡眠维持方面具有重要作用。褪黑素会随着年龄的增长而逐渐减少，研究发现在 AD 患者脑内其含量比正常同龄人下降更为明显。AD 患者血清和脑脊液中的褪黑素水平都明显下降，其调节昼夜节律的作用也逐渐消失，并且脑脊液中褪黑素含量的降低与 AD 病理进程有关。临床研究显示，褪黑素可以调节 APP 代谢，阻止 Aβ 病理途径，通过增加蛋白水解减少神经毒作用，并清除已有肽段。褪黑素不仅可以抑制 Aβ 的生成，还可以通过与 Aβ 发生结构特异性相互作用，阻止淀粉样蛋白纤维的形成。褪黑素也可减缓 AD 样 tau 蛋白的过度磷酸化。因此，AD 患者的褪黑素减少一方面使患者昼夜节律紊乱，另一方面也会加重 AD 症状。

4. 下丘脑的食欲肽　食欲肽（orexin）受体分为 Ox1R 和 Ox2R，Ox1R 选择性和 orexin A（OxA）结合，而 Ox2R 则与 OxA 和 orexin B（OxB）都有较高亲和力。食欲肽是一种兴奋性神经递质，可以促进觉醒。嗜睡症与食欲肽信号减少有关，食欲肽的缺乏会引起睡眠紊乱。尸检 AD 患者发现，与对照相比，下丘脑内食欲肽神经元数量减少 40%，脑脊液中食欲肽含量降低 14%。食欲肽信号对间质 Aβ 水平的昼夜节律变化也有一定关系，这进一步说明在 AD 病理过程中食欲肽信号发挥着相当重要的作用。有病例显示，青春期嗜睡症患者，在老年时发展成为 AD，这提示睡眠障碍可能作为 AD 早期诊断的一个重要手段。夜间觉醒频率增加、睡眠片段化和白天嗜睡被发现与食欲肽减少有关。

5. Meynert 基底核功能的退变　Buzsáki 等报道，AD 患者的睡眠时间及比例减少，这与 Meynert 基底核功能的退变有关。快速眼动睡眠的减少伴随着胆碱能系统的紊乱。很多皮质下的结构如胆碱能相关的基底前脑、血清素相关的中缝上核、脑桥及延髓网状核都参与睡眠的产生和慢相睡眠非快速眼动睡眠 / 快速眼动睡眠之间的转换。AD 患者的上述结构可能发生退化变性，造成睡眠障碍。多巴胺能的黑质纹状体通路、苍白球纹状体通路、去甲肾上腺素能的蓝斑也可能与 AD 的睡眠障碍相关。

6. 脑内免疫因子异常　IL-1β 和 TNF-α 不仅在免疫系统中起作用，在生理性睡眠调节中也发挥重要作用。动物实验表明，给予 IL-1β 和 TNF-α 可以增加非快速眼动睡眠，抑制快速眼动睡眠，AD 患者脑内由激活的小胶质细胞和 T 淋巴细胞产生的 IL-1 是同龄人的 6 倍，IL-1β 和 TNF-α 的血清浓度也明显升高。有学者认为散发型 AD 患病与 IL-1β 和 TNF-α 的基因多态性相关，轻中度 AD 患者白天嗜睡与血清中 TNF-α 升高有关。昼夜节律由生物钟基因调控，AD 患者神经元中 TGF-β 过表达，脑脊液中 TGF-β 含量升高，TGF-β 通过抑制生物钟基因表达诱导生物钟基因调控异常，从而改变神经传导通路，导致睡眠 - 觉醒节律异常。AD 患者的睡眠紊乱具有一定的遗传性，单胺氧化酶 A 基因是调节昼夜节律的重要基因，其遗传变异使患睡眠紊乱的概率大大增加。

7. 遗传　AD 患者睡眠障碍的发病率、临床类型、严重程度在不同人群中有很大差异，说明 AD 患者存在很大的遗传异质性。Craig 等的研究显示，单胺氧化酶 A（MAO-A）基因启动子区 30bp-VNTR 多态性增加了 AD 患者罹患睡眠障碍的风险。

8. 基底前脑　基底前脑的胆碱能神经元参与运动控制、体温调节、学习、记忆和快速动眼睡眠的启动和维持，神经元丢失及神经元退化会导致睡眠 - 觉醒周期的紊乱，这也是导致 AD 患者睡眠障碍的原因之一；中缝上核、脑桥及延髓网状核等与胆碱能相关的结构都参与睡眠的产生和转换，而 AD 患者的上述结构均可能发生退化变性而导致睡眠障碍。

9. 其他　生理功能差、痴呆程度重、应用较多催眠药物的 AD 患者睡眠易受影响。男性、记忆力较差、生理功能状态减低与 AD 患者睡眠时的觉醒密切相关。AD 患者的神经精神症状如抑郁、去抑制性、异常的运动行为等同样影响患者的睡眠。研究显示，痴呆患者的昼夜节律性随着早期痴呆的加重而逐渐减退，之后出现节律暂时性增强；而在重度痴呆患者中，昼夜节律性进行性减退。住在养老机构或医院的 AD 患者睡眠障碍受环境影响大，如周围的噪声、经常更换房间等。对于二便失禁的患者，为了防止压疮的产生，频繁检查床铺也会影响患者的睡眠。另外，失眠可能与饮用茶、咖啡等有关；伴有慢性支气管炎的患者应用茶碱治疗可能发生睡眠障碍。此外，不良的生活作息、睡眠习惯同样不利于睡眠，并且以上因素的综合作用对 AD 患者睡眠障碍的影响亦应引起我们的重视。

（三）病理

大体病理表现为脑体积缩小，重量减轻，脑沟变宽、变深，脑回萎缩，海马萎缩变性。

组织病理学表现典型为神经炎性斑（嗜银神经轴索突起包绕 Aβ 而形成）、神经原纤维缠结（由过度磷酸化的微管 tau 蛋白与神经元内高度螺旋化形成）、神经元缺失和胶质增生。损害如累及脑内睡眠相关结构，再加上疾病导致的情绪异常、生活能力损伤、认知改变等，即可引起睡眠障碍。

（四）临床表现

AD 患者睡眠障碍的表现多种多样，主要有睡眠紊乱、睡眠 - 觉醒周期紊乱、睡眠呼吸障碍（sleep-disorder breathing，SDB）、部分可见不宁腿综合征（restless leg syndrome，RLS）、过度睡眠（hypersomnia）。

1. 睡眠紊乱　AD 患者睡眠障碍最突出的表现为夜间觉醒的频率增加及持续时间的延长，非快速眼动睡眠减少，白天嗜睡增多。AD 病程早期就会影响与睡眠和觉醒相关的重要区域和通路。AD 患者的睡眠 - 觉醒节律明显衰退，痴呆患者夜间经常处于不安状态，而白天则出现频繁的睡意，夜间睡眠时间过少。AD 患者的睡眠结构发生变化，慢波睡眠（slow wave sleep, SWS）和快速眼动（rapid eye movement, REM）睡眠减少，觉醒时间延长、频率增加。即便是在轻度认知障碍或者非常轻的痴呆患者中，睡眠结构和脑电图参数也存在异常。睡眠紊乱会导致 AD 患者病情的进一步恶化。AD 患者的睡眠紊乱会随着 AD 的病情发展而加重，对认知损伤、功能衰退都有一定影响，对 AD 患者及其看护者也会造成极大的危害。且病情越严重，其程度越重。AD 患者夜间激越状态的抗精神病类药物也可能导致日间过度思睡，以及加重夜间失眠和睡眠 - 觉醒周期紊乱的程度。

2. 昼夜节律紊乱　严重的睡眠紊乱患者出现夜间睡眠时相延迟，入睡困难，较正常作息时间延迟 2 小时甚至更多，起床时间相应推迟，有时出现昼夜颠倒。下午日落时分出现异常精神行为的加剧，患者出现喊叫、乱语、激越及攻击性行为等，持续数小时甚至整夜。其发生可能与过度疲劳、光线减少、催眠药物使用等相关，称为"日落综合征"。患有日落综合征的 AD 患者白天活动量减少，夜间活动比例增大，每天活动峰值延迟。并且，出现日落综合征可能预示着 AD 患者加速衰退的认知功能。

3. 睡眠呼吸障碍　AD 中睡眠呼吸障碍（SDB）发生率很高，是相似年龄的认知正常个体的 5 倍，其特征性表现为打鼾和白天嗜睡，慢波睡眠和 REM 睡眠减少，微觉醒增多。阻塞性睡眠呼吸暂停（obstructive sleep apnea, OSA）是 SDB 最常见的一种类型，主要特征为睡眠时上呼吸道的间断性阻塞而造成间断性缺氧，缺氧可使脑组织中 Aβ42 含量增高，导致 Aβ 沉积于细胞内形成斑块，从而加快神经退行性病变，进而加重 AD 病情进展。OSA 可影响某些激越行为的发生，如躯体性攻击行为、言语性激越行为等。一项针对轻中度 AD 合并 OSA 患者的随机双盲研究发现，3 周的持续气道正压通气（CPAP）可以有效改善患者日间思睡症状，提高患者神经心理学测试评分，AD 神经影像学研究项目同样证实 CPAP 可以延缓认知功能下降，但对 CPAP 的不耐受成为治疗过程中最大的限制因素。

（五）辅助检查

1. 睡眠筛查量表　神经精神问卷（neuropsychiatry inventory, NPI）内容涵盖了痴呆常见的 12 个精神症状，其中睡眠 / 夜间行为为其中一项，信息主要由患者的直接照料者进行询问，评估近一个月的症状情况。可增加匹兹堡睡眠质量指数量表（PSQI）、失眠严重程度指数量表（ISI）对睡眠情况进行详细了解。

2. PSD　PSD 提示 REM 期的脑电特征性变化可以作为老年性痴呆患者早期诊断的辅助指标。多数学者认为睡眠期 REM、纺锤波减少与记忆关系密切。REM 睡眠效率在痴呆早期就有明显下降，而睡眠潜伏期、总睡眠时间在痴呆中晚期也有显著改变，提示 PSG 是一项灵敏的早期辅助评估患者认知状况的手段之一，并且即使伴有老年常见疾病，仍可对痴呆进行有意义的评估。

3. 体动记录仪　痴呆伴睡眠障碍以睡眠紊乱及昼夜节律紊乱为主，体动记录仪可记录患者睡眠节律情况，帮助诊断。

4. 影像学检查　结构影像学（CT 和 MRI）、功能影像学（PET 和 SPECT）可以发现相应脑区异常，特别是海马的萎缩及代谢减低。

5. 神经心理学测试　AD 的常见量表分为大体评定量表、分级量表、精神行为评定量表及鉴别量表等。与其他辅助检查综合得出诊断。

6. 其他　脑电图波幅和节律改变可提示痴呆的进展程度。

脑脊液 Aβ42 和 tau 蛋白定量及 *APP*、*PS-1* 和 *PS-2* 基因突变分析对家族性患者诊断具有重要意义。

（六）诊断和鉴别诊断

1. 痴呆患者相关睡眠障碍的诊断标准如下

（1）患者有失眠、过度思睡，或夜间意识模糊的主诉，或照料者观察到这些行为。

（2）患者经历频繁觉醒、日间睡眠发作或意识模糊。

（3）睡眠障碍与确诊痴呆（如 AD）有关。

（4）可出现下列 1 条或 1 条以上的表现。

1）夜间徘徊，伴有不适当运动。

2）激越、好斗。

3）意思模糊、定向障碍或者谵妄。

（5）PSG 证实如下 2 个改变。

1）睡眠效率差，觉醒次数增加和觉醒时间延长。

2）MSLT 证实思睡。

（6）可能存在其他内科疾病，但无法解释主要症状。

（7）其他睡眠障碍（如周期性肢体运动障碍、OSA）可能出现，但无法解释主要症状。

2. 鉴别诊断

（1）与其他疾病鉴别：如谵妄状态、抑郁症、慢性疼痛性疾病、药物致睡眠障碍，此类疾病能并存但不能解释原发症状。

（2）与其他类型睡眠障碍鉴别：如周期性肢体运动障碍、OSA、不宁腿综合征等。其可能并存但不能解释原发症状。

（3）癫痫及异态睡眠：日落综合征表现为夜间紊乱动作时需要与夜间癫痫及异态睡眠相鉴别。REM 睡眠行为障碍包括生动惊人的梦境、REM 期特异性的肌肉活动等。如果 AD 患者出现上述症状和体征，应行 PSG 或睡眠录像加以鉴别。

（七）治疗

1. 睡眠紊乱及昼夜节律紊乱治疗

（1）睡眠卫生宣教：限制白天小睡时间及频率，困倦时上床，限制卧床时间，按时起床。增加白天的体育锻炼、社交活动及自然光中行走的时间。改善睡眠环境，减少夜间的噪声及光线。夜间避免进食刺激性药物及食物被认为是睡眠障碍的有效治疗方式。

（2）光疗：可有效改善患者睡眠情况。已有的研究表明光照时间、时长、强度及光谱分布都是在进行光疗时需要考虑的因素，合理运用光疗能有效改善 AD 患者的睡眠 - 觉醒模式，减少夜间醒来次数，提高患者夜间睡眠质量。

（3）药物治疗：①改善认知药物，如胆碱酯酶抑制剂多奈哌齐、利斯的明和加兰他敏等胆碱酯酶抑制剂在健康受试者中可以减少夜间觉醒，并增加 REM 睡眠时间。在轻中度 AD 患者中，加兰他敏和多奈哌齐都可以改善睡眠，具有较好的耐受性和安全性，其中加兰他敏的效果更好。多奈哌齐可减轻睡眠障碍引起的认知功能下降，还可以稳定患者的情绪，增加 REM 睡眠百分比及密度，以改善患者的睡眠质量。②助眠类药物：镇静催眠类药物可以缓解 AD 患者的睡眠障碍。常用药物如镇静催眠药、镇静类抗抑郁药及镇静类抗精神病药。苯二氮䓬类药物和镇静类抗精神病药物可以引起日间嗜睡或反跳性失眠，还会使 AD 患者的认知功能恶化，故应避免其在 AD 患者中的应用。具有苯二氮䓬类药物作用的 Z 类药物，包括唑吡坦、右佐匹克隆和扎来普隆等，相对于苯二氮䓬类药物其副作用少，具有较好的耐受性，但其长期应用效果尚不确定，因此仅用于 AD 患者急性失眠。抗精神病药物广泛用于 AD 的精神行为症状治疗，偶用于其他药物效果不佳的 AD 伴失眠治疗。AD 患者抑郁相关的睡眠障碍治疗首选 5- 羟色胺再摄取抑制剂，可以减少患者的入睡潜伏期，增加夜间睡眠时间，但对患者的认知功能无明显作用。一项随访研究表明，低剂量非典型抗精神病药物可有效改善 AD 患者的睡眠障碍，且有利于照料者的情绪稳定。但随着应用日益增多，服用者发生脑血管病、吸入性肺炎和糖尿病的风险增加，因此目前仅限用于症状严重患者。③褪黑素：具有调节生物节律、保护细胞、抗氧化等功能，且与 AD 病理过程相关。褪黑素可抑制大脑 Aβ 的生成，还可通过与 Aβ 发生结构特异性相互作用，阻止淀粉样蛋白纤维的形成。褪黑素还可减少 tau 蛋白过度磷酸化，改善 Aβ 诱导的大鼠学习记忆功能障碍。褪黑素对于 AD 患者睡眠障碍的治疗还存在较大争议，研究结论不一。3 项双盲随机对照试验提示褪黑素可改善 AD 患者的睡眠质量、减少日落综合征，并且减慢认知损伤的病理进程。也有研究结果显示并无差异。

2. **睡眠呼吸障碍的治疗**　各种睡眠呼吸障碍，包括阻塞性睡眠呼吸暂停、中枢性睡眠呼吸暂停、陈 - 施呼吸等，应转诊至睡眠专家和（或）睡眠中心进行处理。对于大多数患者持续正压通气（CPAP）是最好的方法和一线治疗。不耐受 CPAP 时可给予双水平气道正压通气或试用适应性智能 CPAP 呼吸机，但必须要有 1 位家人或照料者帮助。近期一项研究中，对 AD 合并睡眠呼吸障碍患者建议试用多奈哌齐改善严重程度和认知功能。

四、老年癫痫相关性睡眠障碍

癫痫（epilepsy）相关睡眠障碍为与癫痫相关的，包括癫痫放电后引起的脑异常变化、继发焦虑抑郁、癫痫基础疾病、抗癫痫药物使用、住院环境影响等引起的睡眠障碍。常见睡眠结构改变及失眠、日间过度思睡（EDS）、睡眠呼吸障碍（SDB）、不宁腿综合征（RLS）、周期性肢体运动障碍（PLMD）、异态睡眠等。癫痫是发病率仅次于脑卒中的神经系统慢性疾病之一，发病率高达 0.67%，儿童及老年患者发病率更高。自 1885 年开始关注癫痫患者发作时间，逐渐认识到癫痫发作夜间有集中现象，并观察到癫痫与睡眠的相互影响关系。睡眠剥夺为常规癫痫脑电图监测的诱发因素，鼓励患者监测时入睡，尤其 N2 期更有可能出现癫痫放电。某些癫痫发作仅发生在入睡期，某些却发生在睡眠期，睡眠的状态影响癫痫发作，也影响发作间期的放电，同时睡眠障碍也可增加癫痫发作的频率，如 OSA、失眠等。另外，癫痫常可伴发各类睡眠障碍，癫痫的失眠率很高，可高达 52%，对睡眠障碍的癫痫患者进行针对性治疗，将改善癫痫发作的控制。除失眠外，OSA 的发病率也很高，成人癫痫中高达 10.2%，难治性癫痫中为 33.3%，使用一种以上抗癫痫药物，其 OSA 发病率显著高于单药治疗或不用药物治疗。既往研究对 90 例儿童及成年癫痫患者进行 PSG 检查，结果显示 16.67% 的患者合并 PLMD。合并 PLMD 的成人癫痫占 24.1%，虽与对照组差异无明显统计学意义，但也说明成年癫痫患者合并 PLMD 并不少见。有 17% ～ 30% 的癫痫患者发生日间过度思睡，可能与癫痫发作、睡眠中异常行为所致的睡眠剥夺、抗癫痫药物

（AED）的使用、SDB及癫痫控制不佳所致焦虑抑郁心境等有关。

（一）病因

癫痫发作的皮质异常放电可使睡眠结构紊乱，异常放电累及特殊脑区及核团时也可引起睡眠中的异常运动、行为、功能等。癫痫的致痫灶位置各异，位于睡眠调节中枢时，也可引起睡眠紊乱。癫痫呈现发作式，无规律，影响患者作息，容易引起睡眠节律问题，发作形式各异，容易继发各类睡眠问题，且不易与睡眠障碍相鉴别。

（二）发病机制

1. 癫痫对睡眠的影响

（1）癫痫引起的睡眠结构异常，癫痫患者NREM 1、2期时间明显延长，3、4期睡眠时间明显减少，总睡眠时间减少，睡眠潜伏期延长，纺锤波密度减少，觉醒指数、不对称纺锤波比例及睡眠片段化次数明显高于健康人。国外有研究认为，纺锤波在一定程度上可以控制癫痫发作，对患者有保护作用。夜间额叶癫痫的检出率为57.1%，且NREM 1、2期是夜间癫痫主要发生期，其次为NREM 3、4期，最后为REM期。成人部分癫痫发作可加重睡眠结构异常和白天嗜睡程度。全面性发作的癫痫对REM期影响比较大，不论是原发性还是继发性，一旦发作在夜间至清晨，REM睡眠即可被片段化。López-Gomáriz等认为癫痫夜间全面性发作改变了睡眠结构，降低了睡眠效率和减少了REM睡眠时间，而治疗夜间痫性发作可以改善这一影响。在NREM 1期，正常脑电图表现为α节律，即8～13 Hz的连续正弦曲线活动，在安静闭眼状态下，主要出现在颅枕区。癫痫样放电（epileptic discharge，ED）的出现影响了正常的脑电背景，引起癫痫患者睡眠结构的改变，甚至导致患者直接觉醒。在NREM 2期，正常的EEG表现为对称纺锤波，频率为11～16 Hz，睡眠纺锤波作为一种维护睡眠稳定性、抑制ED的重要因素而存在。部分癫痫患者出现了不对称纺锤波，睡眠纺锤波会因皮质对丘脑的抑制而受影响，且与尖波形成有关，弥漫性皮质神经细胞过度活动导致丘脑产生强烈应答反应，从而出现以ED代替纺锤波的现象，进而影响患者的睡眠结构。而在NREM 3期，由于脑电同步化受到抑制，故较少出现ED，对该期睡眠影响较小。癫痫患者的睡眠参数、睡眠结构及正常生物节律比较容易被ED影响，清醒及睡眠期的ED均可改变癫痫患者的睡眠参数及结构，使患者产生睡眠相关性疾病，表现为失眠、日间过度思睡、异态睡眠、RLS、OSA等。

（2）癫痫合并失眠机制目前研究较多，在多项研究中，失眠与女性性别、癫痫控制不良和抗癫痫药有关。部分患者中，失眠与癫痫发作时间、发作类型、发作间期脑电波情况相关。癫痫患者由于疾病本身及服用抗癫痫药物导致自主神经紊乱，不稳定睡眠增多，交感神经占主导，心率增快，入睡变慢。既往关于功能性癫痫的研究多集中在颞叶癫痫或顽固性癫痫上，发现癫痫患者的交感神经活动在发作前一段时间显著增加，尤其右侧癫痫灶的男性癫痫患者。岛叶、前扣带回及腹内侧前额叶皮质不光是局灶癫痫最常见的病灶区，还是自主神经功能中枢皮质控制的核心部位。焦虑抑郁是癫痫患者最常见的情感障碍，在癫痫患者中患病率为9%～37%。癫痫患者伴发抑郁概率是正常人群的2倍。有研究结果显示461名参与者中29.9%的患者患有抑郁情感障碍，15.8%的人具有自杀倾向，特别是未婚女性、病程较长及发作频率等因素会导致影响脑组织异常放电，使情绪调节环路遭到破坏，进一步导致交感-肾上腺轴功能过度兴奋，使病情加重、病程长、治疗依从性差。癫痫患者无法参加正常工作，日常生活受限，药物带来经济压力，情绪容易波动。情绪进一步影响睡眠，导致主观睡眠感受差、客观觉醒增加，引起失眠。

（3）癫痫合并 RBD 机制不明，随着年龄的增长和抗癫痫药剂量的增加，患病风险也随之增加。癫痫是导致 SDB 的危险因素，同时可能会导致或加剧难治性癫痫。癫痫发作时异常放电如果起源较深或接近中线，如内侧颞叶或额叶等，常扩散至脑干或对侧。脑干是呼吸中枢，受异常放电影响，呼吸节律改变，从而加重呼吸暂停。Foldvary-Schaefer 等为一名合并 OSA 的难治性癫痫患者行左侧额叶病灶切除后，通过监测发现其癫痫样放电明显减少，癫痫发作几乎完全得到控制，同时睡眠呼吸暂停情况也明显好转。对癫痫患者进行 OSA 筛选、评估并处理是治疗癫痫中非常重要的内容。癫痫患者普遍存在的睡眠结构变化导致睡眠稳定性下降，N1、2 期延长，在这期间易发生 OSA。通过分析癫痫发作时各项指标变化，最终得出结论：癫痫发作期间交感神经张力增高，迷走神经张力降低，表明癫痫可导致自主神经功能紊乱，交感神经兴奋性增强，副交感得到抑制，合并 OSA 时这种作用更加明显。

（4）癫痫合并 RLS、PLMD 机制尚不明确，Bouilleret 等研究发现，癫痫患者基底节区 6-氟 -L- 多巴胺摄取减少，提示部分癫痫患者中可能存在基底节区多巴胺能缺陷。而 PLMD 发病多被认为与下丘脑多巴胺区的多巴胺缺乏有关，该区域接受脊髓后角、中间神经元、躯体运动神经元的信号传入，并进行信息处理。临床工作中使用多巴胺制剂治疗 PLMD 有效，提示 PLMD 患者可能出现多巴胺能神经元的不同程度缺陷。Geyer 等报道，癫痫患者 RLS 的患病率明显高于同龄对照组，且右侧颞叶癫痫患者发生 RLS 的概率是左侧颞叶癫痫患者的 4.60 倍，右侧颞叶癫痫患者伴发 RLS 较左侧颞叶癫痫患者伴发 RLS 更常见，且较其更加严重。

（5）癫痫合并 RBD 机制尚不明确。一项研究中，80 例大于 60 岁的老年癫痫患者中，12.5% 患者合并 RBD。癫痫患者 REM 睡眠期基底节区出现多巴胺能神经元功能缺陷。基底节区 γ- 氨基丁酸能神经元兴奋性增高，脑桥被盖核神经元兴奋受到抑制，导致脊髓前角运动神经元活性抑制，肌张力失弛缓，引起夜间肌肉肌电增高，有时合并肢体动作。而 RBM 期睡眠正常情况下为脑桥被盖部胆碱能神经元对 REM 睡眠有"启动"作用，可引起脑电去同步快波和快速眼球运动，且抑制延髓巨细胞核，经过腹外侧网状脊髓束下行抑制脊髓前脚运动神经元活动，引起四肢肌肉松弛与肌电活动消失。因此考虑此为癫痫合并 RBD 的机制。

（6）抗癫痫治疗对睡眠障碍的影响：药物干扰睡眠，抗癫痫药物常为"稳膜剂"，通过稳定神经递质达到控制癫痫的作用，因此对睡眠也有不可避免的影响，可使睡眠潜伏期延长，觉醒次数增加，纺锤波密度降低，REM 睡眠减少，NREM 睡眠增加，睡眠效率变低等。早期抗癫痫药物对睡眠影响较多，容易引起睡眠障碍。苯巴比妥延长 N2 期睡眠，减少 REM 期睡眠时间，但对 N3 期睡眠影响小，使觉醒次数增加。苯妥英钠延长 N1、N2 期睡眠时间，缩短 REM 期睡眠、慢波睡眠及潜伏期时间，增加觉醒次数，降低睡眠效率。卡马西平缩短 REM 期睡眠及睡眠潜伏期，延长慢波睡眠时间，增加觉醒次数。此外，有研究推测卡马西平对甲状腺功能有一定影响，可能与癫痫患者 RLS 有关。长时间应用丙戊酸钠会使 N1 期显著延长，REM 期睡眠显著缩短，睡眠效率显著降低，患者醒来的次数增加，整夜的 REM 期明显减少。短时间应用各种睡眠参数无明显影响。丙戊酸钠副作用为体重增加，长期服用乙琥胺可延长癫痫患者 REM 期及 N1 期睡眠时间，缩短慢波睡眠时间。

新型抗癫痫药物引起睡眠障碍相对较少。拉莫三嗪增加 REM 期睡眠时间，缩短慢波睡眠时间，减少转入 REM 的次数及觉醒次数，且该药较其他药物可更好地减轻睡眠中断的发生。拉莫三嗪在控制伴有痛性电持续状态的儿童良性癫痫伴中央颞部棘波（BECT）患儿中，具有良好效果。加巴喷丁增加慢波睡眠，增加 REM 期睡眠比例，使 REN 期的平均持续时间增加，减少觉醒次数，减少 NREM 1 期睡眠百分比，可改善睡眠稳定性，减少癫痫发作。也有研究认为加巴喷丁可降低睡眠潜伏期，提高睡眠效率。总体来说，现今普遍认为加巴喷丁可以改善睡眠。目前，左乙拉西坦对于癫痫患者睡眠结构的影响，尚无明确定论，国内学者进行了一定的研究，发现左乙拉西坦治疗后的癫痫患者 REM 睡眠时间及其比例减少，但该项研究周期较短，未能明确长期用药对患者睡眠结构的影响。另外，有文献报道左乙拉西坦并不能充分影响正常志愿者的睡眠结构。目前说法尚不一致，需进一步研究。服用奥卡西平后总睡眠时间增加，主要表现为慢波睡眠及 REM 期睡眠时间增加。REM 期睡眠的平均持续时间不变，但 REM 期睡眠频率在 10 小时内显著增加，REM 睡眠潜伏期明显缩短。他们认为短时间服用奥卡西平有助眠作用。另有文章称奥卡西平可引起癫痫患者嗜睡，但目前相关报道仍然较少。普瑞巴林可以使睡眠周期中的慢波睡眠增加，尤其以 N4 期的增加为主，睡眠潜伏期缩短，而 REM 期睡眠潜伏期无明显变化，REM 期睡眠比例减少，持续时间超过 1 分钟的觉醒次数显著减少，提示服用普瑞巴林可明显改善正常人睡眠质量，有助眠作用。也有研究认为应用普瑞巴林治疗后可显著减少觉醒次数，改善睡眠连续性，可用于改善患者睡眠障碍，提高患者睡眠质量。总体来说普瑞巴林改善睡眠的作用得到了肯定。非药物治疗对睡眠结构也有相应影响，包括手术治疗、迷走神经刺激术及舌下神经刺激术，这些治疗方法均对睡眠有不同程度的影响。手术治疗难治性癫痫患者后可改善睡眠，减少癫痫发作。Zanzmera 等研究发现，手术治疗难治性癫痫患者可以降低觉醒指数，增加总睡眠时间，从而减少癫痫发作的频率。有病例报道显示，切除左侧额叶后可使棘波明显减少。针对癫痫患者的 OSA，常用的手术治疗有扁桃体切除术和腺体切除术。有研究发现这种治疗方法可减少癫痫的发作，其中 37% 的患者癫痫得到控制，11% 的患者癫痫发作次数明显减少，22% 的患者癫痫发作情况有所改善。

2. 睡眠障碍对癫痫的影响

（1）睡眠剥夺及睡眠对癫痫影响：无论是部分性发作还是全面性发作，睡眠障碍都是影响癫痫患者生活质量的独立危险因素。睡眠剥夺能使患者大脑的神经细胞应激性进一步增高，生理负担进一步加重，或剥夺睡眠之后，抽搐有所减少，这对癫痫及有癫痫发展趋势的患者极易造成抽搐放电，改善睡眠剥夺状态有助于癫痫的控制。睡眠会对癫痫发作产生诱导作用，此时脑电图异常放电率可显著升高，其原因主要是在睡眠的过程中，中脑网状上行激活系统功能明显降低，使大脑皮质、边缘系统对激活系统的控制减弱，形成了发作波发生的适宜条件，进而诱发癫痫波的出现。目前临床研究已证实，睡眠过程不仅对癫痫的发作及发作间期痫样放电产生影响，而且与不同睡眠时相存在显著相关性。大脑的原始节律在睡眠觉醒状态下有显著差异，故不同类型的癫痫在睡眠周期的不同时期发作。例如，特发性全面性发作和大发作几乎仅出现于 NREM 期；肌阵挛发作在睡眠中多发生于从睡眠向觉醒的过渡期；West 综合征痉挛频发的时间为睡眠中唤醒或入睡前；Lennox-Gastaut 综合征可发生于睡眠、觉醒的任何时期；伴有中央、颞部棘波的儿童良性癫痫多发生于深睡期；部分性发作继发全面性发作与 REM 睡眠期密切相关，觉醒期少见；9% ~ 11% 的颞叶癫痫易在睡眠中和睡眠后立即出现，与REM睡眠密切相关；61%的额叶癫痫多发生在NREM各期；慢波睡眠期持续性棘慢波癫痫在NREM期有普遍、持续性棘慢复合波发放，但在REM期被抑制。癫痫灶神经元在睡眠时对同步化兴奋性突触传入具有超高敏感性。在NREM期脑干网状激活系统、丘脑、皮质之间的相互作用，使大脑神经元同步化，癫痫活动被活化，出现更加明显的痫样放电，而在REM期丘脑皮质的同步化机制受到明显抑制，造成痫样放电传播抑制和骨骼肌失弛缓，因此大多数学者认为癫痫发作及发作间期痫样放电多发生在NREM睡眠期，并以NREM 1、2期最为常见。有研究证实腺苷能够产生一定的抗癫痫效果，在睡眠期腺苷水平的变化与癫痫也存在密切的联系。在入睡后，腺苷激酶水平显著升高，导致腺苷水平降低，从而使NREM睡眠1期及2期癫痫发作阈值发生一定程度的降低，癫痫发作率因此升高。

（2）睡眠呼吸暂停对癫痫影响：OSA同时干扰了宏观和微观的睡眠生理。OSA因夜间频繁发生睡眠呼吸暂停低通气，导致机体出现低氧血症和二氧化碳潴留，脑血流量减少，交感神经兴奋，频繁使皮质或皮质下觉醒，导致睡眠中断，使患者睡眠N1、N2期延长，由于夜间癫痫大部分发生于此期，于是增加了发生癫痫的概率。OSA可以引起与CAP相关的睡眠片段化和微觉醒，尚缺乏证据表明窒息和癫痫都通过觉醒和循环交替模式（CAP有直接联系），但持续性气道正压通气（continuous positive airway pressure，CPAP）可以减少NREM期发作间期痫性放电。OSA引起的睡眠片段化导致睡眠剥夺，可降低癫痫发生的阈值，可作为OSA触发癫痫的潜在机制。由于夜间睡眠效率低下，患者白天出现嗜睡、焦虑、抑郁等情绪障碍，可诱发癫痫发作，甚至出现难治性癫痫。

（三）临床表现

1. 失眠　癫痫发作引起睡眠结构改变，睡眠效率低下，入睡潜伏期延长，觉醒次数增加，睡眠片段化，N1、N2期比例增加，N3期比例减少，REM睡眠潜伏期延长，REM睡眠减少，导致患者夜间难以入睡或保持睡眠，睡眠片段化，白天嗜睡但无法小憩，患者对睡眠主观感受性差，从而担心害怕睡眠，日间功能受损，记忆力障碍、注意力不集中，睡眠焦虑、情绪障碍、烦躁。癫痫发作改变大脑皮质兴奋性，同一晚发生癫痫发作，之后睡眠差，难以进入慢波睡眠，次日过度思睡，并且增加白天的癫痫发作。药物及抗癫痫其他治疗也会引起失眠，传统药物苯巴比妥、苯妥英钠更加明显，可导致睡眠片段化，加重日间疲乏感，卡马西平可增加觉醒次数，延长觉醒时间，降低睡眠效率。氯硝西泮等镇静类药物，使气道肌肉松弛，抑制深睡眠。新型抗癫痫药物如奥卡西平、左乙拉西坦、托吡酯可延长REM睡眠，减少觉醒次数，改善睡眠稳定性，副作用小，减少夜间痫样放电的频率。但也有研究结果与之相反，短期服用左乙拉西坦使REM期缩短，日间嗜睡评分增高。有研究认为拉莫三嗪对睡眠影响作用较小。

2. 日间过度思睡　癫痫患者日间嗜睡差异较大。考虑抗癫痫药物是癫痫患者日间过度思睡的主要原因，但停用抗癫痫药物后仍存在日间过度思睡症状。可能是由于癫痫发作时累及脑内清醒-睡眠转换通路，继发焦虑、抑郁，夜间睡眠差，合并其他睡眠障碍等，有时较难区分。有研究表明可合并有发作性睡病，出现日间过度思睡、猝倒、睡眠或睡后幻觉、睡眠瘫痪。

3. 睡眠呼吸暂停　癫痫患者SDB以阻塞型为主，患者主诉困倦、非恢复性睡眠、乏力、失眠等。可观察到睡眠呼吸暂停、喘气或窒息、白天嗜睡。其中难治性癫痫、老年男性、

夜间发作及有日间过度思睡者共病 OSA 的比例更高。通过病史询问、量表筛查及 PSG 监测可证实。因此，对难治性癫痫和有夜间发作的癫痫患者，需要警惕是否共病 OSA。

4. 癫痫相关 RLS 及 PLMP　PLMD 常无临床症状，仅家属发现患者睡眠过程中有周期性腿部动作，PSG 监测可明确诊断，如不影响睡眠，不能诊断 PLMD，仅为周期性肢体运动。如伴有强烈的、不可抗拒的肢体运动冲动，这种强烈冲动通常伴随肢体深处不适或难以描述的感觉，应考虑 RLS。

5. 癫痫相关 RBD　是一种以 REM 睡眠期间伴随梦境出现肢体活动为特征的睡眠疾病，表现为后半夜出现喊叫、踢打、挥拳、推、拉等复杂动作，有梦境演绎可能，容易唤醒，醒后可记忆梦境内容，无激惹反应，需通过 PSG 监测与癫痫相鉴别。据报道，夜发性额叶癫痫（nocturnal frontal lobe epilepsy，NFLE）患者及其亲属发生异态睡眠的概率较正常人明显增高，NFLE 与异态睡眠的临床表现非常相似。

（四）辅助检查

1. 脑电图（EEG）　是诊断癫痫最重要的辅助检查方法。对发作性症状有很大价值，有助于明确癫痫诊断与分型和确定特殊综合征。理论上任何癫痫发作都可以用脑电图记录，但实际工作由于发作类型的不同及发作的不可预测性，常规头皮脑电图仅能记录到 49.5% 的痫性放电，重复 3 次可将阳性率提高到 52%，采用过度换气、闪光等可以进一步提高阳性率，但依旧不能全部明确，故脑电图仅作为诊断参考因素。近年来 24 小时长程脑电图及视频脑电图（video-EEG）使阳性率进一步提高。

2. 神经影像学检查　包括 CT 和 MRI，可确认脑结构异常或病变，对癫痫及癫痫综合征诊断和分类有帮助，有时可做出病因诊断，如颅内肿瘤、灰质异位等。功能影像学检查如 SPECT、PET 等能从不同角度反映脑局部代谢变化，辅助癫痫灶定位。

3. PSG　是持续同步记录睡眠中生物电变化和生理活动的仪器，是睡眠障碍的金标准。PSG 中最重要的监测项目是脑电图，虽常规导联数及分辨率较脑电图差，但可筛查癫痫异常放电，通过夜间异常动作出现的时期，合并生理变化、动作特点等，可区分癫痫及夜间异态睡眠、周期性肢体运动等。常见癫痫患者脑电图为睡眠结构改变，睡眠效率减低，觉醒时间延长，N1、N2 期睡眠增多，深睡眠减少等。

4. 问卷或量表　包括评估失眠的量表如匹兹堡睡眠质量指数量表（PSQI）、失眠严重程度指数（ISI）量表等；评估白天嗜睡量表 Epworth 嗜睡量表（ESS）；评估昼夜节律量表，如清晨型 - 夜晚型量表（MEQ）；评估睡眠行为障碍及 RLS 等相应量表。

5. 其他　睡眠腕表、多次睡眠潜伏时间试验（multiple sleep latency test，MSLT）、清醒维持试验（maintenance of wakefulness test，MWT）、暗示性制动试验（suggested immobilization test，SIT）等，可用于鉴别睡眠节律障碍、嗜睡等，必要时采用。

（五）诊断和鉴别诊断

1. 诊断　癫痫相关睡眠障碍在满足癫痫诊断的同时须满足睡眠障碍的诊断，且睡眠障碍在发生时间、症状等方面与癫痫有相关性，排除其他疾病引起的睡眠障碍。参见 ICSD-3 关于睡眠障碍的诊断标准。

2. 鉴别诊断　癫痫患者夜间异常动作、行为需与睡眠期各类异态睡眠、周期性肢体运动等相鉴别。

（1）NREM 睡眠相关异态睡眠：是由于从 NREM 睡眠向觉醒转换时发生的不完全分

离导致的睡眠障碍，以异常的夜间行为、意识损害和自主神经系统异常激活为特征，儿童常见，根据持续时间、复杂性、行为类型和对发生事件的遗忘程度等分为意识模糊性觉醒、睡行症、睡惊症和睡眠相关进食障碍。因为行为异常发生在夜间睡眠的前 1/3 阶段，与癫痫发作时间相近，需要鉴别，尤其额叶癫痫发作形式与意识模糊觉醒相似，癫痫临床具有阵发性、短暂性与刻板性动作特征，发作时间多在 2 分钟之内，常发生在入睡后 30 分钟内或接近清晨时，脑电图可完全正常，部分可有脑电图痫性放电，且日间亦可有类似发作，抗癫痫药物有效，可用于鉴别。

（2）快速眼动睡眠相关睡眠障碍：指发生于 REM 睡眠期的各种异常，包括 RBD、梦魇等，表现为梦中突然出现的攻击性、防御性等复杂动作，包括拳打、脚踢、掉床、演绎梦境内容等。清醒后可以回忆一系列梦境内容，大多数患者为中年男性，也有年轻至 30 岁左右者，部分为女患者。清醒时未见有攻击行为。PSG 提示发生在 REM 期，伴有肌张力异常。约 60% 患者伴有不同程度的神经疾病，包括帕金森病、亨廷顿病、卒中、多发性硬化、颅内肿瘤等。40% 患者不伴有其他疾病，而考虑特发性。癫痫发作具有癫痫的临床特点，且夜间 PSG 监测或睡眠脑电图监测出现痫性放电，可发生于睡眠任何时期，多在 NREM 期。夜间复杂部分发作比较少见，一般不能回忆梦境，其自动症比较简单，多为一些重复动作如脱衣解扣等，少有攻击行为，常伴有强直或阵挛活动。RBD 少有局灶性动作，所表现的攻击行为比癫痫发作的随意动作更加复杂。

（3）PLMD：周期性肢体运动由睡眠中出现足趾背屈、足背屈，有时伴有膝部弯曲的反复运动组成。足和腿的这种姿势保持 1 ～ 2 秒钟，然后松弛，如此每 30 秒重复一次，持续数分钟到数小时不等，动作虽短暂（1 ～ 2 秒），但运动是持续的，不是快速的、跳动样或闪电样，因此不能称为"夜间肌阵挛"。上述睡眠中周期性腿动仅出现在少数正常人，并随年龄增长而增加。首次发病在 30 ～ 50 岁者为 5%，但 50 岁以上发病者可达 40%。如合并有腿部及身体其他部位的不适感，不可抗拒地想要活动肢体或走动时，考虑为 RLS。与夜间癫痫发作及肌阵挛发作相鉴别，癫痫的非自主运动主要发生在日间，并且没有周期性的特点。

（4）睡眠相关节律性运动障碍：曾被称为"睡眠摇头"，是一组儿童常见的、以刻板的节律运动作为特点的运动异常，可以累积于身体任何部位，如头部、肢体、躯干等，需要与癫痫相鉴别。睡眠期癫痫发作时有面色发绀、牙关紧闭、强直阵挛等，可伴有尿失禁，脑电图出现癫痫放电。

（六）治疗

癫痫治疗包括药物治疗及非药物治疗。

1. 抗癫痫治疗　减少癫痫的发作频率，控制症状，则睡眠障碍相应得到改善。

（1）抗癫痫药物：癫痫共患睡眠障碍的药物治疗目标为控制癫痫发作兼顾改善睡眠。癫痫共患睡眠障碍患者首先根据癫痫治疗指南，同时兼顾不加重睡眠障碍而选用抗癫痫药物。传统抗癫痫药物苯巴比妥、苯妥英钠、卡马西平等均增加 N1、N2 期睡眠，减少慢波睡眠及 REM 睡眠，而新型抗癫痫药物加巴喷丁、普瑞巴林、左乙拉西坦等，可提高睡眠效率，增加慢波睡眠、REM 睡眠等，部分药物如丙戊酸钠、拉莫三嗪等根据服药时间长短，效应各不相同，目前尚不完全清楚。

（2）非药物抗癫痫治疗：经过长时间正规单药治疗，或先后用两种抗癫痫药达到最大耐受量，以及经过一次正规的、联合治疗仍不见效，可考虑手术治疗。常用方法：①前颞

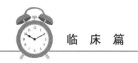
叶切除术和选择性杏仁核、海马切除术；②颞叶以外的脑皮质切除术；③癫痫病灶切除术；④大脑半球切除术；⑤胼胝体切开术；⑥多处软脑膜下横切术。

（3）其他：除此以外，还有迷走神经刺激术、慢性小脑电刺激术、脑立体定向毁损术等。

2.癫痫合并睡眠障碍的治疗　在抗癫痫治疗的基础上，针对不同类型的睡眠障碍采用相应的治疗措施。

（1）慢性失眠：睡眠卫生宣教及失眠的认知行为疗法（CBTI）效果优于药物治疗：①睡眠卫生知识差是癫痫患者睡眠障碍的常见原因之一，睡眠卫生原则有助于促进良好的睡眠，应建议患者保持定期运动和规律进餐，睡前 4 小时避免剧烈运动，少摄入咖啡、茶等含咖啡因的饮料，戒烟，不以饮酒的方式助眠，不要在白天及睡前担心害怕当天的睡眠，营造舒适的睡眠环境等。②CBTI 改变患者对睡眠的错误认知、情绪及行为。睡眠刺激、睡眠限制、放松技术等，对顽固性失眠具有较好效果。③治疗药物推荐短期间歇使用非苯二氮䓬受体激动剂（如右佐匹克隆、唑吡坦等），也可短期应用苯二氮䓬类药物，注意有发生过分镇静及老年呼吸抑制的风险。

（2）日间嗜睡：如考虑为抗癫痫药不良反应时，应适当减少白天药物剂量、停药或换为镇静作用较小的药物。相对夜间增加帮助入睡的药物。如非药物引起，则应查明原因，对症治疗。如合并发作性睡病，建议应用 SSRI、莫达非尼或兴奋剂（如哌甲酯），但需考虑有增加癫痫发作的风险。

（3）睡眠呼吸暂停：①遵循 OSA 治疗指南的处理，CPAP 最为有效，在相同的抗癫痫药剂量下，CPAP 可减少癫痫发作，改善其睡眠、认知功能和生活质量。CPAP 治疗后可能有短暂的痫样放电增加，数月后恢复。②可采用减肥、侧卧睡眠、减重手术、鼻咽腔手术等综合治疗，慎用有增加体重风险的抗癫痫药（如丙戊酸钠），避免使用加重 OSA 的药物（如苯二氮䓬类）。

（4）RLS：多巴或多巴胺受体激动剂是治疗 RLS 的一线药物，可以与抗癫痫药联合使用；部分抗癫痫药对 RLS 有效并获得欧洲指南推荐（如加巴喷丁或普瑞巴林），补充铁与氯硝西泮也有效。

（5）周期性肢体运动障碍：循证证据较少，PLMD 治疗用药与 RLS 部分一致（多巴胺受体激动剂普拉克索、加巴喷丁、普瑞巴林有效）。

（6）RBD：首先建立安全的睡眠环境，治疗药物可选用氯硝西泮、褪黑素、多巴胺受体激动剂普拉克索。

（7）昼夜节律异常：癫痫患者可能由于癫痫发作和药物应用出现昼夜节律障碍，应询问患者的作息时间，并通过强光和运动来提高警觉度，松果体合成的褪黑素和睡眠 - 觉醒周期有关，给予褪黑素治疗，可改善睡眠，控制癫痫发作。

（刘婷婷　王灵玉　吕东升）

参考文献

北京神经内科学会睡眠障碍专业委员会，北京神经内科学会神经精神医学与临床心理专业委员会，中国老年学和老年医学学会睡眠科学分会，2019. 卒中相关睡眠障碍评估与管理中国专家共识 [J]. 中华内科杂志，58(1):17-26.

丁玎，洪震，薛蓉，等，2019. 癫痫共患睡眠障碍诊断治疗的中国专家共识 [J]. 癫痫杂志，(6):417-423.

董静文，史源，张建军，2014. 睡眠障碍与阿尔采末病相关性研究进行展 [J]. 中国药理学通报，(9):1189-1192,
　　1193.

郝伟，陆林，2018. 精神病学 [M]. 北京：人民卫生出版社 .

李鸽，张羽康，刘燕，等，2020. 癫痫对睡眠影响的研究 [J]. 癫痫杂志，(4):337-340.

刘涵，2018. 癫痫与睡眠障碍的关系 [M]. 重庆：重庆医科大学 .

刘俊骞，吕俊丽，张赛，等，2015. 对轻度认知障碍和痴呆患者睡眠障碍管理的推荐 [J]. 中华老年心脑血管
　　病杂志，17(7):779-782.

孙萌，丁瑶，丁美萍，2019. 癫痫患者睡眠障碍及其影响因素研究 [J]. 癫痫杂志，(1):11-15.

王柳清，李保山，刘赞华，等，2021. 帕金森病相关性睡眠障碍的研究进展 [J]. 中华老年多器官疾病杂志，
　　20(8):637-640.

王升辉，张红菊，张杰文，2018. 帕金森病睡眠障碍的原因、类型及治疗研究进展 [J]. 山东医药，
　　58(27):101-104.

王亚丽，裴少芳，刘毅，2019. 卒中后睡眠障碍 [J]. 中国卒中杂志，14:346-351.

曾庆礼，覃川，2015. 脑卒中患者睡眠障碍的临床特点及相关因素研究 [J]. 中国实用神经疾病杂志，
　　18(17):25-26.

张轩，薛蓉，2016. 卒中后睡眠障碍 [J]. 临床荟萃，31(12):1291-1294.

赵忠新，2016. 睡眠医学 [M]. 北京：人民卫生出版社 .

Bohnen N I, Hu M T M, 2019. Sleep disturbance as potential risk and progression factor for Parkinson's
　　disease[J]. J Parkinson Dis, 9(3):603-614.

He C, Hu Z, Jiang C G, 2020. Sleep disturbance:an early sign of Alzheimer's disease[J]. Neurosci Bull, 36:449-
　　451.

Hepburn M, Bollu P C, French B, et al, 2018. Sleep medicine:stroke and sleep[J]. Mo Med, 115(6):527-532.

Liu F, Wang X, 2017. Diagnosis and treatment of epilepsy and sleep apnea comorbidity[J]. Expert Rev
　　Neurother, 17(5):475-485.

Videnovic A, 2017. Management of sleep disorders in Parkinson's disease and multiple system atrophy[J]. Mov
　　Disord, 32(5):659-668.

第五节　老年睡眠障碍与精神心理疾病

美国《精神障碍诊断与统计手册》（第 5 版）（DSM-5）中焦虑障碍包括分离焦虑障碍、选择性缄默症、特定恐怖症、社交焦虑障碍（社交恐怖症）、惊恐障碍、场所恐怖症、广泛性焦虑障碍、药物 / 物质所致的焦虑障碍、由其他躯体疾病所致的焦虑障碍、其他特定的焦虑障碍和未特定的焦虑障碍。其中广泛性焦虑障碍、惊恐障碍为焦虑障碍临床多发型、常见型，且为老年人群中常见类型。老年焦虑障碍相关睡眠障碍主要是指广泛性焦虑障碍、惊恐障碍引起的睡眠紊乱。

睡眠 - 觉醒障碍包括失眠障碍、嗜睡障碍、发作性睡病、与呼吸相关的睡眠障碍、异态睡眠等，其中失眠障碍为老年人群最常见的类型，失眠表现为在有充足睡眠时间和睡眠环境时出现入睡困难或者维持睡眠困难并伴日间功能受损。

随着我国进入老龄化社会，老年群体的身心健康问题愈显突出。在躯体健康问题得到重视的同时，老年人心理健康日益成为社会关注的热点。在积极心理学研究视角下，幸福感已然成为衡量老年个体生活质量的重要心理指标。睡眠问题，尤其是失眠是老年人面临

的众多心理健康问题中最为常见的问题之一。国内外研究均表明失眠在老年群体中有非常高的发生率，且呈急剧增长趋势。长期失眠的老年人往往会报告低睡眠质量和低幸福感水平。因此，睡眠质量可能成为老年失眠患者幸福感重要且直接的预测变量。焦虑是个体对未知、可能威胁到自身的情境所产生的紧张、不安、忧虑、烦恼等不良的复杂情绪状态。随着社会老龄化的发展，因工作环境变化、经济及空巢等原因，老年焦虑症患者发病率逐年增加，多数老年焦虑症患者合并睡眠障碍，精神活动和日常生活受到影响。焦虑是老年失眠患者常见的状态，焦虑水平往往与睡眠质量显著相关。

一、老年性焦虑障碍相关睡眠障碍

广泛性焦虑障碍是一种以焦虑为主要临床表现的精神障碍，患者常有不明原因的提心吊胆、紧张不安，表现出显著的自主神经功能紊乱症状、肌肉紧张及运动型不安。患者往往能够认识到这些担忧是过度和不恰当的，但不能控制，因难以忍受而感到痛苦。患者常因自主神经症状就诊于综合性医院，经历不必要的检查和治疗。

（一）流行病学

广泛性焦虑障碍是最常见的焦虑障碍，45～55岁年龄组患者比例最高，女性患者的发病率为男性的2倍，其病程不定，趋于波动并成为慢性。失眠是广泛性焦虑障碍最常见的临床症状之一，也广泛性焦虑障碍所致睡眠障碍的主要类型。

（二）发病机制

1. **易患因素**　焦虑性人格与焦虑障碍相关，但其他的人格特征也可妨碍其对应激事件的有效应对。

2. **促发因素**　广泛性焦虑障碍的发生常和生活应激事件相关，特别是有威胁性的事件如人际关系问题、躯体疾病及工作问题。

3. **持续因素**　生活应激事件的持续存在可导致广泛性焦虑障碍的慢性化，同时思维方式也可使症状顽固化，如害怕他人注意到自身的焦虑，或者担心焦虑会影响其工作表现。类似的担心会产生恶性循环，使症状严重而顽固。

（三）病理生理

1. **脑血流、代谢和半球活动**　正常受检者的功能影像研究提示焦虑主要是脑血流和代谢的增加，但在过度换气和血管紧张性升高导致血管收缩时，则为脑血流量下降诱发焦虑。

2. **神经解剖区及其功能**　高警觉性在焦虑中扮演重要角色，可以导致唤醒和失眠。中度唤醒可以提高注意，并因此改善行为表现。而高度唤醒则可增强条件反射，引起复杂的学习和行为表现失常。焦虑的人睡眠浅而少，各种睡眠障碍皆可见于焦虑患者，但一般来说，主要为睡眠潜伏时间延长（睡眠时间减少）、慢波睡眠减少、易唤醒和醒来次数增加。

3. **神经递质**　目前研究发现，神经系统中存在各种神经递质，其中苯二氮䓬-GABA能、去甲肾上腺素和5-HT神经递质系统及促肾上腺皮质激素释放激素通路与焦虑的生物学机制直接有关。这些递质不仅在焦虑的发生、维持和消除中有重要的意义，而且通过神经内分泌反应引起一定的生理变化，而对焦虑情绪产生一定的作用，从而改变焦虑对个体的影响。

（四）临床表现

广泛性焦虑障碍起病缓慢，可与一些心理社会因素有关，尽管部分患者可自行缓解，但多表现为反复发作、症状迁延，病程漫长者的社会功能下降。广泛性焦虑障碍是以经常或持续的、全面的、无明确对象或固定内容的紧张不安及过度焦虑感为特征。这种焦虑与周围任何特定的情境无关，一般由过度担忧引起。典型的表现常是对现实生活中的某些问题过分担心或烦恼，如担心自己或亲戚患病或发生意外、异常担心经济状况、过分担心工作或社会能力。

1. **精神性焦虑**　精神上的过度担心是焦虑症状的核心，表现为对未来可能发生的、难以预料的某种危险或不幸事件经常担心。有的患者不能明确意识到他担心的对象或内容，而只是一种提心吊胆、惶恐不安的强烈内心体验，称为自由浮动性焦虑。有的患者担心的也许是现实生活中可能将会发生的事情，但其担心、焦虑和烦恼的程度与现实很不相称，称为预期焦虑，出现警觉性增高，表现为对外界刺激敏感，易产生惊跳反应；注意力难以集中，易受干扰；难以入睡，睡中易惊醒；情绪易激惹等。

2. **躯体性焦虑**　表现为运动性不安与肌肉紧张。运动性不安可表现为搓手顿足、不能静坐、不停地来回走动、无目的的小动作增多。肌肉紧张表现为主观上的一组或多组肌肉不适的紧张感，严重时有肌肉酸痛，部分患者可出现焦虑面容、血压升高、心率增快、肢端震颤、腱反射活跃等体征。

3. **自主神经功能紊乱**　表现为心动过速、胸闷气短、头晕头痛、皮肤潮红、出汗或苍白、口干、吞咽梗阻感、胃部不适、恶心、腹痛、腹胀、便秘或腹泻、尿频等症状。有的患者可出现早泄、勃起功能障碍、月经紊乱、性欲缺乏等症状。

4. **其他症状**　广泛性焦虑障碍患者常合并疲劳、抑郁、强迫、恐惧、惊恐发作及人格解体等症状，但这些症状常不是疾病的主要临床特征。

此外，广泛性焦虑障碍是一种共病率高的疾病，约 2/3 的患者合并抑郁，因此广泛性焦虑障碍常被认为是抑郁的危险因素。合并抑郁的患者自杀风险明显增高，这种现象在中老年人中相对多见。约 1/4 的患者伴有惊恐障碍，有些还伴有社交焦虑障碍、强迫障碍。患者也常合并酒和物质依赖，还有些患者合并躯体疾病，如功能性胃肠病、高血压、糖尿病等。

（五）辅助检查

目前常用的焦虑严重程度评估工具为医师用汉密尔顿焦虑量表，总分 ≥ 14 分可明确达到焦虑发作的严重程度标准。

广泛性焦虑障碍患者 PSG 表现为睡眠潜伏期延长、夜间觉醒次数增加、睡眠效率下降、总睡眠时间减少、REM 睡眠比例下降、REM 时间和周期减少及 NREM 睡眠 1 期明显增多、3 期减少。

（六）诊断

1. DSM-5 中广泛性焦虑障碍诊断标准

（1）在至少 6 个月的多数时间内，对于诸多事件或活动，表现出过分的焦虑和担心（焦虑性期待）。

（2）个体难以控制这种担心。

（3）这种焦虑和担心与下列 6 种症状中至少 3 种有关（在过去 6 个月中，至少一些症状在多数时间内存在），①坐立不安或感到激动或紧张；②容易疲倦；③注意力难以集中或头脑一片空白；④易怒；⑤肌肉紧张；⑥睡眠障碍（难以入睡或保持睡眠状态，或休息不充分、质量不满意的睡眠）。

（4）这种焦虑、担心或躯体症状引起有临床意义的痛苦，或导致社交、职业或其他重要功能方面的损害。

（5）这种障碍不能归因于某种物质（如滥用的毒品、药物）的生理效应，或其他躯体疾病（如甲状腺功能亢进）。

（6）这种障碍不能用其他精神障碍来更好地解释。

2. DSM-5 中失眠障碍诊断标准

（1）主诉对睡眠数量或质量不满意，伴有下列 1 项（或更多）相关症状：①入睡困难；②维持睡眠困难，其特征表现为频繁地觉醒或醒后再入睡困难；③早醒，且不能再入睡。

（2）该睡眠障碍引起有临床意义的痛苦，或导致社交、职业、教育、学业、行为或其他重要功能方面的损害。

（3）每周至少三晚出现睡眠困难。

（4）至少 3 个月存在睡眠困难。

（5）尽管有充足的睡眠机会，仍出现睡眠困难。

（6）失眠不能用其他睡眠 - 觉醒障碍来更好地解释，也不仅仅出现在其他睡眠 - 觉醒障碍的病程中。

（7）失眠不能归因于某种物质（如滥用的毒品、药物）的生理效应。

（8）共存的精神障碍和躯体疾病不能充分解释失眠的主诉。

（七）治疗

1. 药物治疗

（1）西药治疗：广泛性焦虑障碍相关性睡眠障碍的治疗应针对广泛性焦虑障碍，即抗焦虑治疗，且治疗广泛性焦虑障碍的临床手段以药物治疗为主，其原则如下：①诊断确切；②根据不同亚型和临床特点选择用药；③个体化用药；④使用苯二氮䓬类药物时注意避免导致依赖；⑤尽量单一用药；⑥需密切观察病情变化和积极处理不良反应；⑦应将药物的性质、作用、不良反应及对策告知患者和家人；⑧使用非典型抗精神病药物时最好和一线抗抑郁药联合使用，同时权衡不良反应及早期治疗疗效。失眠障碍药物治疗以镇静催眠为主。

（2）中医药治疗：随着社会发展，广泛性焦虑障碍就诊率与诊断率逐年增加。人们对于精神心理卫生的重视程度逐渐提高，渴望得到快速有效的治疗。这就要求临床医师充分认识这一疾病，掌握多途径治疗的方法，以满足患者的就诊需求。中医学博大精深，因时因地制宜，通过辨证论治有针对性地治疗各种证型的广泛性焦虑、睡眠障碍，疗效肯定。

2. 心理治疗 对广泛性焦虑障碍也有一定疗效。研究证实认知行为疗法对广泛性焦虑障碍患者的失眠症状有显著疗效。此外，行为治疗、放松治疗、冥想训练等心理治疗方法也有疗效。失眠障碍患者首选治疗方法为认知行为疗法。不论是否进行药物治疗，首先要帮助失眠障碍患者建立健康的睡眠习惯。大部分睡眠紊乱患者存在不良睡眠习惯和对睡眠的错误观念，破坏了正常的睡眠模式，从而导致失眠等睡眠问题。睡眠卫生教育主要是帮助失眠患者认识不良睡眠卫生习惯在失眠发生与发展中的重要作用，分析寻找形成不良睡眠习惯的原因，建立良好的睡眠习惯。睡眠卫生教育的内容主要包括：①保持规律的作息时间；②卧室环境应安静、舒适，光线及温度适宜；③了解睡眠是一种自然过程，睡前平心静气；④睡前数小时避免使用兴奋性物质（咖啡、浓茶或吸烟等），避免饮酒，避免摄入过量饮食或进食不易消化的食物；⑤有规律进行体育锻炼，但睡前应避免剧烈运动；⑥睡前至少 1 小时内不做容易引起兴奋的脑力劳动或观看容易引起兴奋的书籍和影视节目。

3. 物理治疗　经颅磁刺激（rTMS）是一种非系统性（不经过全身血液循环的）、非侵入性的神经调节疗法，通过把相当于核磁共振强度的磁脉冲高度聚焦于大脑有关部位刺激神经细胞来达到治疗疾病的作用。经颅磁刺激技术是建立在生物电磁学理论基础上发展起来的一门新医疗技术。它是根据法拉第电磁感应原理，通过强电流在线圈上产生磁场，然后磁场无创伤地穿透颅骨进入大脑皮质，并在相应的皮质引起局部微小感应电流，改变大脑皮质的膜电位，促使大脑皮质产生相关的生理效应，如调节神经的兴奋、激发神经递质的释放（如 5-HT、去甲肾上腺素、多巴胺），使神经递质功能正常化，从而起到治疗作用。针对广泛性焦虑障碍相关失眠障碍的治疗方案多为右额叶背外侧低频重复经颅磁刺激治疗。经颅直流电刺激（tDCS）是一种国外引进的治疗焦虑失眠的物理治疗方法，是一种非侵入性的，利用恒定、低强度直流电（1 ～ 2mA）调节大脑皮质神经元活动的技术。既往研究表明，缺乏慢波活动可能在失眠的发病机制中起根本作用，而tDCS 可使非快速眼动睡眠失眠症患者的脑波与睡眠慢波频率共振，从而起到稳定睡眠的作用。

二、老年性惊恐障碍相关睡眠障碍

（一）概述

惊恐障碍（panic disorder，PD）又称急性焦虑障碍。其主要特点是突然发作的、不可预测的、反复出现的、强烈的惊恐体验。一般历时 5 ～ 20 分钟，伴濒死感或失控感，患者常体验到濒临灾难性结局的害怕和恐惧，并伴有自主神经功能失调的症状。老年人群中最常见的睡眠障碍为失眠障碍。失眠表现为在有充足睡眠时间和睡眠环境时出现入睡困难或者维持睡眠困难并伴日间功能受损。

（二）流行病学

惊恐障碍是一种慢性复发性疾病。伴随显著的社会功能损害，其日常功能甚至明显低于其他严重慢性躯体疾病（如糖尿病、关节炎）的患者。在女性中，惊恐障碍的终身患病率为 4.8%，是男性的 2 ～ 3 倍。起病年龄呈双峰模式，第一个高峰出现于青少年晚期或成年早期，第二个高峰出现于 45 ～ 54 岁，儿童时期发生的惊恐障碍往往不易被发现或表现出与教育相关的回避行为。惊恐障碍相关睡眠障碍中常见的睡眠障碍为失眠，失眠是惊恐障碍最常见的临床症状之一。

（三）发病机制

1. 心理因素　如患者对某个环境比较恐惧，出现惊恐发作的条件反射，从认知理论来说，是患者担心自己躯体或精神出现疾病。

2. 生物学因素　如看到非常恐惧的影像造成的惊恐障碍。

3. 社会因素　有研究显示，惊恐障碍的患者在既往的生活中存在有创伤性的经历，如儿童期有分离性焦虑、亲密人际关系的丧失、期望值的显著改变等使患者处于持续性压抑愤怒的状态，导致了后来的惊恐发作。惊恐障碍患者在起病前一段时间内所经历的特殊生活事件可能是一个重要诱因，事件可使患者在主观上感到失去控制，导致无望和自我评价降低等。社会压力包括实际发生的压力事件和错误判断引起的压力。而压力则会刺激杏仁核神经元长出新分支，使其与其他神经元的连接增多，使杏仁核神经元更容易兴奋，使焦虑、恐惧更容易产生。据报道，惊恐障碍和睡眠障碍存在密切联系。例如，相比单纯 OSA 患者，OSA 合并惊恐障碍患者睡眠潜伏期延长，浅睡眠时间增加以及 REM 期睡眠时间减少。

（四）临床表现

惊恐障碍的特点是莫名突发惊恐，随即缓解，间歇期有预期焦虑，部分患者有回避行为。

1. 惊恐发作　患者在无特殊的恐惧性处境时，突然感到一种突如其来的紧张、害怕、恐惧感，甚至出现惊恐，此时患者伴有濒死感、失控感、大难临头感；患者肌肉紧张，坐立不安，全身发抖或全身无力；常有严重的自主神经功能紊乱症状，如出汗、胸闷、呼吸困难或过度换气、心律不齐、头痛、头晕、四肢麻木和感觉异常等，部分患者可有人格或现实解体（自我感觉脱离了自己或感觉不真实）。惊恐发作通常起病急骤，终止迅速，一般历时数分钟至数十分钟，但不久可突然再发。发作期间始终意识清晰。

2. 预期焦虑　患者在发作后的间歇期仍心有余悸，担心再发，不过此时焦虑的体验不再突出，而代之以虚弱无力，需数小时到数天才能恢复。

3. 回避行为　60% 的患者对再次发作有持续性的焦虑和关注，害怕发作产生不幸后果。并出现与发作相关的行为改变，如回避工作或学习场所等。部分患者置身于某些地方或处境，可能会出现惊恐发作，这些地方或处境使患者感到一旦惊恐发作，则不易逃生或寻求不到帮助，如独自离家、排队、过桥或乘坐交通工具等，称为广场恐惧症，因此在诊断分类中，惊恐障碍又被分为伴有广场恐惧症型或不伴有广场恐惧症型。

部分患者的惊恐障碍可在数周内完全缓解，病程超过 6 个月者易慢性化。40% 的患者可共病抑郁障碍，此时可使惊恐障碍预后变差。不伴广场恐惧的患者治疗效果较好，伴广场恐惧症者复发率高且预后欠佳。在惊恐障碍的患者中社交焦虑障碍、广泛性焦虑障碍、抑郁障碍、物质滥用特别是酒精滥用发生率增高；约 7% 的患者可能出现自杀行为。

（五）辅助检查

体格检查时，患者通常意识清晰，呼吸频率增加，但皮肤黏膜无发绀，可有血压波动、心率增快和心律失常，如果有心脏杂音，需要排除是否有二尖瓣脱垂等心脏疾病。神经系统检查基本正常。精神检查可引出恐惧和焦虑情绪。

可用惊恐障碍严重度量表（panic disorder severity scale，PDSS）来评估惊恐障碍的严重程度。

（六）诊断

1. DSM-5 中惊恐障碍诊断标准

（1）反复出现不可预期的惊恐发作。一次惊恐发作是突然发生的强烈的害怕或强烈的不适感，并在几分钟内达到高峰，发作期间出现下列 4 种及以上症状。

注：这种突然发生的惊恐可以出现在平静状态或焦虑状态。

1）心悸、心慌或心率加速。

2）出汗。

3）震颤或发抖。

4）气短或窒息感。

5）哽噎感。

6）胸痛或胸部不适。

7）恶心或腹部不适。

8）感到头晕、脚步不稳、头重脚轻或晕厥。

9）发冷或发热感。

10）感觉异常（麻木或针刺感）。

11）现实解体（感觉不真实）或人格解体（感觉脱离了自己）。

12）害怕失去控制或"发疯"。

13）濒死感。

注：可能观察到与特定文化有关的症状（如耳鸣、颈部酸痛、头痛、无法控制的尖叫或哭喊），此类症状不可作为诊断所需的 4 个症状之一。

(2) 至少在 1 次发作之后，出现下列症状中的 1～2 种，且持续 1 个月或更长时间。

1）持续地担忧再次惊恐发作或其结果（如失去控制、心肌梗死、"发疯"）。

2）在与惊恐发作相关的行为方面出现显著的不良变化（如设计某些行为以回避惊恐发作，回避锻炼或回避不熟悉的情况）。

(3) 这种障碍不能归因于某种物质(如滥用毒品、药物)的生理效应,或其他躯体疾病(如甲状腺功能亢进、心肺疾病)。

(4) 这种障碍不能用其他精神障碍来更好地解释（如未特定的焦虑障碍中，惊恐发作不仅仅出现于对害怕的社交情况的反应；特定恐怖症中，惊恐发作不仅仅出现于对有限的恐惧对象或情况的反应；强迫症中，惊恐发作不仅仅出现于对强迫思维的反应；创伤后应激障碍中，惊恐发作不仅仅出现于对创伤事件的提示物的反应；分离焦虑障碍中，惊恐发作不仅仅出现于对与依恋对象分离的反应）。

2. 惊恐发作的标注　症状的呈现是为了确认一次惊恐发作，然而，惊恐发作不是精神障碍，也不能被编码。惊恐发作可出现于任一种焦虑障碍的背景下，也可出现于其他精神障碍（如抑郁障碍、创伤后应激障碍、物质使用障碍）中及某些躯体疾病（如心脏、呼吸系统、前庭或胃肠疾病）中。当惊恐发作被确认后，应该被记录为标注（如"创伤后应激障碍伴惊恐发作"）。但对于惊恐障碍而言，惊恐发作已包含在该疾病的诊断标准中，故惊恐发作不能被用作标注。

（七）治疗

惊恐障碍相关睡眠障碍治疗与广泛性焦虑障碍相关睡眠障碍类似，包括药物治疗、心理治疗及物理治疗。

三、老年抑郁症相关睡眠障碍

（一）概述

抑郁症是最常见的心境障碍，以持续而广泛的情绪低落、自责和无价值感为特征，具有高流行性、高自杀率和高负担性。2019 年，黄悦勤教授等发表在《柳叶刀·精神病学》

的数据显示，我国抑郁症终身患病率及 12 个月患病率分别为 3.4% 和 2.1%。研究显示，预计到 2020 年，抑郁症将成为全球第二大疾病负担。随着我国人口老龄化的加剧，老年抑郁症这类特殊人群更加值得关注。一项 meta 分析发现，我国老年抑郁症患病率为 23.6%。其不仅严重损害老年患者的生活质量和社会功能，而且增加照料者的负担。

临床工作中发现，老年抑郁症患者常伴随失眠、过度嗜睡，共病多种睡眠疾病，导致治疗难度增加，预后不佳。本部分将针对此点进行详述。

1. 老年抑郁症与失眠

（1）失眠是抑郁症的风险因素：研究显示，失眠的个体罹患抑郁的风险为对照组的 3.5 倍。睡眠异常的老年人更易患抑郁症（OR=3.22）。meta 分析显示，老年人群中，失眠的个体在 1 ~ 3 年随访期间发生抑郁障碍的风险均显著高于正常人群。另一项为期 2 年的研究中，睡眠紊乱可导致 60 岁及以上个体抑郁复发的风险升高 5 倍。失眠是延长抑郁症发病持续时间的主要因素，也与突发性的自杀观念和自杀行为有关。

（2）抑郁症与失眠：抑郁症典型的临床表现为早醒。国内一项研究报道，有抑郁症状的老年人失眠发生率显著高于不伴有抑郁症状的老年人，且抑郁症状是失眠的独立危险因素。STAR*D Ⅰ 期研究显示，达到缓解的抑郁患者中，最常见的残留症状是睡眠紊乱（72%）。抑郁可通过多种方式影响睡眠，包括影响睡眠效率，导致睡眠潜伏时间延长、夜间清醒时间增加、整体睡眠时间缩短、导致慢波睡眠减少，REM 睡眠（快相睡眠）改变等。此外，研究证实，接受选择性 5- 羟色胺再摄取抑制剂（SSRI）的治疗者出现失眠的比例为 17%，高于安慰剂组的 9%。

2. 老年抑郁症与过度嗜睡　澳大利亚一项调查发现，嗜睡者罹患抑郁症的风险高。非典型抑郁症患者常表现为睡眠增加或过度睡眠，其与双相障碍之间可能存在同源的精神病理学特征，临床医生尤其需要鉴别。老年抑郁患者昼夜节律紊乱及躯体疾病多等，也可能是导致日间过度思睡的原因之一。此外，多种抗抑郁药物（如多塞平、米氮平、曲唑酮），具有强镇静效应，改善抑郁症状的同时可能导致过度镇静。

3. 老年抑郁症与其他睡眠疾病　睡眠呼吸障碍（sleep-disordered breathing，SDB），如阻塞性睡眠呼吸暂停（obstructive sleep apnea，OSA）常表现为过度困倦、睡眠质量差、醒后无清爽感等症状。一项回顾性研究显示，OSA 患者的抑郁比例明显高于无 OSA 者（21.8% vs. 9.43%，P < 0.001）（图 15-1）。此外，多项研究报道，多种抗抑郁药物均可诱发或加重不宁腿综合征（restless leg syndrome，RLS）、快速眼动睡眠行为障碍（REM sleep behavior disorder，RBD）、梦魇等睡眠障碍的发生。

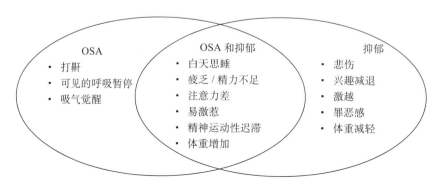

图 15-1　OSA 患者的抑郁比例及其与无 OSA 者的对比情况

（二）病因及发病机制

1. 抑郁症神经生化假说认为，5- 羟色胺（5-HT）功能活动减低，包括递质含量异常，突触前膜和突触后膜受体功能变化、受体信号转导功能及基因转录过程异常，以及 5-HT 转运体功能异常等均可能与抑郁发作有关。而 5-HT 系统在调节睡眠方面有着重要作用。有研究显示，5-HT 转运体可能参与介导抑郁相关睡眠紊乱，中枢 5-HT 转运体功能异常（短臂 5-HT 转运体）是睡眠潜伏期紊乱的独立风险因素。

2. 抑郁症与睡眠及睡眠脑电变化的关系很早就受到了关注。多导睡眠图显示：①快速眼动（rapid eye movement，REM）睡眠潜伏期缩短，在老年抑郁症患者中表现更为显著；②非快速眼动（NREM）睡眠，尤其是 NREM 睡眠 3 期与 4 期消失；③ REM 睡眠密度增加（REM 睡眠出现次数更多），在睡眠的最初几小时内更为明显。有证据显示，抑郁症患者在急性发作后 6 个月多导睡眠图指标大多恢复正常。也有研究发现，抑郁越重，REM 潜伏期越短，且可预测治疗反应。全睡眠剥夺或 REM 睡眠疗法对抑郁障碍具有短期的良好疗效。

3. OSA 与抑郁症的关系尚不十分清楚，可能与睡眠片段化或反复缺氧有关；其他混杂因素，包括肥胖、糖尿病、心血管疾病、导致体重增加的抗抑郁药物的使用等也可能影响 OSA 与抑郁症的关系。

4. 关于神经内分泌、神经免疫、脑影像学、遗传学、社会心理因素对抑郁与睡眠紊乱关系影响的研究较少，需要更多研究证实。

（三）临床表现

老年抑郁症指老年（通常是≥ 60 岁）这一特定人群的抑郁症，其临床特点主要有阳性家族史少、神经科疾病及躯体疾病所占比重大、躯体主诉或不适多、疑病观念多，部分患者表现为易激惹，攻击、敌意，情感脆弱，情绪波动大，往往不能很好地表达忧伤的情绪，自杀危险高。另外，睡眠异常症状尤为突出，表现为失眠、过度嗜睡及睡眠紊乱，同时也常伴有其他睡眠疾病。

（四）诊断

对老年抑郁症相关睡眠紊乱患者的症状、病程、诱因、表现形式、睡眠环境及睡眠时间、日间功能及活动情况、诊疗经过、用药及躯体情况等进行必要的评估，结合情绪、睡眠相关问卷如汉密尔顿抑郁量表（HAMD）、汉密尔顿焦虑量表（HAMA）、Epworth 嗜睡量表（ESS）、匹兹堡睡眠质量指数量表（PSQI）等，利用睡眠日记、体动记录仪等进行客观检查。对于伴有习惯性打鼾的肥胖老年人，有呼吸暂停病史，有睡前肢体不适感，梦游、睡打、夜惊等症状者，进行整夜多导睡眠图（polysomnography，PSG）监测，PSG 是目前诊断睡眠呼吸障碍（SDB）的金标准，对其他睡眠疾病诊断也具有重要意义。

（五）鉴别诊断

1. *老年躯体疾病相关抑郁及睡眠障碍*　不少躯体疾病可伴发或导致抑郁及睡眠障碍，鉴别诊断时要重点区分二者之间的关系。完善病史，进行详细的躯体、神经系统检查，辅以必要检查、化验等也十分重要。在临床中，躯体疾病常是导致抑郁或睡眠障碍的直接原因，采用对症治疗既有利于情绪及睡眠的改善，也利于躯体疾病的预后。

2. *双相情感障碍*　明确区分单相抑郁及双相抑郁具有重要意义，这也是临床工作中的难点，若诊断为单相抑郁，应给予抗抑郁药治疗，但若为双相障碍，标准治疗是心境稳定剂。不恰当的治疗可能导致疾病恶化。既往研究发现，双相抑郁的被调查者中，有 60% 最初被诊断为单相抑郁，并且从第一次出现心境症状到被确诊为双相障碍的平均时间约为 10 年。临床中，详细的病史采集，一些简单诊断问卷，如心境障碍问卷（MDQ）、轻躁狂症状清单（HCL-32）等有助于鉴别单、双相抑郁。此外，双相抑郁可能的预测指标有早年（25 岁以前）发病、女性、抑郁频繁发作、双相障碍家族史、情感旺盛气质或循环气质、不典型发作伴精神病性症状或季节性发作、物质滥用或边缘性人格障碍。

（六）治疗

1. 治疗目标　积极控制抑郁症状，改善睡眠紊乱，减少残留症状，预防复燃和复发，减少疾病对躯体健康的影响，提高患者的依从性，改善生活质量及社会功能，减少药物带来的风险。

2. 治疗原则　老年抑郁症相关的睡眠障碍，既有生物学因素，又与患者人格特征、认知模式、社会因素、家庭支持等因素密切相关。故应考虑个体化、综合治疗方式，包括药物，心理及物理、中医及其他治疗方式。

老年人中大多数药物的药代动力学和药效动力学会有较大程度的改变。若要治疗有效，且不良反应少，则需考虑药物处置和药物作用中的这些变化。老年人经常同时罹患多种疾病，可能需要同时使用几种药物治疗。这会导致由药物相互作用引起的问题增多，以及整体上药源性问题增多。药效动力学方面，老年人对反射作用（如血压和体温调节）的控制下降，受体变得敏感，导致药物不良反应发生率和严重程度增加，在服用抗抑郁药或镇静催眠药物后，更容易引起便秘、跌倒、治疗反应延迟、出血等不良反应的发生。药代动力学方面，老年人对药物的吸收减慢，容易蓄积，代谢能力减低，药物相互作用影响大。抗抑郁药物选择时应注意：①绝对必要时才用药。②尽可能不用阻滞 α_1 受体、有抗胆碱能不良反应、镇静作用强、半衰期长、肝酶抑制作用强的药物。③从低剂量开始，缓慢增加，但不能治疗不足。一些药物仍需要充分的剂量。④治疗药物不良反应时，尽量不用另外的药物。应更换更好耐受的药物。⑤用药方法简单为好，可提高依从性。

3. 治疗策略　老年抑郁症相关失眠：积极对抑郁症进行全病程管理，通常抑郁症获得缓解，失眠也会逐步改善。同时也应该尽早改善失眠症状，防止失眠慢性化，尽可能降低失眠对情绪的影响。

老年抑郁症相关的过度嗜睡：治疗抑郁症状的同时，对患者出现的过度嗜睡进行全面的病史采集、精神状况检查，对睡眠环境及睡眠时间、日间功能及活动情况，躯体疾病及用药情况等进行评估，同时结合 Epworth 嗜睡量表、PSQI、睡眠日记、体动记录仪等进行全面系统评估，必要时行 PSG 监测，寻找过度嗜睡原因，对因治疗，缓解嗜睡。

老年抑郁症与其他睡眠疾病：注意对患者伴随症状的询问，如睡眠质量差、醒后无清爽感、习惯性打鼾、睡前肢体不适感、梦游、睡打、睡惊等，行肾功能、贫血、头颅 CT、PSG 等检查，查找病因。治疗抑郁的同时，对其他原发睡眠疾病进行系统治疗，必要时调整或逐渐停用诱发或加重引发其他睡眠疾病的抗抑郁药物。

4. 治疗方法

（1）老年抑郁症相关失眠

1）药物治疗：主要包括抗抑郁药物、镇静催眠药物、中（成）药、草药治疗。

①抗抑郁药：常用药物包括选择性 5- 羟色胺再摄取抑制剂（SSRI）、选择性 5- 羟色

胺和去甲肾上腺素再摄取抑制剂（SNRI）、去甲肾上腺素和特异性 5- 羟色胺能抗抑郁药（NaSSA）、5- 羟色胺受体拮抗和再摄取抑制剂（SARI）、三环类抗抑郁药（TCA）、褪黑素受体激动剂和 5- 羟色胺受体拮抗剂（阿戈美拉汀）等。推荐首选 SSRI，如舍曲林、西酞普兰、艾司西酞普兰，次选度洛西汀、文拉法辛、米氮平、阿戈美拉汀，慎用三环类。

此外，可选用具有镇静作用的抗抑郁药物助眠，如米氮平、曲唑酮、多塞平，米氮平可阻断 5-HT$_{2A}$、H$_1$ 受体，增加睡眠的连续性和 N3 睡眠，缩短入睡潜伏期，增加总睡眠时间、提高睡眠效率，推荐剂量为 7.5 ～ 15mg 口服，每晚 1 次。但米氮平可能增加体重，诱发不宁腿综合征，增加 OSA 风险。曲唑酮可有效阻断 5-HT$_{2A}$、α$_1$ 和 H$_1$ 受体，增加慢波睡眠，减少 N1、N2 期睡眠，对 REM 睡眠无影响，推荐剂量为 25 ～ 100mg 口服，每晚 1 次。多塞平阻断组胺 H$_1$ 受体，可降低觉醒，改善多种失眠（美国 FDA 批准的唯一用于治疗失眠的抗抑郁药），推荐剂量为 3 ～ 6mg 口服，每晚 1 次。

②苯二氮䓬类药物（BZD）、非苯二氮䓬类药物（非 BZD）：常见的 BZD 有三唑仑、艾司唑仑、替马西泮、氟西泮、氯硝西泮、劳拉西泮等。通过与 GABA-A 配体门控氯通道复合体的苯二氮䓬类受体结合，增加 GABA 介导的氯通道的开放频率，促进氯离子内流，增强 GABA 的抑制作用，抑制睡眠中枢而产生镇静催眠作用。BZD 可增加总睡眠时间，减少夜间觉醒次数，缩短入睡潜伏期，减少慢波睡眠。不良反应主要有日间困倦、头晕、肌张力减退、跌倒、认知功能减退、物质滥用风险等。老年患者应用时必须注意肌肉松弛和跌倒风险。

非 BZD 主要包括扎来普隆、唑吡坦、佐匹克隆、右佐匹克隆等。可结合 GABA-A 受体，通过作用于 GABA 调节通道抑制睡眠中枢而产生镇静催眠作用。催眠效应类似 BZD，但对正常睡眠结构破坏较少、半衰期短，可缩短客观和主观睡眠潜伏期，尤其是对于年轻患者和女性患者效果更明显。非 BZD 半衰期短，次日残留效应低，依赖风险低，安全、有效。但突然停药会发生一过性的失眠反弹，曾有服用唑吡坦后出现睡眠相关进食障碍及睡行症的报道，抑郁症患者慎用。

③中（成）药及草药：临床上对于轻中度抑郁症相关的失眠，可选用中（成）药或草药（如逍遥丸、解郁丸、九味镇心颗粒、舒眠胶囊、甜梦口服液、圣·约翰草制剂等），具有一定的临床疗效，但缺乏循证医学证据。

2）物理治疗

①电休克治疗（electro convulsive therapy，ECT）：是给予中枢神经系统适量的电刺激，引发大脑皮质的电活动同步化，引起患者短暂意识丧失和全身抽搐发作，对老年难治性抑郁有一定的治疗作用。但可能引起严重脑器质性及躯体疾病、急性全身感染和发热等不良反应，肌肉松弛剂过敏者禁用。

②重复经颅磁刺激（repetitive transcranial magnetic stimulation，rTMS）治疗：通过线圈产生高磁场，在脑内特定区域产生感应电流，使神经细胞发生除极，从而产生功能改变。2008 年，美国 FDA 批准了 rTMS 作为难治性抑郁障碍的治疗技术。rTMS 在临床已用于治疗失眠，有文献报道，rTMS 单独治疗或与 SSRI 联合使用能够有效治疗抑郁。

③其他神经调控技术，近年来逐渐兴起的经颅直流电刺激（transcranial direct current stimulation，tDCS）、迷走神经刺激（vagus nerve stimulation，VNS）等以无创性、安全性等优点，逐渐被应用于与抑郁症相关失眠的治疗中，但仍需不断深入研究。

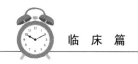

④光疗法：研究显示，光疗法可能通过调节紊乱的生物节律、5-HT 及儿茶酚胺系统，对季节性抑郁症及其相关的失眠有一定疗效。

⑤针灸疗法对抑郁症相关失眠也有一定的疗效。

3）心理治疗：目前有循证证据较多，较为肯定的心理治疗方法包括失眠的认知行为疗法（cognitive behavioral treatment of insomnia，CBTI）、认知行为疗法（cognitive behavioral therapy，CBT）、人际心理治疗（interpersonal psychotherapy，IPT）和行为心理治疗（如行为激活），这些方法对于轻中度抑郁伴发失眠的疗效与药物相仿，但对中、重度抑郁伴失眠的患者，建议在抗抑郁药及短期镇静催眠药物基础上联合心理治疗。

（2）老年抑郁症相关过度嗜睡治疗

1）尽可能选择镇静作用小的抗抑郁药物，如盐酸舍曲林、艾司西酞普兰等针对老年抑郁患者的一线抗抑郁药物。

2）对于伴有睡眠增多、食欲增加、体重增加，没有情绪明显低落或自觉精力不足，而有全身沉重、肢体灌铅样感觉，对外界评价比较敏感、表现人际关系紧张等非典型症状者，临床医师需要鉴别双相障碍的可能，一旦确诊，按照双相情感障碍进行诊疗。

3）对于有睡眠觉醒时相提前障碍的老年人，在抗抑郁药物治疗的同时，加强健康教育和行为指导，调整睡眠时间，定时光疗及服用褪黑素治疗。

4）躯体疾病引发的老年抑郁症相关过度嗜睡，应积极治疗原发性躯体疾病。

（3）抑郁症共病其他睡眠疾病治疗

1）睡眠呼吸障碍：在抗抑郁药物治疗的基础上，采取多学科综合治疗，包括病因治疗、长期行为干预、持续正压通气、口腔矫正器和外科治疗等。

2）不宁腿综合征（RLS）或伴睡眠周期性肢体运动（periodic limb movement in sleep，PLMS）：①非药物治疗，如四肢伸展、四肢冷疗或热疗及避免饮酒或咖啡因。②药物治疗，可选择多巴胺激动剂，如普拉克索、罗匹尼罗（一线用药）进行对症治疗。③对于由抗抑郁药物所诱发的 PLMS，研究显示，安非他酮既能改善 PLMS，又不加重 PLM，可考虑使用。④铁缺乏可引起的 RLS，建议铁蛋白水平维持在 45 ～ 50μg/L，低于正常可服用硫酸亚铁治疗。

3）快速眼动睡眠行为障碍（RBD）：①非药物治疗，提供安全的睡眠环境，推荐方法包括在地板上放置床垫、将家具边角用软物包裹、对玻璃窗进行安全性保护等。此外，建议患者的同床者与患者分室居住直到患者症状得到有效控制。②药物治疗，氯硝西泮被认为是治疗 RBD 的一线药物，其他如褪黑素、左旋多巴等也有一定的研究证据。

4）梦魇：①晚餐避免过饱，睡眠前不接触恐怖刺激性的影视图书资料，注意睡姿并逐渐减停诱发梦魇的抗抑郁药和镇静催眠药物。②使用减少 REM 睡眠的药物，如三环类抗抑郁药物（阿米替林）、新型 SNRI 文拉法辛等。③认知行为疗法也可以极大地减少对于梦魇的恐惧感。

四、老年创伤及应激相关障碍相关性睡眠障碍

（一）概述

创伤及应激相关障碍相关性睡眠障碍指一组主要由心理、社会（环境）因素引起异常心理反应所致的睡眠紊乱，本部分主要介绍创伤后应激障碍（posttraumatic stress disorder，

PTSD）相关睡眠障碍。

PTSD 是指个体在经历以下强烈的精神创伤性事件后延迟出现和长期持续存在的精神障碍：①亲自体验涉及死亡或死亡威胁或严重伤害，或危及自己或他人身心健康的事件；②目睹涉及死亡或死亡威胁或严重伤害，或危及自己或他人身体健康的事件；③听到一些没有预期的有关家庭成员或近亲的暴力死亡事件、严重伤害，有死亡或受伤害的威胁性事件。PTSD 包括 3 组核心症状。①闯入性症状：反复体验创伤性事件（包括闪回、全部或部分梦境重现）；②回避和麻木症状：回避与创伤性事件有关的任何刺激并出现广泛的麻木反应（表现为感觉麻木、情绪麻痹）；③警觉性增高症状：多种形式的情绪性及生理性警觉性增高（各种形式的睡眠障碍最常见）。根据我国 2012 年的全国精神障碍流行病学调查，成年人 PTSD 终身患病率高达 0.3%，12 个月患病率 0.2%，其中 50 ～ 64 岁人群的 12 个月患病率为 0.2%，65 岁及以上人群 12 个月患病率为 0.1%。与常见的慢性健康问题随着年龄的增长而比例上升相反，PTSD 在晚年患病率有所下降。无论是在退伍军人还是一般人口样本中，中青年 PTSD 的患病率均比老年人高。这可能与随着年龄增长，人的情感调节能力愈加强大，能够更好地应对或避免负面刺激有关。PTSD 可引起多种形式的睡眠障碍，而睡眠呼吸暂停、失眠、梦魇所致的睡眠片段化又反过来加重 PTSD 症状并影响治疗和康复。据报道，高达 90% 的 PTSD 患者有睡眠障碍的症状，其中约 40% 达到临床诊断睡眠障碍的标准，其中梦魇、失眠、REM 睡眠障碍、睡眠呼吸暂停、睡眠相关运动障碍等常见。

（二）病因及发病机制

1. PTSD 导致睡眠障碍的病因

（1）创伤相关失眠继发于其他 PTSD 症状：关于创伤相关失眠病因学的现有理论模型一致认为，经历过创伤的人可能害怕他们所处的环境，感觉自己会失去控制或没有安全感，导致一种高度觉醒的状态，这种状态可以诱发失眠症状。因此，高觉醒被认为与失眠症状有关，而失眠症状又会导致觉醒进一步被放大（图 15-2）。在这些 PTSD 患者中，睡眠紊乱症状在一定程度上是其他 PTSD 症状的直接后果，特别是警觉性增高和梦魇本身就会扰乱睡眠。只要这些 PTSD 症状持续存在，创伤相关失眠就可能持续存在。

（2）创伤相关失眠独立于其他 PTSD 症状：有证据表明，约 50% 的 PTSD 缓解期患者仍存在失眠的残留症状，无论是在没有梦魇的情况下，还是在梦魇频率降低之后（57% 的人报告持续失眠症状，但只有 13% 的人报告持续有梦魇），失眠症状都是最常见的。这说明创伤相关失眠往往独立于 PTSD 的其他症状，一旦出现，就可能会触发维持失眠的机制：对睡眠的恐惧，即当患者经历长时间的失眠时，他们很可能会开始担心并发展出关于睡眠的不良信念（如没有足够的好睡眠就不能正常工作）。这些信念反过来会增加睡前的高唤醒和情绪困扰，从而进一步损害睡眠并触发个人的不良行为（如为了获得更多的睡眠而增加在床上的时间或在醒着时留在床上）。

2. PTSD 导致睡眠障碍的机制　目前尚缺乏能够整合各领域发现的机制，现有的主要相关研究结果如下。

（1）异常中间状态：急性暴露于应激源的大鼠促觉醒和促睡眠系统会被同时激活，这种促觉醒系统在非快速眼动睡眠期间的激活被称为异常中间状态。这一发现在原发性和继发性失眠的患者中得到了验证。在创伤相关失眠期间，促睡眠系统由于内环境稳态和昼夜节律驱动未受影响而正常运作，但由于应激对皮质和边缘系统的影响，在睡眠启动期间没

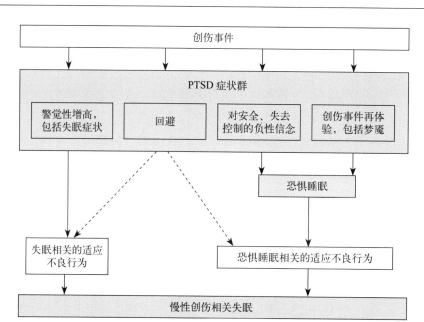

图 15-2　创伤事件相关失眠的路经示意图

对睡眠的恐惧是导致慢性创伤性失眠的两条途径之一。对睡眠的恐惧可能源于对失去控制的恐惧（即对安全和失去控制的负性信念），也可能源于对以梦魇的形式重新经历创伤事件的恐惧，或者两者都有。此外，一般的回避行为也可能导致特定的失眠相关的适应不良行为（虚线箭头）

有对促觉醒系统进行抑制，导致促觉醒和促睡眠系统被同时激活。这些系统同时激活可能解释了 PTSD 患者的易醒、睡眠片段化、REM 睡眠紊乱及深睡眠受损表现。

（2）杏仁核、网状激动系统、前额叶皮质的激活：创伤通过激活杏仁核、网状激动系统和前额叶皮质来激活急性应激反应，这会导致下丘脑 - 垂体 - 肾上腺（hypothalamic-pituitary-adrenal, HPA）轴和交感神经系统的激活及惊恐增多，导致睡眠片段化、深睡眠紊乱、微觉醒增多、REM 睡眠中断，然而这不能解释急性创伤相关失眠是如何发展成慢性的。

（3）PTSD 和失眠可能有共同的遗传基础：现有研究提示昼夜节律系统与应激反应系统之间存在联系，如生物钟基因功能紊乱可能导致适应不良的应激反应，提示 PTSD 和失眠可能在昼夜节律系统中有共同的遗传基础。

（三）临床表现

创伤后应激障碍相关睡眠障碍特点如下。

1. 梦魇　指以恐怖不安和焦虑为主要特征的梦境体验，事后能够详细回忆，亦称噩梦发作或梦中焦虑发作。PTSD 患者反复出现的梦魇通常是最常见的症状之一，也是持续时间最长的症状之一。PTSD 患者梦魇的患病率约为 70%。梦魇的出现与 REM 睡眠中的觉醒百分比、入睡后清醒时间呈正相关，与 PTSD 的严重性及创伤事件亦有关。约 50% 的创伤后梦魇含有创伤事件的再体验。尽管 50% 的 PTSD 患者梦魇症状可自发缓解，但仍有部分患者梦魇症状可持续终生。有调查显示战争老兵过去 1 个多月的梦魇出现率可达 68%（正常人群仅 8.3%）。对战争老兵、大屠杀和二战期间日本监狱幸存者的研究表明，这些焦虑性梦可超过 40 多年。此外，焦虑性梦特别是梦魇的发生频率与 PTSD 患者当前的焦虑水平呈正相关。通过降低他们的焦虑水平可减少梦魇的出现。

2. **失眠** 是 PTSD 患者最常见的临床症状之一。流行病学调查显示 PTSD 患者中夜间入睡困难、易醒及早醒等失眠症状的发病率为 40% ～ 50%，但战争所致 PTSD 患者失眠患病率远高于这一数字，高达 59% ～ 100%。睡眠潜伏期、睡眠中觉醒和早醒等程度随着 PTSD 症状严重性增加而加重。虽然 PTSD 的其他症状会随着治疗进行而好转，但失眠可持续存在。

3. **REM 睡眠障碍** 精神应激尤其容易影响 REM 睡眠。尽管轻度应激有时增加 REM 睡眠，更强烈的应激则导致 REM 睡眠控制系统障碍。最初的研究认为 PTSD 患者的梦魇与半醒状态下的幻觉有关，进而认为梦魇发生在 REM 睡眠期，甚至推测 PTSD 的睡眠障碍主要为 REM 睡眠障碍，包括 REM 潜伏期缩短、REM 密度（每分钟 REM 睡眠的个数）增加、REM 睡眠比例增加、NREM 睡眠觉醒的减少。而之后的研究却发现，PTSD 的梦魇或焦虑性梦还可来自 NREM 睡眠期。

4. **阻塞性睡眠呼吸暂停** 越来越多的证据表明 PTSD 患者患 OSA 的风险更高，可恶化 PTSD 睡眠紊乱。PTSD 患者的 OSA 患病率高于普通人群，有研究发现 OSA 与创伤患者当前和残留的失眠症状明显相关。值得注意的是，OSA 在不同的 PTSD 人群中患病率不同，患 PTSD 的退伍军人中 OSA 的总患病率为 62.5%，而非退伍军人中为 7.0%。可能是退伍军人中普遍存在的精神障碍导致了这一现象，如几乎每 2 ～ 3 名退伍军人就有 1 名患有物质滥用障碍，而 OSA 与药物和酒精滥用有关。

5. **睡眠相关运动障碍** PTSD 患者在睡眠中肢体运动较普通人群多见，可导致短暂觉醒、失眠和日间疲劳。PTSD 患者睡眠出现的躯体运动和周期性肢体运动，与其睡眠较浅有关，而睡眠较浅与其保持高警觉状态、容易受环境影响有关。

（四）辅助检查

PSG 监测：PTSD 患者因一些因素（性别、年龄、是否合并抑郁、物质滥用等）的影响 PSG 表现多变，甚至可以正常，如有研究发现老年人的入睡后清醒时间和对照组差异无统计学意义。目前研究除 REM 睡眠明显异常外没有一致性的结论。总体上看，PTSD 患者存在睡眠质量和睡眠结构的改变，包括入睡潜伏期延长、总睡眠时间减少、入睡后清醒时间增加、睡眠效率下降、NREM 睡眠 1 期比例增高、睡眠的连续性受损、慢波睡眠减少和 REM 活动增加，还可能有更多的 OSA 症状。

（五）诊断和鉴别诊断

1. **诊断** DSM-5 关于创伤后应激障碍的诊断标准如表 15-6 所示。

表 15-6 DSM-5 关于创伤后应激障碍的诊断标准

（1）患者曾经历异乎寻常的创伤性事件，并具有以下 2 点：

1）患者经历、目睹或面临一个或多个事件，事件内容涉及死亡或死亡威胁或严重损伤，或显然危及自身或他人身体的完整性

2）患者的反应包括强烈的害怕、无助感或恐惧

注：儿童可能表现为行为紊乱或激越

（2）创伤事件的再体验，并至少具备下列 1 项：

1）反复和不自主地出现对创伤事件的痛苦回忆，包括意象、思想或知觉（注：幼儿可以是反复玩与创伤主题或内容有关的游戏）

2）反复出现有创伤性内容的噩梦（注：儿童可能有内容难以辨认的噩梦）

3）重现创伤性事件的活动或感受（包括经历重温感、错觉、幻觉和分离性闪回发作，在觉醒或酒醉时均可发生）（注：幼儿可能出现再次扮演创伤相关的情节）

4）反复出现触景生情的精神痛苦

5）出现触景生情的生理反应

（3）持续主动回避与该创伤有关的情景，并对事物的普遍反应呈现麻木状态（创伤前没有此情况），至少有下列 3 项：

1）极力回避与创伤有关的意念、感受或话题

2）极力回避能唤起痛苦回忆的活动、地方或人物

3）不能回忆该创伤性事件的重要情节

4）对一些有意义的活动明显缺乏兴趣或很少参加

（4）持续存在警觉性增高的症状（创伤前没有此情况），至少有下列 2 项：

1）难以入睡或易醒

2）易激惹或发怒

3）注意力集中困难

4）高度警觉

5）惊跳反应过强

（5）症状 [标准（2）、（3）、（4）中的症状] 持续 1 个月以上

2. 鉴别诊断　主要与夜间惊恐发作相鉴别。PTSD 障碍患者可再现有关创伤的梦境，而夜间惊恐发作则不能。此外，PTSD 患者觉醒后警觉度较高。

（六）治疗

PTSD 相关睡眠障碍的治疗包括药物治疗和心理治疗两方面。

1. 药物治疗

（1）选择性突触后 α_1 受体阻滞剂：2010 年，美国睡眠医学会发布的梦魇治疗指南推荐哌唑嗪作为 A 级推荐的创伤后梦魇治疗药物。然而，2018 年《新英格兰医学杂志》发表了一项多中心随机对照研究，结果显示 304 名 PTSD 患者进行 26 周哌唑嗪治疗后，夜间梦魇症状、睡眠质量及 PTSD 量表总体评分均没有显著改善。同年，美国睡眠医学会基于该研究结果更新了梦魇治疗指南，对哌唑嗪治疗创伤后梦魇的证据等级降至 B 级。尽管如此，哌唑嗪仍然是治疗 PTSD 相关梦魇最常用的药物，常用剂量为 $8.9 \sim 15.6 mg/d$，然而难治性 PTSD 相关梦魇可能需要 25mg/d 或更高的剂量。总体来说，哌唑嗪耐受性良好，最显著的不良反应是"初始剂量或剂量递增性晕厥"，是指患者初始剂量为 2mg 或更大剂量时出现突然意识丧失。这可以通过限制药物的初始剂量为 1mg 和缓慢加量来减轻。另一种选择性突触后 α_1 受体阻滞剂多沙唑嗪被认为是哌唑嗪的替代品，其独特的优势是具有较长的半衰期。

（2）苯二氮䓬类药物：替马西泮可改善患者的睡眠紊乱和急性应激症状，但睡眠紊乱症状在停药 1 周后可能复发。氯硝西泮对患者的睡眠紊乱也有效。使用苯二氮䓬类应谨慎，一是其药物耐受性、依赖性、白天思睡和损害智力操作成绩等限制了其临床应用，二是研

究发现苯二氮䓬类对急、慢性 PTSD 的治疗效果并不优于安慰剂。此外，采用氯硝西泮或 L- 多巴治疗周期性肢体运动和 REM 睡眠行为障碍（REM sleep behavior disorder，RBD）也有效果。

（3）非苯二氮䓬受体激动剂：唑吡坦和噻加宾对患者的失眠及梦魇有较好的改善效果。

（4）选择性 5- 羟色胺再摄取抑制剂（serotonin reuptake inhibitor，SSRI）：虽能一定程度改善患者共病的抑郁及焦虑症状，但可能导致患者夜间睡眠时间缩短及觉醒增加。其中帕罗西汀可改善 PTSD 症状，包括睡眠紊乱症状；氟西汀可显著减少患者的睡眠困难，但对梦魇无效；氟伏沙明对于入睡困难及睡眠维持困难的 PTSD 失眠患者有较好的疗效，尤其对睡眠维持困难及焦虑性梦境作用显著。

（5）其他抗抑郁药：非 SSRI 的 5- 羟色胺能药物（如萘法唑酮和曲唑酮）能减轻失眠和梦魇。其中萘法唑酮可能增加患者总睡眠时间、睡眠维持率及深睡眠。米氮平对创伤后应激障碍所致梦魇的治疗效果良好，可减少患者梦魇的频率及强度。

（6）非典型抗精神病药：喹硫平或奥氮平可用作 SSRI 的辅助药物治疗 PTSD 睡眠紊乱患者，对梦魇及失眠均有效；利培酮 1 ～ 3mg/d 可以明显降低夜间觉醒频率。

2. 心理治疗

（1）失眠的认知行为疗法（cognitive behavioral therapy for insomnia，CBTI）：被认为是 PTSD 相关失眠的一线治疗方法。标准 CBTI 是针对睡眠相关适应不良的想法、信念和行为，采用刺激控制、睡眠限制和认知疗法进行治疗的一种方式。该方法治疗 PTSD 相关失眠的短期和长期疗效肯定，能够改善患者睡眠质量，增加总睡眠时间，改善生活质量，减轻 PTSD 症状。

（2）意象排演治疗（image rehearsal therapy，IRT）：2010 年，美国睡眠医学会发布的梦魇治疗指南推荐 IRT 作为 A 级推荐的创伤后梦魇心理治疗方法（表 15-7）。IRT 是以系统脱敏来改变梦魇结构为基础。一项针对创伤后梦魇的行为治疗的 meta 分析发现，IRT 可以有效改善睡眠，减少梦魇的频率和强度，提高睡眠质量。鉴于失眠和梦魇经常同时发生在 PTSD 中，IRT 已被用作 CBTI 的辅助治疗，以共同治疗这两种疾病。

表 15-7　意象排演治疗的组成

（1）闭上眼睛，想象你想要减少的噩梦
（2）建立一个你更喜欢的新梦
（3）你可以改变旧梦的情节，或者创造一个包含任何你想要的故事情节的新梦
（4）当你排练这个梦时要包括各种感官：视觉、味觉、听觉
（5）每天晚上排演这个梦 15 ～ 20 分钟

（3）暴露 - 重塑 - 放松疗法（exposure，rescripting，and relaxation therapy，ERRT）：通过睡眠卫生宣教、心理教育、暴露于梦魇、梦魇追踪和重塑来进行治疗。随机对照试验表明 ERRT 能有效改善 PTSD 症状，减少梦魇的频率和强度，使恐惧反应受到抑制。但 IRT 和 ERRT 的脱落率较高，为 25% ～ 40%。

3. 持续气道正压通气（continuous positive airway pressure，CPAP）　被认为是治疗

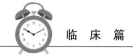

OSA 的"金标准"。对于 PTSD 合并 OSA 的患者，睡眠相关呼吸事件的适当治疗已被证明可减轻嗜睡和 PTSD 的严重程度（如梦魇的频率）。但是到目前为止，关于 CPAP 在 PTSD 合并 OSA 患者中的最短使用时间，还没有明确的指南规定。

五、老年精神分裂症相关睡眠障碍

（一）概述

精神分裂症是一组病因未明的严重精神疾病，临床上可表现为思维、情感、行为等多方面的障碍及精神活动的不协调。精神分裂症患者常伴有睡眠障碍的出现，而睡眠障碍是直接影响精神分裂症患者生命质量和病情康复的因素之一，睡眠障碍的病程也与精神分裂症的病程相一致。在严重的精神病期，患者往往出现严重失眠或完全丧失睡眠，也可能表现为睡眠与觉醒颠倒，更倾向白天睡觉、晚上失眠。即使对于病情稳定正在接受治疗的患者，严重失眠也可能是精神病复发的前驱表现。精神分裂症相关睡眠障碍与以下因素高度相关：高龄、发病晚、存在严重阳性症状、有锥体外系反应、合并焦虑或抑郁症状，以及较少使用非典型抗精神药物和较高频率使用苯二氮䓬类催眠药。

（二）流行病学

精神分裂症可见于各种文化和地理区域中，其发病率与患病率在世界各国大致相等。对 46 个国家发表于 1965 ～ 2002 年的 188 项研究的系统分析发现，该病的时点患病率和终生患病率的中位值分别为 4.6‰和 7.2‰。90% 的精神分裂症通常于 15 ～ 55 岁起病，病程多呈迁延性，患病率占精神科患者的 50% 以上，最终约 50% 以上的患者会出现精神残疾。据统计显示，精神分裂症患者的睡眠障碍发生率比普通患者高出很多，能达到 65% 左右。睡眠质量的好坏，可以直接关系到人们身体健康的好坏，当出现睡眠时间严重缩短和睡眠质量变差的情况时，就说明已经出现了睡眠障碍。出现睡眠障碍一方面严重影响生命质量，另一方面还会诱发身体其他疾病。

（三）临床表现

老年（通常年龄 ≥ 60 岁）精神分裂症的主要临床特征是妄想性思维，妄想内容多与被害相关，精神分裂症的发病原因和人的神经系统紊乱有一定关系，精神分裂症多伴有睡眠障碍。其中入睡困难、睡眠时间少、失眠和过度睡眠都属于睡眠障碍的表现。精神分裂症患者，如果白天出现过度兴奋狂躁等症状，在症状得到缓解之后，会出现嗜睡的症状。精神分裂症患者睡眠障碍还有多梦、睡眠容易被惊醒、浅度睡眠等表现。出现睡眠障碍会使患者出现食欲缺乏、不良情绪反应等，严重的情况会诱发患者出现暴力、自残甚至轻生倾向。

（四）诊断标准

1. 符合精神分裂症的诊断标准。

2. 有失眠或过度睡眠的主诉。

3. 睡眠的主诉与精神分裂症的诊断有关。

4. 夜间 PSG 检查显示入睡潜伏期延长，睡眠效率降低，睡眠中醒来的次数和时间增加。

5. 睡眠紊乱不与其他精神疾病联系。

6. 睡眠紊乱不符合其他睡眠障碍的临床诊断标准。

（五）治疗原则

老年精神分裂症相关睡眠障碍既有生物学因素，又与人格特征、年龄、躯体情况、认知模式、社会因素、家庭支持等密切相关。老年人经常同时罹患多种疾病，且大多数药物的药代动力学和药效动力学在老年人中会有较大程度的改变，从而增加了药物不良反应的发生率和风险程度。老年人在服用抗精神病药物或镇静催眠药物后更容易引起头晕、跌倒、治疗反应延迟等不适症状。故老年精神分裂症相关睡眠障碍的治疗原则应遵循个体化、综合化的治疗方案。

（六）药物治疗

1. 抗精神病药物是治疗精神分裂症的主要用药，包括第一代抗精神病药物和第二代抗精神病药物。第一代抗精神病药物主要阻断中枢多巴胺（dopamine，DA）D_2 受体，第二代抗精神病药物可同时阻断 DA 及 5- 羟色胺（5-hydroxytryptamine，5-HT）受体。通常认为抗精神病药物阻断组胺 H_1 受体、肾上腺素能 α_1 受体、胆碱能乙酰胆碱（Ach）受体可引起脑干网状结构上行激活系统的抑制，从而引发镇静作用并影响睡眠结构及节律，抗胆碱能作用还可以降低 REM 睡眠强度，延长 REM 睡眠潜伏期，阻断 α_1 受体可以提高睡眠效率，增加 REM 睡眠倾向。此外，DA、$5-HT_{2a}$ 及 $5-HT_{2c}$ 受体对睡眠也具有调节作用。第一代抗精神病药物，如三氟拉嗪、氟奋乃静、氟哌啶醇、五氟利多等，均可通过促进睡眠连续性而改变睡眠结构：增加总睡眠时间和提高睡眠效率，同时减少睡眠潜伏期和觉醒时间。第二代抗精神病药物，如利培酮、奥氮平、喹硫平等，不良反应相对较轻且疗效也较好，相对经典抗精神病药具有良好的治疗依从性。其中氯氮平具有明确的促睡眠作用，包括增加总睡眠时间、提高睡眠效率和增加 NREM 2 期睡眠，减少睡眠潜伏期、入睡后觉醒时间和 NREM 1 期睡眠。与用药前基线比较，患者经氯氮平治疗后慢波睡眠明显减少。奥氮平是另一个能促进睡眠的抗精神病药，相对于用药前基线，奥氮平可增加总睡眠时间、NREM 2 期睡眠和眼球运动频率，减少觉醒时间和 NREM 1 期睡眠，同时使慢波睡眠增加 2 ～ 3 倍。与氟哌啶醇比较，利培酮治疗的精神分裂症患者慢波睡眠显著增加，但其他睡眠模式没有差别。总之，急性期的非典型抗精神病药可以促进睡眠的维持，增加 NREM 2 期睡眠和 REM 睡眠期间的眼球运动密度。抗精神病药物可能增加（奥氮平和利培酮）或减少（氯氮平）慢波睡眠。PSG 记录结果显示，典型和非典型抗精神病药均能改善睡眠维持，利培酮还能改善主观睡眠质量和早晨警觉性。老年患者在使用该类药物时的剂量应根据患者自身情况进行调整。

2. 对精神分裂症发病初期和慢性精神分裂症相关睡眠障碍，可使用镇静催眠药物，包括苯二氮䓬类药物（BZD）和非苯二氮䓬类药物（non-BZD）。常见的苯二氮䓬类药物有三唑仑、艾司唑仑、替马西泮、氟西泮、氯硝西泮、劳拉西泮等。老年患者在应用该类药物时必须注意肌肉松弛和跌倒风险。非苯二氮䓬类药物主要包括扎来普隆、唑吡坦、佐匹克隆、右佐匹克隆等，具有半衰期短、次日残留效应低、依赖风险低、安全有效等优点，但突然停药会发生一过性的失眠反弹等。

3. 可配合一些中药治疗。

（七）物理治疗

重复经颅磁刺激（repetitive transcranial magnetic stimulation，rTMS）治疗、脑电生物心理反馈治疗、光疗法、针灸疗法、拔罐疗法等均可明显改善老年人的睡眠。

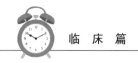

（八）心理治疗

心理治疗包括支持性心理治疗、家庭支持治疗、认知行为疗法、家庭治疗等。

（李俊枝　韩子亮　史雅婷　陈彦超　乌仁其木格）

参考文献

贝瑞，2014. 睡眠医学基础 [M]. 高和，王莞尔，段莹，等译. 北京：人民军医出版社.

李国兰，2020. 精神分裂症患者睡眠障碍的研究进展 [J]. 世界睡眠医学杂志，7(1):183-184.

李凌江，马辛，2015. 中国抑郁障碍防治指南 [M].2 版. 北京：人民卫生出版社.

李旋，卓恺明，刘登堂，2019. 精神分裂症的睡眠结构研究进展 [J]. 精神医学杂志，32(5):397-400.

陆林，2018. 沈渔邨精神病学 [M].6 版. 北京：人民卫生出版社.

蒲城城，孙新宇，张婷婷，等，2017. 老年抑郁障碍患者抑郁主观体验与医师临床评估一致性的 1 年随访研究 [J]. 中国心理卫生杂志，31(2):97-101.

司天梅，2017. 精神科处方指南 [M].12 版. 北京：人民卫生出版社.

张烨，任蓉，杨玲慧，等，2021. 创伤后应激障碍与睡眠障碍 [M]. 四川大学学报 (医学版), 52(1):28-32.

赵颖，金美慧，曹静，等，2018. 认知行为治疗和接纳承诺疗法对老年人焦虑抑郁的影响 [J]. 中华行为医学与脑科学杂志，27(2):108-114.

赵忠新，2016. 睡眠医学 [M]. 北京：人民卫生出版社.

中华医学会神经病学分会，中华医学会神经病学分会睡眠障碍学组，中华医学会神经病学分会神经心理与行为神经病学学组，2020. 中国成人失眠伴抑郁焦虑诊治专家共识 [J]. 中华神经科杂志，53(8):564-574.

Abramovitch A, McCormack B, Brunner D, et al, 2019. The impact of symptom severity on cognitive function in obsessive-compulsive disorder:a meta-analysis[J]. Clin Psychol Rev, 67:43-44.

Cox R C, Taylor S, Strachan E, et al, 2020. Insomnia and posttraumatic stress symptoms:evidence of shared etiology[J]. Psychiatry Res, 286:11251148.

Cutler A J, 2016. The role of insomnia in depression and anxiety:its impact on functioning, treatment, and outcomes[J]. J Clin Psychiatry, 77(8):e1010.

El-Solh A A, Riaz U, Roberts J, 2018. Sleep disorders in patients with posttraumatic stress disorder[J].Chest, 154(2):427-439.

Hall Brown T S, Akeeb A, Mellman T A, et al, 2015. The role of trauma type in the risk for insomnia[J]. J Clin Sleep Med, 11(7):735-739.

Hieu T H, Dibas M, Dila K A S, et al, 2019. Therapeutic efficacy and safety of chamomile for state anxiety, generalized anxiety disorder, insomnia, and sleep quality:a systematic review and meta-analysis of randomized trials and quasi-randomized trials[J].Phytother Res, 33(6):1604-1615.

Huang Y Q, Wang Y, Wang H, et al, 2019. Prevalence of mental disorders in China:a cross-sectional epidemiological study[J]. Lancet Psychiatry, 6(3):211-224.

Li D, Zhang D J, Shao J J, et al, 2014.A meta-analysis of the prevalence of depressive symptoms in Chinese older adults[J]. Arch Gerontol Geriatr, 58(1):1-9.

Roberge E M, Bryan C J, 2021. An integrated model of chronic trauma-induced insomnia[J]. Clin Psychol Psychother, 28(1):79-92.

Sommer J L, Reynolds K, El-Gabalawy R, et al, 2021.Associations between physical health conditions and posttraumatic stress disorder according to age[J]. Aging Ment Health, 25(1/2):234-242.

Ustün T B, Ayuso-Mateos J L, Chatterji S, et al, 2004. Global burden of depressive disorders in the year 2000[J]. Br J Psychiatry, 184(5):386-392.

Werner G G, Riemann D, Ehring T, 2021. Fear of sleep and trauma-induced insomnia:a review and conceptual model[J]. Sleep medicine reviews, 55:101383.

Wersebe H, Lieb R, Meyer A H, et al, 2018. Well-being in major depression and social phobia with and without comorbidity[J]. Int J Clin Health Psychol, 18(3):201-208.

Yu J, Rawtaer I, Fam J, et al, 2016. Sleep correlates of depression and anxiety in an elderly Asian population[J]. Psychogeriatrics, 16(3):191-195.

第六节　老年睡眠障碍与其他疾病

一、糖尿病

睡眠障碍是指脑内网状激活系统及其他区域的神经失控或与睡眠有关的神经递质改变而导致的睡眠功能减退。随着增龄（年龄增长），机体的结构与功能逐渐退化，睡眠模式也相应发生一定的改变。据我国相关研究显示老年人睡眠障碍发生率可达 45% ～ 60%，且随着年龄的增长及外界环境因素、内在疾病及精神心理因素的影响，老年睡眠障碍的程度也随之增加，严重影响老年人的日常生活及身心健康。

糖尿病（diabetes mellitus，DM）是临床上常见的以高血糖为特征的代谢性疾病，由胰岛素分泌缺陷或胰岛素作用障碍引起。我国 DM 患者数列全球首位，患病率呈逐年增长的趋势。根据美国糖尿病协会（American Diabetes Association，ADA）调查显示，中国成年人 DM 总患病率从 1980 年不到 1% 上升至 2020 的 12.8%，总数约为 1.298 亿人，其中老年 DM 占 90% 以上。

睡眠障碍与 2 型糖尿病（T2DM）在老年人中较常见，二者已成为危及老年人健康的首要问题。老年睡眠障碍可以合并多种疾病，如高血压、DM、心脏病、脑血管意外等，其中合并 T2DM 者高达 15% ～ 30%，严重睡眠障碍者 T2DM 患病率更高。而在 T2DM 中，睡眠障碍的患病率也呈较高水平，超过 60%。因此，了解老年睡眠障碍与 T2DM 之间的相互作用机制，进行积极干预，可有效控制老年睡眠障碍与老年 T2DM 的患病率，缓解老年患者的疾病负担。

（一）病因

1. **老年睡眠障碍致 T2DM 的病因**　老年睡眠障碍与 T2DM 事件的发生关系密切。

（1）患者的睡眠结构及睡眠节律随着增龄（年龄增长）发生明显改变，导致睡眠时间及质量下降，加之其他睡眠障碍，促进神经 - 内分泌功能紊乱（尤其是交感神经）与代谢障碍 - 交感神经张力升高，抑制参与葡萄糖调节的激素的释放如胰岛素、胰高血糖素样肽 -1（glucagon-like peptide-1，GLP-1）及抑胃肽（gastric inhibitory peptide，GIP）等，进而引发糖耐量减低（impaired glucose tolerance，IGT）及胰岛素敏感性下降，增加 T2DM 事件的风险。

（2）睡眠呼吸障碍如阻塞性睡眠呼吸暂停（obstructive sleep apnea，OSA），影响自主神经与下丘脑 - 垂体 - 肾上腺（hypothalamus-pituitary-adrenal gland，HPA）轴功能，促进炎症因子释放，增加氧化应激反应，下调相关抗糖激素水平，改变脂肪因子等，从而介导胰岛素抵抗（insulin resistance，IR）及减弱胰岛 β 细胞功能，促进 T2DM 发生。

（3）睡眠障碍伴随疾病如夜尿症、各种躯体疾病、精神心理疾病等，还有药物使用、社会生活环境改变等均可促使睡眠结构紊乱,通过相关神经 - 内分泌作用介导血糖调节失衡,引起 T2DM。

（4）老年患者活动量少，且睡眠障碍可降低老年人的饱腹感，增加食欲，易导致向心性肥胖，肥胖不仅为睡眠障碍中 OSA 的病因，也是 T2DM 的高危因素，三者相互作用，形成恶性循环过程。

2. T2DM 致老年睡眠障碍的病因　T2DM 导致老年睡眠障碍也与多种因素有关。

（1）在 T2DM 存在的情况下，高血糖一方面使年龄相关的肌肉功能加速损失，使呼吸道机械性阻力增加；另一方面通过对自主神经的影响导致控制上呼吸道扩张的机械与化学感受器反射功能障碍，从而加重睡眠障碍。

（2）长期慢性高血糖直接和（或）间接损伤血管、神经，并危及心、脑、肾、眼、足等多个组织器官，导致与睡眠相关的调节紊乱而诱发睡眠障碍。

（3）T2DM 是慢性病，患者需要长期服用降糖药物和（或）使用胰岛素、严格控制饮食和规律锻炼，此过程需要付出巨大的精力与财力，且很多患者难以长期维持血糖稳态，使其身心负担与日俱增，甚至出现焦虑抑郁心理，加重睡眠障碍。

（4）老年 T2DM 患者往往伴随超重或者肥胖，进一步加重气道阻塞而诱发睡眠呼吸障碍，尤其是 OSA 的发生。

老年睡眠障碍与 T2DM 之间没有绝对的因果关系，老年睡眠障碍促进 T2DM 事件的发生，T2DM 反之加重睡眠障碍。因此二者形成互反馈回路，相互促进，形成恶性循环。

（二）发病机制

1. 老年睡眠障碍促进 T2DM 的病理生理机制　老年睡眠障碍中主要以 OSA 为主，患者在睡眠期间肌肉张力下降，上呼吸道气流阻力增加，反复发生上气道部分或完全塌陷，加之呼吸中枢神经调节障碍，反射性引起自主神经功能激活、炎症因子释放等，导致反复出现呼吸暂停和低通气，造成间歇性低氧、严重睡眠片段化。

（1）OSA 引起的长期间歇性低氧

1）缺氧 - 复氧的反复循环，增加了机体的氧化应激反应，活性氧（reactive oxygen species，ROS）和活性氮（reactive nitrogen species，RNS）生成增多，从而介导 IR 发生；反之，高血糖状态及血糖波动进一步促进氧化应激过程，进而形成恶性循环过程。而且机体处于氧化应激时，缺氧诱导因子 -1（hypoxia inducible factor-1，HIF-1）分泌增加，HIF-1 可间接影响葡萄糖的运输和利用。

2）长期间歇性低氧可直接损害胰岛 β 细胞，也可抑制其基因表达，使其细胞数量和功能下降，从而影响胰岛素敏感性及胰岛素分泌。

3）低氧诱发脂肪细胞分泌各种脂肪因子失调，如血清瘦素水平增加、脂联素及抵抗素水平下降，从而下调胰岛素的分泌、介导 IR。

（2）睡眠片段化与微觉醒：研究显示，睡眠片段化与微觉醒可以激活交感神经系统的兴奋性，使儿茶酚胺与皮质醇水平增加，促进糖原分解和糖异生。也可改变 HPA 轴的功能，夜间突然觉醒增加脉冲式皮质醇的释放，觉醒频率增加亦可增加清晨血清皮质醇水平，导致神经功能失调，促进 IR。睡眠剥夺，尤其是快速眼动（rapid eye movement，REM）睡眠剥夺可能增加胰岛 β 细胞的凋亡，导致其功能衰退，加速 T2DM 进展。

（3）激素变化：老年睡眠障碍导致褪黑素、性激素、生长激素、食欲肽等激素水平下降，这些激素与糖代谢调节及 IR 密切相关，激素紊乱可增加 T2DM 事件的风险。

（4）睡眠结构紊乱：老年患者睡眠结构紊乱致使日间疲倦、嗜睡、活动减少，也可以导致神经内分泌控制的食欲亢进，易发生向心性肥胖。堆积的脂肪细胞一方面释放多种脂肪因子如抵抗素、瘦素、脂联素等，导致 IR 与糖耐量降低；另一方面通过内分泌方式对胰岛 β 细胞的胰岛素分泌、基因表达及细胞凋亡等多方面进行调节。此外，肥胖可使外周靶组织的胰岛素受体减少而增加 IR，促进 T2DM 发生。

2. T2DM 促进老年睡眠障碍的病理生理机制

（1）老年 T2DM 患者因高龄、IGT、IR 等因素存在，蛋白质合成途径的刺激减少、降解途径的刺激增加，使得肌肉质量与力量下降，加重对上呼吸道的通气功能影响。

（2）老年 T2DM 时，通过代谢紊乱影响神经细胞结构与功能及阻碍神经传导、增加氧化应激、神经营养性因子 [如胰岛素样生长因子（insulin-like growth factor，IGF）、神经生长因子（nerve growth factor，NGF）等] 缺乏、微血管损伤等途径介导周围神经病变，致使患者出现四肢对称性疼痛与感觉异常，如麻木、蚁走、虫爬、发热、触电样感觉等，从而干扰睡眠。

老年睡眠障碍与 T2DM 之间是双向关联的，呈反向因果关系。老年睡眠障碍引起长期间歇性低氧及睡眠片段化，通过影响自主神经及 HPA 轴功能、氧化应激、系统炎症反应、循环脂肪因子等过程介导糖代谢紊乱及 IR；T2DM 通过长期控制不良的高血糖对肌肉神经的不利影响及其并发症间接影响睡眠，进而导致睡眠障碍。已有多项研究表明睡眠障碍在调整两者共同混杂因素（如肥胖）后仍与 T2DM 之间存在显著关联。

（三）临床表现

1. 昼夜节律紊乱　老年睡眠障碍合并 T2DM 者入睡困难程度及反复觉醒频率较不合并 T2DM 者明显增加。患者表现为浅睡眠时间显著延长，唤醒阈值明显降低，轻微的声光刺激即可被唤醒，使患者睡眠呈现严重片段化，醒后更难以入睡，且常伴有日间倦怠、嗜睡、活动明显减少，出现睡眠时相的昼夜颠倒现象。由于睡眠不能满足身心需求及 DM 控制获益小等因素，导致其情绪不稳定，心境易破碎。因而易出现抑郁和（或）焦虑，甚至可能出现暴力等异常行为。

2. 中重度睡眠呼吸障碍　在 T2DM 伴有睡眠障碍者中，中重度 OSA 者（AHI ≥ 15 次 / 小时）较轻度 OSA 者（5 次 / 小时≤ AHI < 15 次 / 小时）更多见。患者多伴有习惯性打鼾，反复夜间憋气、呼吸停止（暂停）等。日间嗜睡程度增加，过度嗜睡者可在不适宜时间内睡眠发作，甚至有猝倒发生。

以 OSA 为主的睡眠障碍患者气道结构与功能长期间歇性改变，发作时患者有氧分压下降、二氧化碳分压上升、血氧饱和度减低，部分患者多伴有代谢性酸中毒等表现。且机体长期处于间歇性缺氧状态对心、脑、肺、肝、肾、胃肠道、血液等多个器官或系统均会产生慢性损伤作用，从而出现肺心病、脑水肿、肺动脉高压、肝肾功能异常、慢性肾衰竭、消化功能减退、慢性炎症、免疫失调等疾病。

3. 血糖控制差　T2DM 合并睡眠障碍的老年患者，由于饮食、运动、药物、睡眠、精神心理等因素对神经内分泌功能、胰岛 β 细胞功能、血糖的分解代谢及胰岛素敏感性等的影响，血糖波动幅度和程度增加，更易发生酮症酸中毒、高渗性高血糖状态、乳酸酸中毒等急性事件；长期血糖控制不佳，导致 DM 慢性并发症像血管病变（如心脏病、高血压、

脑血管意外、糖尿病视网膜病变、糖尿病肾病等）与神经病变（如远端对称性感觉运动性多发神经病变、自主神经病变、急性疼痛性神经病变等）的症状也不能得到较好的控制。

4. 并发症风险增加　T2DM 合并老年睡眠障碍患者，其神经退行性疾病（如阿尔茨海默病、帕金森病）、慢性肺病（如慢性阻塞性肺疾病、肺心病）、慢性肾衰竭、恶性肿瘤、精神心理疾病等发生风险或已患病者疾病加重风险均可明显增加，因此出现相应疾病的前期症状和（或）进展期症状。

（四）辅助检查

1. 多导睡眠图　多导睡眠图（PSG）是通过患者脑电图、眼动图、肌电图、心电图、胸式和腹式呼吸张力图、鼻及口通气量、体位体动、血氧饱和度及阴茎海绵体肌谷积等来分析睡眠分期及其相关事件，根据睡眠分期及呼吸曲线分析判断睡眠障碍的有无、分型、缺氧情况和疾病的严重程度及进行预后判断。

2. 糖耐量测定　糖耐量测定主要是检测空腹血糖（fasting blood glucose，FBG）及进行口服葡萄糖耐量试验（oral glucose tolerance test，OGTT）。FBG 可反映胰岛 β 细胞功能，一般表示基础胰岛素的分泌功能。正常糖耐量的 FBG ≤ 6.1mmol/L，OGTT 2 小时血糖 < 7.8mmol/L；空腹血糖受损（impaired fasting glucose，IFG）时的 FBG 为 6.1 ～ 6.9mmol/L，OGTT 2 小时血糖 < 7.8mmol/L；IGT 时的 FBG < 7.0mmol/L。

3. 胰岛素与 C 肽测定　胰岛素与 C 肽是胰岛 β 细胞的分泌产物，其血清水平可反映胰岛细胞储备和分泌功能。对于使用胰岛素治疗的患者，血中存在胰岛素抗体，因此胰岛素水平不能准确反映胰岛功能。C 肽不受胰岛素抗体干扰，故而采用 C 肽水平可以较准确评估胰岛 β 细胞的合成与释放功能。

（五）诊断

根据老年患者病史、症状及体征，结合相关辅助检查如 PSG 监测、血气分析、血糖监测、OGTT 试验、糖化血红蛋白（glycated hemoglobin，GHb）检测等，睡眠障碍合并 T2DM 不难诊断。

（六）鉴别诊断

1. T2DM 导致老年睡眠障碍的鉴别　T2DM 导致老年睡眠障碍需与如下疾病鉴别：①原发性鼾症；②上气道阻力综合征；③睡眠相位后移和（或）前移综合征；④精神障碍，如焦虑障碍、抑郁障碍、精神分裂症等；⑤精神活性物质及药物（如抗焦虑抑郁药、镇静催眠药、心血管药物等）导致的睡眠障碍；⑥躯体疾病，如甲状腺功能亢进和（或）减退症、躯体瘙痒疼痛等；⑦主观睡眠不足，如日间活动多、夜间主观晚睡等；⑧睡眠环境变化（如频繁更换睡眠场所、改变睡眠的温度和湿度）导致的睡眠障碍等相鉴别。

2. 老年睡眠障碍导致 DM 的鉴别　老年睡眠障碍导致 DM 需要与肝硬化、慢性肾功能不全、应激状态、甲状腺功能亢进和嗜铬细胞瘤等内分泌疾病引起的继发性糖代谢异常改变等相鉴别。

（七）治疗

由于睡眠障碍，尤其是 OSA，不仅可以促进糖代谢异常，诱发 T2DM，也是 T2DM 患者的常见睡眠症候群。积极对睡眠问题进行有效干预可缓解糖代谢的异常过程和（或）控制 T2DM 的进展，降低其他并发症的风险。同时，T2DM 患者血糖控制不佳及其并发症如周围神经病变、血管病变、靶器官受损等，可进一步加重睡眠障碍的严重程度，甚至危及生命。因此防治 T2DM 可有效缓解睡眠障碍的症状，提高老年患者睡眠质量及改善其生活质量。

1. 治疗睡眠障碍以预防和（或）控制 T2DM

（1）去除病因：纠正不良睡眠姿势与睡眠习惯，引导正常睡眠节律。去除呼吸道结构性及功能性梗阻因素，保持呼吸道通畅，减少夜间低氧及高碳酸血症发生，以降低 T2DM 风险。

（2）治疗并发症：睡眠障碍的老年患者往往合并其他基础疾病。OSA 是老年睡眠呼吸障碍的主要原因之一，建议存在中重度 OSA、轻度 OSA 但症状显著者行持续气道正压通气（continuous positive airway pressure，CPAP）治疗，以改善夜间间歇性低氧与高碳酸血症，减弱交感神经激活作用及降低血浆儿茶酚胺浓度。研究显示使用 CPAP 治疗睡眠障碍合并 T2DM（GHb ≥ 6.5%），平均 5.2 小时 / 晚，连续治疗 6 个月，可使 GHb 水平下降 0.4%，胰岛素敏感性及 IR 得到显著改善。睡眠呼吸障碍合并其他疾病如阿尔茨海默病、帕金森病、慢性阻塞性肺疾病、老年骨质疏松、老年性皮肤瘙痒、高血压、心脏病、前列腺增生、肿瘤等，均可影响患者睡眠的质与量，控制该类疾病的症状与体征，有助于改善患者睡眠质量，减少导致 T2DM 事件的风险因素。

（3）适当应用改善睡眠药物：适当采用一些精神活性物质和（或）药物（如艾司唑仑、地西泮等苯二氮䓬类）协助改善睡眠质量，预防睡眠障碍导致的身心疾病的发生。由于此类药物可增加老年患者痴呆和跌倒风险，需综合评估后在医师指导下使用；佐匹克隆、唑吡坦等非苯二氮䓬类药物可以缩短睡眠潜伏期，且不良反应较少，为老年睡眠障碍患者首选；对于存在抑郁的患者，可适当使用苯乙肼、丙米嗪、氟西汀等抗抑郁药物；无法耐受上述药物的患者可以采用促睡眠的中医类药物以协助改善睡眠。

2. 积极治疗 T2DM 及其并发症　对于 T2DM 合并睡眠障碍患者，应用糖尿病"五驾马车"治疗法，即糖尿病教育、医学营养治疗、运动治疗、血糖监测、药物治疗。糖尿病教育是重要的基础管理措施，也是 DM 管理成败的关键，每位患者均应接受全面的糖尿病教育，以充分认识 DM 并掌握自我管理技能。医学营养治疗总的原则是确定合理的总能量摄入，合理、均衡地分配各种营养物质，恢复并维持理想体重。运动可增加胰岛素敏感性，有助于控制血糖和体重，建议患者在医师指导下开展有规律的合适运动，循序渐进，并长期坚持。血糖监测包括对空腹血糖、餐后血糖和 GHb 的检测，建议患者应用便携式血糖仪进行自我血糖监测，以期指导治疗方案调整。高血糖（糖尿病）的药物治疗主要为口服降糖药物及皮下注射胰岛素及胰岛素类似物、GLP-1 受体激动剂类药物。口服降糖药物主要有磺酰脲类、格列奈类、双胍类、噻唑烷二酮类、α- 葡萄糖苷酶抑制剂、二肽基肽酶 -Ⅳ抑制剂、钠 - 葡萄糖转运蛋白抑制剂。应依据患者病情特点结合其经济、文化背景和对治疗的依从性及医疗条件等多种因素，为患者制订个体化的治疗方案，并加强随访，根据病情变化调整治疗方案。

安全、平稳地降糖直至血糖水平保持长期的动态平衡，可以极大程度地预防 T2DM 并发症的发生及发展，尽可能消减睡眠障碍的风险因素。

3. 心理行为干预　老年睡眠障碍与 T2DM 患者，身体长期处于疾病困扰状态，其心理也受到严重影响，对其进行心理行为的干预治疗可以改善患者的病态心理，规范其行为可以提高患者的自我效能感，预防不良事件发生如自残、自杀等行为。老年睡眠障碍合并

T2DM 的心理行为干预主要为纠正患者不健康的睡眠与饮食习惯，督促适当的运动，协助患者减重，缓解患者不良情绪，使其以积极乐观的心态面对疾病、面对生活，提高其自信心。良好的生活习惯与健康的心理素质不仅可以改善患者睡眠质量，对血糖控制也至关重要。对患者进行心理行为干预的同时，尽可能为患者提供良好的生存环境，包括社会性宽容、家庭成员陪伴、安静舒适的睡眠环境等。

（董西林　刘小婷）

二、疼痛管理

（一）概述

老年人正常睡眠时间为 5 ～ 7 小时，但随着年龄的增长，老年人可能出现昼夜节律改变、睡眠时相前移、睡眠潜伏期延长、睡眠时间缩短、深睡眠持续时间减少、睡眠片段化、夜间觉醒次数增多、醒后难以入睡及早醒等各种睡眠问题，睡眠时间很难满足正常需求。此外，老年人多合并有多种慢性病，由于各种慢性病带来的不适、心理与社会环境改变等多种因素的综合作用，老年人睡眠问题更加突出，睡眠质量显著下降，因此睡眠障碍在老年人中十分常见。睡眠障碍不仅引起老年人活动能力下降、免疫功能失调等躯体问题，还增加焦虑、抑郁、认知功能障碍、记忆力减退、行为失常等心理、精神问题，甚至可以诱发糖尿病、心脑血管疾病，增加住院及死亡等不良结局，成为威胁老年人身心健康的重要问题。

疼痛是由有害的感官刺激或神经病理机制所造成的一种复杂现象，是一种比较典型的人体主观感觉形式，通常在多种疾病患者的临床病情发生发展过程中均有所表现。慢性疼痛是指疼痛为期 1 个月以上（既往定义为 3 个月或半年）或超过一般急性病的进展，或者超过受伤愈合的合理时间，或与引起持续疼痛的慢性病理过程有关，或者经过数月或数年的间隔时间疼痛复发。持续性疼痛的定义是，疼痛持续时间超过期望的愈合时间，或持续至少 3 ～ 6 个月。在医学文献中，"持续性疼痛"和"慢性疼痛"常互换使用，但"持续性疼痛"一般作为首选使用，因为"持续性疼痛"更易引起患者及医师的重视。

已有研究表明慢性疼痛患者中失眠的发病率可高达 50% ～ 88%，而严重的失眠症状不仅会进一步恶化该类患者的心理健康状况，还会影响内源性阿片及阿片受体的合成，从而降低疼痛阈值，增加疼痛的敏感性，形成一个恶性循环，因此老年慢性疼痛伴失眠是一个严重的心身问题。目前随着人口老龄化问题不断加剧，罹患慢性疼痛性疾病的老年人也在逐年增多。睡眠障碍和疼痛普遍存在于老年人群中，危害老年人的身心健康，影响老年人的生活质量。睡眠障碍与疼痛密切相关。

（二）流行病学

一项元分析结果显示，我国 ≥ 60 岁者睡眠障碍患病率为 41.2%，女性睡眠障碍患病率（45.0%）高于男性（35.7%）；60 ～ 69 岁者患病率为 29.9%，70 ～ 79 岁者为 42.0%，80 岁及以上者为 44.2%，患病率随着年龄增长而升高。

随着中国人口老龄化进程不断加深，疼痛科老年就诊者（≥ 60 岁）的比例正在逐年增加，老年人慢性疼痛的发生率较高，已成为最普遍的影响老年人群的健康问题之一。有学者调研显示，随着老年人群（≥ 65 岁）逐渐扩大，体质最虚弱、最受疼痛折磨且年龄最大（≥ 85 岁）的人群扩大速度最快。多达 50% 的社区居住老年人报告存在影响正常功能的疼痛，至少 50% 的疗养院居住者报告每日都有疼痛发生。据文献报道，美国每年约有 1750 万老年人受慢性疼痛困扰；在英国，65 岁及以上人群中至少有 50% 报告疼痛或不适，75 岁以上人群中约 60% 报告疼痛或不适。据估计，我国有 1 亿以上疼痛患者，约 30% 成年人患有慢性疼痛，50% ～ 80% 的慢性疼痛患者存在睡眠障碍，慢性疼痛可干扰睡眠，而睡眠不佳也可能降低疼痛阈值，反过来又加重疼痛，形成一个恶性循环。引起老年人疼痛最常见的病因包括肌肉骨骼性疾病（特别是由骨关节的长期劳损和老年内分泌失调引发的骨性关节炎）、神经性疼痛和癌痛等。

（三）病因及发病机制

持续性疼痛与以下情况相关：身体功能受损、跌倒、食欲缺乏、运动障碍、睡眠障碍、抑郁和焦虑、激越、谵妄，以及不易察觉的认知功能下降。另外，许多老年患者尽管有持续性疼痛，但功能状况良好，疼痛影响功能的程度主要与生物、心理、社会方面共存问题的负担大小有关。任何伴发慢性疼痛的疾病均可能干扰睡眠，并导致夜间觉醒。

在睡眠过程中，呼吸的生理变化与长期使用阿片类药物可联合导致呼吸显著改变且不规则。目前尚不清楚与长期使用阿片类药物有关的中枢性呼吸暂停的确切发生机制，但其在一定程度上可能是高碳酸血症性呼吸驱动减弱和低氧血症性呼吸驱动增强导致的呼吸不稳定。目前有关长期使用阿片类药物对觉醒状态下呼吸和通气参数长期影响的资料较少，需进行更多研究确定是否有任何改变持续存在或具有临床意义。目前已观察到一些阿片类药物长期使用者觉醒时存在低氧血症和高碳酸血症。

（四）临床表现

4 种引起老年人持续性疼痛的疾病是肌筋膜疼痛综合征、慢性腰痛（chronic low back pain，CLBP）、腰椎管狭窄和纤维肌痛综合征。

1. **肌筋膜疼痛综合征**　老年患者常将肌筋膜疼痛描述为钝痛、烧灼痛或突然的锐痛。这种疼痛常从触发点部位放射一定距离，与神经根病或神经病理性疼痛类似。老年患者中常见的肌筋膜疼痛综合征包括梨状肌综合征（坐骨神经在坐骨切迹处受压，因为坐骨神经在此处与发生肌筋膜功能障碍的梨状肌紧密接触）、与椎旁肌群的肌筋膜功能障碍相关的腰背疼痛、斜方肌肌筋膜疼痛、假转子滑囊炎（阔筋膜张肌的肌筋膜功能障碍）和带状疱疹后肌筋膜痛。

2. **慢性腰痛**　与其他类型的慢性非癌性疼痛一样，慢性腰痛与多种躯体及心理社会因素有关。一项研究纳入 111 例有慢性腰痛的社区居住老年患者，80% 以上的患者存在数种引起疼痛的躯体疾病，最常见的是肌筋膜疼痛、骶髂关节综合征、髋关节骨关节炎（osteoarthritis，OA）和（或）纤维肌痛综合征。

3. **腰椎管狭窄**　患者在长时间站立或行走后常出现腿部症状（即神经源性跛行），但不一定出现腰痛。尽管在外科干预前需要椎管狭窄的影像学证据，但许多椎管狭窄老年人没有症状。

4. **纤维肌痛综合征**　是慢性广泛性肌肉骨骼疼痛最常见的原因。患者常有疲乏、认知障碍、精神症状和多种躯体症状。该综合征的病因尚不清楚。与许多其他常见慢性疼痛综合征一样，纤维肌痛综合征也有争议。患者看上去很健康，体格检查中除广泛软组织压痛外没有明显异常，肌肉骨骼结构的实验室和影像学检查也均正常。因此患者可能不存在器质性疾病，一些学者常认为纤维肌痛综合征是精神性或心身疾病。然而，正在进行的研究显示该综合征是一种疼痛调节障碍，常被归类为一种中枢敏化作用。纤维肌痛综合征常伴随可能会导致肌肉骨骼疼痛、睡眠紊乱或精神症状的其他疾病；这些疾病的特征也可能与纤维肌痛综合征类似，应在诊断评估中予以考虑。老年持续性疼痛常受累范围广泛。广泛性骨关节炎和纤维肌痛综合征是这个年龄段广泛性疼痛的两个常见原因。病史和体格检查有助于区分广泛性骨关节炎和纤维肌痛综合征与其他老年人常见的多部位疼痛疾病。

老年人常见的睡眠障碍包括睡眠呼吸障碍和失眠。

睡眠呼吸障碍包括阻塞性睡眠呼吸暂停（obstructive sleep apnea，OSA）和中枢性睡眠呼吸暂停（central sleep apnea，CSA）。白天睡眠过多或乏力是最常见表现，但患者也可能表现出注意力不集中、专注力差、晨起头痛或睡眠不宁。OSA 患者一般鼾声响亮，且频繁觉醒并伴有哽塞、气喘或窒息感。认知缺陷及夜尿可能是老年睡眠呼吸暂停患者更为常见的表现，且均可通过治疗睡眠呼吸暂停而得到逆转。CAS 比 OSA 少见，但其同样可由睡眠期间发作性呼吸暂停和低通气引起睡眠中断的症状。OSA 与 CSA 的主要不同在于，前者存在呼吸用力而后者不存在。

高龄是失眠的显著危险因素，随着年龄的增长，机体内部睡眠稳态逐渐下降，慢性失眠症状老年人的患病率可达 38.2%。老年失眠症的主要表现为入睡困难、睡眠轻浅、入睡后觉醒次数增多，常自诉易醒、早醒、醒后再难入睡、多梦甚至无睡眠感等，并常伴有精神不振、注意力下降、精力不足、乏力、困倦、瞌睡等日间残留效应。其中，入睡困难是指超过 30 分钟不能入睡；夜间觉醒次数大于 3 次为觉醒次数增多；早醒指早晨觉醒较既往提前 1 小时以上，且醒后不能再入睡。老年失眠症患者伴有情绪、心理方面的改变，虽然不会直接威胁生命，但会对老年人的生活质量造成很大的影响，可导致精神疲乏、情绪不稳定、易激惹、烦躁不安，进一步可发展为焦虑、抑郁，进而加重原有慢性病或诱发某些躯体疾病，甚至会导致自杀行为。

老年人中还有其他一些不太常见的睡眠障碍，见本书相关章节。

（五）诊断

目前常用的睡眠障碍分类及诊断标准有《精神类疾病诊断和统计手册》（第 5 版）（DSM-5）、《国际疾病分类》（第 10 版）（ICD-10）和《睡眠障碍国际分类》（第 3 版）（ICSD-3）。睡眠障碍国际分类（International Classification of Sleep Disorders，ICSD）是最常用的分类系统。ICSD-3 将睡眠障碍分为七大类：失眠症、睡眠呼吸障碍、中枢性嗜睡症、昼夜节律失调性睡眠 - 觉醒障碍、睡眠异态、睡眠相关运动障碍及其他睡眠障碍。ICSD-3 的七大类中包括 60 项具体诊断，并附有躯体和神经疾病相关的睡眠障碍分类。其中老年人常见的原发性睡眠障碍包括慢性失眠障碍（chronic insomnia disorder，CID）、睡眠呼吸障碍（sleep disordered breathing，SDB）、不宁腿综合征（restless leg syndrome，RLS）、睡眠周期性肢体运动（periodic limb movement in sleep，PLMS）、快速眼动睡眠行为障碍（REM sleep behavior disorder，RBD）、睡眠 - 觉醒时相提前障碍（advanced sleep-wake phase disorder，ASWPD）。

疼痛的诊断，首先要采集准确而全面的病史，即符合以下条件的病史：①能明确老年人的"疼痛特征"（受疼痛影响的指标及其影响的严重程度）；②能凸显促进疼痛或影响疼痛治疗的关键共存问题；③能确定治疗靶标。老年人常错误地以为疼痛是老化的正常表现，因此可能会对疼痛的严重程度描述不足。老年人往往还存在感觉受损 [如视觉和（或）听觉障碍] 和（或）认知损害，这些因素也使评估老年人疼痛更为复杂。

1. **明确患者的疼痛特征** 明确每名患者的疼痛特征，可使医师以对患者有意义的方式来评估治疗效果。治疗应优先考虑改善功能，而非减轻疼痛，因此，准确而全面记录疼痛对功能的影响非常关键。

2. **病史及系统回顾** 基于既往史和系统回顾，确定关键的可能促进疼痛和（或）影响治疗效果的躯体共存疾病、心理共病和社会因素。

3. **体格检查** 可发现重要的共存问题和治疗靶标，是对病史的补充。对于持续性疼痛老年患者，除了评估常规的生命体征（体温、血压、呼吸频率、脉搏），还应评估认知功能、移动 / 平衡能力。由于疼痛和一些镇痛药可影响跌倒风险，评估移动能力非常重要。

4. **影像学检查** 无论老年人是否伴有疼痛，都常出现新发退行性疾病，因此，影像学检查应仅限于具有以下情况的患者：根据全面的病史和体格检查，医师在影像学检查前高度怀疑患者存在需要专门干预的疾病，如髋部疼痛提示可能有髋关节炎，神经源性跛行提示可能有腰椎管狭窄。

5. **确定持续性疼痛的生理性促进因素** 医师接诊有任何类型慢性疼痛的老年人时，应该首先考虑就诊者为老年人，再将其看作疼痛患者。老年医学的基本原则是，病变可使患者对其他应激源变得敏感，治疗靶标可能是这些应激源，而非病变本身。例如，一名腰痛患者可能存在腰椎退行性变，但重要的治疗靶标却是同时存在的抑郁。

（六）辅助检查

整夜多导睡眠图（polysomnography，PSG）监测或者夜间分段 PSG（split-night PSG）监测，两者均需专业人员值守，在标准的实验室进行；前者仅能进行诊断，后者可达到诊断和治疗两个目的。对于无共病（即单纯性 OSA）且存在中度或重度 OSA 可能性较高的患者，也可以选择在无专业医务人员值守的情况下采用技术适当的设备行家庭睡眠呼吸暂停试验（home sleep apnea testing，HSAT）。

现认为有专业医务人员值守的、在实验室进行的 PSG 监测是 OSA 的金标准诊断性试验。疑似复杂性 OSA（如有共存疾病的患者，如严重心肺疾病）、疑似 OSA 以外的睡眠呼吸障碍（如发作性睡病）、疑似轻度 OSA 及执行关键任务者（如飞行员），尤其要优选诊断性 PSG 而不是家庭睡眠呼吸暂停试验。

1. **疼痛评估原则**

（1）常规评估：对每位老年人均应主动询问有无疼痛，相信、重视并记录老年人的疼痛主诉。

（2）量化评估：使用疼痛评估量表量化评估患者疼痛主观感受程度。

（3）全面评估：评估疼痛病因和类型、发作情况、镇痛治疗情况、重要器官功能、认知感受情况、心理精神情况、日常生活能力、睡眠、跌倒风险、多重用药、多病共存、家庭和社会支持情况及既往史等。

（4）动态评估：持续、动态地评估疼痛症状变化情况，评估疗效和调整治疗，如疼痛有无改善、恶化，爆发性疼痛发作情况和疼痛治疗相关并发症（包括镇痛药物的不良反应等）等并记录，对于急性疼痛应每 2 ～ 4 小时评估一次，持续性疼痛及急性疼痛轻微或得到控制时可每 8 小时评估一次。

2. **疼痛评估的内容**

（1）疼痛病情：①加重和缓解因素；②疼痛的性质（烧灼痛、刺痛、钝痛、波动性痛）

及疼痛的部位是否有感觉异常、痛觉超敏、感觉衰退、感觉减退、麻木；③疼痛的范围（疼痛地图描述）；④严重程度（通过疼痛量表进行评分）；⑤时间（疼痛发生和持续时间、频率）。

（2）疼痛的影响：询问疼痛对患者功能（社会和身体的）和日常生活能力、生活质量、睡眠、情绪、运动、社会活动等的影响。

（3）疼痛强度评估：疼痛强度评估有助于临床医师和患者判断随治疗进行疼痛的加重或减轻。评估方法多种多样，常用以下方法。

①数字分级评分法（NRS）：适用于无意识障碍且语言表达正常的患者、无痴呆老年人；不适用于数字概念不清楚的老年人、轻度和中度认知功能损害患者。用数字表示疼痛的程度，从 0～10 分代表不同程度的疼痛，0 分为无痛，1～3 分为轻度疼痛，4～6 分为中度疼痛，7～10 分为重度疼痛，10 分表示剧痛（图 15-3）。

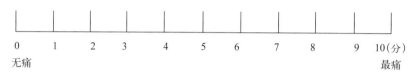

图 15-3　NRS-10

②面部表情量表法：由 6 个卡通脸谱组成，从微笑（代表不痛）到最后痛苦地哭泣（代表无法忍受的疼痛），依次评分为 0 分、2 分、4 分、6 分、8 分、10 分，适用于交流困难、意识不清或不能用语言表达的患者（图 15-4）。

表情图	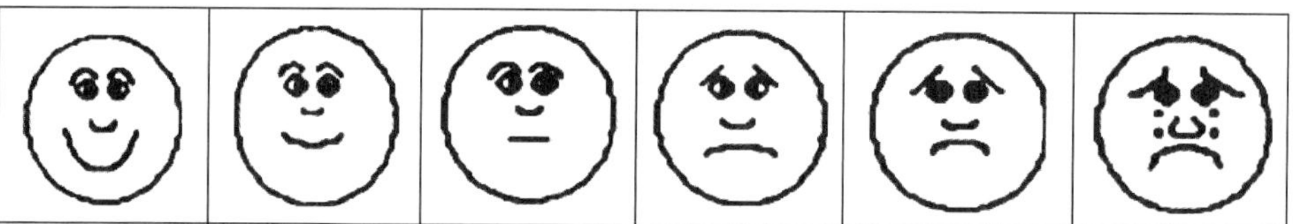					
分值	0	2	4	6	8	10
说明	非常愉快，无疼痛	有一点疼痛	有轻微的疼痛，能忍受	患者疼痛并影响睡眠，尚能忍受	疼痛难以忍受，影响食欲，影响睡眠	剧烈疼痛，哭泣

图 15-4　面部表情量表

③语言分级评分法（VRS）：用"无痛""轻度疼痛""中度疼痛""重度疼痛""剧烈疼痛""无法忍受"等一系列词语来代表不同程度的疼痛水平，患者在这些词语中选出最能代表其疼痛强度的词语（图 15-5）。

无痛	轻度疼痛：能忍受，能正常生活睡眠	中度疼痛：适当影响睡眠，需镇痛药	重度疼痛：影响睡眠，需用麻醉镇痛药	剧烈疼痛：影响睡眠较重，伴有其他症状	无法忍受：严重影响睡眠，伴有其他症状

图 15-5　VRS-5

④认知功能障碍老年人疼痛评估：认知功能障碍老年人可能对于疼痛的感知、表达都有不同程度的障碍，可以通过以下六大行为指征进行观察：面部表情、语言表达 / 发声、身体动作、人际互动改变、活动模式 / 惯例改变、精神状态改变。对于晚期痴呆的老年患者有多种工具可供选择使用：非语言疼痛指征列表、沟通能力有限的老年人疼痛评估列表、晚期痴呆患者疼痛评估量表、活动 - 观察 - 行为 - 强度 - 痴呆患者疼痛评估量表、老年痴呆患者疼痛评估量表、无法沟通患者的疼痛评估工具。最常用的为晚期痴呆患者疼痛评估量表。其通过观察患者在一项活动中的表现，持续时间 3 ～ 5 分钟，记录呼吸、不发音、面部表情、肢体语言和可安抚性。每个部分的分值为 0 ～ 2 分，总分为 0 ～ 10 分，表示从无痛到剧痛。晚期痴呆患者疼痛评估量表由共含 60 个项目的列表组成，涵盖上述六大行为。活动 - 观察 - 行为 - 强度 - 痴呆患者疼痛评估量表针对中至重度痴呆患者，是唯一显示出对疼痛治疗改变敏感的行为学疼痛量表。

（4）既往和（或）治疗史：通过病史询问了解既往疼痛相关情况、药物史，尤其是麻醉镇痛药物的使用情况等。

（5）患者的认知和心理因素：评估患者的个人和家族史，询问患者的支持系统及患者可能存在的影响疼痛恢复的不良行为模式，评估心理障碍（如焦虑、抑郁）相关的病史或药物滥用史，包括处方药及既往麻醉药物处方及用后反应等情况。

（七）治疗

老年睡眠障碍合并疼痛的主要治疗目标：最大限度地缓解疼痛，改善睡眠质量和增加有效睡眠时间，恢复社会功能，提高生存质量，防止短期失眠转化成慢性失眠，减少与躯体疾病或与精神疾病共病的风险，尽可能避免包括药物在内的各种干预方式带来的负面效应。治疗包括非药物治疗（如心理治疗、物理治疗等）和药物治疗，以期改善功能，提升生存质量，同时尽量减少治疗相关的不良反应。

1. 去除诱因

（1）可能引起疼痛的病因：对糖尿病周围神经病变予以降糖、营养神经治疗，对骨质疏松疼痛予以抗骨质疏松治疗，治疗带状疱疹予以抗病毒治疗及营养神经治疗。

（2）引起睡眠障碍的病因：①及时调整心理状态，丧亲、丧偶、失独、家庭关系不和睦、经济状况不佳等负性事件刺激及焦虑、抑郁的及时治疗。②控制慢性躯体性疾病，如呼吸系统、循环系统、神经系统及肿瘤等疾病。③减少慢性病使用药物的影响，如抗菌药物、精神系统药物、抗高血压药、消化系统药物等。④改善不良的生活习惯，如睡前饮浓茶、咖啡，饮水过多，吸烟，喝酒等行为。⑤改善不良睡眠习惯，如每天睡眠时间不规律、白天睡眠时间过长等。

2. 非药物治疗　多数情况下，非药物治疗应作为治疗的首选，即使将非药物治疗措施作为药物治疗的替代或辅助手段，也行之有效。非药物治疗包括多种方法，可分为两类：物理干预法（包括理疗、针刺、脊柱推拿、按摩及其他）和心理教育干预法（如认知行为疗法、放松疗法、冥想和患者教育）。此外，还有芳香疗法、中医治疗等许多非药物治疗也取得不错的效果，其中许多治疗的费用低、副作用轻微，还可降低所需药物的剂量及药物相关风险。

老年人睡眠呼吸暂停的处理主要选择睡眠呼吸暂停特异性疗法（即气道正压通气、口腔矫正器和手术）及定期随访。

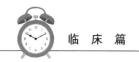

3. 药物治疗　尽管采用了非药物治疗，但疼痛仍引起功能障碍或生存质量下降的患者，可能需要药物治疗。

疼痛的药物治疗首选局部用药（如关节或脊椎注射、触发点注射、局部镇痛药），全身用药是能口服尽量口服给药，不能口服可选直肠、舌下或透皮途径替代，必要时予以静脉给药，避免肌内注射。尽量做到定时定量给药。应选择引起毒性、副作用或与其他药物相互作用的可能性最低的给药途径、具体药物及剂量。

常用的镇痛药包括对乙酰氨基酚、非甾体抗炎药、抗抑郁药、抗癫痫药、肌肉松弛药及阿片类药物。其中对乙酰氨基酚安全性高、价格低廉，为轻度持续性疼痛老年患者治疗的一线药物，但使用大剂量时应注意肝毒性。非甾体抗炎药应从小剂量使用开始，并应根据患者出现胃肠道和心血管疾病的危险因素来选择药物。抗抑郁药中，对于持续性神经病理性疼痛，可使用 SSRI 和 SNRI（如度洛西汀），与三环类相比，这些药物的心血管及抗胆碱能不良反应较少，但可导致老年患者跌倒风险升高。抗癫痫药中，普瑞巴林与加巴喷丁在老年人中的安全性更好。这两种药物能有效治疗神经病理性疼痛，最常见的副作用是头晕、嗜睡、乏力和体重改变。阿片类药物的选择和剂量，取决于患者期待的给药途径（如口服还是经皮）、起效时间、作用持续时间、与其他药物的相互作用、共存内科疾病，以及对副作用的敏感性。用于老年患者，应降低阿片类药物的剂量，老年人普遍对阿片类的药效学敏感性增强，但剂量 - 反应存在较大的个体间差异，因而难以确定给药方案。老年患者对阿片类药物所有作用的药效学敏感性增强，因此，即使使用剂量低于较年轻患者，仍可能出现不良反应。不良反应主要包括便秘、恶心、呕吐、嗜睡、瘙痒、头晕、尿潴留、谵妄、认知障碍、呼吸抑制等。除便秘外，阿片类的不良反应大多是暂时性或是可耐受的。应注意把预防和处理阿片类镇痛药物不良反应作为镇痛治疗计划的重要组成部分。

失眠症的药物治疗：对老年人而言，最理想的催眠药物应该具有以下特点，起效快、对正常睡眠结构无不良影响、没有明显的宿醉效应、对呼吸和心脏病患者安全、对记忆的影响小、不影响功能、没有耐受或反弹风险、过量服用仍安全、没有滥用或依赖的可能性，但目前为止仍没有理想的催眠药物。

对老年人失眠症进行合理药物治疗的基本规则包括采取最低有效剂量（通常是成人剂量的一半）、最短的可能时间（不超过 3 ～ 4 周）、间歇给药（如果可能，每周 2 ～ 4 次），且应使用使用量小、消除半衰期短和白天镇静弱并可逐渐停止而不引起失眠反弹的药物。

目前临床治疗失眠的药物，主要包括苯二氮䓬类受体激动剂、褪黑素受体激动剂、食欲肽受体激动剂、抗精神病药物及具有催眠效应的抗抑郁药物。

老年医学及护理工作者应对老年人的睡眠质量和疼痛状况进行准确评估、及早识别。通过加强运动锻炼等生活方式的改变，帮助改善老年人睡眠及疼痛状况，这对于预防和延缓衰弱，提高老年人生活质量和节约社会公共卫生资源具有重要的意义。

（杨　宁　张彩莲）

参考文献

陈文宇 , 张小平 , 徐龙生 , 等 , 2017. 中医心身兼治理论在社区老年慢性疼痛伴失眠患者治疗中的运用 [J].

中华全科医学 , 15(7):1137-1140.

董淑慧 , 秦虹云 , 胡承平 , 2019. 老年人睡眠障碍相关研究进展 [J]. 医药论坛杂志 , 40(10):173-177.

葛均波 , 徐永健 , 梅长林 , 2013. 内科学 [M]. 8 版 . 北京 : 人民卫生出版社 .

胡思帆 , 刘媛 , 孙洪强 , 2017. 老年人昼夜节律失调性睡眠 - 觉醒障碍研究进展 [J]. 世界睡眠医学杂志 ,
4(1):41-46.

纪泉 , 易端 , 王建业 , 等 , 2019. 老年患者慢性肌肉骨骼疼痛管理中国专家共识 [J]. 中华老年病研究电子杂
志 , 6(2):28-34.

金百翰 , 宋敬云 , 谢俊豪 , 等 , 2019. 血糖波动与氧化应激及细胞因子关系的研究进展 [J]. 解放军医学杂志 ,
44(12):1056-1060.

寇天顺 , 2018. 脂肪组织功能紊乱与胰岛素抵抗 [J]. 广东化工 , 45(9):119-120.

内山真 , 2005. 睡眠障碍诊疗指南 [M]. 谭新 , 译 . 西安 : 第四军医大学出版社 .

尚伟 , 2016. 《国际睡眠疾病分类第三版》解读 [J]. 山东大学耳鼻喉眼学报 , 30(5):18-20.

唐杰 , 喻雅真 , 岳菁华 , 等 , 2017. 农村老年慢性病病人健康素养与睡眠障碍的相关性研究 [J]. 护理研究 ,
31(20):2465-2469.

田园 , 李立明 , 2017. 老年人睡眠障碍的流行病学研究 [J]. 中华流行病学杂志 , 38(7):988-992.

王宏艳 , 王三春 , 滕博 , 等 , 2020. 老年睡眠障碍与认知障碍的相关性研究进展 [J]. 国际老年医学杂志 ,
41(5):331-334.

王璐娜 , 韩秀萍 , 2016. 心理行为干预对 2 型糖尿病伴睡眠障碍患者睡眠质量及自我效能感的影响 [J]. 中国
基层医药 , 23(15):2244-2247, 2248.

熊风 , 赖玉清 , 涂嘉欣 , 等 , 2019. 中国老年人群睡眠障碍流行特征的 Meta 分析 [J]. 中国循证医学杂志 ,
19(4):398-403.

张业旖 , 袁勇贵 , 2021. 芳香疗法在老年心身疾病中的运用 [J]. 实用老年医学 , 34(11):1114-1118.

Anothaisintawee T, Reutrakul S, Van Cauter E, et al, 2016. Sleep disturbances compared to traditional risk
factors for diabetes development:systematic review and meta-analysis[J]. Sleep Med Rev, 30:11-24.

Husebo B S, Ballard C, Sandvik R, et al, 2011. Efficacy of treating pain to reduce behavioural disturbances in
residents of nursing homes with dementia:cluster randomised clinical trial[J]. BMJ, 343:d4065.

Ito E, Inoue Y, 2015.The international classification of sleep disorders, third edition. American Academy of
Sleep Medicine. Includes bibliographies and index[J]. Nihon Rinsho, 73(6):916-923.

Li, Y, Teng D, Shi X, et al. 2020. Prevalence of diabetes recorded in mainland China using 2018 diagnostic
criteria from the American Diabetes Association:national cross sectional study[J]. BMJ, 369:m997.

Martínez-Cerón E, Barquiel B, Bezos A M, et al, 2016. Effect of continuous positive airway pressure on
glycemic control in patients with obstructive sleep apnea and type 2 diabetes. a randomized clinical trial[J].
Am J Respir Crit Care Med, 194(4):476-485.

Niknejad B, Bolier R, Henderson C R Jr, et al, 2018. Association between psychological interventions and chronic
pain outcomes in older adults:a systematic review and meta-analysis[J]. JAMA Intern Med, 178(6):830-839.

Ota H, Fujita Y, Yamauchi M, et al, 2019. Relationship between intermittent hypoxia and type 2 diabetes in
sleep apnea syndrome[J]. Int J Mol Sci, 20(19):4756.

Qaseem A, Wilt T J, McLean R M, et al, 2017. Noninvasive treatments for acute, subacute, and chronic
low back pain:a clinical practice guideline from the american college of physicians[J]. Ann Intern Med,
166(7):514-530.

Reid M C, Eccleston C, Pillemer K, 2015. Management of chronic pain in older adults[J]. BMJ, 350:h532.

Shega J W, Dale W, Andrew M, et al, 2012. Persistent pain and frailty:a case for homeostenosis[J]. J Am Geriatr
Soc, 60(1):113-117.

Taylor K S, Murai H, Millar P J, et al, 2016. Arousal from sleep and sympathetic excitation during wakefulness[J].
Hypertension, 68(6):1467-1474.

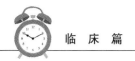

Thompson P D, Panza G, Zaleski A, et al, 2016.Statin-associated side effects[J]. J Am Coll Cardiol, 67(20):2395-2410.

van der Leeuw G, Leveille S G, Dong Z, et al, 2018. Chronic pain and attention in older community-dwelling adults[J]. J Am Geriatr Soc, 66(7):1318-1324.

Welch A A, Hayhoe R P G, Cameron D, 2020. The relationships between sarcopenic skeletal muscle loss during ageing and macronutrient metabolism, obesity and onset of diabetes[J]. Proc Nutr Soc, 79(1):158-169.

第 16 章　老年睡眠障碍与意外伤害

第一节　老年疲劳和困倦：风险因素和管理策略

一、老年人疲劳和困倦的概述

困倦通常被描述为嗜睡和意识状态的改变，使人很难保持清醒或集中注意力。然而，疲劳是一种影响老年人生活质量的主观非特异性多维性体验，是老年人的常见主诉，难以通过休息缓解。在早期的研究中被定义为嗜睡、身体或精神衰竭，以及慢性疲劳综合征。疲劳的表现形式、影响因素、影响范围的多维性使得关于疲劳研究的难度增大。疲劳和白天困倦嗜睡是常见的，在一般人群中估计患病率为 5.5% ～ 23%。疲劳和困倦嗜睡都是心血管疾病和死亡的潜在危险因素，对老年人日常活动有负面影响。患有多种慢性病、功能状态较差及出现睡眠、精神心理问题的老年人更容易产生疲劳体验及白天嗜睡困倦，为重点评估和关注人群。

二、老年人疲劳和困倦的风险因素

困倦和疲劳是相关的，但这两种情况之间的风险因素也有明显的差异。白天困倦和疲劳与心理因素、失眠和躯体疾病有关，但也与阻塞性睡眠呼吸暂停（打鼾）相关的症状有关。生活方式因素主要与疲劳有关，而与白天的困倦无关。睡眠时间短和失眠是两种已知的白天困倦和疲劳的预测因素，白天困倦是睡眠呼吸暂停的主要日间症状，可见疲乏和困倦是各种风险因素的表现或伴随症状，涉及躯体、心理、生活方式等多方面。

1. 慢性病　与国外相关研究结果一致的是，所患慢性病数量多的老年人更易产生疲劳。调查显示，我国老年人 60% ～ 70% 有慢性病史，平均每位老年人患有 2 ～ 3 种慢性病，大于 75 岁以上老年人患者 5 种慢性病患者占 80%。社区居家老年人中 27% ～ 50% 主诉中等到高等程度的疲劳，其是骨质疏松、癌症、脑卒中等诸多慢性病的伴发或后遗症状。躯体疾病被证明与困倦和疲劳有很强的关系。患有心肺系统及骨骼肌肉系统疾病者更易产生疲劳和白天困倦。在某些研究中，患有哮喘或慢性阻塞性肺疾病（COPD）、背部或关节问题、神经系统疾病或纤维肌痛者发生疲劳和白天困倦的风险高。COPD 患者经常报告疲劳或嗜睡，对这些症状的可能解释包括体重和肌肉质量下降、低氧血症、力量和耐力下降。哮喘和白天困倦之间的联系也有报道。患有肌肉疼痛或关节和骨骼疼痛的老年人白天容易昏昏欲睡。此外，老年神经系统疾病（如癫痫、多发性硬化症和帕金森病）患者，已被证明更容易出现白天困倦和疲劳。打鼾与白天困倦和疲劳均有显著相关性，阻塞性睡眠呼吸暂停的老年

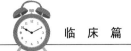

患者加之其他躯体疾病及心理状态，更容易出现疲劳和困倦。

2. 生活习惯　研究者还发现生活习惯会影响老年人的疲劳体验及困倦程度，如是否规律锻炼身体（regular exercise）、是否吸烟（smoking）或大量饮酒（drinking）等。只有肥胖与白天嗜睡困倦和疲劳同时相关，而缺乏体育活动和吸烟只与疲劳相关。有研究表明，吸烟和疲劳的相关性在年轻女性中比在老年女性中表明更明显。一些研究报道，缺乏运动和吸烟都是导致疲劳的危险因素。

3. 年龄　白天嗜睡困倦的患病率随着年龄的增长而下降，在调整了混杂因素后，疲劳也与年龄较小有关，这表明衰老本身并不会导致女性出现困倦或疲劳。这一发现与之前的研究相一致，这些研究表明，年轻的参与者比老年人患困倦和疲劳的风险更高，而且衰老本身并不是除存在躯体疾病以外的困倦或疲劳的决定因素。从一些文献综述中可知年龄对疲劳的影响尚存争议，但也有一些研究表明中老年人年龄越大越容易产生疲劳，这与细胞衰老的分子学本质有关，由于细胞的老化，老年人无一例外会产生生理、心理、社交的退行性变，疲劳体验随之出现。

4. 性别　老年女性更易产生疲劳和困倦，"高龄人口女性化"趋势明显，高龄老年女性收入水平较男性低，带病期长，患慢性病比例高，丧偶率高，故更易产生疲劳和困倦。

5. 体重指数（body mass index，BMI）　现有研究还发现 BMI 高即肥胖的老年人容易出现疲劳和白天困倦。一方面可能由于肥胖导致活动不便，一定程度上引起疲劳；另一方面，作为高血压、糖尿病、睡眠呼吸暂停等慢性病的危险因素，肥胖也间接引起疲劳和白天困倦。此外，体重过轻（即 BMI < 20kg/m^2）与疲劳有关，这种关系在老年组中比年轻组中表现更明显。这一发现表明，这项研究中的一些女性患有能量缺乏（能量摄入与能量输出相比不平衡），这是疲劳的原因；或者低体重可能是潜在疾病的一个指标，因为许多疾病都会导致体重减轻和疲劳。

6. 教育及收入　受教育年限短、收入低的老年人通常没有更高的物质生活水平及较强的保健意识，故常有疲劳和白天困倦。

7. 锻炼　经常锻炼身体的老年人一般保健意识较强，运动锻炼能够降低老年人抑郁程度，并提高老年人的主观幸福感，因而经常锻炼身体的老年人不易产生疲劳和白天困倦。

8. 精神心理问题　有焦虑、抑郁情绪或其他心理疾病的老年人更易出现疲劳体验与白天困倦嗜睡。一些研究已经发现了心理疾病和白天嗜睡之间的联系。女性中焦虑和抑郁的患病率高于男性。因此，减少焦虑和抑郁可以显著减少女性的白天嗜睡困倦和疲劳。有研究通过探讨社区居家老年人的疲劳体验与心理疾病间的关系确定了疲劳和白天困倦与焦虑、抑郁等情感因素有关，研究者还证实了心理和生理因素对疲劳和白天困倦的影响是并行的，没有主次先后之分。

9. 失眠　在目前的人群中，失眠患病率很高，与困倦和疲劳有关。40 岁以上女性中失眠与白天困倦疲乏之间的相关性比年轻女性中表现更明显。一些研究已经报道了失眠和白天嗜睡之间的联系。因此，治疗失眠症并获得所需的睡眠量可以显著减少人群中的白天困倦疲乏和疲劳。

10. 生活中角色期待（role expectation）　是老年人疲劳体验的重要影响因素。研究发现，需照顾患有老年痴呆、帕金森、癌症等疾病的配偶的老年人更易产生疲劳和困倦。然而疲劳的程度并不因从事照顾时间的长短、被照顾者的认知损害程度不同而改变。

11. 家庭及社会支持　有研究者发现社会及家庭支持与老年人疲劳体验呈负相关。

三、老年人疲劳与白天困倦的管理策略

以上风险因素容易使老年人出现嗜睡和疲劳，因此通过综合评估了解老年人的躯体健康、功能状态、心理健康、社会环境状况，制订以保护老年人健康和功能状态为目的的诊疗干预措施，对于改善有这些疲劳困倦症状的老年人的生活质量很重要。综上，老年人的疲劳和白天嗜睡是由多种因素参与的结果，老年人的疲劳管理需要综合政策措施、慢性病管理、运动管理及心理健康等多个方面才能减少老年人疲劳和困倦，提高老年人的生活质量。

（一）政策层面

借力新医改（促使大型公立医院延伸服务进社区和家庭，发挥辐射、引领和带动作用）及社区居家养老等相关政策（如加快推进公立医院改革，完善建立分层级医疗、分阶段康复、双向转诊的医疗服务体系），促使优质医疗资源下沉，应对日益增长的服务需求；逐步实现居家、社区、医院间的有序衔接，规范社区卫生服务及养老服务，提升医养相结合的服务水平，为涉老服务政策的循证及完善提供参考依据。促进以护士为主导的社区卫生服务团队深入社区及家庭，提供针对性及前瞻性的专业服务，关注老年人的多元服务需求，尤其是老年人的精神心理卫生服务需求，将疲劳体验管理融汇于慢性病自我管理中。

（二）疲劳及困倦的管理

1. 生物医学及生理角度　在了解疲劳和困倦深层次病理改变的基础上治疗相关疾病，对确诊的共病予以治疗。

分级运动疗法是指逐渐增加身体活动，以提高身体功能。分级运动疗法与认知行为疗法（CBT）一样有效，在规定时间里逐渐增加体力活动的持续时间，达到这个目标后再逐步增加有氧运动强度，通过运动疗法提高老年人的体力。运动疗法属康复医学的范畴，是根据患者自身及疾病特点，通过采用器械或徒手或患者自身力量的体力锻炼提高耐力，达到防病治疗的一种方法。

影响因素中的可控因素（如 BMI、少量饮酒、经常锻炼身体）提示制订合理的膳食营养计划以干预疲劳体验，为干预团队的多学科化（医师、护士、康复师、营养师等）提供了理论基础。

2. 心理干预　CBT 强调认知的作用及其对个人感觉和行为的影响，可以帮助慢性疲劳和困倦患者认识到他们对活动的恐惧是如何使其感到更加疲劳的。研究证明 CBT 可改善慢性疲劳患者的疲劳体验、焦虑、抑郁、自我评价、社会功能等。也可选用放松疗法和叙述疗法。放松疗法指按一定的练习程序，学习有意识地调节控制个体心理生理活动，以调整由紧张刺激导致的功能紊乱，达到降低机体唤醒水平的效果。最常用的放松训练有渐进性肌肉松弛、引导想象和生物反馈放松训练，可单独使用或合用。放松训练常用于减轻心理困扰，疗效较好。叙述疗法指通过组织老年人描述疲劳体验的具体表现及影响，促使老年人深入认识及管理疲劳。

3. 整体护理理念　"多重应对"展现了疲劳和困倦的多维度性，即疲劳体验影响着老年人生理、心理、社会的各个方面，与此同时其影响因素也是多方面的。因此，在疲劳体验管理干预计划的制订过程中，护理人员应以"多重应对"为切入点，关注老年人的多元

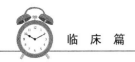
身心需求，将"整体护理"理念渗透于老年护理中，延伸护理专业服务，提高社区卫生服务水平及老年人生活质量，促进健康老龄化。

4. 自我管理　即在卫生保健专业人员协助下，个人发展起来的一种管理症状、治疗、生理、心理、社会变化，做出生活方式改变，以承担一些预防性或治疗性的卫生保健活动的能力。慢性病自我管理是一种认知、行为医学的策略和方法，其中心思想是自我控制，包括制定目标、自我监控、暗示、激励改正和演习五种策略，通过医护人员教给患者自我管理所需的知识、技能、信心及和医师交流的技巧，来帮助患者在得到更有效的支持下，主要依靠自己解决慢性病给日常生活带来的各种躯体和情绪及社会方面的问题。社区护理人员需将疲劳体验管理渗透于慢性病自我管理工作中，在慢性病的管理过程中，有针对性地制订疲劳体验干预措施，达到疲劳体验的有效管理。

5. 提高专业服务　"安全与归属"指老年人在出现较为明显的疲劳体验之后，开始寻求专业及非专业的支持，即在社区居家由主要照顾者提供较为专业和较高质量的服务，如各地针对老年人多元服务需求探索社区居家养老服务方式。提高以社区护士为主导的多学科社区卫生服务团队深入居家的程度，并以此为契机促进多学科跨行业合作，延伸护理专业服务，发挥护理专业价值，确立护理专科地位，同时进行照顾者培训。

6. 提高自我效能　"陷入低潮"及"接受与转移"反映出疲劳体验与老年人负面情绪的关系，对于陷入低潮的老年人，要提高其自我照顾能力及自我效能，使其觉得自己不是儿女的负担。其次是满足老年人的多元身心需求，对空巢和隐性空巢老年人（隐性空巢指老年人在退休及子女成家立业独立生活后，由于子女疏于照顾、交流而出现的一种适应障碍）重点关注，同时加强精神和心理卫生的介入与防治。

（冯　霞）

参考文献

李林，罗丹，李娅慧，等，2012. 不同运动方式对老年人心境状况影响的研究 [J]. 社区医学杂志，10(11):50-52.

Avlund K, Rantanen T, Schroll M, 2007. Factors underlying tiredness in older adults[J]. Aging Clin Exp Res, 19(1):16-25.

Baldwin C M, Kapur V K, Holberg C J, et al, 2004. Associations between gender and measures of daytime somnolence in the Sleep Heart Health Study[J]. Sleep, 27(2):305-311.

Bautmans I, Njemini R, Predom H, et al, 2008. Muscle endurance in elderly nursing home residents is related to fatigue perception, mobility, and circulating tumor necrosis factor-alpha, interleukin-6, and heat shock protein 70[J].J Am Geriatr Soc, 56(3):389-396.

Hara C, Lopes Rocha F, Lima-Costa M F F, 2004. Prevalence of excessive daytime sleepiness and associated factors in a Brazilian community:the Bambuí study[J]. Sleep Med, 5(1):31-36.

Hardy S E, Studenski S A, 2010. Qualities of fatigue and associated chronic conditions among older adults[J].J Pain Symptom Manage, 39(6):1033-1042.

Åkerstedt T, Fredlund P, Gillberg M, et al, 2002. Work load and work hours in relation to disturbed sleep and fatigue in a large representative sample[J]. J Psychosom Res, 53(1):585-588.

Larun L, Brurberg K G, Odgaard-Jensen J, et al, 2017. Exercise therapy for chronic fatigue syndrome[J]. Cochrane Database Syst Rev, 4(4):CD003200.

Poluri A, Mores J, Cook D B, et al, 2005. Fatigue in the elderly population[J].Phys Med Rehabil Clln N Am, 16(1):91-108.

Rimbaut S, Van Gutte C, Van Brabander L, et al, 2016. Chronic fatigue syndrome - an update[J]. Acta Clin Belg, 71(5):273-280.

Toye C, White K, Rooksby K, 2006. Fatigue in frail elderly people[J].Int J Palliat Nurs, 12(5):202-208.

Vestergaard S, Nayfield S G, Patel K V, et al, 2009.Fatigue in a representative population of older persons and its association with functional impairment, functional limitation, and disability[J]. J Gerontol A Biol Sci Med Sci, 64(1):76-82.

Whitehead L, 2009. The measurement of fatigue in chronic illness:a systematic review of unidimensional and multidimensional fatigue measures[J].J Pain Symptom Manage, 37(1):107-128.

Wijeratne C, Hickie I, Brodaty H, 2007. The characteristics of fatigue in an older primary care sample[J].J Psychosom Res, 62(2):153-158.

Zeineh M M, Kang J, Atlas S W, et al, 2015. Right arcuate fasciculus abnormality in chronic fatigue syndrome[J].Radiology, 274(2):517-526.

第二节　老年睡眠障碍与跌倒

一、概述

睡眠障碍系指睡眠 - 觉醒过程中表现出来的各种功能障碍。常见的睡眠障碍主要包括四大类：睡眠的发动与维持困难（失眠、易醒）、过度睡眠（嗜睡）、24 小时睡眠 - 觉醒周期紊乱（睡眠 - 觉醒节律障碍）、睡眠中的异常活动和行为（睡行症、睡惊症、梦魇等）。老年人的睡眠障碍表现为睡眠时间缩短、睡眠结构改变（浅睡眠增多）、睡眠连续性下降和唤醒阈值降低（易醒、醒后不易入睡）、睡眠时相前移（昼夜节律改变、早睡早起）。老年人睡眠障碍导致睡眠质量下降、醒后困倦嗜睡，因而极易引起跌倒。

跌倒，是指未预见性地倒于地面或倒于比初始位置更低的地方，可伴或不伴有外伤。老年人跌倒会导致身体机能受损（如外伤、平衡不良）和心理功能障碍（如抑郁等）及健康状况恶化和生活质量下降，必须采取有效的干预和管理措施。

二、病因

1. 老年睡眠障碍的原因

（1）疾病：是引起老年睡眠障碍的主要因素。因老年人各项机能减退，组织器官出现不同程度衰竭，还常合并多种疾病，复杂的病情会影响身心健康，使老年人存在不同程度的睡眠障碍。

（2）年龄：是引起老年睡眠障碍的重要因素。报道显示，约50%的老年人至少有一个存在睡眠问题。老年人 6- 硫氧褪黑素浓度明显降低、下丘脑功能低下、白天活动减少或小睡等原因，直接导致夜晚睡眠 - 觉醒周期缩短、睡眠结构紊乱、昼夜睡眠节律障碍等。早起或猫头鹰式夜间活动在老年人中十分常见，更增加了跌倒风险。

（3）药物：老年患者常合并多种疾病，需服用各种不同类型的药物。服用药物可能会影响睡眠。例如，治疗老年痴呆、高血压及糖尿病的药物，均会造成失眠。

（4）环境：陌生或有声光刺激的环境会影响睡眠，老年人适应环境能力下降，极易出

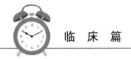

现睡眠障碍。

（5）社会家庭：居家护理的老年人与外界接触较少，活动范围小，非常容易出现抑郁、悲观等情绪，严重影响睡眠质量。

2. 老年人跌倒的相关危险因素

（1）年龄：跌倒发生率随着年龄的增长而上升。

（2）性别：老年女性跌倒发生率高于男性。

（3）衰弱：下肢肌力下降、平衡障碍、步态异常、头晕、视力和听力等感觉减退、抑郁、认知障碍等。

（4）疾病：心脑血管疾病如脑卒中、帕金森、阿尔茨海默病、椎动脉供血不足等，直立性低血压，慢性肌肉骨骼疼痛如关节炎、风湿病等，尿失禁、低体重指数、乳腺癌、肥胖等也与跌倒发生有关。

（5）多种增加跌倒风险的药物（fall-risk increasing drug，FRID）联合使用：如抗抑郁药、催眠药、镇静药、抗高血压药、利尿剂、降糖药等。

（6）既往有跌倒史及跌倒恐惧（fear of fall，FOF）使跌倒的危险增加。

（7）自然环境因素：如阴雨天气、光线昏暗、路面湿滑不平、步行途中的障碍物等。

（8）社会环境因素：不良的居家环境，如地板湿滑、地毯不平、灯光亮度不够、浴室不防滑及物品摆放不合理等。此外，老年人的受教育程度、卫生保健水平、享受社会服务和卫生服务的途径、是否为独居老人、是否进行日常运动锻炼及与外界的联系程度和沟通能力，也对跌倒产生一定程度的影响。

（9）睡眠障碍：多项研究发现，睡眠障碍与老年人的跌倒相关，是跌倒的一个重要危险因素。

三、发生机制

1. 睡眠时间　国内一项研究发现，中国老年人口睡眠时间≤5小时与跌倒次数（≥1次/年或≥2次/年）增加有关。国外研究亦显示，睡眠时间≤5小时会增加老年人复发性跌倒的风险。在澳大利亚老年人中，睡眠时间<6小时者跌倒风险更高。而在年龄≥85岁人群中，睡眠不足与跌倒风险独立相关。有报道显示，睡眠不足与脑白质病变有关，已被证明是老年人跌倒的一个重要危险因素。由失眠、睡眠片段化和睡眠质量差而导致的身体表现不佳，也可能导致跌倒的风险增加。

2. 白天嗜睡　约15%的60岁以上老年人会出现白天嗜睡，在老年人群中，白天嗜睡是其跌倒的一个独立危险因素。有研究使用Epworth嗜睡量表收集了有关白天嗜睡的数据，多变量调整后，发现白天嗜睡与跌倒之间仍存在关联。

3. 睡眠质量　入睡困难、早醒且无法再次入睡和在早晨醒来时感到疲惫都会显著增加跌倒风险。

4. 反应迟缓　有睡眠障碍的老年人具有较差的警惕性、注意力、平衡控制力及较慢的反应速度，增加了跌倒的风险。

5. 使用药物　睡眠障碍的老年人使用镇静催眠药物如苯二氮䓬类或精神类药物如奥氮平等，增加了跌倒的风险。

四、临床表现

1. 老年睡眠障碍的表现

（1）睡眠量的异常：睡眠量过度增多或不足。

（2）睡眠中的发作性异常：在睡眠中出现一些异常行为，如睡行症（梦游症）、梦语症（梦呓）、夜惊（在睡眠中突然躁动、惊叫、心率加快、呼吸急促、全身出汗）、定向错乱或出现幻觉、梦魇（做噩梦）、磨牙、不自主笑、肌肉或者肢体不自主跳动等。这些发作性异常行为通常不是出现在整夜睡眠中，而是多发于一定的睡眠时期。

（3）无意识入睡：患者越不能入睡，越试图使自己睡着，越接近睡眠时越容易兴奋或焦虑，形成恶性循环。

（4）日夜颠倒效应。

（5）晨起后头脑不清晰、疲劳和情绪压抑，常表现为注意力、警觉和对食物关注度下降，无法集中精力，重者出现焦虑、急躁、抑郁。

2. 老年跌倒的临床表现

（1）跌倒前机体状况及活动：跌倒前有前驱症状如头晕、眩晕、失衡感、心悸、视力障碍、平衡及步态异常、直立性低血压等；跌倒发生在有潜在危险性的活动中。

（2）跌倒现场状况：跌倒的环境、跌倒性质、着地部位、能否独立站起、现场诊疗情况、可能的跌倒预后和疾病负担及现场其他人员看到的跌倒相关情况等。

（3）跌倒后身体状况：跌倒后易并发多种损伤，如软组织损伤，肢体骨折，头部、胸腹部的隐性损伤，神经受损等。

五、筛查与评估

针对老年睡眠障碍的评估工具有多导睡眠图（polysomnography，PSG）、睡眠日记、匹兹堡睡眠质量指数量表（Pittsburgh sleep quality index，PSQI）等，本部分着重介绍睡眠障碍引起的跌倒的筛查和评估。

要规范筛查评估过程，推荐首先进行初步筛查，采用以下简易问题：在过去的 1 年里是否发生 2 次及以上的跌倒？是否有步行或平衡困难？是否存在明显的急性跌倒？

如有一项回答为是，则进行多因素跌倒风险评估。若回答全部为否，再询问过去 1 年里是否发生过 1 次跌倒，若发生过，则进行进一步评估。

1. 直立性低血压检测　直立性低血压是老年人睡眠障碍后跌倒的一个重要原因。本测试是在仰卧位、坐位 1 分钟、直立位 1 分钟和 3 分钟之后测血压。并在一天的不同时间核查不同体位的血压。在站立后收缩压下降 > 20mmHg 和（或）舒张压下降 10mmHg 被普遍认为是代表有临床意义的直立性低血压。

2. Berg 平衡量表（Berg balance scale，BBS）　被视为评估平衡功能的金标准。该量表要求受试者做出包括由坐到站、独立站立、独立坐下、由站到坐、床椅转移、双足并拢站立、闭眼站立、上臂前伸、弯腰拾物、转身向后看、转身 1 周、双足前后站立、双足交替踏台阶、单腿站立 14 个项目，每个项目评定为 0 ～ 4 分，满分为 56 分。得分越低表明平衡功能越差，跌倒的可能性也越大。

3. Tinetti 平衡和步态测试量表（Tinetti balance and gait analysis）　包括平衡和步态测

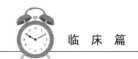

试两部分，其中平衡测试包括坐位平衡、起身、试图起身、立即站起、站立平衡、轻推、闭眼-轻推、转身360°和坐下共计9个条目，满分16分；步态测试包括起步、抬脚高度、步长、步态连续性、步态对称性、走路路径、躯干稳定和步宽共计7个条目，满分12分。Tinetti量表总分28分。结果评定标准：<19分为跌倒高风险，19～24分为存在跌倒风险。完成量表的测试需5～10分钟。

4. **功能性伸展测试（FRT）**　通过对上肢水平向前伸展能力的测试来评定其体位控制和静态平衡能力。受试者双足分开站立与肩同宽，手臂前伸，肩前屈90°，在足不移动的情况下测量前伸的最大距离。前伸距离<7in（1in=2.54cm）提示跌倒风险高。

5. **跌倒风险筛查**　有多个跌倒风险筛查工具，重点介绍以下几个应用广泛、相对较成熟的工具。

（1）Morse跌倒风险评估量表（Morse fall scale，MFS）于1989年研制，用于预测跌倒的可能性，简便易行，为普适性量表。其包括跌倒史、超过1个医学诊断、行走辅助、静脉输液治疗或使用肝素、步态和认知状况6个项目，适用于住院老年人的跌倒风险评估。新入院首次评估，高风险每周评估一次，根据状况动态评估。总分125分，0～24分为低度跌倒危险，25～45分为中度，>45分为高度危险。

（2）托马斯跌倒风险评估表（St. Thomas's risk assessment tool in falling elderly in patients，STRATIFY）：于1997年研制，是专为老年人设计的跌倒风险评估量表，用时少、易操作。其由伴随跌倒入院或住院期间发生过跌倒、烦躁不安、视力障碍对日常生活造成影响、频繁如厕、转移和活动5个项目组成，可应用于医院、长期照护机构、居家等各类老年人的跌倒风险评估。总分5分，得分越高说明风险越大。

（3）澳大利亚跌倒危险评估表（fall risk assessment tool，FRAT）：由昆士兰大学研制，在国外应用较为成熟，由年龄、跌倒史、平衡能力、精神状态、营养及睡眠、视力、表达能力、药物治疗、慢性病、尿失禁10个条目构成，每个条目采用Likert 4级评分法，对应分值0～3分，得分越高说明风险越大。

（4）老年人跌倒风险评估表（fall risk assessment tool，FRA）：适用于医院、长期照护机构、居家等各类老年人跌倒风险评估，由接受过培训的医护人员完成。它包括8个方面：运动、跌倒史、精神不稳定状态、自控能力、感觉障碍、睡眠情况、用药史、相关病史。总分1～2分为低危，3～9分为中危，≥10分为高危。其中，自控能力中包括夜尿经常≥2次/晚；睡眠情况中包括入睡困难、早醒等。

（5）其他：需评估老年人是否有惧怕跌倒的心理，以及进行影像学和实验室检查明确跌倒损伤情况和引发跌倒的潜在问题。

六、治疗

对睡眠障碍引致跌倒的问题，必须进行综合管理，包括防控干预、应急处理及跌倒后的管理。

1. **防控干预**

（1）加强跌倒的健康教育，对预防睡眠障碍的老年人跌倒十分重要。建立老年跌倒防控健康教室，普及跌倒风险意识，为存在睡眠障碍的老年人和家属提供针对性的宣教和训练，是降低跌倒发生率公认有效的干预措施。

（2）多学科预防康复综合干预：由多学科团队完成老年人疾病，如神经系统、骨科、心血管系统疾病等的诊疗，积极治疗引起睡眠障碍的相关疾病；进而对老年人睡眠情况给予监测和分析，同时进行全面翔实的康复干预工作，如对老年人进行认知功能训练，包括注意力警觉、注意力维持、注意力分配训练，记忆力训练，执行功能及进一步的认知 - 平衡双重任务训练和手脑功能结合训练等（图 16-1 ～图 16-4）；指导有计划的有氧耐力训练，站立时可行间歇踮脚尖或双下肢交替负重训练。另外，韩国一项预防跌倒的循证指南指出，具有高跌倒风险的老年人每天补充维生素 D 能降低跌倒发生率。由此可见，多学科包括营养科的介入很重要。

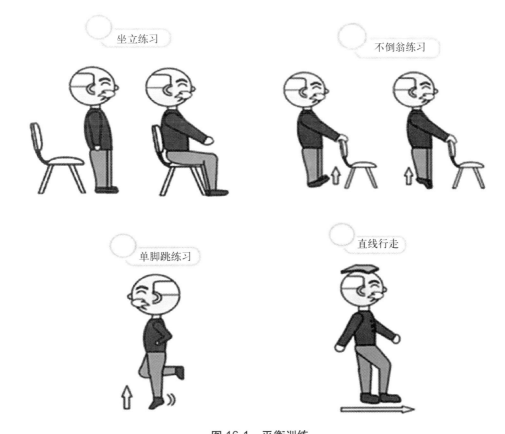

图 16-1　平衡训练

（3）改善家庭、社区、养老院、医院等老年人的生活环境，如在浴室、卫生间、走廊安装安全扶手，保持地面干燥、平整，通道无障碍物等；对频繁如厕的老年人，使用大 / 小便失禁护理裤、护理床，或在床旁提供洗漱和如厕的替代设施等；在床边、就餐区、卫生间、盥洗间等跌倒高危区域放置防跌倒警示标识等；当老年人出现精神与行为症状时，移除周围可能造成伤害的物品等。通过给予环境支持保障安全，起到预防老年人跌倒的作用。

（4）监控药物的使用，睡眠障碍的老年人多数会使用镇静、催眠、抗精神症状类药物，应监测药物副作用的发生，尽可能使用最低药物剂量，停用或调整致跌倒高风险的药物，定期评估药物的使用效果和必要性。

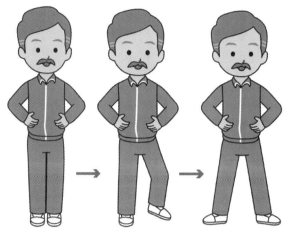

图 16-2　侧向走

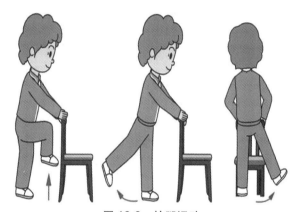

图 16-3　抬腿运动

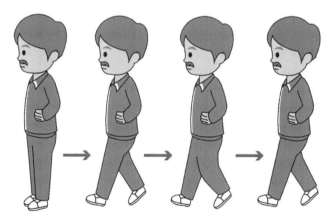

图 16-4　倒走

2. 应急处理　发生跌倒后，除了立即全面评估外，还需进行如下处理措施。

（1）立即就地查看，了解病情，根据病情将老年人转移到安全舒适的地方。

（2）报告医师协同处理，将伤害降到最低程度，并通知家属。

（3）检查意识、瞳孔、生命体征是否正常，是否有外伤（擦伤、骨折等）。

（4）遵医嘱行 B 超、CT 检查，确定是否有内脏损伤或出血。

（5）若并发症的处理，出现生命体征变化，立即遵医嘱给予心肺复苏、生命支持等。

（6）出现软组织、骨折、颅内出血等并发症，应配合相应的观察及处理。

3. 跌倒后的管理

（1）做好老年人和家属的安抚工作，消除其紧张、恐惧心理。

（2）与照护人员详细交接情况，密切注意生命体征、病情及心理变化。

（3）将发生经过及时报告管理者，组织讨论原因及改进措施。

（4）注意事项：在长期护理机构不推荐使用床栏或身体约束来预防跌倒；不能因为有风险而限制老年人活动；跌倒骨折后，除了终末期老年人，均应在多学科合作下尽早进行康复活动，减少下肢深静脉血栓、误吸等并发症的发生。

（5）跌倒检测系统的应用：跌倒检测系统是远程医疗系统的一部分，通过对生理信号进行检测、对检测结果进行相关专业处理来实现对跌倒的实时监控。目前跌倒检测系统主要分为 3 类，即视频式跌倒检测系统、环境式跌倒检测系统和穿戴式跌倒检测系统。其中穿戴式跌倒检测系统通常将跌倒检测单元嵌入到手机或衣服、首饰等处，实时采集人体的各项参数，通过相关数据处理判断是否发生跌倒事件。

七、护理

1. 向老年人和（或）照护人员进行预防跌倒的健康教育，并鼓励主动参与预防措施的制订与实施。

2. 使用带轮的床、轮椅等器具时，静态时应锁定轮锁，转运时应使用安全带或护栏。

3. 应有专人 24 小时看护，并保持老年人在照护人员的视线范围内。

4. 行为习惯指导：睡眠时抬高床头 10°～30°，以舒适为宜，淋浴时水温以 37～40℃为宜。由卧位转为站位时，遵循"三部曲"，即平躺 30 秒、坐起 30 秒、站立 30 秒再行走。体位转换时速度缓慢，减少弯腰动作及弯腰程度，避免弯腰后突然站起，以减少晕厥发生。

5. 指导老年人头晕及眩晕时及时蹲下或扶靠牢固稳定物体，出现不适症状时，应立即就近坐下或平躺休息；指导陪同人员按摩四肢并立即呼救。

6. 指导正确使用助行器等保护性器具。可协助佩戴髋部保护器，髋关节保护器的使用可减少髋部骨折。

7. 心理支持，帮助老年人消除跌倒恐惧症等心理障碍。

八、小结

跌倒是威胁老年人健康的最危险意外事故之一，严重者甚至导致死亡。而睡眠障碍是引起老年人跌倒的一个重要危险因素。应针对老年人由睡眠障碍导致的头晕、眩晕、视力障碍、平衡及步态异常、直立性低血压等，以及使用镇静、催眠和精神类药物等导致的跌倒高危风险因素，采取有针对性的干预措施，进行科学规范的管理，以期降低跌倒发生率，提高老年人的生存质量。

（王志燕）

参考文献

安雪梅，高红，刘晓春，2016. 跌倒自我效能现状及风险识别对防控老年患者跌倒的意义 [J]. 重庆医学，45(15):2158-2160.

范利，王陇德，冷晓，2017. 中国老年医疗照护基础篇 [M]. 北京：人民卫生出版社 :113-114.

欧洲，陕海丽，于春妮，2017. 老年住院患者预防跌倒研究进展 [J]. 预防医学，29(11):1127-1129.

皮红英，张立力，2017. 中国老年医疗照护技能篇 (日常生活和活动)[M]. 北京：人民卫生出版社 :178-179.

师防，李福亮，张思佳，等，2018. 中国老年跌倒研究的现状与对策 [J]. 中国康复，33(3):246-248.

王丽金，2020. 重症监护患者睡眠障碍的相关因素分析及护理干预对策 [J]. 世界睡眠医学杂志，7(8):1132-1433.

徐月，皮红英，高宇红，等，2019. 睡眠障碍对预测跌倒发生的研究进展 [J]. 护士进修杂志，34(8):698-701.

杨莘，程云，2019. 老年专科护理 [M]. 北京：人民卫生出版社 :208-209.

余力，姜玉，周鹏，等，2018. 老年人用药与跌倒关系的研究进展 [J]. 伤害医学 (电子版),7(2):51-55.

Kim K I, Jung H K, Kim C O, et al, 2017. Evidence-based guidelines for fall prevention in Korea[J]. Korean J Intern Med, 32(1):199-210.

Min Y, Kirkwood C K, Mays D P, et al, 2016. The effect of sleep medication use and poor sleep quality on risk of falls in community-dwelling older adults in the US:a prospective cohort study[J]. Drugs Aging, 33(2):151-158.

Otmar R, Kotowicz M A, Brennan S L, et al, 2013. Personal and psychosocial impacts of clinical fracture in men[J]. J Men's Health, 10(1):22-27.

Stone K L, Ancoli-Israel S, Blackwell T, et al, 2008. Actigraphy-measured sleep characteristics and risk of falls in older women[J]. Arch Intern Med, 168(16):1768-1775.

Stone K L, Blackwell T L, Ancoli Israel S, et al. 2014. Osteoporotic fractures in men study group Sleep disturbances and risk of falls in older community-dwelling men; The outcomes of sleep disorders in older men(MrOS Sleep)study[J]. J Am Geriatr Soc, 62(2):290-305.

Wolkove N, Elkholy O, Baltzan M, et al, 2007. Sleep and aging:1.sleep disorders commonly found in older people[J]. CMAJ, 176(9):1299-1304.

第三节　老年的睡眠药物治疗和交通安全

老年患者失眠的重要特点是慢性化，较年轻成年人发病率更高，需要长期使用催眠药物治疗的情况更常见。睡眠药物治疗可使多数老年失眠患者的临床症状得以改善，但用药安全问题亦越来越受到关注。不同机制的睡眠药物治疗可能会引起副作用，影响驾驶安全。

一、老年的睡眠药物

（一）用药原则

老年人由于对药物代谢能力减退，尤其是有肝脏和肾脏疾病的老年人更易产生药物不良反应，故宜选用毒性相对少、作用相对较弱的催眠药，以免发生不良事件；使用催眠药只宜短期使用以缓解失眠症状，不要长期使用，以免导致药物疗效减退，产生药物依赖，以及停药引起反跳性失眠和戒断症状；使用催眠药应以半衰期比较短的短效药物为主，半衰期较长的长效催眠药会损害老年人的认知功能和心理反应，易导致跌倒，反而增加伤害的危险；老年人用药剂量宜小，通常为一般成年人的 1/2 左右，在具体使用催眠药时应注意该药的毒副作用；尽量不合用两种以上催眠药，对于慢性失眠或初发患者最好先选择非药物治疗。总之，对于老年睡眠紊乱的患者，应进行详细的病史搜集及相关检查，针对病因遵循按需治疗的原则。

目前临床治疗失眠的药物，主要包括苯二氮䓬类(BZD)受体激动剂、褪黑素受体激动剂、食欲肽受体拮抗剂和具有催眠效应的抗抑郁药物。在我国的临床实践中，苯二氮䓬类和非苯二氮䓬类在老年患者人群中都有较广泛的使用，它们的疗效和安全性都得到了认可。

（二）BZD

1. BZD 的作用机制　该类药在临床使用较广泛，作用于大脑海马、杏仁核及脑干神经核团受体，阻断脑干网状结构向大脑皮质传递兴奋性冲动，加强中枢神经系统抑制性神经递质 γ- 氨基丁酸的功能，主要有抗焦虑、镇静催眠作用。其作用机制是通过非选择性与 γ- 氨基丁酸（GABA）受体 A 结合，并作用于 γ 亚基协同增加 GABA 介导的氯通道开放频率，促进氯离子内流，增强 GABA 的抑制作用，进而抑制兴奋中枢而产生镇静催眠作用；可通过增强杏仁核和皮质 - 纹状体 - 丘脑 - 皮质回路内前额叶皮质中的 GABA 的作用，缓解焦虑症状。它对睡眠的作用是增加总睡眠时间，缩短入睡潜伏期，减少夜间觉醒频率，但其可使睡眠结构发生改变，导致浅睡眠比例增加、快速眼动睡眠时间减少，显著减少慢波睡眠，导致睡后恢复感下降，记忆力受损，产生耐受性与成瘾性。

2. BZD 品种与使用方法

（1）美国 FDA 批准了 5 种 BZD（艾司唑仑、氟西泮、夸西泮、替马西泮和三唑仑）用于治疗失眠。国内常用于治疗失眠的 BZD 还包括阿普唑仑、劳拉西泮和地西泮。BZD 可以改善失眠患者的入睡困难，增加总睡眠时间，不良反应包括日间困倦、头晕、肌张力减低、跌倒、认知功能减退等。持续使用 BZD 后，在停药时可能会出现戒断症状和反跳性失眠。对于有物质滥用史的失眠患者，需要考虑到潜在的药物滥用风险。肝肾功能损害、重症肌无力、中重度阻塞性睡眠呼吸暂停（obstructive sleep apnea，OSA）及重度通气功能障碍患者禁用 BZD。

（2）老年人睡眠障碍首选对代谢影响较少和半衰期相对较短的 BZD，如艾司唑仑，常用量为睡前 1 ～ 2mg，先从 1mg 开始；劳拉西泮常用量为 0.5 ～ 2mg，该药易产生依赖性，应用时间不要超过 2 周；阿普唑仑常用量 0.4mg，该药亦有一定依赖性；对快速眼动睡眠障碍者，可给予劳拉西泮 0.5 ～ 1.5mg 睡前服用。三唑仑半衰期虽然短，对入睡困难效果较好，但副作用较大，剂量范围较窄，容易过量而产生顺行性遗忘、过度镇静、谵妄等不良反应，已被我国列为一类精神药品管理。BZD 可抑制呼吸，对睡眠时有不规则响亮打鼾的老年人最好不用，长期使用 BZD 可产生依赖性和停药戒断症状。半衰期短的 BZD 比半衰期长的更易产生戒断反应，因此不要突然停药，可逐渐减量停药。半衰期长的 BZD 因在体内有积蓄，故可相对快地停药。

3. BZD 使用注意事项

（1）选择半衰期短的药，使用最低有效剂量，以减轻白天的镇静作用。

（2）间断给药（2 ～ 3 次 / 周）。

（3）短期用药（连续用药不超过 3 ～ 4 周）。

（4）逐渐停药。

（5）注意停药后的失眠反弹。常用药物有地西泮 5 ～ 10mg，睡前服；艾司唑仑 1 ～ 2mg；

阿普唑仑每次 0.8mg；劳拉西泮每次 0.5 ～ 1mg；氯硝西泮 1 ～ 2mg。

4. BZD 的不良反应　BZD 化学结构相近，药理作用亦相似，但其作用强弱和半衰期长短有区别，因此老年人在服用时应有所选择，以对不同类型的失眠症起到良好的治疗作用，但其所产生的副作用尤其对老年人群的影响不容忽视，常见不良反应有宿醉、记忆障碍、戒断症状、反跳性失眠、头晕、困睡、乏力、恶心等。不良反应主要表现在以下几个方面。

（1）宿醉作用：指服用催眠药后，在应当睡眠的时间之后，如次日仍有昏昏欲睡的感觉及乏力、注意力涣散、警觉性减退。主要见于长效催眠药如地西泮、硝西泮等。实际是药物的延续及蓄积作用。有研究表明老年人中地西泮的半衰期为年轻人的 4 倍，故老年人服用长效镇静药更易发生宿醉现象。此外，BZD 均有一定肌肉松弛作用，故宿醉现象和肌肉松弛作用对老年人危害尤甚，很易导致跌倒，重者引发骨折、脑外伤甚至危及生命。

（2）中枢抑制作用：BZD 对中枢神经系统有一定抑制作用，特别是静脉应用时，可引起血压下降、呼吸抑制。有报道提示，老年人比年轻人对 BZD 的中枢抑制作用更为敏感，故其应用须谨慎，用药前应注意评估其心肺功能。文献曾报道老年肺性脑病出现精神症状而应用地西泮导致患者死亡的病例。此外，老年慢性支气管炎患者呼吸道分泌物较多，应用地西泮后咳嗽反射减低，影响排痰，亦对病情恢复不利。

（3）药物耐受性：如长期连续使用同一种药物，常可使疗效减退，需增加剂量方可达到同样疗效。BZD 均可导致耐受性，且不同种类之间有一定交叉耐受性，故应注意与非BZD 交替使用。

（4）药物依赖性：BZD 如连续服用数月以上，可产生一定的心理及躯体依赖，即不服药便不能入睡，甚至烦躁不安。依赖性的产生与个体差异有关，有酒精依赖者更易产生对BZD 的依赖。药物依赖的产生与用药方法有关，特别是老年人初用 BZD 时，应严格掌握适应证，根据失眠症的不同临床症状选用不同类型的镇静药，并告知患者注意增减及交替用药的方法。

（5）戒断反应：长期服用 BZD 如突然停药可出现精神及躯体的不适症状，如紧张、焦虑、震颤及失眠加重（反跳性失眠）。一般认为戒断反应的出现与服药剂量、用药时间长短及药物的种类有关。使用药物剂量越大、服药时间越久，越易出现戒断反应。半衰期越短的药物，越容易导致反跳性失眠，因此服用催眠药应从小剂量起始，有效即可。如长期服用，需要减量时，一定要逐渐减量。有些老年患者自年轻时起即有睡眠障碍，长期服用催眠药，对这部分患者减停药时更应注意。

（6）认知功能损伤：BZD 可影响记忆功能，导致遗忘症状，患者往往对服药后所做的事情回忆困难，但自身不能察觉。此类情况在老年人中更易发生，可能与老年人由自身增龄所致认知功能减退有关，有些老年人服用镇静药后反应迟钝、记忆减退。因此，老年人服用 BZD 应注意避免剂量过大，剂量越大，记忆损伤越重。此外，不同种类的 BZD 对认知功能的影响不尽相同。目前认为三唑仑、氯硝西泮、劳拉西泮对记忆功能影响较大。对已有认知损伤的老年痴呆或血管性痴呆的老年患者，在应用镇静药时更应谨慎，因其可加重原有的临床症状，如导致思维迟缓、计算力下降、定向力障碍甚至迷路走失。

（7）精神障碍：虽然 BZD 为临床常用的镇静催眠药，但有少数患者用药后出现反常的亢奋状态，如激惹、易怒、恐惧、恍惚甚至狂躁不安，特别是静脉用药后较易发生。此种情况在老年人及幼儿中较为常见。BZD 引起的精神症状可在用药后立即发生，亦可用药后当日或症状持续数日。一般出现此种反应与剂量关系不大，主要由于个体对药物的反应差异。因此用药前应注意询问病史并密切观察病情变化。

（8）其他：除上述主要不良反应外，服用 BZD 还可出现共济失调、口干、乏力、便秘、视物模糊等。另有一些疾病是应用 BZD 的禁忌证，如青光眼、重症肌无力及肝、肾功能不全和酗酒者。

（三）非 BZD

新型非 BZD 起效快、半衰期短，次晨没有宿醉现象，是目前推荐的治疗失眠的一线药物。唑吡坦、右佐匹克隆和佐匹克隆属于快速起效的催眠药物，能够诱导睡眠始发，治疗入睡困难和睡眠维持障碍。扎来普隆的半衰期较短，仅适用于治疗入睡困难。虽然非 BZD 具有与 BZD 类似的催眠疗效，但是由于非 BZD 半衰期相对较短，产生药物依赖的风险较传统 BZD 低，治疗失眠安全、有效，无严重药物不良反应。

1. 佐匹克隆　作用机制是与 BZ 受体结合而起催眠作用。一般用量是睡前 7.5mg，老年人可酌减。常见不良反应有嗜睡、口干、乏力等。该药一般不产生失眠反跳和撤药反应，但使用时间过长（连续使用超过 2 个月）时突然停药还是会出现焦虑、激惹、全身不适和知觉改变等撤药反应。佐匹克隆还可以作为长期服用 BZD 患者的代替药物，可以突然替换，一般不产生不良反应，但对老年人来说，还是应缓慢换药。右佐匹克隆是佐匹克隆单纯右旋异构体，能缩短入睡潜伏期，延长慢波睡眠时间和总睡眠时间，减少觉醒次数。其较唑吡坦有较长的半衰期，在促进睡眠维持和改善早醒上具有优势。佐匹克隆 7.5mg 睡前服，一般治疗 1 ～ 2 周。

2. 唑吡坦　选择性作用于 BZD 的一种亚型受体，半衰期短（2 ～ 3 小时），是一种高效催眠药，作用时间短，白天残留效应非常小，发生药物耐受、药物依赖和药物滥用的危险比较小。该药被认为可诱导和保留睡眠的生理结构，从而可以减少或避免耐受性、依赖性和反跳现象。老年人用量是 5 ～ 10mg，睡前服。临床副作用主要有头晕、头痛、嗜睡、乏力、复视等，一般较轻，可以自行消失。一些研究表明该药长期疗效明确，停药一般不产生撤药反应和失眠反跳现象，可以作为长期服用 BZD 防止撤药反应的转换药物。

3. 扎来普隆　有些研究支持该药对老年失眠患者有明确的催眠作用，并认为它在缩短睡眠潜伏期、维持睡眠、增加睡眠时限和改善睡眠质量方面有较好的作用，用量为 5 ～ 10mg，一般起始量为 5 mg，不良反应小而轻，常见不良反应有头痛、胃肠道反应，耐受性良好，一般不易产生戒断症状和反跳性失眠。该药起效快，适用于难入睡患者，因没有宿醉现象，故能减少跌倒和骨折的危险，连续使用时间一般不宜超过 4 周。尽管新型催眠药副作用较轻，耐受性良好，不易产生依赖性和撤药反应等，但还是提倡不持续服用，一般不宜超过 24 周。同时应该根据患者情况选择适当的催眠药，遵循出现失眠症状时短期使用、间断使用及症状消失后尽早停药的按需治疗原则。

（四）褪黑素及褪黑素受体激动剂

阿戈美拉汀既是褪黑素受体激动剂，也是 $5-HT_{2C}$ 受体拮抗剂，因此具有抗抑郁和催眠的双重作用，能够改善抑郁障碍相关的失眠，缩短睡眠潜伏期，增加睡眠连续性。褪黑素受体激动剂可以作为不能耐受前述催眠药物的患者和已经发生药物依赖患者的替代治疗。阿戈美拉汀目前是中国唯一上市的褪黑素受体激动剂。而褪黑素受体激动剂雷美替安（ramelteon）属于褪黑素 MT_1 和 MT_2 受体激动剂，能够缩短睡眠潜伏期、提高睡眠效率、增加总睡眠时间,可用于治疗以入睡困难为主诉的失眠及昼夜节律失调性睡眠 - 觉醒障碍。雷美替安对于合并睡眠呼吸障碍的失眠患者安全有效,由于没有药物依赖性,也不会产生戒断症状,2005 年美国 FDA 批准褪黑素受体激动剂雷美替安用于长期治疗失眠。

(五)镇静作用抗抑郁药

由于许多失眠患者特别是慢性患者,会伴有一定的抑郁、焦虑情绪,即使其临床表现尚未达到抑郁或焦虑发作的程度,但这种不良情绪又往往加重睡眠障碍。使用一些抗抑郁剂,也常对改善患者的睡眠质量有效。因此注意抗抑郁治疗可使失眠症的治疗达到事半功倍的效果,加之近年多种新型抗抑郁药问世,使得抗抑郁药在失眠症治疗中得到广泛应用。但是抗抑郁药的不良反应特别是老年人群中应用的不良反应值得重视。传统抗抑郁药,如阿米替林、多塞平等在神经系统方面的副作用为嗜睡、谵妄、锥体外系反应,甚至可出现肌阵挛及癫痫。其次为抗胆碱能作用,包括口干、视物模糊、尿潴留及便秘、老年人前列腺增生及胃肠蠕动减慢颇为常见,用药后出现尿潴留的概率较年轻人高,甚至需导尿处理。心血管系统最常见的不良反应为直立性低血压,可导致跌伤、骨折,此外还可出现心脏传导阻滞、心律失常等。近年推出的选择性 5- 羟色胺再摄取抑制剂(SSRI)不良反应较三环类药物轻,严重不良反应如心脏传导阻滞、直立性低血压及癫痫等很少,但仍有不同程度的抗胆碱能反应,如排尿困难,以致尿潴留病例亦有发生。更重要的是可出现神经系统运动障碍,如帕金森综合征、静坐不能、肌紧张异常等。因此对老年失眠症患者加用抗抑郁药物治疗时尽量选用安全性较好的种类。一些镇静作用相对较强的抗抑郁药,如曲唑酮、米氮平、多塞平等,在指南中也推荐用于治疗慢性失眠。曲唑酮:小剂量(25 ~ 150mg/d)具有镇静催眠效果,可改善入睡困难,增加睡眠连续性,可用于治疗失眠和催眠药物停药后的失眠反弹。不良反应会引起头晕、便秘等。米氮平:小剂量(3.75 ~ 15.00mg/d)能缓解失眠症状,适用于睡眠表浅和早醒的失眠患者,但会诱发老年人出现不宁腿症状,加重入睡困难。

另外,应充分了解并掌握一些特殊睡眠障碍的识别和诊断,如快速眼动睡眠行为障碍、不宁腿综合征、睡眠呼吸障碍等,都是更常见于老年人而可能存在失眠主诉的疾病。因此需要全面整体评估才能合理使用睡眠障碍相关药物。

二、睡眠药物治疗与交通安全

由于人口的老龄化,驾驶汽车的老年人数量将会增加。老年人长期用药物治疗,可能会造成相当大的交通安全问题。

在德国一项关于老年驾驶人群和健康人群相关数据的研究中,与年轻驾驶员相比,年长驾驶员报告与交通安全相关疾病(和相关药物)的频率要高得多。某些药物类别与潜在的不良驾驶模式相关,因此增加了老年驾驶员发生机动车事故的风险。另外,老年人特别是老年男性出现其他睡眠障碍的可能性也比较大。例如,阻塞性睡眠呼吸暂停出现夜间低氧事件,引起夜间睡眠易醒、白天嗜睡困倦、注意力不集中、精力不足,加之服用助眠药改善睡眠,容易出现交通安全的隐患。由于药物及本身疾病的影响,睡眠障碍与交通安全的关系越来越受到人们的关注。国外 41% ~ 59% 的重型卡车交通事故与驾驶疲劳有关,我国交通事故的 25%、交通死亡率的 83% 与驾驶疲劳所致瞌睡有关。常见的睡眠障碍相关用药都对交通安全影响甚大。

老年人服用镇静催眠药次日出现的宿醉反应，常有头晕目眩、乏力、思维反应迟钝等表现，会导致安全事故的发生。首先，治疗失眠的苯二氮䓬类药物会导致事故风险增加 4 倍，男性比女性更严重。其次，苯二氮䓬类药物的副作用也与其他驾驶问题有关，包括驾驶速度、反应时间及转向、速度控制等方面。苯二氮䓬类药物帮助睡眠，但在次日仍有残留作用，有时甚至持续到摄入后的 16 ～ 17 小时，从而影响驾驶行为，导致事故发生。不安全驾驶行为和事故率增加与苯二氮䓬类药物较长的半衰期相关。由于药物的半衰期随着年龄增长而延长，苯二氮䓬类药物对交通安全的影响在老年人群中更显著。其他治疗睡眠障碍的药物可能会损害驾驶能力，如非苯二氮䓬类药物唑吡坦一直被证明与机动车碰撞风险的增加有关。

　　三环类抗抑郁药如阿米替林、丙米嗪或多塞平虽然已被耐受性更好的药物广泛取代，但仍在使用。它们能导致直立性低血压和产生不同程度的镇静作用。Leroy 和 Morse 发现，使用三环抗抑郁药时发生机动车事故的可能性要高出 41%。Iwamoto 等发现，即使在服用 25mg 阿米替林 4 小时后，驾驶员在跟车距离上也表现出了更多的横向穿插行为，反映了服药后对于驾驶员的判断及驾驶行为是有影响的。选择性 5 - 羟色胺再摄取抑制剂（SSRI）对驾驶安全的影响要小得多。在一项 meta 分析中，Ravera 及其同事得出结论，SSRI 类药物只有在给予高剂量时才会影响驾驶。

　　对于患有睡眠昼夜节律障碍的驾驶员，合理使用中枢兴奋药和短效类非苯二氮䓬类催眠药可改善睡眠、保持中枢觉醒功能，消除疲劳和恢复体力、精力，对提高其工作能力是非常有益的。助眠药物唑吡坦和佐匹克隆等短效催眠药因半衰期较短，次日很少导致宿醉现象，睡眠昼夜节律障碍者应用后驾驶汽车相对比较安全。

　　总之，交通事故相关性研究多为对发生交通事故路况、伤员的急救及驾驶员的心理状态的研究；交通安全相关性睡眠障碍的研究多为 OSA 与睡眠不足的研究。对发生交通事故驾驶员的睡眠问题及特殊环境下汽车驾驶员睡眠障碍的研究报道较少，并且相关睡眠药物治疗的合理选择使用尚需进一步研究与探讨。

（冯　霞）

参考文献

Bellaera L, von Mühlenen A, 2017. The effect of induced sadness and moderate depression on attention networks[J]. Cogn Emot, 31(6):1140-1152.

Brunnauer A, Buschert V, Fric M, et al, 2015. Driving performance and psychomotor function in depressed patients treated with agomelatine or venlafaxine[J]. Pharmacopsychiatry, 48(2):65-71.

Chihuri S, Mielenz T J, DiMaggio C J, et al, 2016. Driving cessation and health outcomes in older adults[J]. J Am Geriatr Soc, 64(2):332-341.

Goodman R A, Lochner K A, Thambisetty M, et al, 2017. Prevalence of dementia subtypes in united states medicare fee-for-service beneficiaries, 2011-2013[J]. Alzheimers Dement, 13(1):28-37.

Gottlieb D J, Ellenbogen J M, Bianchi M T, et al, 2018.Sleep deficiency and motor vehicle crash risk in the general population:a prospective cohort study[J]. BMC Med, 16(1):44.

Hird M A, Egeto P, Fischer C E, et al, 2016. A systematic review and meta-analysis of on-road simulator and cognitive driving assessment in Alzheimer's disease and mild cognitive impairment[J]. J Alzheimers Dis, 53(2):713-729.

Li P, Song X, Wang J, et al, 2015. Reduced sensitivity to neutral feedback versus negative feedback in subjects with mild depression:Evidence from event-related potentials study[J]. Brain Cogn, 100:15-20.

Patil S P, Ayappa I A, Caples S M, et al, 2019. Treatment of adult obstructive sleep apnea with positive airway pressure:an american academy of sleep medicine systematic review, meta-analysis, and grade assessment[J].J Clin Sleep Med, 15(2):301-334.

Roth T, Eklov S D, Drake C L, et al, 2014. Meta-analysis of on-the-road experimental studies of hypnotics:effects of time after intake, dose, and half-life[J]. Traffic Inj Prev, 15(5):439-445.

Sateia M J, 2014. International classification of sleep disorders-third edition:highlights and modifications[J]. Chest, 146(5):1387-1394.

Stone B T, Correa K A, Brown T L, et al, 2015. Behavioral and neurophysiological signatures of benzodiazepine-related driving impairments[J]. Front Psychol, 6(89):1799.

Toepper M, Falkenstein M, 2019.Driving fitness in different forms of dementia:an update[J]. J am Geriatr Soc, 67(10):2186-2192.

Verster J C, Bervoets A C, de Klerk S, et al, 2014. Lapses of attention as outcome measure of the on-the-road driving test[J].Psychopharmacology(Berl), 231(1):283-292.

Verster J C, Roth T, 2014. Excursions out-of-lane versus standard deviation of lateral position as outcome measure of the on-the-road driving test[J]. Hum Psychopharmacol, 29(4):322-329.

Verster J C, Roth T, 2014. Methylphenidate significantly reduces lapses of attention during on-road highway driving in patients with ADHD[J]. J Clin Psychopharmacol, 34(5):633-636.

第17章 老年失眠症与养老院的老年睡眠

第一节 老年失眠症

概述

随着社会老龄化的加速，老年人的生活质量越来越受到社会各界的关注，然而睡眠质量直接影响着老年人的日常生活，年龄越大，失眠的发生率越高，且越易变为慢性，危害着老年人的身体健康。老年人除了睡眠时间的变化外，随着年龄的增长，睡眠模式也会发生变化。就像老年人发生的生理变化一样，睡眠模式的改变也是正常衰老过程的一部分。随着年龄的增长，老年人往往很难入睡，也很难保持睡眠状态。老年人在浅睡眠阶段比深睡眠阶段的时间更多。随着老年人的昼夜节律机制变得低效，睡眠时间提前，以早睡早起的特点为主，引起老年人失眠的因素很多，常见的有生理因素、心理社会因素、环境因素、药物因素等。改善睡眠质量可以促进老年患者健康恢复，提高生活质量。

慢性失眠症是老年人最常见的睡眠障碍。老年人中睡眠障碍的患病率更高。响亮的鼾声在老年人中更常见，可能是阻塞性睡眠呼吸暂停的症状，可增加心血管疾病、头痛、失忆和抑郁的风险。不宁腿综合征和周期性肢体运动障碍在老年人中更为普遍。其他常见的老年人疾病，如高血压、糖尿病、肾衰竭、呼吸系统疾病（如哮喘）、免疫系统紊乱、胃食管反流病、身体残疾、痴呆、疼痛、抑郁和焦虑等，都与睡眠障碍有关。因此，老年慢性失眠症多为共性病失眠，常伴发其他睡眠障碍、精神障碍及老年相关慢性病。由于老年人睡眠结构及睡眠-觉醒节律发生改变，使老年慢性失眠症更多表现为早醒及白天片段化睡眠。病因治疗是老年慢性失眠症的基础，失眠症主要以非药物治疗为主，与药物治疗联合。

（一）病因

老年失眠症是多病因所致的疾病。原发性失眠缺乏明确病因，可能与过度觉醒、人格特征、错误信念与态度、睡眠知觉紊乱等因素有关。共病性失眠常伴发于原发性睡眠障碍、精神障碍、躯体疾病、药物使用及与老龄相关的社会心理因素。

1. 共病　在60岁以上老年人群中，50%以上存在睡眠障碍，其中慢性失眠症是老年人最常见的睡眠障碍，在65岁以上人群患病率为20%～50%，女性（40%～60%）高于男性。老年人失眠的原因包括周期性睡眠-觉醒节律改变（睡眠时相提前、周期性节律幅度变小）、睡眠障碍[阻塞性睡眠呼吸暂停（obstructive sleep apnea，OSA）、不宁腿综合征（restless leg syndrome，RLS）、睡眠周期性肢体运动（periodic limb movement in sleep，

PLMS）]，这些都是导致老年人失眠的重要危险因素。老年失眠症还与老年相关慢性病，如内科疾病（急慢性疼痛综合征、纤维肌痛、慢性阻塞性肺疾病、缺血性心脏病、充血性心力衰竭、胃食管反流、夜尿、癌症、骨性关节炎等，其中慢性疼痛是影响老年睡眠质量的最重要原因）、神经科疾病（帕金森病、痴呆、卒中）、精神科疾病（抑郁症、焦虑症）及药物、物质使用（酒精、咖啡因）和心理性应激源（退休、丧偶）有关。随年龄增长，神经系统变性退化导致老年人睡眠 - 觉醒节律紊乱、夜间片段化睡眠、白天睡意增加等，这些改变是导致老年患者出现认知功能减退、情感障碍及躯体疾病增加的重要原因。因此，老年失眠症并不是机体老化的表现，而大多是伴随老化的其他慢性躯体及精神疾病的结果。病因处理是治疗取得成功的关键。

2. 使用多种药物　许多用于治疗慢性病的药物可致慢性失眠，如抗高血压药物（β 受体阻滞剂、α 受体阻滞剂）、呼吸系统药物（茶碱、沙丁胺醇）、化疗药物、减充血剂（伪麻黄碱）、激素（糖皮质激素、甲状腺激素）和精神疾病治疗药物（非典型抗抑郁药、单胺氧化酶抑制剂）等。已明确抗抑郁药尤其是 5- 羟色胺再摄取抑制剂可引发失眠。

3. 老年人睡眠节律变化　老年人昼夜节律时相提前导致夜间睡眠时间缩短、白天睡眠及瞌睡时间增加。随着年龄增长，行为能力及生理功能减退，使机体组织受昼夜节律调控的能力下降。同时，老龄相关的晶状体混浊使视交叉上核（SCN）对光的感知及通过其调节睡眠 - 觉醒节律的能力下降。这些原因使老年慢性失眠更多表现为早醒、白天睡眠及瞌睡。随着年龄增长，下丘脑视交叉上核中的褪黑素、血管活性肠多肽、血管升压素神经元表达降低，使其对昼夜节律包括睡眠 - 觉醒周期的调节能力下降，表现为体温波动小，易发生早睡早醒等。

4. 躯体疾病　脑部器质性疾病，如高血压、脑出血、脑梗死、痴呆、震颤麻痹等可使脑部血流减少，引起脑代谢失调而产生失眠症状。慢性疼痛是老年人中一种常见的衰弱性疾病。一项针对美国医疗保险受益人的全国性研究表明，有 50% 的老年人饱受病痛折磨，而且随着疾病负担的加重，病痛也会显著增加。这会导致情绪困扰，从而降低睡眠质量，反过来又会降低疼痛阈值，增加疲劳感。此外，有中度至重度疼痛干扰的受试者抑郁、疲劳和失眠症状比那些报告疼痛较轻的受试者更严重，老年妇女的疼痛发生率和疼痛部位的数量高于男性。

5. 环境因素　对于老年人来说，环境因素的变化容易对其睡眠造成影响。由于老年人对陌生环境的适应性较差，对于居住的环境适应较慢，灯光、气味、床的软硬程度、空气流通程度、室内温度等都会在一定程度上影响老年人的睡眠质量。居住在繁忙的机场或铁路附近、电话铃声、同床者的鼾声等环境噪声的不良刺激均可影响到老年人的睡眠质量。

6. 不良的行为习惯及睡眠行为习惯　不良的行为习惯容易打破睡眠 - 觉醒节律，也是引起失眠症的因素之一。老年人的不良生活习惯，如睡前打扫卫生、吸烟、剧烈活动、饮咖啡或浓茶等，均会引起神经兴奋而影响睡眠。早睡早起、白天过度卧床、活动量减少、打瞌睡、业余爱好减少等会减少睡眠驱动能力而进一步影响睡眠。

7. 心理因素　人们在步入老年阶段后，会渐渐变得脆弱无助，如老年丧偶、子女不在身边会使老年人感到孤独，这些都会影响老年人的睡眠。当社会家庭发生较大变故时，更容易影响老年人的心理，从而影响睡眠，甚至导致失眠症。社会家庭是影响老年人睡眠质量的重要原因之一，当不能及时调整心理时，睡眠障碍作为一个不良后果可威胁老年人的身心健康。

8.**精神疾病**　精神障碍也是影响老年人睡眠的常见原因。老年抑郁症、老年痴呆、焦虑症、强迫症、精神分裂症、边缘型人格障碍及其他精神障碍等常伴有失眠症。有充分的证据表明，老年人中焦虑和抑郁很常见。老年人抑郁可导致不良后果，包括执行功能受损、医疗疾病、残疾、死亡率增加和卫生服务利用率增加。与年龄有关的睡眠结构加速变化可能与老年人的抑郁情绪有关。由于抑郁症与睡眠障碍共病，睡眠障碍被认为是继发于抑郁症。然而，最近的证据表明，睡眠障碍不仅先于抑郁症的发生，而且在横断面和纵向上与抑郁症风险的增加有关。

（二）发病机制

尽管我们对失眠的自然进程、病因及病理生理学机制的认识取得了很大进展，但仍缺乏明确的理论依据，现阶段被接受的主要是来自于神经生物学的过度觉醒假说和认知行为学的 3P 模型假说。

1.**过度觉醒假说**　失眠是一种过度觉醒障碍，包含生理（躯体）、皮质、认知 3 个方面的过度觉醒。生理的这种过度觉醒体现在交感神经系统，下丘脑 - 垂体 - 肾上腺（hypothalamic-pituitary-adrenocortical，HPA）系统过度激活，患者会出现心率增快、心率变异性和基础代谢率增加，形成生理性过度唤醒。临床表现为失眠症伴发的心慌、多汗、紧张、焦虑、血皮质醇水平增高等症状。皮质觉醒表现为睡眠脑电图脑电波频率增快，在脑部表现为脑代谢和脑电图功率谱增加，即皮质性过度唤醒。而情绪和认知性过度唤醒会使患者选择性注意睡眠相关性线索、有意识性入睡和睡眠努力增加。长期失眠本身也可成为慢性应激源，强化下丘脑 - 垂体 - 肾上腺轴和交感神经系统的过度激活，导致过度觉醒和失眠的恶性循环。

2.**3P 模型**　又称 Spielman 假说，用来解释失眠的发生、发展和持续被广泛接受的认知行为学假说。其主要包括易感因素（predisposing factor）、诱发因素（precipitating factor）和维持因素（perpetuating factor）。易感因素通常包括生物学因素和心理因素。促发因素包括生活事件、社会因素、应激等。若促发因素持续不能消除，或发生失眠后的应对处理不当等（维持因素），则导致失眠演变为慢性病程。维持因素是指使失眠得以持续的行为和信念，包括应对短期失眠所导致的不良睡眠行为及由失眠所导致的焦虑和抑郁症状。当维持因素在失眠中持续时，躯体和大脑皮质可逐渐产生过度唤醒现象，这种现象会强化慢性失眠，成为慢性失眠的持续稳定因素。Spielman 提出维持因素包括不合理的认知、态度、行为三者及其相互作用。根据上述失眠病因模式，可以发现心理和行为因素对失眠的形成和发展起着重要的作用。

（三）老年人的睡眠特点

老年人随着年龄的增长，睡眠结构亦发生一定的变化，睡眠时长、结构、节律、效率等均易发生改变，从而影响睡眠质量，引发睡眠障碍。老年人睡眠模式的改变是正常衰老过程的一部分。由于经常被唤醒，老年人很难入睡和保持睡眠。事实上，整个成年期所需的总睡眠时间几乎是不变的，只有睡眠结构和深度随着年龄的增长而变化。老年人在浅睡眠阶段（N1 和 N2）的时间多于深度睡眠阶段（N3），导致他们在夜间多次醒来。这种现象被称为随着年龄的增长而导致的睡眠片段化。最近的一项研究探讨了年龄对一系列睡眠变量的影响，包括总睡眠时间、各期睡眠（N1、N2、N3）比例和快速眼动睡眠、唤醒（宏观结构）和光谱功率（微观结构）。结果表明，与传统的睡眠分期变量相比，衰老对睡眠微观结构的影响更为明显，尤其表现为 N3 睡眠中，快速纺锤波密度、κ 复合波密度和 δ 波功率的下降。一些报道显示，老年人的总睡眠时间总体减少，女性快速眼动睡眠比例的减少与年龄显著相关，而男性慢波睡眠比例的减少与年龄相关。睡眠的总体表现主要有如下几方面：夜间睡眠浅而且容易觉醒，在夜间睡眠中有多次短暂的觉醒。非快速眼动睡眠时间减少，表现为深睡眠状态的慢波睡眠减少，夜间的有效睡眠时间减少。由于慢波睡眠减少，睡眠两个状态之间的潜伏期也相应缩短，老年人两种状态之间的潜伏期时间为70 ～ 80 分钟，比年轻人睡眠时相提前，故表现出早睡早醒。睡眠昼夜节律紊乱，夜间睡眠时间减少，白天睡眠时间增多。由于睡眠 - 觉醒各阶段转变的耐受力较差，其睡眠 - 觉醒节律需要经过较长时间才能调整过来，因此对时差变化的适应力亦较差。

（四）临床表现

1. **睡眠时长缩短悟**　每天的睡眠时间，婴幼儿 14 ～ 20 小时，成人 7 ～ 8 小时，老年人 5 ～ 6 小时。其中老年人的睡眠时间缩短并非睡眠需要减少，而是睡眠能力降低。

2. **睡眠结构改变**　按照脑电图及其他生理性指标的不同特征，睡眠分为非快速眼动睡眠和快速眼动睡眠。随着年龄的增长，老年人的慢波睡眠比例、快速眼动睡眠比例都逐渐减少，而入睡潜伏期、非快速眼动 1 期和 2 期睡眠占比都逐渐增加，提示老年人睡眠大多处于浅睡眠状态，睡眠效率下降。睡眠结构的改变可能会导致潜在病理状态或神经退行性变，从而影响老年人的认知能力。

3. **睡眠 - 觉醒节律的改变**　老年人昼夜静息 - 活动、睡眠 - 觉醒节律与其他年龄层人群存在明显差异。老年人实际睡眠时间减少，睡眠效率降低，夜间觉醒次数、日间瞌睡次数增加。

（五）辅助检查

睡眠质量的测量工具主要包括客观测量工具和主观测量工具，前者主要包括 PSG 监测，后者主要包括匹兹堡睡眠质量指数量表和睡眠日记等主观量表，还有情绪问题的主观量表测评。

1. **PSG 监测**　尽管 PSG 不是常规评估失眠的必需检查项目，但对于明确是否存在其他类型睡眠障碍及其他需要鉴别的疾病，能够提供客观依据。因此 PSG 监测对睡眠的评估在治疗失眠症中具有重要意义，是筛查是否伴有其他睡眠障碍的重要客观检查手段。其通过脑电图、肌电图及 2 个眼动图对睡眠进行连续监测，同时还可监测心功能、呼吸、血氧饱和度和腿部运动等，提供睡眠结构、睡眠时间和睡眠质量的信息，被认为是客观测量睡眠的金标准。

2. **体动记录仪（actigraphy，ACT）**　是一个较小而敏感的仪器，通常戴在手腕部位，可以连续记录 24 小时甚至数天、数周，提供睡眠与觉醒期运动模式的客观数据，间接反映睡眠与觉醒状态。

3. **睡眠状况评估量表**　可以选择匹兹堡睡眠质量指数量表（pittsburgh sleep quality index，PSQI）、失眠严重程度指数量表（ISI）评定失眠严重程度。采用 Epworth 嗜睡量表（ESS）评估日间思睡，并筛查是否有睡眠呼吸紊乱及其他睡眠障碍。采用贝克抑郁量表、汉密尔顿抑郁量表（HAMD）和焦虑量表（HAMA）、状态 - 特质焦虑问卷（STAI）评估焦虑、抑郁情绪情况。采用睡眠信念和态度问卷等评定睡眠相关特质，采用艾森克个性问卷（EPQ）等评定性格特征。

4. 睡眠日记（sleep diary，SD）　是反映患者睡眠紊乱主观感受的最好指标。老年人失眠常有生物节律紊乱情况，可以通过睡眠日记反映患者睡眠紊乱的情况，包括记录上床时间、起床时间、睡眠潜伏期、夜间醒来次数和持续时间、瞌睡情况、使用帮助睡眠的工具或药物情况、各种睡眠质量指数和白天的功能状况等。

（六）诊断

失眠是老年人最常见的睡眠障碍之一。根据美国睡眠医学会 ICSD-3，失眠被定义为一种尽管有充足的睡眠机会和环境，但在睡眠开始、持续时间、巩固或质量方面持续存在的困难，并导致某种形式的日间功能损伤。但根据 DSM-5，失眠的定义是对睡眠数量或质量的不满意，与睡眠难以开始、维持或清晨醒来有关，并导致临床显著的痛苦或障碍，连续3 个月，每周至少 3 晚在有充足睡眠机会的情况下发生，不能用其他障碍或药物滥用来更好地解释。

1. ICD-10 的诊断标准

（1）有入睡困难、睡眠维持障碍或睡眠后没有恢复感。

（2）至少 3 次 / 周，持续至少 1 个月。

（3）睡眠障碍导致明显不适或影响日常生活。

（4）排除神经系统疾病、使用精神类药物或其他药物等造成的失眠。

2. DSM-5 的诊断标准

（1）对睡眠的质或量显著不满意，伴以下至少一项症状。

1）入睡困难。

2）睡眠维持困难。

3）早醒后不能再次入睡。

（2）睡眠困扰（或相关的日间疲惫感）引起了明显的苦恼或在社交、职业、教育、学术、行为或其他重要方面的社会功能缺损。

（3）睡眠困难每周至少发生 3 次。

（4）睡眠困难至少已有 3 个月。

（5）即使有足够的睡眠机会，仍发生睡眠困难。

（6）失眠不能更好地被其他睡眠障碍所解释，也不发生于其他睡眠障碍中。

（7）睡眠不由物质（如物质滥用）生理效应所致。

（8）共存精神障碍和医疗情况不足以解释显著的失眠主诉。

（七）鉴别诊断

注意失眠和睡眠时相延迟障碍、睡眠不足综合征、共病某些躯体疾病、精神障碍、其他睡眠障碍（如不宁腿综合征、呼吸相关睡眠障碍）等疾病相鉴别，详见其他章节。

（八）治疗

失眠治疗包含非药物治疗 [认知行为疗法（CBT）]、药物治疗、物理治疗及中医治疗等。目前失眠以综合性的干预措施进行治疗。正念冥想、太极拳及瑜伽等也是辅助治疗方法。

1. 失眠的认知行为疗法（cognitive behavioral therapy for insomnia，CBTI）　对于老

年慢性失眠症患者，CBTI 是相对安全、有效而持久的，可以成为首选的治疗方法。相比药物治疗，CBT 的作用更加稳定持久，多项针对 CBT 与镇静催眠药物治疗的随机对照研究显示，CBT 可以在增加总睡眠时间、慢波睡眠（SWS）时间，提高主观睡眠质量方面优于镇静催眠药物。CBT 主要目的是通过调整关于睡眠的消极想法和信念，改变不正确的睡眠习惯，最终提高睡眠质量。治疗方法主要包括认知疗法和行为疗法。认知疗法是指通过讲解睡眠的知识，纠正不良的睡眠观念，如对睡眠不现实的期望及过分夸大睡眠障碍的危害，帮助患者建立合理的睡眠期望。行为疗法主要包括刺激控制疗法和睡眠限制疗法。刺激控制疗法的基本理论是，失眠源于不适应经典的条件作用，即床失去作为睡眠信号的作用，减少了对睡眠内源性唤醒的刺激。睡眠障碍的老年人如果躺在床上 20 分钟内未入睡，必须起床，直到有充分困意之后才可以回到床上，有必要时重复以上活动。睡眠限制疗法目的在于通过限制卧床时间（但不少于 5 小时），要求每天晚上卧床时间比实际睡眠时间多出 15 分钟。睡眠限制疗法可以增加日间疲乏，激发当晚的睡眠。CBT 已应用于治疗各种睡眠障碍，主要方式有面对面指导、电话和网络，后者相对更省钱、省力、省时。CBT广泛应用于老年人睡眠障碍的治疗，并起到显著效果，但很少有研究将其应用到养老机构老年人中，有待在今后的研究中验证及推广。

2. *药物治疗*　老年慢性失眠症的治疗药物主要有苯二氮䓬类、非苯二氮䓬类镇静催眠药。药物治疗在改善老年人短期症状如入睡潜伏期延长、夜间觉醒次数增多、睡眠时间缩短、睡眠质量降低等方面是有效的，但长期治疗带来的不良反应不容忽视。长期服用苯二氮䓬类可能产生药物依赖、症状反弹、日间镇静、认知功能下降、运动不协调等不良反应。长期服用增加了老年患者的跌倒风险。美国老年医学会于 2012 年发布的老年人不恰当用药 Beers 标准指出，不推荐老年人使用苯二氮䓬类药物治疗失眠症，若使用不应超过 3 个月。在国内，对老年失眠患者处方镇静药的情况很普遍，且许多患者要求重复处方，容易变成长期使用。但是，使用镇静药对老年人的失眠进行对症治疗可能导致白天嗜睡、逆行性遗忘、便秘、跌倒、骨折、其他意外、成瘾，且有增加死亡的风险，故需要谨慎选择，且不推荐长期使用（< 6 周）。部分抗抑郁药，如曲唑酮、米氮平等，具有催眠镇静作用。在失眠伴随抑郁、焦虑心境时使用抗抑郁药 SSRI/SNRI 有效。使用褪黑素补充剂及受体激动剂，如阿戈美拉汀也是治疗老年慢性失眠症的方法之一。大型随机对照试验结果显示老年患者使用褪黑素补充剂可以缩短睡眠潜伏期，提高睡眠质量、白天觉醒水平及生存质量。褪黑素受体激动剂起效更为快速。疗效与褪黑素补充剂相当。雷美替安是目前唯一获准用于治疗失眠症的褪黑素能药物，与苯二氮䓬类药物相比，它没有潜在滥用风险，可长期使用。不会引起精神运动性障碍及认知功能损害等不良反应。对失眠症老年患者来说，催眠药物的选择必须慎重。老年人代谢药物的能力有限，因此，半衰期是选择催眠药物的重要标准，而且老年人患失眠症的程度也会影响催眠药物的选择。催眠药常有时间滞后的抑制作用，会导致白天嗜睡、乏力、精神萎靡而容易发生意外跌倒等不良后果，甚至有的老年人发生进食、饮水时呛咳和窒息。更为严重的是，患有睡眠性呼吸暂停者约占老年人群的 1/4，而催眠药可延长呼吸暂停的时间，可能导致猝死，因此在护理中要注意观察可能出现的副作用，不可随意增减药物，防止发生意外。

3. *物理治疗*　经颅电刺激(cranial electric stimulation, CES)能影响中枢神经递质的活性。

重复经颅磁刺激（repetitive transcranial magnetic stimulation，rTMS）治疗通过低频（1～5Hz）脉冲磁场直接超极化神经细胞，以降低局部脑组织代谢，抑制大脑皮质的过度兴奋（过度唤醒）状态。

第二节　养老院的老年睡眠

一、概述

有研究报道养老机构 60% 的老年人存在夜间睡眠障碍，国内有调查数据显示养老机构老年人睡眠障碍的发生率在 49.9%～64.9%。国内外研究发现，老年人的睡眠质量随年龄增长呈下降趋势，60 岁以上老年人睡眠障碍的患病率为 30%～40%。因受心理、社会、环境及养老机构政策等因素的影响，养老机构老年人的睡眠障碍更严重。国外研究报道，养老机构 60% 的老年人存在夜间睡眠障碍，睡眠障碍严重影响老年人生活质量，长期睡眠障碍会降低老年人免疫力，增加其罹患各种疾病的概率；睡眠障碍的老年人焦虑和抑郁症状更明显，睡眠障碍降低老年人记忆力，增加阿尔茨海默病的发病率。因此，准确评估睡眠、及时治疗睡眠障碍对患者至关重要。

二、检查评估手段

准确评估睡眠、及时治疗睡眠障碍对认知功能损害患者至关重要。目前睡眠评估主要有量表式的主观测量和多导睡眠图（PSG）、体动记录仪（ACT）的客观检测。PSG 是睡眠障碍诊断的金标准，可提供睡眠质量、结构、波形等指标，但是 PSG 测量对实验室条件要求较高、费用昂贵，加之养老院的老年人认知能力受损不能配合，连续监测困难；量表简单易测，但是准确性较睡眠记录仪差。ACT 可连续监测总睡眠时间、觉醒次数、觉醒时间等指标，精准且对外部环境要求较低，国外已广泛应用。与 PSG 相比，ACT 使用成本低、无创伤、没有场所限制，更适合监测养老机构老年人睡眠。ACT 在国外养老机构应用比较广泛，但国内应用比较少，目前我国养老机构多采取量表评估。量表评估除了在前文提到的慢性失眠相关量表以外，还要进行认知功能评估，如使用简明精神状态检查量表（mini mental state examination，MMSE）评估等。

三、治疗

（一）药物治疗
详见其他章节。

（二）非药物治疗
非药物治疗能产生长期疗效，且风险极小，因而更加适合老年人，特别是在养老院的老年患者。失眠的非药物治疗方法包括认知行为疗法（cognitive behavior therapy，CBT）、自助式治疗、音乐治疗、太极拳和瑜伽等体育锻炼、光疗、中医治疗。有时需药物和非药物治疗结合使用。

1. 一般性非药物治疗

（1）适宜环境：良好的睡眠环境是保证老年人睡眠的必要条件，因此要尽量创造适宜老年人睡眠的环境。对于病房中的老年人，不要使其被各种检查、治疗、护理等所干扰，保持周围环境安静，避免大声喧哗。居室的环境十分重要：①保证室内的温度在20℃左右，湿度60%～70%，因为老年人血管硬化，体温调节能力下降，温湿度过低或过高都会影响睡眠。②做好夜间病房管理工作，减少陪护和探视人员，护理操作尽量不安排在夜间，确实需要观察和治疗的患者安排在单人房间或重病房，夜班护士要做到走路轻、操作轻、开关门窗轻、谈话轻。③减少不良刺激，床铺松软舒适，睡前关灯或灯光柔和暗淡，可以根据需要设定。

（2）心理护理：与老年失眠症患者保持沟通是治疗失眠症的方法之一。适当的交流可以释放患者心中的压力，使其心情保持舒畅，情绪更加放松，消除老年失眠症患者对失眠的过分关注。医护人员可以定期开展睡眠知识讲座、健康教育相关宣传，使患者真正体会到睡眠质量在身体健康中的地位及如何调节睡眠状态。医护人员应指导患者养成良好的睡眠习惯，慢慢恢复正常的睡眠节奏。就寝之前坚持温水沐浴和泡脚以便让体内肌肉和神经得到放松和休息，减缓白天的疲劳。养成科学合理用药方法，让患者了解药物只是起到恢复正常睡眠状态的辅助作用，不宜长期服用。

（3）规律饮食：在保证营养的基础上，还要重视饮食习惯的养成。大体来说，失眠老年人的饮食应该以清淡滋补为主，特别是晚餐，不可过饱，不可饮浓茶、咖啡等，就寝前不可大量饮水，以防夜间频繁如厕影响睡眠。一般睡觉前可以饮热牛奶，食用少量水果，如苹果、橘子等，也可早晚坚持喝百合银耳粥、大枣木耳粥、当归黄芪粥、花生山药粥等，全面调理有助于改善睡眠。因老年人多合并慢性病，也可针对个人情况选择适合个体的饮食种类。

（4）健康教育和家庭支持：有研究显示对老年人进行健康教育能明显改善其睡眠质量，通过干预措施改变老年人不良的睡眠习惯，明显优于使用药物治疗。

2. 养老机构老年人睡眠的非药物干预

（1）失眠的认知行为疗法：详见前文所述。

（2）体育锻炼与社会活动：可以通过激活视交叉上核的昼夜节律起搏器，提高日间觉醒度和夜间睡眠效率，从而促进睡眠-觉醒节律的形成。相关研究表明参加体育锻炼和社会活动的老年人总睡眠时间明显延长，主观睡眠质量明显得到改善。不同的运动类型、强度及时间会产生不同的效果。国内关于体育及社会活动干预养老机构老年人睡眠的研究较少，尚需要在借鉴国外研究的基础上，拓展此领域的研究。

（3）灯光疗法：光的照射可以抑制褪黑素的形成，褪黑素具有促进睡眠的作用。因而日间暴露于光下，可以减少白天睡眠时间，增加夜间睡眠的效率，促进昼夜节律的形成。灯光疗法是补充和替代医学的一种方法，适当定时的灯光照射能提高夜间睡眠效率、减少梦游、缓解夜间躁动等，被广泛应用于治疗睡眠及精神障碍性疾病，并在养老机构及医院得到广泛应用。灯光疗法可明显改善老年人睡眠质量，照射时间越长效果可能越明显，但同时与灯光照度、离灯光箱距离、照射强度相关，有待进一步验证。国内很少有研究者利用灯光疗法干预养老机构老年人睡眠，未来需要增加该方面的研究。

（4）传统中医疗法：传统中医认为人体的正常生理功能主要依赖于人体平衡的对立两面，即阴阳。正常的睡眠模式也是其相互调节的结果，其中按摩、针灸是最常见的传统中医疗法。相关研究发现，穴位按摩训练能有效改善老年人的睡眠质量和认知功能。对养老机构老年人采取按摩多个穴位的方法，如手臂的内关穴、耳和手掌的神门穴、双腿的三阴交及头部的安眠穴，可明显改善老年人主观睡眠质量，延长睡眠时间，提高睡眠效率。针灸也可以提高老年人睡眠质量及日间功能，明显改善失眠症状。

（5）综合护理干预：是将多种非药物干预措施相结合，综合对养老机构老年人睡眠进行干预。Manin 等将 4 项非药物干预相结合，鼓励老年人离开床单元；带领老年人在 9：00 ～ 17：00 到户外接受至少 30 分钟的阳光照射，受试者必须手持测光表，照度至少 20 000lx，每个人每天参加 10 ～ 15 分钟的低强度体育活动，如步行、推轮椅、坐起锻炼等；在 20：00 ～ 22：00 完成睡前程序，在 22：00 ～ 6：00 的干预措施包括减少受试者房间周围的噪声和光线；尽量在受试者清醒时提供相应的照顾，工作人员每小时巡视 1 次房间，如果受试者清醒，需要评估其是否需要帮助。如此干预 5 天，用体动记录仪记录睡眠参数，结果显示综合护理干预可促进老年人睡眠 - 觉醒节律的形成。

（冯　霞）

参考文献

王德玺，张宗平，刘红，等，2014. 体动记录仪在睡眠和睡眠障碍监测中的应用 [J]. 生物医学工程学杂志，31(1):210-213.

杨彬彬，郑菲菲，王泽泉，等，2016. 非药物干预促进养老机构老年人睡眠的研究进展 [J]. 中华护理杂志，51(1):90-93.

中华医学会神经病学分会睡眠障碍学组，2012. 中国成人失眠诊断与治疗指南 [J]. 中华神经科杂志，45(7):534-540.

Borbély A A, Daan S, Wirz-Justice A, et al, 2016.The two-process model of sleep regulation:a reappraisal[J]. J Sleep Res, 25(2):131-143.

Chen J H, Lauderdale D S, Waite L J, 2016 .Social participation and older adults'sleep[J]. Soc Sci Med, 149:164-173.

da Silva A A, de Mello R G B, Schaan CW, et al, 2016. Sleep duration and mortality in the elderly:a systematic review with meta-analysis[J]. BMJ Open, 6(2):e008119.

Figueiro M G, Plitnick B A, Iok A, et al, 2014. Tailored lighting intervention improves measures of sleep, depression, and agitation in persons with Alzheimer's disease and related dementia living in long-term care facilities[J].Clin Inter Aging, 9(1):1527-1537.

Gustafsson, M. Sandman P O, Karlsson S, et al, 2015. Reduction in the use of potentially inappropriate drugs among old people living in geriatric care units between 2007 and 2013[J]. European Journal of Clinical Pharmacology, 71(4):507-515.

Kuck J, Pamke M, Flick U, 2014. Effects of social activation and physical mobilization on sleep in nursing home residents[J].Geriatr Nurs, 35(6):455-461.

Lee H, Kim S, Kim D, 2014.Effects of exercise with or without light exposure on sleep quality and hormone reponses[J].J Exerc Nutrition Biochem, 18(3):293-299.

Liu F, Chang H C, 2017. Physiological links of circadian clock and biological clock of aging[J]. Protein Cell, 8(7):477-488.

Miner B, Kryger M H, 2017.Sleep in the aging population[J]. Sleep Med Clin, 12(1):31-38.

Riemann D, Spiegelhalder K, Feig B, et al, 2010. The hyperarousal model of insomnia:a review of the concept and its evidence[J]. Sleep Med Rev, 14(1):19-31.

Rodriguez J C, Dzierzewski J M, Alessi M D C A, 2015. Sleep problems in the elderly[J]. Med Clin North Am,

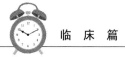
99:431-439.

Schwarz J F A, Akersted T, Lindberg E, et al, 2017. Age affects sleep microstructure more than sleep macrostructure[J]. J Sleep Res, 26(3):277-287.

Suzuki K, Miyamoto M, Hirata K, 2017. Sleep disorders in the elderly:diagnosis and management[J]. J Gen Fam Med, 18(2):61-71.

Yeung W F, Chung K F, Ho F Y Y, et al, 2015.Predictors of dropout from internet-based self-help cognitive behavioral therapy for insomnia[J].Behav Res Ther, 73:19-24.

第18章 老年睡眠护理

一、概述

（一）老年人的睡眠

老年人的睡眠时间一般比青壮年少，这是因为老年人大脑皮质功能减退，新陈代谢减慢，体力活动减少，所以所需睡眠时间也随之减少。除此之外，老年人的睡眠模式也随年龄增长而发生改变，出现睡眠时相提前，表现为早睡、早醒，也可出现多相性睡眠模式，即睡眠时间在昼夜之间重新分配，夜间睡眠减少，白天嗜睡增多，以及老化引起的脏器功能衰退，导致夜间易醒，睡眠断断续续。此外，还有许多因素可干扰老年人的生活节律而影响其睡眠质量，如躯体疾病、精神疾病、社会家庭因素、睡眠卫生不良、环境因素等。而睡眠质量的下降则可导致烦躁、精神萎靡、食欲缺乏、疲乏无力甚至疾病的发生，直接影响老年人的生活质量。

（二）老年人的失眠

1. 概述：一般指 60 岁以上人群的失眠。各种研究均证实，失眠发病率随年龄增长而增高。有调查显示 65 岁以上人群失眠罹患率约为 40%。老年人失眠的特点是睡眠片段化、浅睡易醒、早醒和日间嗜睡增加，最突出的是对干扰睡眠的外部因素如噪声、光线等非常敏感。不同于一般人群失眠所致日间损害，老年人更常见的是认知损害和跌倒。

2. 老年人睡眠模式、睡眠结构、睡眠与觉醒节律等睡眠指标随着年龄增长而发生改变，是老年人成为失眠高发人群的重要原因。睡眠生理随年龄增长而变化，主要表现如下。

（1）平均睡眠时间减少：年轻人平均每天 7 ~ 8 小时，60 岁以上约 6.5 小时。

（2）入睡潜伏期延长：老年人入睡时间比年轻人长。

（3）睡眠连续性下降和唤醒阈值降低：老年人夜间易醒，觉醒次数和时间增加，可出现睡眠片段化、多次短睡。

（4）浅睡眠增多：老年人浅睡眠占总睡眠比例显著增多，而慢波睡眠明显减少。

（5）昼夜节律改变：老年人睡眠时相前移，早睡早起型睡眠多见。有研究认为，老年人早睡可增加上半夜睡眠时间以弥补深睡眠不足，这是适应睡眠夜间节律的表现。睡眠夜间节律又称超日节律，即慢波睡眠，主要发生在上半夜，而下半夜睡眠以浅睡眠和快速眼动睡眠为主。这些生理变化导致老年人夜间睡眠质量下降、白天困倦嗜睡、卧床时间延长，以补充夜间睡眠不足，呈现睡眠节律变化特征，即日间睡眠增加，夜间睡眠减少。

二、睡眠的一般护理

1. 对老年人进行全面评估，找出其睡眠质量下降的原因进行对因处理。

2. 营造舒适的睡眠环境，调节卧室的光线和温度，保持床的干净整洁，并设法维持环境的安静。

3. 帮助老年人养成良好的睡眠习惯，向老年人进行睡眠卫生宣教，提倡规律睡眠。对于已养成的特殊睡眠习惯，不能强迫立即纠正，需要多解释并进行诱导，睡前实施放松治疗帮助入睡，每日早晨定时调闹钟起床，使患者逐步建立正常的睡眠 - 觉醒节律。尽量限制白天睡眠时间在 1 小时左右，同时注意缩短卧床时间，以保证夜间睡眠质量。

4. 晚餐应避免进食过饱，睡前不饮用咖啡、酒或摄入大量水分，并提醒老年人于入睡前如厕，以免夜尿增多而干扰睡眠。

5. 情绪对老年人的睡眠影响很大，由于老年人思考问题比较执着，往往会反复考虑而影响睡眠，所以有些问题和事情不宜晚间告诉老年人。

6. 向老年人宣教规律锻炼对促进睡眠的重要性，指导其坚持参加力所能及的日间户外活动。

7. 镇静催眠药可帮助睡眠，但也有许多副作用，如抑制机体功能、影响血压、影响胃肠道功能和意识活动等，因此应尽量避免选用药物帮助入睡。必要时可在医师指导下根据具体情况选择合适的助眠药物。

三、睡眠护理标准与流程

（一）睡眠护理标准及要求

1. 目的　评估患者的睡眠情况，提供舒适的睡眠环境，观察患者睡眠的体位、呼吸，保证睡眠安全。

2. 基本要求

（1）环境要求：设施完好、无危险物品，环境布局合理，地面干燥、清洁、无障碍，光线柔和。

（2）工作人员要求：具有良好的专业知识、敏锐的观察能力和沟通交流技巧，仪表得体。

3. 工作内容

（1）做好环境准备：地面清洁、干燥；关好窗帘；关闭电视；关闭大灯，保持过道灯亮即可；保持环境安静；保持床单位的清洁舒适。

（2）评估患者的睡眠情况、睡眠习惯及对睡眠的情绪和态度。

（3）患者的准备：协助或督促患者洗脸、漱口、洗脚等，保持个人卫生，更换柔软、宽松的衣服。

（4）按时给患者服用药物，进行睡眠相关的健康知识宣教。

（5）建议患者睡前可以看一些轻松、愉快的电视节目，睡前可适量饮用热牛奶，也可以听一些舒缓的音乐；鼓励散步等适当的运动。

（6）对于存在焦虑情绪的患者，鼓励其睡前做一些放松训练，如正念冥想、渐进性肌肉放松训练、腹式呼吸等。

（7）观察患者的睡眠情况，必要时通知医师处理。

（8）观察患者睡眠的体位、呼吸，对流涎多及有体位性睡眠呼吸暂停的患者，鼓励侧卧位，保证患者安全，有特殊情况做好记录。

4. 质量考核

（1）环境舒适、安全。

（2）患者（家属）知晓相关知识，患者掌握放松技术。

（3）患者睡眠情况得到关注。

（4）护理记录准确、及时。

5. 效果评价

（1）满足患者安全需要。

（2）为患者提供适宜睡眠环境。

（3）掌握患者睡眠动态，提供适当帮助。

（二）睡眠护理流程图

睡眠护理流程见图 18-1。

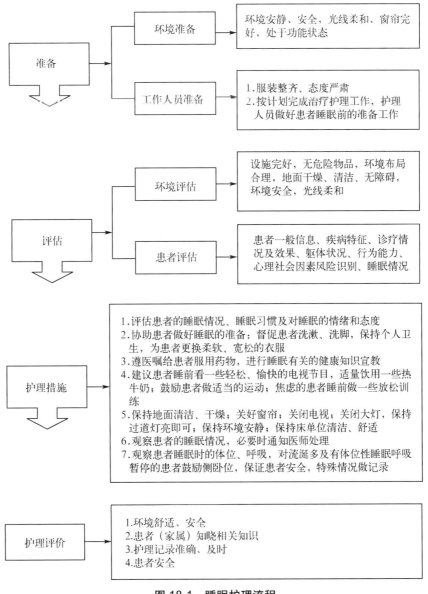

图 18-1　睡眠护理流程

（王月梅）

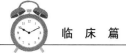

参考文献

化前珍 , 胡秀英 , 2014. 老年护理学 [M]. 4 版 . 北京 : 人民卫生出版社 .

许冬梅 , 王绍礼 , 2020. 精神科护理工作标准与流程图 [M]. 北京 : 中国医药科技出版社 .

赵忠新 , 2016. 睡眠医学 [M]. 北京 : 人民卫生出版社 .

Fulmer R F T, 2020. A retrospective/prospective on the future of geriatric nursing[J].Geriatr Nurs, 41(1):29-31.

Mueller C, Watry R A M, 2020. 40 years of research studies published in Geriatric Nursing[J].Geriatr Nurs, 41(1):38-39.